理学療法評価学

障害別・関節別評価のポイントと実際

市橋則明 編集
京都大学教授

physical therapy assessment

文光堂

●執筆者一覧 (執筆順)

池添冬芽	京都大学大学院医学研究科人間健康科学系専攻講師
浅川育世	茨城県立医療大学保健医療学部理学療法学科准教授
脇田正徳	関西医科大学附属病院リハビリテーション科
吉岡佑二	京都大学医学部附属病院リハビリテーション部
西川　徹	京都大学医学部附属病院リハビリテーション部
西村　純	京都大学医学部附属病院リハビリテーション部
大島洋平	京都大学医学部附属病院リハビリテーション部
福元喜啓	神戸学院大学総合リハビリテーション学部理学療法学科助教
越智　亮	星城大学リハビリテーション学部理学療法学専攻講師
太田　恵	千葉県立保健医療大学健康科学部リハビリテーション学科助教
南角　学	京都大学医学部附属病院リハビリテーション部技師長
市橋則明	京都大学大学院医学研究科人間健康科学系専攻教授
長谷川　聡	株式会社テイクフィジカルコンディショニング代表
北谷亮輔	関西リハビリテーション病院リハビリテーション部
大畑光司	京都大学大学院医学研究科人間健康科学系専攻講師
佐久間　香	関西福祉科学大学保健医療学部リハビリテーション学科助教
佐藤春彦	北里大学医療衛生学部リハビリテーション学科講師
菊本東陽	埼玉県立大学保健医療福祉学部理学療法学科講師
建内宏重	京都大学大学院医学研究科人間健康科学系専攻助教
信迫悟志	畿央大学ニューロリハビリテーション研究センター特任助教，大学院健康科学研究科助教
肥田朋子	名古屋学院大学リハビリテーション学部教授
藪中良彦	大阪保健医療大学保健医療学部リハビリテーション学科理学療法学専攻教授
笹沼直樹	兵庫医科大学病院リハビリテーション部
木藤伸宏	広島国際大学総合リハビリテーション学部リハビリテーション学科准教授
伊藤浩充	甲南女子大学看護リハビリテーション学部理学療法学科教授
宮坂淳介	京都大学医学部附属病院リハビリテーション部
山本昌樹	大久保病院明石スポーツ整形・関節外科センターセンター長補佐，リハビリテーション科顧問
林　典雄	運動器機能解剖学研究所代表
矢﨑　潔	目白大学保健医療学部作業療法学科教授
田口真哉	丸の内病院リハビリテーション科
石田和宏	えにわ病院リハビリテーション科科長

序

　「理学療法は評価に始まり評価に終わる」といわれるほど，理学療法評価は非常に重要である．そのため，理学療法士養成校においては，理学療法の専門科目として最初に「理学療法評価学」が教授される．また，理学療法評価実習では，関節可動域テスト（ROMT）や徒手筋力テスト（MMT）の実習にかなりの時間がかけられている．もちろん，ROMTやMMTの測定手技が正しく行えることは重要である．ただし，ROMTやMMTは，ただの検査測定手技に過ぎず，評価ではない．ROMTによってどの関節可動域が低下している，MMTによってどの筋力が弱いということがわかったとしても，可動域や筋力が低下している原因は何なのか，その障害がどのような問題点となって患者の日常生活に影響しているのか，どのように治療プログラムを立てれば良いのかはわからない．これらを明らかにすることが評価であり，単なる検査測定とは異なる大きなポイントである．

　理学療法は障害を評価し治療するといいながら，実際は疾患別の評価，疾患別の運動療法から抜け出せていない．改めていうまでもなく，各疾患の知識を持った上で，患者の障害に対して評価し，治療するのが理学療法である．どんな疾患の関節可動域制限であっても可動域を制限している原因を評価し，制限因子に対して運動療法を行うことが最も重要である．このような考えで，2008年に障害別の運動療法に関して詳しく書いた教科書である「運動療法学」を出版した（2014年改訂）．その考えに沿い，評価にポイントを絞ったのが，この「理学療法評価学」である．つまり本書では，「運動療法学」と同様に疾患別の評価ではなく，障害別の評価について記載した．さらに，他の評価学の教科書には書かれていない内容として，関節別の評価に関しても詳しく記載した．疾患は違っても，障害別，関節別の評価法が異なるわけではないので，障害別，関節別の評価さえできれば，どんな疾患の評価も可能となるはずである．

　本書では，理学療法評価学の基礎として，1. 理学療法評価とは，2. ICF，3. 医療面接，4. 観察，5. 他部門からの医学的情報，6. 意識障害，7. バイタルサイン，8. 形態測定，9. 日常生活活動（ADL），10. 生活の質（QOL），11. 動作分析の11項目に関して解説した．また，各障害の評価として1. 関節可動域制限，2. 筋力低下，3. 持久力低下，4. 中枢神経麻痺，5. 感覚障害，6. バランス障害，7. 協調性障害，8. 姿勢障害，9. 歩行障害，10. 高次脳機能障害，11. 痛み，12. 発達障害，13. 内部障害，14. 加齢による機能障害の14項目の障害の評価に関して，定義や原因，評価のポイント，評価の実際について詳しく解説した．さらに，関節の評価として1. 股関節，2. 膝関節，3. 足関節，4. 肩関節，5. 肘関節，6. 手関節，7. 脊柱の7つの関節の評価について詳しく解説した．関節の評価では，特に視診・触診，可動性の評価，安定性の評価，疼痛の評価，姿勢の評価，代表的な関節機能評価表に焦点を絞って説明し，最後に症例提示を行い各関節の評価の実際をわかりやすく記載した．

　サブタイトルを「障害別・関節別評価のポイントと実際」とした本書「理学療法評価学」が，これから理学療法評価学を学ぶ学生だけでなく，臨床現場で目の前の患者に悪戦苦闘している理学療法士の役に立つことを願っている．

　最後に，本書を企画・出版するにあたり協力して頂いたすべての方々に感謝致します．

平成28年5月

市橋　則明

目　次

I. 総　論

1 理学療法評価とは　　　　　　　　　　　　　　　　　　（池添冬芽）　2
1. 理学療法評価の目的 …………………………… 2
2. 理学療法評価の流れ …………………………… 2
3. 理学療法評価のプロセス ……………………… 3
4. 理学療法評価のポイント ……………………… 4

2 ICF　　　　　　　　　　　　　　　　　　　　　　　　　（浅川育世）　6
1. 障害モデルの変遷 ……………………………… 6
2. ICIDH …………………………………………… 10
3. ICF ……………………………………………… 10

3 医療面接　　　　　　　　　　　　　　　　　　　　　　（脇田正徳）　15
1. 医療面接の目的 ………………………………… 15
2. 医療面接の進め方 ……………………………… 15
3. 医療面接で収集すべき情報 …………………… 16
4. 医療面接の注意点 ……………………………… 17

4 観察　　　　　　　　　　　　　　　　　　　　　　　　（吉岡佑二）　18
1. 理学療法における観察 ………………………… 18
2. 観察時の注意点 ………………………………… 18
3. 臨床での観察（視診）のポイント …………… 18

5 他部門からの医学的情報　　　　　　　　　　　　　　　（西川　徹）　21
1. 他職種からの情報 ……………………………… 21
2. 検査データの見方 ……………………………… 22
3. 画像の見方 ……………………………………… 28

6 意識障害　　　　　　　　　　　　　　　　　　　　　　（西村　純）　31
1. 意識レベルを診る ……………………………… 31
2. 意識レベルの診かたの理論的背景 …………… 31
3. 意識障害の程度分類 …………………………… 31

7 バイタルサイン　　　　　　　　　　　　　　　　　　　（大島洋平）　34
1. 体温 ……………………………………………… 34
2. 血圧と脈拍 ……………………………………… 34
3. 呼吸 ……………………………………………… 37

8 形態測定　　　　　　　　　　　　　　　　　　　　　　（福元喜啓）　39
1. 形態計測とは …………………………………… 39
2. 身長・体重・体格指数 ………………………… 39

3. 四肢長 ……………………………… 39		5. 周径 ………………………………… 40	
4. 断端長 ……………………………… 40		6. 断端周径 …………………………… 43	

9 日常生活活動（ADL）の評価　　　　　　　　　　　　　　　　　　（越智　亮）44

1. ADL とは ……………………………… 44
2. ADL 評価の目的 ……………………… 45
3. ADL 評価の実際 ……………………… 45
4. ADL 評価表とその特徴 ……………… 47

10 生活の質（QOL）の評価　　　　　　　　　　　　　　　　　　　　（太田　恵）51

1. QOL とは ……………………………… 51
2. QOL の構成と分類 …………………… 51
3. QOL 評価 ……………………………… 51
4. 評価尺度 ……………………………… 52

11 動作分析　　　　　　　　　　　　　　　　　　　　　　　　　　　（南角　学）56

1. 動作分析とは ………………………… 56
2. 動作分析のための基礎知識 ………… 56
3. 動作分析の手順・方法 ……………… 56
4. 寝返り動作の分析 …………………… 58
5. 起き上がり動作の分析 ……………… 60
6. 立ち上がり動作の分析 ……………… 62

II. 各　論

1 関節可動域制限の評価　　　　　　　　　　　　　　　　　　　　　（市橋則明）70

1. 関節可動域制限とは ………………… 70
2. 関節可動域制限の原因 ……………… 70
3. 評価のポイント ……………………… 72
4. 評価の実際 …………………………… 76

2 筋力低下の評価　　　　　　　　　　　　　　　　　　　　　　　　（市橋則明）92

1. 筋力低下とは ………………………… 92
2. 筋力低下の原因 ……………………… 92
3. 評価のポイント ……………………… 95
4. 評価の実際 …………………………… 98

3 持久力低下の評価　　　　　　　　　　　　　　　　　　　　　　　（長谷川聡）116

1. 持久力低下とは ……………………… 116
2. 持久力低下の原因 …………………… 117
3. 評価のポイント ……………………… 119
4. 評価の実際 …………………………… 120

4 中枢神経麻痺の評価　　　　　　　　　　　　　　　　　　（北谷亮輔・大畑光司）125

1. 中枢神経麻痺とは …………………… 125
2. 中枢神経麻痺の原因 ………………… 127
3. 評価のポイント ……………………… 128
4. 評価の実際 …………………………… 129

5 感覚障害の評価　　　（佐久間 香）　138

1. 感覚障害とは ……………………… 138
2. 感覚障害の原因 …………………… 141
3. 評価のポイント …………………… 142
4. 評価の実際 ………………………… 142

6 バランス障害の評価　　　（佐藤春彦）　150

1. バランス障害とは ………………… 150
2. バランス障害の原因 ……………… 152
3. 評価のポイント …………………… 156
4. 評価の実際 ………………………… 158

7 協調性障害の評価　　　（菊本東陽）　164

1. 協調性障害とは …………………… 164
2. 協調性障害の原因 ………………… 164
3. 評価のポイント …………………… 168
4. 評価の実際 ………………………… 169

8 姿勢障害の評価　　　（建内宏重）　177

1. 姿勢障害とは ……………………… 177
2. 姿勢障害の原因 …………………… 178
3. 評価のポイント …………………… 180
4. 評価の実際 ………………………… 184

9 歩行障害の評価　　　（建内宏重）　189

1. 歩行障害とは ……………………… 189
2. 歩行障害の原因 …………………… 189
3. 評価のポイント …………………… 191
4. 評価の実際 ………………………… 193

10 高次脳機能障害の評価　　　（信迫悟志）　205

1. 高次脳機能障害とは ……………… 205
2. 高次脳機能障害の原因 …………… 208
3. 評価のポイント …………………… 212
4. 評価の実際 ………………………… 213

11 痛みの評価　　　（肥田朋子）　223

1. 痛みとは …………………………… 223
2. 痛みの原因 ………………………… 223
3. 評価のポイント …………………… 225
4. 評価の実際 ………………………… 226

12 発達障害の評価　　　（藪中良彦）　234

1. 発達障害とは ……………………… 234
2. 発達障害の原因 …………………… 234
3. 評価のポイント …………………… 235
4. 評価の実際 ………………………… 235

13 内部障害の評価　　　（笹沼直樹）　250

1. 内部障害とは ……………………… 250
2. 内部障害の原因 …………………… 250
3. 評価のポイント …………………… 253
4. 評価の実際 ………………………… 254

14 加齢による機能障害の評価　　　　　　　　　　　　　　（池添冬芽）265

1. 加齢による機能障害とは 265
2. 加齢による機能障害の原因 265
3. 評価のポイント 267
4. 評価の実際 268

III. 関節の評価

1 股関節　　　　　　　　　　　　　　　　　　　　　　　（建内宏重）278

1. 視診・触診 278
2. 可動性の評価 278
3. 安定性の評価 283
4. 疼痛の評価 288
5. 姿勢の評価 289
6. 代表的な関節機能評価表 291
7. 症例提示 292

2 膝関節　　　　　　　　　　　　　　　　　　　　　　　（木藤伸宏）298

1. 視診・触診 298
2. 可動性の評価 298
3. 安定性の評価 304
4. 疼痛の評価 306
5. 姿勢とアライメントの評価 308
6. 代表的な関節機能評価表 309
7. 症例提示 310

3 足関節　　　　　　　　　　　　　　　　　　　　　　　（伊藤浩充）314

1. 視診・触診 314
2. 可動性の評価 316
3. 安定性の評価 319
4. 疼痛の評価 324
5. 姿勢の評価 325
6. 代表的な関節機能評価表 327
7. 症例提示 331

4 肩関節　　　　　　　　　　　　　　　　　　　　　　　（宮坂淳介）334

1. 視診・触診 334
2. 可動性の評価 336
3. 安定性の評価 343
4. 疼痛の評価 347
5. 姿勢の評価 351
6. 代表的な関節機能評価表 352
7. 症例提示 352

5 肘関節　　　　　　　　　　　　　　　　　　　（山本昌樹・林　典雄）358

1. 視診・触診 358
2. 可動性の評価 358
3. 安定性の評価 365
4. 疼痛の評価 366
5. 代表的な関節機能評価表 367
6. 症例提示 367

6 手関節 （矢﨑　潔・田口真哉） 371

1. 視診・触診 ………………………… 371
2. 可動性の評価 ……………………… 374
3. 安定性の評価 ……………………… 377
4. 疼痛の評価 ………………………… 380
5. 代表的な関節機能評価表 ………… 381
6. 症例提示 …………………………… 381

7 脊柱 （石田和宏） 385

1. 視診・触診 ………………………… 385
2. 可動性の評価 ……………………… 385
3. 安定性の評価 ……………………… 390
4. 疼痛の評価 ………………………… 391
5. 姿勢の評価 ………………………… 392
6. 代表的な関節機能評価表 ………… 393
7. 症例提示 …………………………… 393

索　引 397

I. 総 論

1 理学療法評価とは

1. 理学療法評価の目的

理学療法評価の目的は対象者の病態や障害を把握し，個別性を考慮した最適な治療を選択・実践するための情報を得ることである．

具体的には，理学療法評価の目的は下記の通りである．
・対象者の機能障害や能力低下の明確化
・対象者の全体像の把握
・目標設定と治療プログラムの立案
・治療介入効果の判定
・予後予測の判断の一助

あらゆる疾患において，対象者の障害像を包括的にとらえて適切な治療を行ううえで，理学療法評価は基本となる．

2. 理学療法評価の流れ

理学療法評価とは，年齢や性別，生活様式や環境など多彩な背景要因を考慮して個々の測定結果を意味づけ，各項目の相互関係について，さまざまな観点から解釈・分析を行い，治療方針を決定する過程である．

理学療法評価の流れは図1に示すように，まずカルテや問診などから医学的・社会的情報を収集するとともに，検査測定や観察を行い，得られた情報をもとに個々の検査測定結果を意味づける．結果の意味づけとは，例えば60Nmという膝関節伸展筋力が計測された場合，この値は年齢や性別，体格などによって意味が異なる．つまり，この被検者が80歳代の女性であれば60Nmという筋力は標準であると解釈されるが，20歳代の男性であれば標準値を大きく下回っており，筋力が低下していると判断される．また，例えば歩行持久力の評価において，連続15分程度の歩

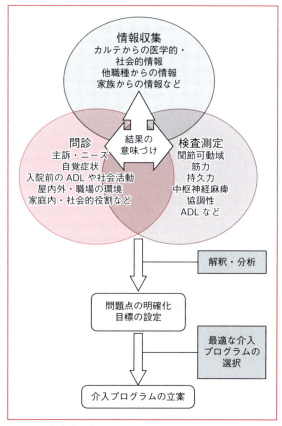

図1　理学療法評価の流れ

行が可能という結果であった場合，この値は長時間歩行する機会が家の周りを散歩する程度という高齢者であれば十分であるが，長時間歩き続ける必要がある仕事をしている若年者にとっては不十分と考えられる．

得られた情報や検査測定結果の相互関係から問題点を明確にしていく作業が解釈・分析の過程である．国際生活機能分類（International Classification of Functioning, Disability and Health：ICF）に基づき，年齢・性別といった基本的個人因子に加えて個人を取り巻く生活環境を考慮して活動制限とその原因との因果関係を分析し，問題点の顕在化を図る．問題点を整理するために，図2のように機能障害と活動制限の関連性がわかるように記録することが有用である．また，問題点を明らかにし，目標を設定するうえでは，年齢・性別，生活様式や職業，環境，ニーズなど，さま

図2 機能障害と活動制限の関連性
右人工股関節置換術(THA)後患者の例.

機能障害	活動制限
#1 右股・膝関節周囲筋の筋力低下	#6 歩行安定性の低下(#1, 2, 4, 5)
#2 右股関節の運動痛・荷重痛	#7 歩行持久力の低下(#1, 2, 4)
#3 右股関節屈曲可動域制限	#8 ズボンや靴下の着脱困難(#2, 3)
#4 左股関節周囲筋の筋力低下	
#5 動的バランス機能の低下	

ざまな情報を統合・分析するだけでなく，各要素につき今後どの程度の変化(改善)が期待できるのかという可能性を予測する能力も求められる．

そして，目標に見合った最適な介入プログラムを立案する．このように，さまざまな観点から解釈・分析を行い，具体的な介入計画を決定する過程が理学療法評価のプロセスである．

臨床における理学療法評価では，図3のように目標の達成度や治療効果の検証のために，再び評価を行い介入プログラムの修正・継続を繰り返す一連の過程が常に展開されている．したがって，臨床における理学療法評価の実践過程からみると，評価イコール治療であるといえる．

また，理学療法記録としては患者のひとつひとつの問題点に焦点をあて，問題解決へ向けての治療計画を記録する方式が一般的に用いられており，以下に示すSOAPの記録形式が多く導入されている．

S(subjective)：主観的情報
O(objective)：客観的情報
A(assessment)：評価・判断(主観的・客観的情報に基づいた臨床判断)
P(plan)：治療計画

メモ　SOAPの例

SOAPの形式に基づく理学療法記録の例(右人工膝関節置換術後患者)を以下に示す．
S：今日はいつもよりも膝が痛い
O：右膝に軽度腫脹・熱感あり．歩行時に強い膝痛あり．
A：右膝の炎症症状がみられる．荷重時に膝痛が増強する．
P：歩行練習は独歩練習を中止し，痛みのない範囲での平行棒内歩行のみ行う．

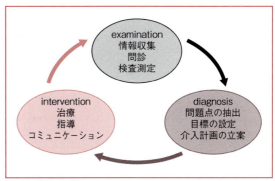

図3　理学療法のプロセス

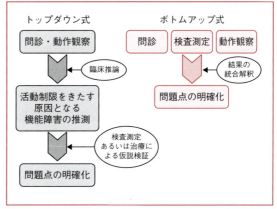

図4　トップダウン式およびボトムアップ式の問題点の特定プロセス

3. 理学療法評価のプロセス

理学療法評価において，問題点を明確化するプロセスにはトップダウン式とボトムアップ式の二つのプロセスによる評価法がある(図4).

トップダウン式の評価プロセスは，問診や動作観察の内容から，能力低下・活動制限をきたす原因(機能障害)を推察し，その推察した原因が妥当かどうかを検査測定あるいは治療により検証し

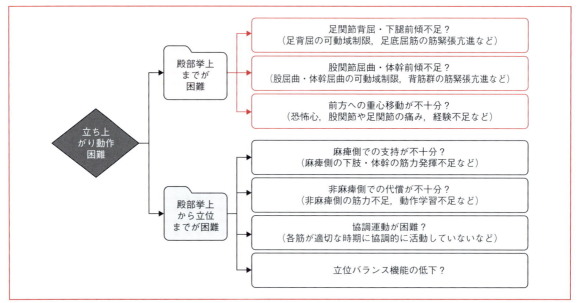

図5 トップダウン式による評価の例
立ち上がり動作が困難である片麻痺患者の機能障害の仮説.

て問題点を明確化する．この評価プロセスのメリットは対象者に必要で適切な検査のみを短時間に行えることや，治療的介入と並行して評価を進められることである．しかし，問診や動作観察からの臨床推論（クリニカルリーズニング clinical reasoning）が的確でなければ，問題点を明確化することが困難であるというデメリットがある．トップダウン式評価の例を図5に示す．

一方，ボトムアップ式の評価では，必要と思われるすべての検査測定を行い，一般情報や問診も含めて得られた結果の意味づけをして，さまざまな情報を相互に関連づけて問題点や目標を明らかにしていく．トップダウン式の評価プロセスと比較して，検査測定項目に漏れが少ない反面，評価に時間を要する．

いずれの手順においても，測定結果を解釈・分析して対象者の全体像を把握し，問題点の解決に向けて評価をすすめることが重要である．

メモ 臨床推論（クリニカルリーズニング clinical reasoning）

臨床推論（クリニカルリーズニング）とは対象者の訴えや症状から病態を推測し，最も適した介入方法を決定していく一連の目標指向的な思考過程である．臨床においてクリニカルリーズニングは対象者の問題解決に必要不可欠な思考技術であり，セラピストの経験や系統的な知識および測定結果に基づいて生成された仮説を問題解決に向けて検証する作業を繰り返す．

4．理学療法評価のポイント

理学療法評価の目的は，より質の高い理学療法を提供するための情報を得ることである．最も適した介入方法を決定していくために，評価をすすめるにあたっては以下の点に留意する．

a．できるだけ主観的評価よりも客観的評価を心がける

徒手筋力検査（manual muscle testing：MMT）における段階4および段階5の判定は主観的判断に基づくため，信頼性が低いことが指摘されている．そのため，客観的な計測値が得られるように，筋力測定器を用いて筋力を評価することが推奨される．

また，歩行速度の評価においても，「歩行速度は遅い」と主観的に判断した結果を示すよりも，ストップウォッチで歩行所要時間を計測して「最大努力での10m歩行所要時間：20.4秒」という

ように，できる限り客観的に評価した値を示すことが大切である．

b．「異常を認めない」という所見も有用

「異常を認めない」という所見は問題解決に向けての手がかりになるとともに，最適な介入方法の方向性としても有益な情報を提供する．例えば痛みが生じない（異常を認めない）条件で治療を行ったほうが効果的な場合が多いため，どのような条件で異常がないのかを詳細に評価することも介入計画の具体的な立案に役立つ．

c．定性的評価だけでなく定量的評価を

特に経時変化や治療効果を確認するためには，定性的な評価だけでなく定量的な評価指標を用いることが望ましい．例えば，「右下肢に荷重をかけられるようになった」というよりも，「右下肢の荷重量が安静立位時で10％から30％，最大努力荷重時で40％から70％に改善した」と示すほうが，どのような条件でどの程度変化したのかが理解しやすい．

d．評価結果を対象者にフィードバックすることも大切

対象者に評価結果をリアルタイムにフィードバックすることは，自身の病態や障害の理解に役立ち，行動目標の指針となるとともに，対象者とセラピスト間の信頼関係を築く基盤として，きわめて重要な意味をもつ．

e．予測のためには情報を収集・統合する能力が求められる

現在の状態から将来の見通しを立てるためには，疾患の病態や重症度だけでなく，年齢・性別，生活様式や環境といった背景因子や認知機能低下，高次脳機能障害，低栄養といった阻害因子など，さまざまな情報を収集する能力およびこれらの情報を統合・分析する能力が求められる．

f．代償能力を評価することも予後予測には重要

健側での代償および装具・杖といった補装具を用いることによる能力改善がどれくらい期待できるかという代償能力を評価することも予後を予測するためには不可欠である．

g．評価内容および解決すべき問題点の優先順位を考える

短時間で効率の良い評価を行うために，評価項目の優先順位に留意すべきである．また，緊急に解決しなければならない問題点や活動制限の改善に結びつきやすい問題点，比較的短時間で改善する可能性が高い問題点を整理し，治療方針を立てる．

h．具体的な治療計画を立てるためには機能障害の発生原因の探求が不可欠

例えば関節可動域の改善が治療目標に挙げられたとしたら，その関節可動域制限の発生原因（痛みの影響なのか，筋の短縮なのか，関節包や靱帯など関節構成体の問題なのか，など）を探求することで，具体的な治療プログラムの立案が可能となる．

（池添冬芽）

2 ICF

1. 障害モデルの変遷

理学療法において対象者の障害を理解することは重要であり，また障害を改善するために，障害モデルは必要不可欠なものである．障害モデルについては1960年代よりいくつかのモデルが提唱されてきた．

障害を概念化する基本的なモデルとしては医学モデル，環境モデル，機能モデルの3つがある．医学モデルは最も古く，客観的で明確で標準化されており，診断や治療に用いられ，治療が個人を変える手段となる．機能モデルは個人の機能が障害に関与することを理論化したモデルであり，社会的な不利を改善するためには個人の機能を適合させることをその手段とする．環境モデルでは物理的・社会的環境が障害の起因となり，障害を拡大する原因として捉え，改善のためには専門家が個人の物理的・社会的環境の両方を変えようと行動することを手段とする[1]．つまりこれらの障害モデルは障害を理解するための道具にとどまらず，さまざまな障害を改善するためのガイドラインとしての役割を持つ．

a. Nagiモデル

1965年にNagiが提唱したNagi's Disability Model[2]は米国で広く普及し，理学療法の基盤モデルとなっている[3]．

Nagiは障害を病理（pathology），機能障害（impairment），機能的制限（functional limitation），障害あるいは能力低下（disability）の4つのレベルに分類している（図1）．機能障害は解剖学的，生理学的または知的・心理的な異常や欠損を示し，筋力低下や関節可動域の制限，感覚障害などを含む．機能的制限は個人における身体・精神機能の課題遂行能力の低下を意味し，歩行能力の低下やコミュニケーション能力の障害などを含む．障害あるいは能力低下は社会において求められる役割遂行や課題遂行の制約を意味し，主婦として家事が困難な状況に陥ったり，職場復帰が困難な状況に陥ったりといった状況を含む．機能的制限が個人に内包される問題（個人レベルの問題）なのに対し，障害あるいは能力低下は社会の環境や制度などと関連した問題である．

b. 国際障害分類（International Classification of Impairments, Disabilities, and Handicaps：ICIDH）

世界保健機関（World Health Organization：WHO）は1980年にICIDH[4]を発表した．

ICIDHは1975年にDr. Phirip Woodが国際疾病分類（International stastival classification of diseases and related health problems：ICD）の第9回改正時に提案したモデルに基づいており，Wood modelとも呼ばれる．ICIDHでは障害を疾病（disease）の帰結として捉え，障害の一次レベルを機能障害（impairment），障害の二次レベルを能力低下（disability），障害の三次レベルを社会的不利（handicap）とする（図2）．

> **メモ　ICD**
> 異なる国や地域から，異なる時点で集計された死亡や疾病のデータの体系的な記録，分析，解釈および比較を行うため，WHOが作成した分類であり，現行版はICD-10（国際疾病分類第10版）となる．

c. アメリカ合衆国医学研究所（Institute of Medicine：IOM）モデル

1991年にIOMは障害過程論と呼ばれるモデルを提唱した．このモデルは双方向性の矢印と，障害のない状態（no disabling condition）が示されているのが特徴である[5]．

それまでの定義にあったdisabilityは個人に固有のものではなく，個人と環境との相互作用から生じるものとして，このモデルには含まれない．またこの双方向性の矢印は右方向へは好ましくない状態，左方向へは好ましい状態を示すこととなる．それぞれのレベルにある三つの円は変化する要因（transitional factors）を意味し，危険因

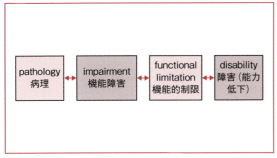

図1　Nagi モデル

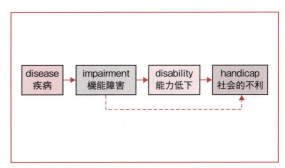

図2　ICIDH

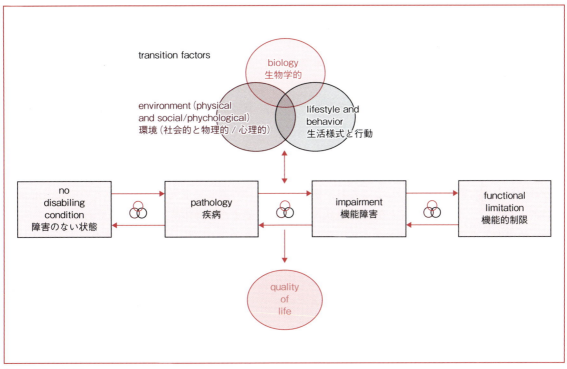

図3　IOM モデル

子とも解釈される．これらの危険因子は，リハビリテーションや環境を制御することにより，障害の予防や改善が可能となることが示されている（図3）．

d. National Center for Medical Rehabilitation Research（NCMRR）モデル

NCMRR モデル[6]は 1992 年に Nagi モデルと ICIDH を総合的に検討し，Nagi モデルに社会的制限（societal limitation）を加えたモデルである．
また逆に Nagi モデルの障害あるいは能力低下（disability）から社会的制限を分離したモデルともいわれる．社会的制限は個人が社会活動や役割へ参加することを妨げる社会がもたらす制約を意味する（図4）．

e. 国際生活機能分類（International Classification of Functioning, Disability and Health：ICF）[7]

国際的な障害モデルとして ICIDH が広まっていたが，ICIDH は試行的かつ研究的な色彩をもつものであり，実際的には広く活用されているとは

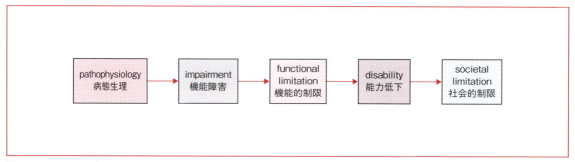

図4　NCMRRモデル

言い難い面もあった．そこでWHOは1990年代よりICIDHの改定の検討を始め，1997年にはICIDH-2ベータ1案が発行され，1999年のICIDH-2ベータ2案に引き継がれ，2001年の第54回WHO総会においてICFが採択された．

ICFは医学モデルと社会モデルの統合に基づき，生物・心理・社会学的アプローチに依拠したモデルである．またICFの目的はさまざまな専門分野や異なった領域で役立つこととされ，個別の目的としては，① 健康状況と健康関連状況，結果，決定因子を理解し，研究するための科学的基盤の提供，② 健康状況と健康関連状況とを表現するための共通言語を確立し，それによって，障害のある人々を含む，保健医療従事者，研究者，政策立案者，一般市民などのさまざまな利用者間のコミュニケーションを改善すること，③ 各国，各種の専門保健分野，各種サービス，時期の違いを越えたデータの比較，④ 健康情報システムに用いられる体系的コード化用分類リストの提供がある．

ICFはすべての人に関する分類であり，あらゆる健康状態に関連した健康状況や健康関連状況はICFによって記述することが可能である．

ICFには2つの部門があり，第1部は生活機能(functioning)と障害(disability)，第2部は背景因子(contextual factors)を扱う．生活機能とは心身機能・身体構造，活動，参加のすべてを含む包括用語であり，同様に障害は，機能障害(構造障害を含む)，活動制限，参加制約のすべてを含む包括用語として用いられ，それぞれの用語は次のように定義されている．

① 心身機能(body functions)とは，身体系の生理的機能(心理的機能を含む)である．
② 身体構造(body structures)とは，器官・肢体とその構成部分などの，身体の解剖学的部分である．
③ 機能障害(構造障害を含む)(impairments)とは，著しい変異や喪失などといった，心身機能または身体構造上の問題である．
④ 活動(activities)とは，課題や行為の個人による遂行のことである．
⑤ 参加(participation)とは，生活・人生場面(life situation)への関わりのことである．
⑥ 活動制限(activity limitations)とは，個人が活動を行うときに生じる難しさのことである．
⑦ 参加制約(participation restrictions)とは，個人が何らかの生活・人生場面に関わるときに経験する難しさのことである．
⑧ 環境因子(environmental factors)とは，人々が生活し，人生を送っている物的な環境や社会的環境，人々の社会的な態度による環境を構成する因子のことである．

また，第2部には環境因子とともに個人因子(personal factors)が含まれる．個人因子は，個人の人生や生活の特別な背景であり，健康状態や健康状況以外のその人の特徴からなる．個人因子も背景因子の構成要素であるが社会的・文化的に大きな相違があるために，ICFでは分類(カテゴ

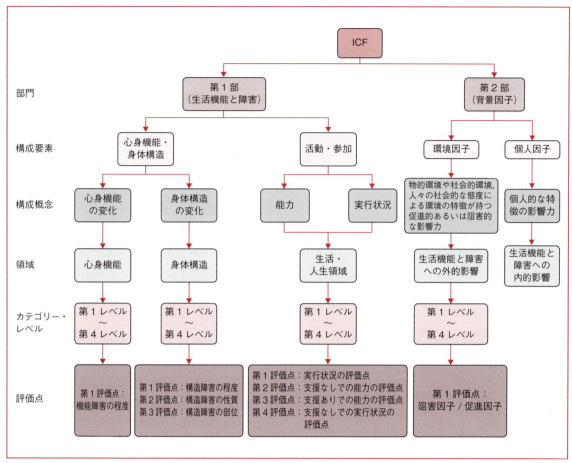

図5 ICFの概要

リー）としては含まれず，分類については今後の課題とされる．

各構成要素はさまざまな領域からなり，それぞれの領域はカテゴリーに分かれ，それらが分類の単位となる．個人の健康状況や健康関連状況は適切なカテゴリーコードを選び，それに評価点（qualifiers）をつけることによって記載される（図5）．それぞれの構成要素が肯定的と否定的の両方の用語から表現可能であり，否定的側面の表現のみ扱ったICIDHとの大きな違いの一つでもある．もう一つICIDHと大きく異なるのはその関係性が一方向の矢印ではなく，双方向の矢印が用いられていることである．機能障害（構造障害）の改善は活動，参加の回復を促し，逆に活動，参加の回復は機能障害（構造障害）の改善につながる可能性を示している．また環境因子の整備によ

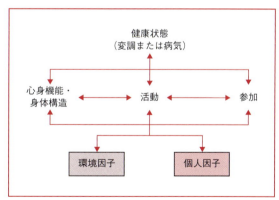

図6 ICFの構成要素間の相互作用
（文献8）より引用）

り活動，参加は促進され，より積極的な性格になるなど個人因子への良好な影響も示すことが可能となっている（図6）[8]．

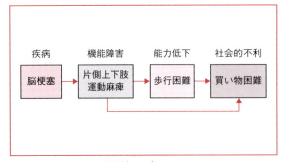

図7 ICIDHでみる脳梗塞モデル

このような関係性に基づく理学療法はICIDHを障害モデルとして使用しながらも考慮していたことであり，ICFはより理学療法の実践に近いモデルとなっている．

> **メモ** 「医学モデル」と「社会モデル」の統合モデル
>
> 「医学モデル」とは，障害を個人の問題として捉え病気・外傷やその他の健康状態から直接的に生じるものでとされている．一方，「社会モデル」とは，障害は個人に帰属するものではなく，諸状態の集合体であり，その多くが社会環境によって作り出されたものであるとされる．ICFはこれらを統合したモデルとして位置づけられる[7]．

2. ICIDH

ICIDHは我が国の理学療法において長く拠り所とされた障害モデルである．

このモデルは，疾病を起点として障害を3つのレベルの階層に分け，分析することができる画期的なモデルであり，人々が障害の概念を理解することに大きな影響を与えた．元々は障害を分類するための試案として作成され，1985年に当時の厚生省大臣官房統計情報部が，WHO国際障害分類試案(仮訳)というタイトルで，ICIDHの日本語版[9]を出版した．

機能障害(impairment)は器官レベルにおける変調を示すものであり，身体の構造と外観，器官または器官系の機能の異常である．能力低下(disability)は機能障害の帰結として，個人の日常生活の行為に影響が起こったことを示す．社会的不利(handicap)は機能障害や能力低下の結果として個人が経験する不利益を示す．これら3つのレベル全体が障害と位置づけられる．

例を示すと，脳梗塞という疾病は片側上下肢の運動麻痺という機能障害を引き起こし，この機能障害は移動が困難という能力低下を引き起こす．さらに能力低下は買い物が困難といった社会的不利を引き起こすことになる(運動麻痺は社会的不利の直接の原因でもある)(図7)．このように一見すると因果関係(障害の構造)を明らかにしたモデルとも捉えることができる．障害の構造が明らかにされれば，さまざまな支援の方法が考えられる．例えば，運動麻痺という機能障害は完全には解決できない場合でも，非麻痺側の運動機能を高め，また麻痺側には神経筋促通法や機能的電気刺激 functional electrical stimulation (FES)などを通じ，歩行能力の向上といった能力低下の改善を目指すことができる．またそれは，移動能力の改善につながり，買い物が困難といった社会的不利の解消についても期待ができる．その際，移動手段として車いすを用いるという選択肢もあり，また下肢装具や杖の適応の検討といった環境面からのアプローチも考慮する必要がある．このようにICIDHはリハビリテーションや理学療法の実践の体系化に寄与したモデルである．

一方で，ICIDHには批判や誤解も多く，改定が望まれた[10]．そこでWHOは，1990年代より改定作業を行い1997年にはフィールドトライアルのためのICIDH-2ベータ1案が発行され，1997年6月から1998年12月までフィールドトライアルが行われ，1999年にICFの原案であるICIDH-2ベータ2案が発表されることとなる．

3. ICF

a. ICFと理学療法

ICFの原案であるICIDH-2ベータ2案に対してはさまざまな意見があり，必要な修正が加えられ，2001年にWHOによってICFが採択され

た．ICFはその後，我が国の理学療法モデルに導入され，今日の理学療法を実施するうえで対象者の全体像を把握するため，あるいは理学療法を実践するための拠り所となっている．

内山[11]は理学療法モデルの役割と効用について，概念の理解，臨床的思考の視覚化，説明と同意の媒体，教育ツール，可能性の模索などを挙げている．ICFは特に臨床的思考の視覚化，可能性の模索に役立つものと思われる．

理学療法の役割を端的に言うと，理学療法の対象となった人の機能障害（構造障害を含む）impairments，活動制限 activity limitations，参加制約 participation restrictions といった否定的側面を改善させることである．その結果，対象となった人の個人因子，環境因子を絡め，心身機能・身体構造，活動，参加といった肯定的側面を高め，人の健康の維持・改善に寄与することである．しかし，昨今の理学療法は医療分野だけではなく，福祉，保健分野まで広範囲に及ぶ．健康増進，介護予防（特に一次予防）領域では活動や参加といった肯定的側面をいかに持続・向上させるかも大きな目的であり，そのためにはそれらに取り組む自助や共助，制度やサービスなど公助といった環境づくりの視点まで含めたアプローチも重要である．

また近年，リハビリテーション医療は病期によって急性期，回復期，維持期（生活期）に分けられ，急性期では医学モデルに準じた介入がなされ，維持期に移行するに従って社会モデルに準じた介入が必要となる．理学療法士はこれらすべての病期で活動しており，医学モデルと社会モデルの両面の要素を備えたICFから理学療法の展開を構築することは理にかなっている．

b．ICFの概念を用いた症例の把握と理学療法の考え方

ここではICFの概念を用い，症例をどのように捉え，それをどのように理学療法の展開に結びつけるか，アセスメントの1例を示す．

≪症例の概要≫

年齢；80歳代

性別；女性

診断名；左大腿骨転子部骨折（不安定型）

現病歴；20XX年11月3日，自宅で布団を敷こうとして転倒受傷．受傷後A病院に救急搬送され，11月12日に観血的手術（TFネイル使用；術後3〜4週間は免荷予定）．11月13日に理学療法開始．

既往歴；50歳代で高血圧および糖尿病と診断され，降圧薬および経口血糖降下薬服用中．

合併症；左踵部に褥瘡（陰圧閉鎖療法 Vacuum Assisted Closure（VAC®）療法施行）．

＜社会背景＞

・家族構成；娘と二人暮らし（日中独居）
・家屋構造；持家1戸1階建て，玄関や廊下，トイレ，浴室には手すり設置済み．
・要介護度；受傷前より要介護1の認定を受ける
・使用している介護サービス；3回/週デイサービスを利用

＜受傷前の生活＞

・移動；屋内は伝い歩き自立，屋外は車いす（レンタル）介助レベル
・ADL；入浴以外のADLは自立（入浴はデイサービスを利用）
・その他；難聴により補聴器使用，糖尿病性視力障害あり

主訴；歩けない

ニーズ；また歩けるようになって早く家に帰りたい

1）評価のポイント

疾患および既往歴，合併症に応じた評価をそれぞれの構成要素より評価する．

必ずしも心身機能・身体構造から開始するのではなく，問診よりスクリーニングとして活動（現在の実行状況）や参加（受傷前の実行状況），あるいは社会背景などの環境因子や，問診より推測される性格などの個人因子から評価することも可能である．それぞれの構成要素についてはそれぞれ

表1　症例の全体像の整理

肯定的側面	否定的側面（問題点）
心身機能・身体構造	機能障害（構造障害）
1　右下肢の筋力が良好 　2　右下肢の可動域が良好	1　左下肢の筋力低下 　2　左股関節の可動域制限 　3　左足関節の可動域制限 　4　左股関節の運動時痛 　5　下肢の感覚低下 　6　難聴 　7　視力低下
活動	活動制限
3　起居動作の能力は自立レベル 　4　座位保持能力は自立レベル	8　起居動作の実行状況は軽度介助レベル 　9　座位保持の実行状況は監視レベル 　10　立位保持の能力は監視レベル・実行状況は軽度介助レベル 　11　歩行能力低下（平行棒内歩行の能力は中等度介助レベル） 　12　車いす駆動の能力は軽度介助レベル 　13　トイレ動作の能力は軽度〜中等度介助レベル
参加	参加制約
	14　他者との交流が不足
環境因子（促進因子）	環境因子（阻害因子）
5　娘との関係良好 　6　自己の車いす保有	
個人因子（促進因子）	個人因子（阻害因子）
7　社交的 　8　協力的な態度 　9　身体を動かすことが楽しい	15　高齢

＊個人因子については分類が見送られているため，肯定的側面・否定的側面との分類は正式にはない．

に対応する評価指標などを用いて評価する．特に活動に該当する日常生活活動 activities of daily living（ADL）については実行状況（しているADL）と能力（できるADL）の2つの側面で評価しておくと良い．

2）症例の全体像の把握と整理

ひと通りの評価が終了したところで各構成要素を整理する．

その際には否定的側面（問題点）のみに目を向けずに肯定的側面として捉えられる要素があれば可能な限り挙げてみる（表1）．次にこれら否定的側面，肯定的側面がどのように関連しているかを考えるが，その際に概念図を用いると症例の全体像を可視化することが可能となる（図8）．

3）目標の設定と理学療法プログラムの構築

可視化された全体像をみても，すべての関係が理学療法プログラムの構築に役立つとは限らない．まず活動を中心にみて，到達可能な目標の構築を試みる．

今回の症例の短期目標を"起居移動動作の自立"とすると，心身機能・身体構造では左下肢の筋力低下と左股関節痛が関係しているようにみえる（図8）．理学療法プログラムとしては左下肢の筋力強化と，疼痛の緩和のためのマッサージや温熱療法が選択されるかもしれない．一方，右下肢の筋力が十分あるという肯定的側面は起居動作の自立には良好な方向（プラス）として働くことが想定されている．右下肢を上手に用いることで起居移動動作は自立する可能性があることが推測される．さらに起居移動動作の実行状況は軽介助レベルであるが，能力は自立レベルにあることがわかる．実行状況と能力との乖離がなぜ生じているのか背景因子を含めて検討する余地がある．

また，図8に示す以外の関係性は沢山ある．例

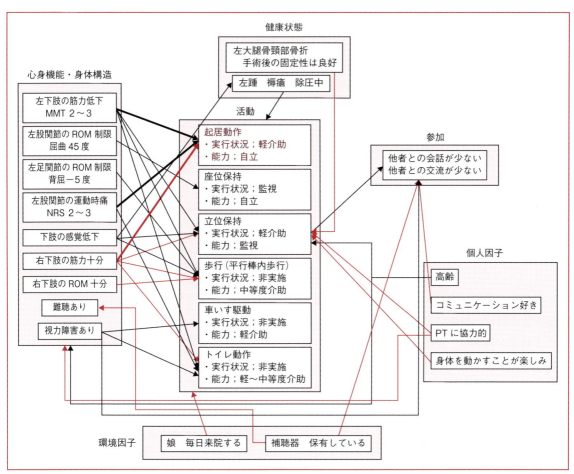

図8 症例の全体像のモデル
院内での生活を主眼としたモデルで作成した．黒は各要素に好ましくない方向（マイナス）に働く関係，赤は好ましい方向（プラス）に働く関係を示す．なお，ここに示す以外の関係も沢山あるが，特に活動を中心に，活動以外の要素が活動にどのように影響するのかを示した．

えば左下肢の筋力低下の原因は左股関節の運動時痛に関連したものかもしれない．その場合には心身機能間にもマイナスに働く関係があり，理学療法としては除痛により筋力を発揮しやすい状況をつくり，起居動作能力の向上を図るといった治療モデルを構築できる．可視化するにあたっては優先度を決め，まずは何を目標とし，目標を達成するためにはどの関係性の部分に注目すべきか的を絞り，その部位のみ可視化する方法も推奨される．

4) 否定的側面を肯定的側面として捉える

心身機能・身体構造の否定的側面は機能障害（構造障害含む）である．例えば大腿切断であれば，切断肢は重大な構造上の障害があることに違いない．また切断肢には筋の離断もあり，機能面としては筋力低下が考えられる．しかし，理学療法においてはそのような否定的側面も，残存機能として肯定的側面と捉えることによって治療に臨むことが多い．断端長や残存筋の存在は状態により義足を装着する上でもマイナス要素ではなくプラス要素となる．

本症例では下肢の感覚低下は否定的側面として捉えられているが，「下肢の感覚は一部残存」として捉えると，別の理学療法アセスメントが構築される．左下肢の筋力強化に加え，足部の体性感覚の強化を行うことで，立位や歩行にも有効に作用

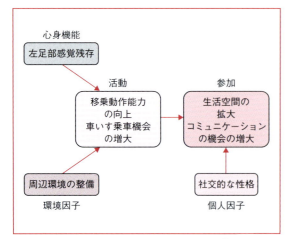

図9 感覚低下を感覚残存と捉えた場合のモデル

し，さらに左下肢のコントロールの向上も期待できる．また環境の整備により移乗動作やトイレ動作の介助量が軽減し，病棟内での車いす乗車の機会が増えることで，他の入院患者とのコミュニケーションも増え，参加レベルの向上も期待される．元来の社交的な性格は他者とのコミュニケーションといった参加にはプラスに働く要素でもある（図9）．このように視点を変化させることは新たな理学療法の展開を生み出すことにもつながる．

　理学療法の実践の上ではいつも推論が正しいとは限らない．ICFの構成要素間の関連性が複雑であれば，整理することは難しいかもしれないが，さまざまな可能性が隠されていることでもあり，さまざまな方策を練ることができる．このようにICFは理学療法のアセスメントツールとしての使用が可能である．

文献

1) Smart J：Models of disability：The medical model, the environmental model, and the functional model. Disability, Society, and the Individual, ASPEN Publication, 33-67, 2001
2) Nagi SZ：Some conceptual issues in disability and rehabilitation. Sociology and Rehabilitation, Sussman MB ed, American Sociological Association, Washinton DC, 100-113, 1965
3) 内山　靖：ICFに基づく理学療法の展望と課題．理学療法学 34：99-102，2007
4) World Health Organization：International Classification of Impairments, Disabilities, and Handicaps, WHO, Geneva, 1980
5) Pope AM et al eds：Disability in America. Towards a National Agenda for Prevention, National Academy Press, Washington DC, 309-327, 1991
6) National Advisory Board on Medical Rehabilitation Research, Draft V：Report and Plan for Medical Rehabilitation Research, National Institute of Health, Bethesda, 1992
7) ICF国際生活機能分類―国際障害分類改訂版―，障害者問題研究会編，中央法規，東京，2002
8) 厚生労働省：国際生活機能分類―国際障害分類改訂版―．http://www.mhlw.go.jp/houdou/2002/08/h0805-1.html（2015年11月閲覧）
9) WHO国際障害分類試案（仮訳），厚生省大臣官房統計情報部編，財団法人厚生統計協会，東京，1985
10) 上田　敏：国際生活機能分類ICFの理解と活用．萌文社，東京，11-14，2005
11) 内山　靖：「理学療法モデル」の意味．PTジャーナル 38：347-349，2004

（浅川育世）

3 医療面接

1. 医療面接の目的

医療面接は，理学療法を提供するにあたり最初に行うものであり，障害像の把握やゴール設定に必要なプロセスである．

医療は，医療者から患者へ一方向性に提供するものではなく，患者との双方向的な関係性によって成り立つものである．そのような背景から近年では，問診よりも医療面接という表現を用いることが多い．医療面接の役割は，① 患者―医療者との信頼関係の確立，② 患者からの情報収集，③ 患者への説明や教育である[1]．従来の問診は，病歴収集を主体として，医療者が必要な情報を一方向的に収集する意味合いが強かった．しかし，情報収集は医療面接の中心的役割のうちの一つに過ぎない．また，医師が行う情報収集は診断が重要な目的となるが，理学療法士が行う情報収集では，疾患についての医学的情報だけでなく，患者の主訴，デマンド，趣味や職業，日常生活活動，家族構成や家屋環境，生活環境など個人・環境因子についても幅広く聴取し，障害像を理解することが重要である．

> **メモ　主訴，デマンド，ニード，ゴールとは？**
>
> 主訴は，身体的および精神的な健康問題に対する患者の訴えである．デマンドは，患者が治療に対して要望することで主訴の中に含まれることが多いが，必ずしも一致しない場合もある．患者の主訴やデマンドに基づき，患者の障害像や環境，家族のデマンドから総合的に判断して，理学療法士がゴールとニード(ゴールを達成するために現実的に必要となること)を設定する．
> 例：主訴「右肩が痛くて挙がらない」
> 　　デマンド「右肩が挙がるようになり，更衣できるようになりたい」
> 　　ニード「右肩関節の自動挙上運動の改善」
> 　　ゴール「更衣動作の自立」

2. 医療面接の進め方

医療面接を円滑に進めるためのポイントは，コミュニケーション・スキルである．

医療者が求めている情報を上手く伝えることができない患者は少なくない．そこで，面接を円滑に進めるためにコミュニケーション・スキルの習得が不可欠である．コミュニケーションは，非言語的コミュニケーションと言語的コミュニケーションに分類され，両者を適切に取り入れながら円滑に面接を進めることが求められる．以下に重要となる要素を挙げる．

a. 非言語的コミュニケーション

患者の姿勢(臥位，座位)に合わせて，適切な距離感で，なるべく目線の位置が同じ高さになるように配慮する．表情や視線(アイコンタクト)，声の大きさや抑揚，アクセント，話のスピードは，患者が安心して話しやすい雰囲気を作るために重要な非言語的コミュニケーションである[2,3]．

b. 言語的コミュニケーション

1) 質問の方法

医療面接で用いられる質問の方法は，大きく分けて2種類ある．

- 開かれた質問(open-ended question)：患者が自由に答えられる質問
- 閉じられた質問(closed-ended question)：患者が「はい」「いいえ」で答えられる質問

2つの質問方法の利点と欠点を**表1**に示す．医療面接の初期には，開かれた質問をできるだけ多く用いる．特定の情報について聴取する場合は，焦点を当てた質問(focused question)や閉じられた質問を組み合わせる．質問は平易でわかりやす

表1　質問の種類による利点と欠点

	開かれた質問	閉じられた質問
利点	・情報をより多く聴取できる ・自由な表現による，患者満足度の向上	・限られた時間で特定の情報が得られる
欠点	・多くの時間を要する ・問題に関連しない情報も含まれる	・得られる情報が限られる ・患者が訴えを自由に表現できない

(文献4)より引用)

表2 医療面接で収集する情報

個人因子	主訴,デマンド,学業・仕事,趣味・嗜好,現病歴,既往歴,合併症,転倒歴
環境因子	家族構成,キーパーソン,家屋環境,生活環境,身体障害者手帳,介護保険の取得および利用状況

く,一度に複数の質問をしないように留意する.また,誘導的な質問も避けるべきである.

2) 傾聴の方法

頷きや相槌を適切に使用すると,患者の話を引き出すのに有効である.患者の話の途中で割り込むことは避けるべきである.患者が質問に対して考えをまとめている際は,適切な沈黙(間をおく)によって患者の訴えを引き出しやすくなる.患者の訴えや話が一区切りついたときには,患者の言葉を繰り返し,ときに要約することで共感していることを患者に伝えることができる.また,適切なタイミングで,患者の訴えを患者とは異なる表現で言い換えて明確にすることも有効である[2,3].

3. 医療面接で収集すべき情報

理学療法士が医療面接で収集する情報は,個人因子と環境因子に大別される(表2).

a. 個人因子

1) 主訴

患者が抱えている健康問題の訴えを聴取する.カルテに記載する際は,医学的専門用語ではなく,できるだけ患者の言葉をそのまま用いるようにする.また,主訴が複数ある場合は優先順位も聴取する.

2) デマンド

患者が治療に対して要望していることを聴取する.必ずしも主訴の内容と一致しているとは限らない.家族が患者に望んでいることも確認しておく.

3) 学業・仕事

仕事内容や交通手段だけでなく,休学・休職中であれば,その期間や復学および復職にあたり必要になることを聴取する.

4) 趣味・嗜好

身体および精神的な健康問題への悪化因子または改善因子になっているのかを確認する.ライフスタイルの把握は,ゴール設定や治療方法の選択にも有用である.

5) 現病歴

疾患の発症,症状の出現から現在に至るまでの症状および障害の時間的経過を聴取する.症状の部位,性質,重症度,タイミング,修飾要因,随伴症状について詳細に記載する[5].また,これまでの治療内容について確認する.病歴が患者の感情的側面やQOL (quality of life) に及ぼしている影響についても評価する.

> **メモ** 症状の修飾要因
>
> 症状を寛解または悪化させる要因のことを指す.姿勢,疲労,靴の種類,薬の影響などの個人的要因や,時間帯や天候,季節,気候などの環境的要因がある.症状への対処方法を知るうえでも有用な情報である.

6) 合併症

主たる疾患が原因となって生じた病変や,投薬や手術後に生じた疾患について聴取する.

7) 既往歴

治療している主たる疾患とは別に,これまでに罹ったことのある疾患について聴取する.近年の高齢化社会に伴い,合併症や既往歴が複数あり症状が複雑化(骨関節系,神経系,内部障害系の合併)している患者も多く,リハビリテーションを阻害する因子を把握するために重要である.

8) 発症前,入院前,手術前の身体・活動状況

治療により疾患の回復・完治が見込まれるのかによって,患者の機能的予後は大きく左右される.そのため,疾患に対する治療の有無と内容を把握したうえで,発症前,入院前,手術前の身体・活動状況を聴取することは,ゴールを設定するために重要となる.内容には,疼痛や神経症状,歩行様式(歩行距離や時間,歩容,補助具の使用),ADL (activities of daily living) などが含まれる.

9) 転倒歴

過去に転倒した回数や状況について聴取し，転倒リスクを評価する．

b. 環境因子

1) 家族構成

同居家族の有無，家族内での役割について聴取する．カルテに記載する際は家系図を用いるとわかりやすい．

2) キーパーソン

患者の介護や支援などの役割を主に担う人が誰なのかを聴取する．

3) 家屋環境

自宅退院に向けて家屋環境は必要不可欠な情報である．以下に重要となる項目を挙げる．

- 建物の種類（集合住宅か戸建か，家屋改修の可否）
- 手すりの有無，種類，位置
- 車椅子使用の可否
- 屋外からのアプローチ方法（段差，エレベーターの有無，舗装路の種類）
- 玄関の出入り方法（上がり框の高さ，支持物の有無，勝手口の有無）
- 主な生活空間，生活動線，廊下の幅
- 階段，段差，敷居（高さ）
- 食卓（テーブルや椅子の高さ）
- トイレ（和洋式，便座の高さ）
- 浴室（浴槽，シャワーチェアの高さ）
- 寝室（ベッドの有無と高さ，電動ベッドの種類，柵の有無）

4) 生活環境

自宅周辺環境や，買い物，通院など外出時の移動手段について聴取する．

5) 身体障害者手帳，介護保険

対象者であれば取得の有無，サービスの利用状況について聴取する．自費で装具や福祉用具を購入，介護福祉サービスを利用する場合は，経済的状況について把握することも必要になる．

4. 医療面接の注意点

患者が話しやすい環境を設定し，個人情報の管理に配慮することが重要である．

a. 時間的配慮

医療面接で収集する情報は多岐にわたり，内容量が多い．一度の面接ですべての情報を収集することは時間的に難しく，患者の負担も大きい．そのため，事前にカルテ情報を確認し，患者のパーソナリティや障害像などを把握しておくと，面接が円滑に進みやすくなる．患者が話しにくい内容については，初期に質問せず理学療法を進めていく経過のなかで信頼関係を構築しながら取り入れるように配慮する．

b. 情報管理

医療面接で収集する情報には個人情報を多く含んでいるため，面接の際には他の患者やスタッフがいない環境を設定するなど，場所や時間への配慮が必要である．また，治療に関わる医療者以外に患者の個人情報を漏らすことは認められない．

癌などの疾患予後について患者本人に告知されているか，特に細心の注意が必要である．告知の有無についてカルテやスタッフから確認し，告知されていない情報を理学療法士が伝えることがないよう留意する．

文献

1) Cole S et al：三つの機能によるアプローチを用いた面接法の学習．メディカルインタビュー第2版，飯島克己ほか訳，メディカル・サイエンス・インターナショナル，東京，3-7，2003
2) 町田いづみほか：医療コミュニケーション．医療コミュニケーション入門，星和書店，東京，1-20，2001
3) 福島 統：医学生に求められるコミュニケーション能力．医療面接技法とコミュニケーションのとり方，福島 統編，メジカルビュー社，東京，12-19，2009
4) Lloyd M et al：基本的なコミュニケーションの技術．事例で学ぶ医療コミュニケーション・スキル，山内豊明監訳，西村書店，新潟，11-28，2002
5) 福島 統：診断するために医療面接をどのように用いるのか．医療面接技法とコミュニケーションのとり方，福島 統編，メジカルビュー社，東京，44-55，2009

（脇田正徳）

4 観察

1. 理学療法における観察

詳細な機能評価の前段階として，対象者の全体像を把握し，問題となる可能性のある機能を推察する．

理学療法における観察は対象者と対面した，あるいは対象者の姿を見たときから始まるものであり，また対象者の行うすべての動きが観察対象となる．個別の機能評価を行う前段階として，動作や視診を通して対象者の筋力，関節可動域，変形，協調性，バランス，呼吸・循環の状態，精神状態などの情報を大まかに把握し，問題となる可能性のある機能を推察する．

2. 観察時の注意点

a. 観察者の側面から

観察者は背景にある知識に影響を受け，同じ動作を観たとしても観察結果が異なる場合がある．

観察者は対象者を確認した時点から観察を開始していくことになるが，同じ対象者を同じ場面で，同じ角度から観察していたとしても，経験年数や熟練度により有している知識，理論に差があることから観察結果には相違が生じうると考えられる．このような相違を最小限にするために，理学療法士は患者と対峙しているときは常に観察を行うという意識と対象者の挙動を見逃さない眼が重要である．

b. 対象者側の側面から

観察される場面や場所によって，また対象者が観察されていることを認知しているか否かで対象者の動きは普段と異なる場合がある．

理学療法中の観察では，対象者は自身の持っている最大能力に近い動作を行うことが多い．そのため機能的な問題点が動作の制限になりやすい．一方，日常生活場面での観察では，実際の生活に即した場面での観察となり，機能的な問題点だけでなく環境や条件設定による動作の制限の影響を反映しやすい．ただし観察場所が生活場面であっても対象者が観察者の存在を認識していれば，普段行っている日常生活上の動きよりも最大能力に近い動きとなることに注意が必要である．

3. 臨床での観察（視診）のポイント

a. 全体像の観察

全体像から意識・精神状態を推察する．

まずは対象者が見えた瞬間から観察を開始する．対象者が検者に気付く前の状態，対面した際の反応，検者が刺激を与えた際の反応を観察し，体動の有無や程度，声のトーンや発声量，表情，視線，礼節や服装などから意識・精神状態を推察する．意識障害は開眼，発話，体動の状態から評価を行う．パーキンソン病における仮面様顔貌，ステロイド服用患者における満月様顔貌など特徴的な顔貌を呈する症状があり，意識状態の観察とともに評価を行う．

b. 姿勢・動作観察

臥位，座位，立位姿勢における，安全性や安定性，また動作のみでなく動作開始までにかかる時間や動作遂行にかかる時間なども観察項目として挙げられる（詳しい動作分析については「動作分析」の項（56頁）を参照）．

c. 筋骨格系の観察

筋骨格系の視診では炎症所見，関節の変形と可動性，皮膚の状態，筋萎縮・肥大，筋力を観察する．

炎症所見の観察では患部周囲の発赤，腫脹，浮腫の程度を観察する．浮腫が左右対称性に，もしくは全身性に認められる場合は筋骨格系の問題ではなく，代謝・循環系の原因による浮腫が疑われる．

関節の変形では，解剖学的肢位から四肢の短縮の有無が確認できる．また膝の内反変形，股関節

表1 特徴的な呼吸パターン

	観察されるパターン	考えられる原因
Hoover徴候	呼気時の季肋部の陥没	重篤な気道閉塞 横隔膜の平坦化
see-saw呼吸	吸気時の上部胸郭の陥没と腹部の拡張	肋間筋の筋力低下
Cheyne-Stokes呼吸	周期的に過呼吸と減呼吸を繰り返す	心不全,尿毒症,薬物中毒 呼吸中枢の自動調節能の異常
abdominal paradox	吸気時の上部胸郭の拡張と,腹部の陥没	横隔膜の筋力低下

の高位脱臼,過剰な胸椎後彎や腰椎前彎変形を確認する.胸椎後彎変形は抗重力姿勢だけでなく背臥位姿勢での評価を行わなければ,筋力低下との鑑別が困難である.背臥位姿勢で腰椎とベッド上に大きな隙間がある場合は腰椎の前彎変形,もしくは股関節伸展の可動域制限が示唆される.ベッド上で下肢の屈伸を行わせることで,股関節,膝関節の屈伸の可動性が評価できる.また結髪,結帯,洗顔動作から肘関節屈伸,肩関節屈伸,内外旋の可動性を大まかに評価することができる.関節リウマチでは手指の尺側偏位やスワンネック変形,ボタンホール変形,外反母趾,扁平足,膝の内反・外反変形など特徴的な変形を認める.

皮膚の状態としては,前述した発赤や腫脹のほか,瘢痕組織や腫瘤の有無を観察する.外傷後の瘢痕組織は関節可動域制限の原因となりうるし,切開痕からは手術の既往が示唆される.長期臥床が続いた患者では褥瘡が形成されていることがあり,仙骨,坐骨,大転子,外果など骨突出部を中心に観察を行っていく.

筋の状態としては主に筋萎縮の有無,程度を観察する.長期臥床や不動に伴う萎縮では全体的な筋萎縮を認めるが,腓骨神経麻痺における前脛骨筋の筋萎縮や,ACL再建術後の内側広筋萎縮,バレーボール選手の肩障害でみられる棘下筋萎縮といった局所的な筋萎縮の観察も必要である.

筋力の観察では個々の筋の詳細な評価というよりは粗大な筋力をスクリーニングしていくことを目的とする.例えば扉や平行棒を握る動作から握力を,上肢を空中に保持する動作から肩周囲の筋力を評価する.また座位姿勢であれば足踏みから股屈曲筋力,靴の着脱動作から体幹伸展筋力,ベッド上臥位での下肢屈伸動作から股伸展,膝屈曲,伸展筋力の複合的な筋力を評価することができ,後の詳細な筋力評価を効率よく行うためのスクリーニングとなる.

d. 呼吸器系の観察

呼吸器系の視診では患者が意識していない普段通りの呼吸を観察する.

呼吸時の姿勢を観察し,起座呼吸があれば心不全を,体幹前傾し上肢を支持した姿勢での呼吸をしていればCOPDの存在が示唆される.胸郭の形状ではCOPD患者における樽状胸郭,拘束性換気障害における扁平胸郭,カリエスによる胸椎の過度な後彎変形などに着目して観察を行う.呼吸時の胸郭の動態では胸式,腹式などの呼吸パターン,胸郭拡張の対称性,肋骨の動きと腹部の動きを観察する.明らかに胸郭の拡張に左右差がある場合は片側肺の無気肺,もしくは気胸が疑われる.また肺炎,胸膜炎でも胸郭拡張に左右差を生じる.異常な呼吸パターンとして,Hoover徴候,see-saw呼吸,Cheyne-Stokes呼吸,abdominal paradoxが挙げられる.それぞれの特徴を表1に示す.頸部の視診から呼吸補助筋の収縮の有無,緊張を評価する[1]).

e. 循環器系の視診

循環器系の視診では末梢循環の状態を中心に視診を行う.

頸静脈怒張は循環動態を知るうえで重要な所見である.チアノーゼがあれば口唇,鼻,頬,耳,手足の末梢の異常な青色調の変化を認める.また結膜,爪床,手掌における皮膚色の白色調の変化

では貧血が疑われる．右心不全では全身性の浮腫や眼瞼浮腫，網膜浮腫を認める．左心不全による循環血液量の減少がある場合は皮膚の乾燥や末梢冷感を生じる．下肢に限局し，疼痛を伴う急性発症の浮腫の場合は深部静脈血栓症の可能性があるため注意が必要である．

> **メモ　頸静脈怒張**
> 中心静脈圧（CVP）の上昇を示唆する所見であり，Lewis法では頸静脈の怒張の頂点が胸骨角の3cm以上の位置ではCVPの異常な上昇とされている[2]

f. 代謝系の視診

代謝系の視診では栄養状態に注意して視診を行う．

皮膚の色調では黄疸から肝臓疾患が推察される．また腎機能の悪い患者でも褐色の色素沈着や皮膚の乾燥，瘙痒感を生じる．全身性の浮腫も重要な観察項目である．低アルブミン血症による低栄養性の浮腫では特に下腿に pitting edema を認め，るい痩を伴うことも多い．心不全や腎不全，甲状腺機能の異常でも浮腫は生じるため血液データなども含めて評価する必要がある．体型からも栄養状態が推察できる．やせは見落としがちであるが，低栄養状態もしくは侵襲による炎症の亢進を示す重要な所見である．またステロイド内服患者では中心性肥満が起きるなど，病的な肥満が生じることもあり注意が必要である．

> **メモ　黄疸**
> 血清ビリルビン値の上昇に伴い，顔面，粘膜，全身の皮膚が黄色またはオレンジ色に変化する[3]．

文献

1) Maitre B et al：Physical examination of the adult patient with respiratory diseases：inspection and palpation. Eur Respir J 8：1584-1593, 1995
2) Lewis T：Early signs of cardiac failure of the congestive type. Br Med J 1：849-852, 1930
3) McGee S：マクギーの身体診断学　原著第2版―エビデンスにもとづくグローバルスタンダード，柴田寿彦訳，診断と治療社，東京，54, 2009

（吉岡佑二）

5 他部門からの医学的情報

1. 他職種からの情報

他職種からの情報は，患者の全体像を把握し理学療法を行う上で非常に重要である．

患者の抱える問題は運動機能面だけではなく，症候学的側面（疾病・病態由来の問題），全身状態（治療経過，投薬状況，栄養管理，感染症状，日内変動など），社会的側面（経済状況，社会保障制度など）など多岐にわたり，それらの問題は相互に関係し合っている．そのため，それぞれの問題に対して専門性を持った他職種からの情報を得ることは，理学療法士がアプローチする問題点を詳細に理解し，適切に対応していくためにも必要不可欠である．

a. 医師からの情報

医師からは，患者の病態，予後，治療方針，安静度，理学療法を介入する上での注意・禁忌事項などを確認する．

治療方針に沿った理学療法を展開するためにも，医師からの情報は非常に重要である．また，手術経過や転帰，転院の有無，患者や患者家族への病態についての説明内容，使用されている薬剤など必要に応じて確認する必要がある．

b. 看護師からの情報

看護師から確認する情報としては，病棟でのADLや活動量，意識・メンタル・疼痛の症状，夜間の状況などである．

病棟での患者の生活状況を確認することで，病棟でのADLにおける問題点，病棟とリハビリテーション室でのADLのギャップの有無，日中の活動量など把握する．また，夜間や症状の経時的変化などを確認する．

例えば，リハビリテーション室では歩行が可能であっても，病棟では常にベッドに寝ている患者や車椅子を使用している患者がいる．看護師からの病棟での生活状況の確認により，リハビリテーション室での「できる」ADLと病棟での「している」ADLのギャップを把握し，そのギャップを減らすことで病棟でのADLレベルや活動量を上げていく．そのギャップの原因には，睡眠薬が効き過ぎて意識レベルが低かったり，鎮痛薬の効能がきれたり，低栄養のためリハビリテーション室の運動だけで疲労してしまうなどさまざまな可能性があるため，患者のリハビリテーション室の理学療法介入時間以外のことも把握し介入計画を検討する．また，睡眠薬の投与によるふらつきや，せん妄を呈する症例などにおいては，夜間の状態も考慮した上で，安静度の設定や日中の活動量の検討を行う．意識や疼痛などの日内変動を把握し，理学療法の介入時間帯を検討する．

c. 作業療法士からの情報

作業療法士からは手指の巧緻性，高次脳機能，趣味・嗜好などの情報を確認する．

手指の巧緻性やADL・手段的ADLの問題点，脳卒中後の高次脳機能障害の程度，目標・介入内容などを確認する．また，患者の趣味・嗜好・患者の好む活動などを把握する．

例えば，意欲低下を呈した患者を離床させる際に，事前に作業療法士から患者の好む活動を把握した上で，オーバーテーブル上でその動作をしながら座位訓練を施行し，座位保持時間の延長を図ることもある．

d. 言語聴覚士からの情報

言語聴覚士からは，コミュニケーション方法や摂食・嚥下機能を確認する．

脳卒中後の失語症や構音障害，聴覚障害などを認める患者の症状や対応など，それぞれの患者に適したコミュニケーション方法を確認する．また，摂食・嚥下機能を確認し，誤嚥のリスクや安全な嚥下に適した姿勢を把握する．

e. 管理栄養士からの情報

管理栄養士からは患者にとっての目標体重や，そのためのカロリーコントロールなど栄養管理について確認する．

低栄養をきたしている患者では覚醒レベルの低下や意欲減退，筋肉量の減少などにより理学療法の効果が得られにくいことがあるため，運動療法を行う際の負荷量や現在の活動量に見合った栄養管理を相談する．

f. 医療ソーシャルワーカーからの情報

医療ソーシャルワーカーからは経済的・社会的・心理的問題，社会保障制度（身体障害者手帳や介護保険制度など），家族関係などを確認する．

入院患者は退院後の生活に不安を感じており，社会復帰に向けての細かな問題や地域での対応なども検討することが重要であり，医療ソーシャルワーカーから患者の不安を確認する．また，社会福祉サービスの導入の可否も確認する．

> **メモ** 他職種から理学療法士に求められる情報
>
> 理学療法士は，患者個人の社会復帰において適切な目標，現在の「できる」ADL や今後到達が見込める ADL レベル，目標達成までに要する期間，病棟での生活や退院後に必要な環境設定，運動負荷によるバイタル変化などの情報をもとに，他職種と密なコミュニケーションをとる必要がある．また，理学療法介入中の疼痛の増減や薬の副作用による傾眠傾向などの症状も医師や看護師と密に連絡をとり，投薬コントロールなどについても相談する必要がある．

2. 検査データの見方

検査データは，患者の病態の変化や臨床症状や障害の原因を数値的に捉えることができる．

医師が処方する薬剤と同じく，理学療法士が行う運動療法や離床などは，患者に対して作用だけでなく副作用も存在することを肝に銘じておく．理学療法介入によって悪影響をきたさないためにも，病態におけるリスクを把握したうえで，理学療法評価における機能障害と照らし合わせて運動の種類・負荷量・頻度を管理し，介入効果の是非を検討する必要がある．そのためにも検査データの理解は重要である．各検査データの基準範囲を**表1**に示す．

本項では臨床においてよく経験する炎症，貧血，低栄養，血液凝固・線溶系について述べる．

> **メモ** 基準範囲から逸脱すると異常？
>
> 検査データの基準範囲とは健人人の95％が含まれる値（標準偏差×2）のことである．したがって，基準範囲から検査値が外れてもすべてが異常・疾病を反映しているとは限らないので，その検査値が何故変動したか経時的に原因を考えて病態を把握する必要がある．

a. 炎症

炎症は，手術の侵襲による組織の損傷，細菌感染，毒素が産生された際などに，生体が起こす一連の防御（免疫）反応である．

炎症が起こると，熱感，発赤，腫脹，疼痛，機能障害の5徴候を認める．何らかの刺激により血管が拡張し血流増加による熱感と発赤が生じ，血管内皮細胞が収縮し細胞間隙が開大し血管透過性が亢進することにより，血管内の血漿成分は細胞間隙から間質に滲出・貯留し腫脹を認める．また，腫脹により局所的な圧迫が生じることにより，化学伝達物質が放出され，痛み受容体を刺激し疼痛を生じ，これらにより炎症部位の機能障害を認める．

不適切な理学療法は，関節の痛みや浮腫など機能障害の悪化，肺炎などの疾患の増悪など炎症の悪化を招くため，経時的に炎症の程度を確認する必要がある．

1) 白血球数 (white blood cells：WBC)

白血球は炎症や免疫反応での中心的役割を果たす．

白血球は，感染部位や炎症部位に輸送され，主に好中球とマクロファージが細菌や異物を貪食すること，すなわち侵害因子の細胞内消化を担う血液細胞である．値が増加した場合は，感染症，炎症，組織損傷，白血病などが考えられ，低下した場合は，薬物中毒，膠原病の一部が考えられる．炎症や細菌感染時などには通常2～3時間で増加を認める．基準範囲は年齢により異なるが男性 $2.9～0.7×10^9/l$（目安），女性 $2.6～9.6×10^9/l$（目安）であり，白血球が増加した場合は白血球分画の好中球を見る必要がある．白血球分画は好中球 neutrophil (46～62%)，好酸球 eosinophil (3～5%)，好塩基球 basophil (0～1%)，単球 monocyte (4～

表1 各検査値の基準範囲

検査項目（略号）	基準範囲	単位
血液学的検査-血液一般・形態検査		
赤血球数（RBC）	男性：3.25～5.51（目安）	$\times 10^{12}/l$
	女性：3.19～5.14（目安）	
ヘモグロビン（Hb）	男性：10.4～16.8（目安）	g/dl
	女性：10.1～14.9（目安）	
ヘマトクリット（Ht）（HCT）	男性：31.2～49.8（目安）	%
	女性：29.8～44.1（目安）	
血小板数（PLT）	男性：96～384（目安）	$\times 10^9/l$
	女性：107～393（目安）	
白血球数（WBC）	男性：2.9～10.7（目安）	$\times 10^9/l$
	女性：2.6～9.6（目安）	
好中球（neutrophil）	46～62	%
好中球分葉核（segmented）	43～55	%
好中球桿状核（band）	3.0～7.0	%
リンパ球（lymphocyte）	30～40	%
単球（monocyte）	4.0～7.0	%
好酸球（eosinophil）	3.0～5.0	%
好塩基球（basophil）	0.0～1.0	%
血液学的検査-凝固・線溶関連検査		
プロトロンビン時間（PT）		
INR 値（PT-INR）	0.8～1.2	
活性化部分トロンボプラスチン時間（APTT）	24～35	秒
フィブリノゲン（FIB）	200～400	mg/dl
アンチトロンビンⅢ（ATⅢ）	80～130	%
D ダイマー（D-dimer）	1.0 未満	μg/dl
免疫学的検査-血漿蛋白		
プレアルブミン	男性：23.0～42.0	mg/dl
	女性：22.0～34.0	
レチノール結合蛋白（RBP）	男性：3.6～7.2	mg/dl
	女性：2.2～5.3	
トランスフェリン（Tf）	男性：190～300	mg/dl
	女性：200～340	
CRP（C 反応性蛋白）	0.2 以下	mg/dl
プロカルシトニン（PCT）	0.05 以下	ng/dl

検査項目（略号）	基準範囲	単位
生化学的検査-蛋白・膠質反応		
総蛋白（TP）	6.3～8.1	g/dl
アルブミン（ALB）	3.9～5.1	g/dl
生化学的検査-酵素および関連物質		
クレアチンキナーゼ（CK）	男性：61～257	IU/l
	女性：43～157	
CKアイソザイム（CPKアイソザイム）		
BB	2 以下	%
MB	6 以下	%
MM	93～99	%
GOT（AST）	12.0～30.0	U/l
GPT（ALT）	男性：10～42	U/l
	女性：7.0～27.0	
LDH（乳酸脱水素酵素）	124～226	U/l
γ-GTP（γグルタミルトランスペプチダーゼ）	男性：9～54	
	女性：7～29	
コリンエステラーゼ（CHE）（Ch-E）	201～436	U/l
生化学的検査-低分子窒素化合物		
クレアチニン（CRE）	男性：0.65～1.06	mg/dl
	女性：0.46～0.78	
尿素窒素（UN）（BUN）	8.0～22.0	mg/dl
アンモニア	20～60	μg/dl
生化学的検査-脂質および関連物質		
コレステロール（TC）（T-Chol）	140～220	mg/dl
生化学的検査-電解質・血液ガス		
ナトリウム（Na）	137～144	mmol/l
カリウム（K）	3.6～4.8	mmol/l
クロール（Cl）	101～108	mmol/l
マグネシウム（Mg）	1.8～2.3	mg/dl
カルシウム（Ca）	8.7～10.1	mg/dl
血液ガス		
pH	7.35～7.45	
pCO_2（炭酸ガス分圧）	35.0～45.0	mmHg
pO_2（酸素分圧）	85～95	mmHg
BE（塩基過剰）（BE-B）	−2.0～2.0	mmol/l
HCO^-（重炭酸イオン）	23～28	mmol/l
SaO_2（酸素飽和度）	93.0 以上	%

京都大学医学部附属病院における検査値の基準範囲．

7%），リンパ球 lymphocyte（30～40%）に分けられる．特に，大きな割合を占めており食作用の強い好中球の変化は重要であり，増加した場合は炎症，細菌感染，組織の損傷など，低下した場合は薬剤性，敗血症，貧血，SLE などを疑う必要がある．好酸球の増加はアレルギー疾患，寄生虫感染，単球の増加は慢性の感染を疑う．

> **メモ** 好中球絶対数（absolute neutrophil count：ANC；WBC×neutrophil）
>
> 化学療法後の骨髄抑制時には，白血球が低下する．その中でも，好中球絶対数は感染の相対的なリスクと関連しており，500/μl 未満だと高リスク，500～1,000/μl であると中等度，1,000/μl 以上であると低リスクとなる．そのため，ANC が低値を示している場合は易感染性のため病棟では感染予防対策が必要となり，面会者や人が多い場所でのリハビリテーションの制限など注意が必要である．好中球絶対数＜1,000/μl で 38℃以上の発熱をきたした状態は発熱性好中球減少症と呼ばれる重篤な状態であり，積極的な抗菌薬治療が必要であるとされる．

2）C 反応性蛋白（C-reactive protein：CRP）

CRP は，炎症や組織損傷の程度を表す急性期蛋白である[1,2]．

CRP の基準範囲は，0.2 mg/dl 以下であり，感染症（特に細菌感染症）や外科手術後は増加する．CRP の産生量は炎症や組織損傷の程度を示すため，CRP 値が高いほど重症であることを表す．CRP の絶対値とともに経時的変化も評価し，炎症状態を把握しながらリハビリテーションの介入を検討する必要がある．

> **メモ** 術後 3 日目の CRP の上昇→炎症の悪化？
>
> | | 術前 | POD1 | POD3 | POD7 | POD14 |
> |---|---|---|---|---|---|
> | CRP (mg/dl) | 0.0 | 0.4 | 5.8 | 0.5 | 0.6 |
> | WBC (×10^9/l) | 5.0 | 11.85 | 6.04 | 4.29 | 5.61 |
>
> CRP は炎症刺激後 6 時間から上昇し，ピークとなるのは 2～3 日かかり，半減期は約 19 時間である[3]．そのため，リアルタイムの炎症状態を反映しておらず，急性期においては炎症反応時間の速い WBC などと併用して評価していく必要がある．ただし，白血球は炎症に特異的なものではないため，さまざまな病態や疾患でも変動するので注意する．本症例の術後 3 日目の CRP の上昇は，炎症の悪化ではなく，WBC は低下している．臨床症状に合わせて判断していく．

> **メモ** プロカルシトニン
>
> プロカルシトニン（PCT）は，急性期領域において CRP よりも立ち上がりが早く，細菌感染症の鑑別（ウイルスや真菌感染症では著しい上昇はしない）や敗血症の重症度を把握する炎症マーカーとして注目されている[4]．

b．貧血

貧血とは，何らかの原因で血中のヘモグロビン濃度，赤血球数，ヘマトクリット値が低下した状態である．一般的には末梢血中のヘモグロビン濃度が基準値（成人男性 13 g/dl 未満，成人女性 12 g/dl 未満）以下に低下した状態を指す．

貧血になると各組織の酸素欠乏と生体の代償機能が働き，さまざまな症状として現れる．脳組織の酸素欠乏では，頭痛や目眩・立ちくらみ，骨格筋の酸素欠乏においては倦怠感，易疲労感，間欠跛行などが挙げられる．代償機構による症状としては，酸素を少しでも組織に供給するために，心拍出量や心拍数を上げることによる動悸や頻脈，呼吸数増加による息切れを生じる．

運動により筋骨格系の血流の割合が増加するため，貧血の場合は他臓器の酸素欠乏に注意が必要である．

1）ヘモグロビン（hemoglobin：Hb）

ヘモグロビンは O_2 運搬を行う蛋白質である．

ヘモグロビン 1 分子当たり，4 分子の O_2 が結合する．基準範囲は年齢により異なるが男性 10.4～16.8 g/dl（目安），女性 10.1～14.9 g/dl（目安）である．ヘモグロビン値が低下した場合は，成人男性で 13 g/dl 未満，成人女性や小児（6～14 歳）では 12 g/dl 未満，妊婦や幼児（6 ヵ月～6 歳）は 11 g/dl 未満で貧血と WHO により定義されている．また，高齢者の貧血の定義は，男女問わず 11 g/dl 未満と定義するものが多い[5]．増加した場合は，赤血球増多症である．

また，ヘモグロビン値は，血漿量の変化に影響を受ける．そのため，ヘモグロビン値を見る際には，脱水による濃縮や，大量輸液や水分過多による希釈などを考慮し解釈する必要がある．絶対値を見て判断するのではなく，経時的変化を追い，何故データが変化したか考える必要がある．例えば，脱水を認めると，血漿が濃縮されヘモグロビン値が相対的に増加するが，血液循環量が低下するため起立性低血圧に注意する．

さらに，ヘモグロビンは酸素と結合した酸化ヘモグロビンと結合していない還元ヘモグロビンに分けられる．SpO_2 は血液中のヘモグロビンのう

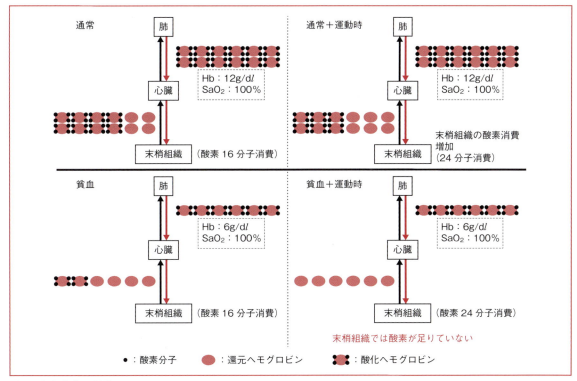

図1　貧血患者の運動

ち酸化ヘモグロビンの割合を示し，酸化ヘモグロビン/（酸化ヘモグロビン＋還元ヘモグロビン）×100で表される．この式から，SpO_2はヘモグロビンの絶対数には関係ないことがわかる．貧血は酸素を運ぶヘモグロビン（酸化＋還元）の絶対数が低下した状態であり，酸素化が問題ない場合には，常に還元ヘモグロビンは0に近い数字をとりやすくSpO_2は100％に近い値をとる．そのため，SpO_2が高い値を示していてもヘモグロビンが低ければ酸素供給量が低下する．

図1に貧血患者の運動療法を示す．通常では，運動療法を行うと末梢組織（骨格筋や各臓器）の酸素消費量が増加する．しかし，貧血時では末梢組織への酸素供給量が低下した状態で，さらに運動療法を行うことで骨格筋での酸素消費量は増加し，各臓器に分配される酸素供給量は低下する．SpO_2（≒SaO_2）のみの指標で末梢組織での酸素化能を判断することは危険であり，貧血の患者の運動療法を行う際には，息切れ，目眩，倦怠感など他臓器における低酸素症状に気をつける必要がある．重度の貧血の場合は輸血が考慮される．

メモ　貧血患者に呼吸介助？

各組織への酸素供給量DO_2は動脈血酸素含有量CaO_2に心拍出量COを乗じた値である．CaO_2はヘモグロビンと化学的に結合している結合酸素と血漿内に物理的に溶けている溶解酸素の和であり，CaO_2＝（1.34×Hb×SaO_2）＋（0.003×PaO_2）で表される．この式から，酸素含有量はPaO_2よりもHb×SaO_2に影響することがわかる．
そのため，貧血を認める患者のSpO_2（≒SaO_2）が100％であるにもかかわらず呼吸困難を訴えている場合に，酸素投与増加や呼吸介助によりPaO_2を増やしても定数が0.003であり動脈血酸素含有量はあまり増えない．貧血症状が出ない範囲での運動負荷を検討する必要がある．

2）赤血球数（red blood cells：RBC）

赤血球は，ヘモグロビンを多量に含有しO_2およびCO_2を運搬する．増減に関してはヘモグロビンと同じであるが，赤血球数単独で解釈すると最も多い鉄欠乏性貧血を見落とす可能性がある（鉄欠乏性貧血の初期はヘモグロビンが低下し，赤血球数は正常であることが多い）．基準範囲は

年齢により異なるが男性 $3.25 \sim 5.51 \times 10^{12}/l$（目安），女性 $3.19 \sim 5.14 \times 10^{12}/l$（目安）である．

3）ヘマトクリット（Ht：hematocrit）

ヘマトクリットとは血液に占める細胞成分の割合を示し，細胞の大部分は赤血球である．基準範囲は年齢により異なるが男性：$31.2 \sim 49.8\%$（目安），女性：$29.8 \sim 44.1\%$（目安）である．

> **メモ　貧血の鑑別**
> 貧血の鑑別には平均赤血球容積（MCV＝Ht/RBC×10）や平均赤血球ヘモグロビン濃度（MCHC＝Hb/Ht×100）などの赤血球指数を用いる．

c．低栄養

成人の低栄養の原因としては，急性疾患・損傷（急性疾患，侵襲），慢性疾患（慢性炎症，悪液質），社会生活環境（飢餓）に分けられる[6,7]．

低栄養状態では，疲労感，気力低下，筋力低下，浮腫などの症状が出現する．

低栄養状態での運動療法は，エネルギー消費が増し，さらに栄養状態を悪化させる可能性がある．特に，飢餓や手術などの侵襲後の異化期などでは蛋白質（特に筋肉）や脂肪を分解しエネルギーを産生している状態であり，エネルギー消費量の高いレジスタンストレーニングを行うことは，筋肉の蛋白質の分解を加速させてしまうため禁忌である[8,9]．

1）アルブミン（albumin：ALB）

アルブミンは栄養評価の代表的なマーカーである．

アルブミンは肝臓でアミノ酸から合成される蛋白質である．血漿総蛋白の60％を占め，30～40％は血管内に，60～70％は血管外にある．生理的役割は，膠質浸透圧の形成，栄養源，Ca^{2+}，脂肪酸，アミノ酸，サイロキシン，コルチゾルなどのホルモン，ビリルビン，薬物の運搬である[10]．基準範囲は $3.9 \sim 5.1 g/dl$ である．また，アルブミンは栄養のマーカーであるが負の急性期蛋白でもある．急性炎症に伴いアルブミンは低下するため，数日前のCRPと合わせて確認する必要がある．

血管内のアルブミンは膠質浸透圧を形成し，間質の水分を血管内に引き込もうとする．低栄養や炎症などさまざまな原因によりアルブミンが低下すると，間質の水分を血管内に引き込めず，間質に水分が貯留するため浮腫（下肢の浮腫や胸水や肺水腫など）を認める．

> **メモ　RTP（rapid turnover protein）**
> アルブミンの半減期は21日であり，急性期の栄養評価には適さない．急性期においては，半減期の短いRTPを用いるとリアルタイムな栄養評価が可能となる．RTPはトランスサイレチン（プレアルブミン），トランスフェリン，レチノール結合蛋白があり，半減期はそれぞれ，2日，7日，0.5日である．しかし，トランスフェリンは貧血時，レチノール結合蛋白とプレアルブミンは腎不全の場合に高値となる[11]ため，注意が必要である．

2）総蛋白（total protein：TP）

総蛋白は，血漿に存在する100種類を超えるすべての蛋白の総量である．アルブミンと同様に栄養の指標として用いられる．基準範囲は $6.3 \sim 8.1 g/dl$ である．また，総蛋白はアルブミンとグロブリンに分けられる．そのため，感染症や慢性肝炎など免疫グロブリンが増加する病態では総蛋白は上昇するが，重症肝不全や炎症における肝臓でのアルブミンの合成が低下すると総蛋白は低下する．

3）総コレステロール（total cholesterol：T-Chol）

総コレステロールは，肝臓などで生合成される内因性のものが60％，食物中のコレステロールが腸管から吸収された外因性のものが40％である．基準範囲は $140 \sim 220 mg/dl$ である．低栄養の際，グリコーゲンによるエネルギー供給の枯渇後，コレステロールはエネルギーとして分解され，肝臓でのコレステロール合成が低下する．そのため，総コレステロールが低い場合は低栄養の指標となる．

d．血液凝固・線溶系

血管が損傷し出血すると，その部分に血小板による一次止血と凝固因子による二次止血が起こる．

血小板の凝集による一次血栓に二次血栓であるフィブリンが覆い止血を完成させる．二次止血は凝固因子による凝固反応によりフィブリノゲンを

最終的に安定化フィブリン（血栓）に析出する．血管修復後，線溶系が賦活化されてプラスミンの働きにより血栓が溶解される．

　出血傾向時の症状は，胸部や四肢に表在性の点状出血や紫斑，粘膜出血を認める．また，血栓症の症状は，血栓による梗塞部位（脳梗塞，深部静脈血栓症，心筋梗塞，肺塞栓など）により異なり突然発症することが特徴である．

　出血傾向での理学療法介入では，打撲や擦過による出血に注意する．また，ステロイド治療，手術後，一時的な不動化，脱水など血栓形成のリスクが高い場合は，さまざまな症状に気をつける必要がある．

> **メモ　抗凝固薬投与時の注意**
> ワルファリンやヘパリンなどの抗凝固薬の投与時は，凝固系が抑制され出血傾向となっており，打撲や擦過による出血に注意する．

1）血小板数（platelet：PLT）

血栓板の主な機能は止血作用である．

　血小板は骨髄で幹細胞から分化した巨核細胞の細胞片であり，血小板の主な役割は凝集による一次止血である．基準範囲は年齢により異なるが男性 $96～384×10^9/l$（目安），女性 $107～393×10^9/l$（目安）である．高値であれば血栓ができやすく，低値であれば止血機能の低下を示す．

> **メモ　化学療法後の骨髄抑制による血小板数の低下時の理学療法介入**
> 化学療法の副作用として骨髄抑制がある．骨髄抑制は骨髄の働きが低下した状態であり白血球や赤血球とともに血小板も減少する．血小板数が低下した状態では止血しにくい状況（出血傾向）であるため，理学療法介入中の擦過や打撲，外傷に注意が必要である．

2）フィブリノゲン（fibrinogen：FIB）

フィブリノゲンは凝固亢進マーカーであり，低下は凝固亢進を考える．

　フィブリノゲンは肝臓で生成され血漿中に存在する凝固第Ⅰ因子であり，血管内の凝固亢進マーカーである．基準範囲は $200～400\,mg/dl$ であり，DIC（播種性血管内凝固症候群）や肝機能検査に用いる．また，フィブリノゲンは急性期蛋白であり，炎症や組織の変性時にCRPとともに増加する（DICや劇症肝炎など低下する病態もあるため注意が必要）．フィブリノゲンが最終的に安定化フィブリン（血栓）になるため，凝固が亢進するとフィブリンが増えフィブリノゲンが低下する．そのため，CRP上昇時にフィブリノゲンの変化が少ない場合や低下する場合は凝固亢進を考える．フィブリノゲンは鋭敏に変化するので低値から上昇すれば，改善傾向を意味する[12]．

3）Dダイマー（D-dimer）

Dダイマーは深部静脈血栓症，肺血栓塞栓症，DICの評価・診断として重要である．

　Dダイマーは安定化フィブリン（血栓）がプラスミンにより分解された最終分解産物であり，線溶亢進マーカーである．基準範囲は $1.0\,\mu g/ml$ 未満であり，深部静脈血栓症，肺血栓塞栓症，DICを疑う際に測定される．血栓が多量にできるとDダイマーは上昇するが，悪性腫瘍（白血病），胸水・腹水，肝硬変，血管病変（大動脈瘤，血管炎など），感染症などさまざまな疾患でも高値となる．

　長期臥床，重篤な疾病，手術を受けると，深部静脈血栓症を発症するリスクが高く，この血栓が遊離して血液によって各臓器に運ばれると，肺血栓塞栓症など死に至る重篤な疾患に繋がる．深部静脈血栓症は無症状の場合もあるため，発症するリスクが高い術後などは，Dダイマーを確認することは理学療法を実施する上でリスク管理するためにも重要である．ELISA法（本邦で多いラテックス法より高感度）でDダイマー $0.5\,\mu g/ml$ をカットオフ値とした場合，深部静脈血栓症における感度0.96％，特異度0.38％，陽性尤度比1.55％，陰性尤度比0.12％，肺血栓塞栓症における感度0.95％，特異度0.44％，陽性尤度比1.68％，陰性尤度比0.13％である[13]．Dダイマーの増加がなければ深部静脈血栓症や肺血栓塞栓症を否定できるが，増加する場合は，それらの疾患に特異的な指標ではないため，さらなる追加検査が必要である．

> **メモ　深部静脈血栓症**
>
> 片側性に大腿や下腿に疼痛や腫脹を認める場合には，深部静脈血栓症を疑う．把持痛，Homans徴候，Lownberg徴候の有無を確認する必要がある[14]．それらが陽性の場合は，リハビリテーションを中止し，医師に報告し判断を仰ぐ必要がある（Dダイマーが高値であった場合，静脈エコーや造影CTによる検査にて確定診断を行う）．

3. 画像の見方

理学療法士にとっての画像は，病変の局在や広がりを把握し，患者の臨床症状や障害の原因を視覚的に捉えることが重要である．

理学療法士は，リハビリテーション依頼箋から診断名および病変部位の情報を得，また日々の医師カルテからの情報（神経学的所見など）を基に画像を確認し，病変と症状の確認と障害の予測，治療による経時的変化を確認する．さらに，フィジカルアセスメントで得た情報と，画像からの情報を照らし合わせて，情報間の関連性を確認し臨床症状の出現メカニズムを解釈する．画像所見は臨床推論する上で有益な医学的情報となる．

a. 臨床場面における画像の選択

1）骨・関節疾患の画像

単純X線は，簡便でありさまざまな肢位（立位や臥位，膝関節における内外反ストレス撮影，肩関節におけるScapula-45撮影など）で撮影することが可能なため，関節機能異常や関節不安定性などの運動機能障害を評価することができる．

CTは，骨性物質に高い感度を有するため，脊柱管の広さや骨病変の評価に優れている．しかし，骨以外の関節構成体のコントラストが低く，半月板や軟部組織などの詳細な評価が困難である．

MRIは，高コントラスト分解能を有するため軟部組織間の評価に優れている．

2）胸部画像

単純X線は全体のシルエットを診るのに優れており，CTよりも胸郭の広がりなど容量や横隔膜の形状などが把握しやすい．また，簡便であるため経時的な変化を追える．

CTは病変部位の水平断像を詳細に評価することが可能である．

MRIはCTより検査時間が長く，呼吸や心臓の動きに影響されやすいため胸部の撮影は不向きである．

3）脳画像

CTは急性期の脳出血や外傷・脳腫瘍などの石灰化などの描出に優れている．しかし，骨によるアーチファクトが出やすい．また，脳梗塞に関しては発症1日後でなければ描出されない．広範な脳梗塞の場合は，early CT sign（hyperdense MCA sign，レンズ核の輪郭の不明瞭化，皮質-白質境界・島皮質の不明瞭化，脳溝の消失・脳実質の低信号化）が認められることがある．

MRIは，T1強調像では，脳の解剖構造を把握するのに適しており，T2強調像は多くの病変を鋭敏に捉える．また，拡散強調画像は超急性期の脳梗塞の検出が可能である．

b. 画像の確認のポイント

画像の確認のポイントとしては，1）撮影条件，2）正常解剖との照合，3）反対側との比較，4）比較読影，5）機能障害とリスクの予測，6）画像所見と臨床症状との乖離の把握である．

また，脳画像，胸部画像，骨・関節疾患画像ごとの確認のポイントを表2に示す．

1）撮影条件

単純X線ではさまざまな姿勢や肢位で撮影が可能であるため，胸部では立位・座位・臥位など撮影体位や，吸気もしくは呼気かどうかを把握する．また，撮影方向も考慮する必要がある．

> **メモ　撮影条件に注意**
>
> 胸部画像において姿勢の違いにより胸水は変化する．胸水は臥位であれば肺全体に白く写り，座位や立位であれば胸水は下方に移動するために肋骨横隔膜角は鈍化する．また，撮影方向にも注意する．病室でポータブルを使用して背中にX線フィルムを当て臥位で撮影される胸部の正面像は，AP（anterior-posterior）像であり，その逆はPA像である．X線フィルムに遠い構造物は大きく写る．そのため，AP像ではフィルムに遠い心臓が拡大して写るため，心胸郭比はPA像と比較して大きくなる．過去の画像との比較には撮影条件を考慮する必要がある．

表2 骨・関節疾患画像，胸部画像，脳画像ごとの確認のポイント

	骨・関節疾患画像	胸部画像	脳画像
画像の観察対象	①骨癒合 　骨折線，転移の状態など ②骨の配列 　変形，周辺組織との関連 ③人工物 　人工関節・釘の固定 　ゆるみ，破損の有無 ④関節 　適合性，骨棘・裂隙，石灰化，硬化像など ⑤骨皮質，骨梁 ⑥軟部組織（MRI）	①胸部・胸壁軟部組織 　全体の左右対称性，肋骨・鎖骨，肩甲骨，肩関節，筋・脂肪組織など ②横隔膜の高さ・形状 　※高位：無気肺，腹水，横隔神経麻痺 　　低位：肺気腫 　　肋骨横隔膜角の鈍化：胸水貯留 ③胸部中央陰影 　大動脈，心臓，気管，左右主気管支，脊柱，肺門部陰影，縦隔線など 　※心拡大の有無，縦隔偏位 ④肺野 　肺葉・区域の容積，明るさ，肺血管陰影，胸膜肥厚の有無など 　※異常所見 　　コンソリデーション：肺炎，肺水腫 　　無気肺 　　粒状影，結節影：悪性腫瘍 　　スリガラス陰影：間質性肺炎 　　透過性亢進：肺気腫，気胸	①病態像の確認 　脳出血，脳梗塞，脳腫瘍，くも膜下出血など ②病巣の部位，大きさ，広がり ③脳室穿破，脳の偏位の有無 ④脳室・脳溝の圧排，脳浮腫 ※病巣部位の脳機能局在 状況に応じMRAやSPECTなど考慮
機能障害とリスクの予測	荷重リスク（荷重量の検討） 疼痛との関連 関節運動や筋収縮のリスク	病変の原因特定 介入意義の有無（無気肺でも閉塞性か非閉塞性か，など）	病巣部由来の神経症状（運動麻痺，感覚障害，高次脳機能障害など）の予測 改善が見込まれる部位（血腫のサイズ，浮腫の影響など）
経時的変化	骨癒合の確認 転位の状態	左右差の変化，横隔膜の高位変化 陰影・透過性の変化，無気肺の変化	血腫の吸収 浮腫の軽減 水頭症の有無 脳腫瘍の増大・縮小
臨床所見と画像所見とで乖離がみられる例	腱板損傷と運動機能（残存筋による代償など）	胸水による肺実質圧迫に伴う換気量低下（呼吸音の減弱） 呼吸筋麻痺による換気能力低下	diaschisis 浮腫による症状 頭蓋圧亢進（急性水頭症）症状 penumbra

2）正常解剖との照合

　正常像を把握した上で画像を確認し異常の有無を判断していく．診断名と病変の位置や大きさの把握だけでなく，骨や臓器などが正常な解剖学的位置にあるか見ていく．画像に写る骨・関節疾患であれば2方向撮影が多いため，立体的に把握する．

3）反対側（健側）との比較

　基本的には左右対称であるため，左右を比較することは重要である．

4）比較読影

　過去の画像と比較読影すると病変の変化を捉えやすい．単独画像で読影するよりも比較読影した方が，得られる情報量は2倍にも3倍にもなる．また，病態を把握するためにも経時的変化を評価することは重要である．

> **メモ　CTやMRIの比較読影時の注意点**
> CTやMRIの比較読影時はスライス（基準線）がずれると比較する部位が異なるため，スライスを揃える必要がある．

5）機能障害とリスクの予測

　画像上で異常所見の部位や種類から，起こりうる機能障害の予測を行う．また，病態の回復経過と画像所見の経時的変化を考慮し，機能障害の予

後予測を行う．骨・関節疾患の画像であれば荷重や運動ストレスによる骨折リスクなども考慮する．

6) 画像所見と臨床症状との乖離の把握

　画像所見から予測される機能障害と実際の臨床症状は乖離することが多くあるため，その原因を探求する必要がある．脳画像であれば diaschisis，脳浮腫，血腫，ペナンブラ，脳室，頭蓋内圧亢進などによる身体所見症状や，骨・関節疾患の画像であれば腱板損傷と残存筋による代償運動などが挙げられる．

文献

1) 佐治重豊ほか：手術侵襲と生体反応．外科治療 93：308-314, 2005
2) 新井慎平ほか：細菌感染症の重症度は？ ワンランク上の検査値の読み方・考え方―ルーチン検査から病態変化を見抜く―第2版ハンディ版，本田孝行編，総合医学社，東京，59-64, 2014
3) Pfäfflin A et al：Inflammation markers in point-of-care testing (POCT). Anal Bioanal Chem 393：1473-1480, 2009
4) 田口茂正：プロカルシトニン．ICU実践ハンドブック病態ごとの治療・管理の進め方，清水敬樹編，羊土社，429-431, 2009
5) 堤　久ほか：貧血の診断と治療　高齢者の貧血．日内会誌 95：2021-2025, 2006
6) White JV et al：Consensus statement：Academy of Nutrition and Dietetics and American Society for Parenteral and Enteral Nutrition：characteristics recommended for the identification and documentation of adult malnutrition (undernutrition). JPEN J Parenter Enteral Nutr 36：275-283, 2012
7) Jenson GL et al：Adult starvation and disease-related malnutrition：a proposal for etiology-based diagnosis in the clinical practice setting from the International Consensus Guideline Committee. JPEN J Parenter Enteral Nutr 34：156-159, 2010
8) 若林秀隆：リハビリテーション栄養学：オーバービュー．J Clin Rehabil 20：1000-1008, 2011
9) 若林秀隆：リハビリテーションと臨床栄養．Jpn J Rehabil Med 48：270-281, 2011
10) 大地陸男：血漿．生理学テキスト第4版，文光堂，東京，217-219, 2003
11) 宮坂友美ほか：侵襲期における栄養評価・栄養スクリーニング．急性・重症患者ケア 2：272-279, 2013
12) 川戸洞雅子ほか：凝固・線溶系の異常．ワンランク上の検査値の読み方・考え方―ルーチン検査から病態変化を見抜く―第2版ハンディ版，本田孝行編，総合医学社，東京，100-106, 2014
13) Stein PD et al：D-dimer for the exclusion of acute venous thrombosis and pulmonary embolism：a systematic review. Ann Intern Med 140：589-602, 2004
14) 宮越浩一：深部静脈血栓症・肺塞栓．リハビリテーションリスク管理ハンドブック，亀田メディカルセンターリハビリテーション科リハビリテーション室編，メジカルビュー社，東京，129-134, 2008

〔西川　徹〕

6 意識障害

1. 意識レベルを診る

意識障害は意識混濁と意識変容の二つに分類される．

意識とは，自己と周囲に関する状況を十分に認識し，外部からの刺激に対して適切な反応ができる状態と定義される．意識障害は，覚醒状態（目を覚ましているかどうか）が低下している場合と，意識の内容（脳全体の精神機能）が変化している場合がある．前者は意識混濁と呼ばれ，意識レベルの変化を表している．意識混濁はその程度に応じて清明な状態から昏睡に至るまでの序列で評価することができる．それに対して，後者は意識変容と呼ばれる．意識変容の典型的な場合には，軽度の意識混濁に加え幻覚，妄想などが加わった状態となり，せん妄と呼ばれる．意識レベルを診る際には，レベルの変化なのか，それに加えて内容の変化があるかどうかを確認することが重要である[1]．

メモ　意識混濁とは？
意識混濁は，意識のレベルが単純に低下している状態を示す．放置すれば意識が低下する「傾眠」，強い刺激によって短時間は覚醒する「昏眠」，外界からの強い刺激に対して運動反応のみが残る「半昏睡」，外界からの強い刺激に対しても全く反応がみられない「昏睡」，以上のように，その程度に応じて4段階に分類される．

メモ　せん妄とは？
せん妄とは，意識混濁に加え，注意の障害や認知機能障害，あるいは精神運動性障害などを含むものとされている．そのため，せん妄の状態を評価するには多くの機能評価が必要となる．

2. 意識レベルの診かたの理論的背景

意識障害の原因はさまざまであり，その原因を理解しておくことが重要である．

意識障害の原因は脳血管障害や頭部外傷などの頭蓋内疾患によるもの（一次性意識障害）と，代謝性障害や薬物中毒などの頭蓋外疾患のよるもの（二次性意識障害）に大別される．前者では，脳幹上部から視床を経て大脳皮質へ投射する上行性網様体賦活系の障害，または大脳皮質が両側広範に障害されることにより生じる[2]．後者では，正常な脳機能を維持するために必要な酸素やエネルギーの障害もしくはそれを運搬する脳血流の障害，薬物中毒では薬物による神経活動の抑制などにより意識障害が生じる[3]．意識障害の鑑別にはAIUEO TIPS[4,5]（表1）と呼ばれる方法があるが，意識障害の原因はさまざまである．そのため，理学療法実施時には患者の病態や状態をしっかり理解し，意識障害が生じる可能性と原因を十分に把握しておく必要がある．

3. 意識障害の程度分類

意識障害の評価には，JCSやGCS，あるいはその二つを統合したECSが用いられる．

意識レベルの評価には，JCS（Japan Coma Scale）やGCS（Glasgow Coma Scale）といったツールが用いられている[6]（表2, 3）．JCSは覚醒の程度によって覚醒している（1桁），覚醒できる（2桁），そして覚醒できない（3桁）の3群に分け，それぞれをさらに3段階に細分化し，覚醒の程度を9段階で評価する方法である．GCSは意識レベルを開眼，言葉による応答，運動による応答で表現し，これら3つの要素をそれぞれ独立して観察し，それぞれを4, 5, 6段階で評価を行い，点数化する評価方法である．点数化できる利点はあるが，点数の組み合わせはさまざまであり，同じ点数でも症状は異なっていることもあり，症例間で点数を比較することはできない．そこで，JCSとGCSの両方の特徴を生かしたECS（Emergency Coma Scale）が開発された（表4）[7]．ECSはJCSと同様に覚醒を軸としながら，GCSにおけるように開眼，言語，運動反応の3要素で判定する．また，軽症レベル（ECSの1桁, 2桁）では簡略

表1 意識障害における鑑別疾患（AIUEO TIPS）

	鑑別すべき疾患	代表的な検査項目
A	alcohol, acidosis, aorta アルコール中毒，アシドーシス，大動脈疾患	血液ガス，アルコール血中濃度，血清浸透圧，D-dimer
I	insulin 低血糖，糖尿病性ケトアシドーシス	血液ガス，Glu，血中および尿中ケトン体
U	uremia 尿毒症	血液ガス，Crea
E	endocrinopathy, electrolytes, epilepsy 内分泌疾患，電解質異常，てんかん	血液ガス，Na, K, Cl，テオフィリン血中濃度，EEG
O	oxygen (O_2, CO_2), opiate, overdose 低酸素血症，CO_2ナルコーシス，薬物中毒	血液ガス，Triage®，血清浸透圧
T	trauma, temperature 外傷（脳挫傷，急性硬膜下血腫など），低体温	血液ガス，D-dimer
I	infection 感染症（脳膜炎，髄膜炎，肺炎，敗血症など）	血液ガス，WBC，CRP，感染症迅速診断キット，髄液検査，グラム染色
P	psychogenic, porphyria 精神疾患，ポルフィリア	血液ガス，Triage®
S	syncope, stroke, shock 失神，脳卒中，ショック（出血性ショックなど）	血液ガス，Hb，血液型

（文献 4）より引用）

表2 JCS（Japan Coma Scale）

Ⅲ．刺激をしても覚醒しない状態（3桁の点数で表現） （deep coma, coma, semicoma）
300．痛み刺激に全く反応しない
200．痛み刺激で少し手足を動かしたり顔をしかめる
100．痛み刺激に対し，払いのけるような動作をする
Ⅱ．刺激すると覚醒する状態（2桁の点数で表現） （stupor, lethargy, hypersomnia, somnolence, drowsiness）
30．痛み刺激を加えつつ呼びかけを繰り返すと辛うじて開眼する
20．大きな声または体を揺さぶることにより開眼する
10．普通の呼びかけで容易に開眼する
Ⅰ．刺激しないでも覚醒している状態（1桁の点数で表現） （delirium, confusion, senselessness）
3．自分の名前，生年月日が言えない
2．見当識障害がある
1．意識清明とは言えない

注：R：restlessness（不穏），I：incontinence（失禁），A：apallic state または akinetic mutism
例えば 30R または 30 不穏とか，20I または 20 失禁として表す．
（太田富雄ほか：急性期意識障害の新しい grading とその表現法（いわゆる 3-3-9 度方式）．第3回脳卒中の外科研究会講演集 61-69, 1975 より引用）

表3 GCS（Glasgow Coma Scale）

1. 開眼（eye opening, E）	E
自発的に開眼	4
呼びかけにより開眼	3
痛み刺激により開眼	2
なし	1
2. 最良言語反応（best verbal response, V）	V
見当識あり	5
混乱した会話	4
不適当な発語	3
理解不明の音声	2
なし	1
3. 最良運動反応（best motor response, M）	M
命令に応じて可	6
疼痛部へ	5
逃避反応として	4
異常な屈曲運動	3
伸展反応（除脳姿勢）	2
なし	1

正常では E, V, M の合計が 15 点，深昏睡では 3 点となる．
（参考：Teasdale G et al：Assessment of coma and impaired consciousness. A practical scale. Lancet 2：81-84, 1974）

表4 ECS (Emergency Coma Scale)

1桁	覚醒している（自発的な開眼・発語または含目的動作をみる）	見当識あり	1
		見当識なし，または発語なし	2
2桁	覚醒できる（刺激による開眼・発語または従命をみる）	呼びかけにより	10
		痛み刺激により	20
3桁	覚醒しない（痛み刺激でも開眼・発語および従命がなく運動反応のみをみる）	痛み部位に四肢を持っていく，払いのける	100L
		引っ込める（脇を開けて）または顔をしかめる	100W
		屈曲する（脇を閉めて）	200F
		伸展する	200E
		動きがまったくない	300

（文献7）より引用）

化されて2段階となっており，重症の3桁ではより詳細な評価が可能となるように5段階となっている．

理学療法実施中に意識障害が生じることは決して稀ではない．その際には，迅速かつ的確に対応できるよう，意識レベルの評価方法を部署内で統一しておくとともに，緊急時に必要な物品の確保と保管場所の周知，さらには緊急連絡体制を確立しておく必要がある．

メモ　JCSの表記の方法

JCSの結果をカルテに記入する際には，「1」などと記す．さらに，付加情報としてR (restlessness：不穏状態), I (incontinence：失禁), A (akinetic mutism：無動無言症，またはapallic state：失外套状態，いわゆる自発性喪失）などを付け，「20-I」あるいは日本語で直接「20 失禁あり」のように表記することもある．

文献

1) 柴崎　浩：意識状態の把握. 神経診断学を学ぶ人のために, 第2版, 医学書院, 東京, 19-26, 2013
2) 福島崇夫：意識障害. Brain Nurs 24：830-838, 2008
3) 松本昌泰ほか：意識レベルと神経症候の重症度. Modern Physician 16：969-970, 1996
4) 林　寛之：意識障害のアプローチ 最初の一歩. レジデントノート 7：744-748, 2005
5) 濱田宏輝ほか：ABCDEアプローチとGCS & JCSって知ってますか？ 医療と検機器・試薬 34：501-506, 2011
6) 脳卒中合同ガイドライン委員会：脳卒中治療ガイドライン2015, 協和企画, 319, 2015
7) 渥美生弘：意識レベル. Emergency Care 27：588-593, 2014

（西村　純）

7 バイタルサイン

バイタルサインは主に体温，血圧と脈拍，呼吸からなり，生体において必ず認める基本徴候である．

各々のバイタルサインは相互に干渉し合っているため，総合的に解釈していく必要がある．特に全身状態が不安定な場合，バイタルサインは理学療法実施中だけにとどまらず実施前後の継時変化も把握しておくことが肝要である．

1. 体温

a. 体温とは

身体の深部温のことを指し，体温を評価することは病態把握や治療効果判定に役立つ．

体温は，性別や年齢，自律神経や内分泌機能の差などによる個人因子，外気温や外敵の侵入などによる環境因子，日内変動などによる時間因子，活動（運動）などによる行動因子によって変動する．

b. 体温の評価

体温は日内変動や計測部位による違いがあるため，変動をみる場合は計測時間や部位を統一する．

評価部位としては，腋窩・口腔・膀胱・直腸などがあり，評価の簡便性や衛生面から腋窩での評価が一般的であるが，上記の中では最も深部温を過小評価した値となるため，体温がどの部位で計測されたのかを確認する必要がある．体温が35℃未満となる状況は低体温と定義され，原因としては衰弱や著しい低栄養，甲状腺機能の低下などがある．また，平常時より1℃以上高い場合は発熱と定義され，一般的に37～38℃は微熱，38～39℃は中等熱，39℃以上は高熱に分類される．発熱の原因として多いのは，原病に起因する炎症，外傷・手術による侵襲，ウイルスや細菌感染などであり，原因疾患によって熱型にも特徴がみられる（図1）．

> **メモ　片麻痺患者における体温の左右差**
> 片麻痺がある場合，麻痺側の体温は非麻痺側よりやや低下しているため，より深部温に近い非麻痺側で計測する．

c. 体温の調節

体温は状況に合わせて一定の基準値（セットポイント）に維持しようとする調節が働いている．

体温の調節中枢は視床下部にあり，セットポイントより体温が低いと熱を産生する反応（シバリング）や放出を抑える反応（皮膚血管の収縮）が生じ，体温が高いと熱を放出する反応（発汗，皮膚血管の拡張など）が生じる．

d. 理学療法を行う上での注意点

異常な体温を呈する中で理学療法を行う際は症状やバイタルサインの観察を強化する．

発熱時は何らかの侵襲が生体に加わっていると解釈できるため，理学療法を行う際は疲労などの症状やバイタルサインを注意深く観察しながら，慎重に進める必要がある．特に，末梢血管の拡張に伴う血圧低下や頻脈に注意する．もし，熱型（図1）から解熱が得られる時間帯が予測できる場合には，理学療法を行う時間帯を工夫することで実施が可能となることもある．一方，低体温時は中枢神経系の働きが弱まり，呼吸循環応答が抑制されやすいため，発熱時と同様に症状やバイタルサインのモニタリングを強化する．

> **メモ　発熱時の理学療法中止基準**
> 安静時に38.0℃以上の発熱がある場合，積極的な運動療法は控えることがガイドラインで推奨されている[1]．

2. 血圧と脈拍

a. 血圧，脈拍とは

1）血圧とは

一般的には動脈内圧を指し，心拍出量と血管抵抗によって規定される．血圧は加齢に伴い上昇し，高血圧は心血管病の中でも特に脳卒中の最も主要な危険因子となる．

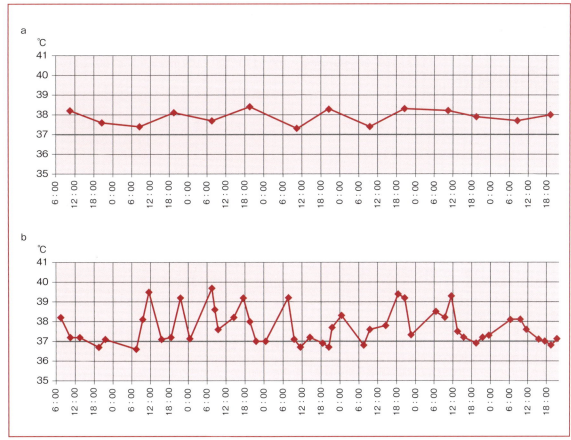

図1 熱型
a 稽留熱（慢性胆管炎）．日内差1℃以下の持続する発熱．
b 弛張熱（敗血症）．日内差1℃以上のspike状，37℃以下に下がらない発熱．

　高血圧治療ガイドライン2014[2]）における血圧値の分類を**表1**に示す．血圧の正常域は収縮期140mmHg未満，拡張期90mmHg未満であるが，健常者でも加齢に伴い上昇する．高血圧はⅠ～Ⅲ度（孤立性収縮期高血圧を含めると4群）に分類され，血圧以外の心血管病リスク因子と併せて心血管病リスクが層別化されている（**表2**）．

2）脈拍とは

　心臓で拍出された血液の波動が末梢の体表で触知される拍動のことを指す．必ずしも心拍数＝脈拍数ではないことを留意する．

　脈拍があるということは末梢の触知部位まで血流が届いていることを意味する．例えば，不整脈などによって十分な心拍出量が得られていない場合や動脈閉塞などがある場合には，脈拍が触知できない．このような場合には，心拍数と脈拍数には乖離が生じることになる．なお，安静時脈拍数の正常値は60～80回/分であり，運動による予測最大心拍数は「220－年齢」回/分である．

表1 成人における血圧値の分類（mmHg）

分類		収縮期血圧		拡張期血圧
正常域血圧	至適血圧	<120	かつ	<80
	正常血圧	120～129	かつ/または	80～84
	正常高値血圧	130～139	かつ/または	85～89
高血圧	Ⅰ度高血圧	140～159	かつ/または	90～99
	Ⅱ度高血圧	160～179	かつ/または	100～109
	Ⅲ度高血圧	≧180	かつ/または	≧110
	（孤立性）収縮期高血圧	≧140	かつ	<90

（日本高血圧学会：高血圧治療ガイドライン2014．https://www.jpnsh.jp/data/jsh2014/jsh2014v1_1.pdf（2015年11月閲覧），19）より引用）

表2 診察室血圧[*1]に基づいた心血管病リスク層別化

リスク層 （血圧以外の予後影響因子）	血圧分類	I度高血圧 140〜159/90〜99 mmHg	II度高血圧 160〜179/100〜109 mmHg	III度高血圧 ≧180/≧110 mmHg
リスク第一層 （予後影響因子がない）		低リスク	中等リスク	高リスク
リスク第二層 （糖尿病以外の1〜2個の危険因子[*2], 3項目を満たすメタボリックシンドローム[*3]のいずれかがある）		中等リスク	高リスク	高リスク
リスク第三層 （糖尿病, 慢性腎臓病, 臓器障害/心血管病, 4項目を満たすメタボリックシンドローム, 3個以上の危険因子のいずれかがある）		高リスク	高リスク	高リスク

（日本高血圧学会：高血圧治療ガイドライン 2014. https://www.jpnsh.jp/data/jsh2014/jsh2014v1_1.pdf (2015年11月閲覧), 33) より引用）

[*1]：診察室血圧とは診察室で計測した血圧のことであり，家庭で計測した血圧（家庭血圧）とは区別する．
[*2]：心血管病の危険因子としては，高齢，喫煙，糖尿病，脂質異常症，肥満（特に内臓脂肪型肥満），慢性腎臓病，若年発症の心血管病の家族歴などがある．
[*3]：メタボリックシンドロームの診断は腹腔内脂肪蓄積，脂質値，血圧値，血糖値の4項目からなる．

b. 血圧と脈拍の評価法

1) 血圧の評価法

動脈カテーテルなどによる直接法とマンシェットを用いた間接法がある．

間接法による一般的な計測部位は上腕動脈であるが，透析シャントが造設されている場合や重要な薬剤が点滴投与されている場合には対側で評価し，両側ともに計測困難の場合には大腿動脈で計測する．また，血圧は重力の影響を受けるため，計測時の姿勢は座位を基本とし，マンシェットを巻く位置は心臓の高さと水平になるようにする．聴診法では，マンシェットをゆっくりと減圧しながらトントントン…とコロトコフ音が聞こえ始める点（第I相）を収縮期血圧とし，コロトコフ音が消失する点（第V相）を拡張期血圧とする．

メモ　血圧の左右差
通常，左右差はほとんどないが，解離性大動脈瘤などがあると左右差が生じる場合がある．

2) 脈拍の評価法

橈骨動脈遠位部で触診する方法が一般的である．橈骨動脈での触知が困難である場合には頸動脈での評価を行う．頸動脈で評価する際は軽めの圧迫とし，片側のみで行うことで迷走神経反射や脳血流量低下を予防する．また，下肢の循環不全の有無は足背動脈の脈拍で評価する．

c. 血圧と脈拍の調節

循環中枢から自律神経系を介して調節される．

大動脈弓部や頸動脈洞にある圧受容器からの入力に加えて，痛みや情動などの影響が循環中枢で統合され，自律神経系を介して心拍数や心収縮力，血管平滑筋の収縮力が調節される．姿勢の変化を例に挙げると，臥位から急激に立位をとると静脈還流量が減少し，それに伴い心拍出量が一時的に減少するため血圧が低下するが，速やかに圧受容器への刺激がトリガーとなり，反射的に末梢血管の収縮と心拍数，心収縮力の増加が生じるため血圧が維持される．なお，中枢神経障害や自律神経障害，心不全があると姿勢の変化に対する血圧調節機能が低下している場合があり，起立性低血圧が生じやすい．

| メモ | 起立性低血圧 |

起立後3分以内に収縮期血圧が20mmHg以上，拡張期血圧が10mmHg以上低下した場合に起立性低血圧と判定する．起立性低血圧があり，患者の覚醒度が十分ではない場合は，起立前にしっかり覚醒させる必要がある．さらに，下腿三頭筋の筋収縮を促し，座位で身体を重力に十分慣らしておく．また，立位は短時間から開始し，ティルトテーブルを用いて段階的に傾斜角度を増加させる方法なども検討する．

d．理学療法を行う上での注意点

血圧や脈拍の異常は重大な有害事象へとつながる可能性があるため特に注意する．

循環中枢や自律神経系に加えて心臓・血管系の機能低下を認める病態においては，血圧調節機構が破綻しており，特に血圧変動が生じやすいため注意する．通常は運動負荷が加わると心拍数が適切に増加し，血圧は運動負荷に応じて上昇するが，運動時に心拍数や血圧が適切に上昇しない場合は，バイタルサインや症状のモニタリングを強化しながら運動負荷は慎重に行う．

| メモ | 運動負荷と心拍数の増加 |

運動中に心拍数が適切に増加しないことは，死亡リスクを増大させるという報告がある[3]．

| メモ | 血圧と脈拍に関する理学療法中止基準 |

安静時の収縮期血圧が70mmHg以下または200mmHg以上，拡張期血圧が120mmHg以上の場合，脈拍は40回/分以下，120回/以上の場合は積極的な運動療法は控える．また，運動時に収縮期血圧が40mmHg以上，拡張期血圧が20mmHg以上上昇した場合，脈拍が140回/分以上に上昇した場合は，途中で運動療法を中止する[1]．

3．呼吸

a．呼吸とは

体内に酸素を取り込み，体外に二酸化炭素を排出する営みである．

分時換気量は一回換気量と呼吸数の積であり，安静時の一回換気量は400〜500ml，呼吸数は12〜20回/分であるため分時換気量は5〜8l/分程度であるが，最大運動時はその20倍以上となる．呼吸数の分類として，呼吸が10秒以上停止した状態を無呼吸，呼吸数が9回/分以下を徐呼吸，25回/分以上を頻呼吸という．呼吸数は呼吸状態を把握する上で特に重要な指標であり，無呼吸や徐呼吸があれば窒息，中枢神経障害，心停止などの可能性が考えられ，頻呼吸があれば発熱や疼痛など生体に何らかの侵襲が加わっていると推察できる．

b．呼吸の評価法

視診，触診，聴診，打診などのフィジカルアセスメントと機器を用いた方法がある．

呼吸は随意調節が可能であるため，呼吸数を視診や触診，聴診にて評価する場合，対象者には呼吸を意識させないようにする必要がある．具体的には脈拍の触診をしているように見せかけながら視診で胸腹部の呼吸運動を評価するとよい．また，機器を用いた方法としては，心電図モニターが装着されている場合は電極間の電気抵抗が呼吸運動によって周期変動することから，安静時であれば呼吸数の評価が可能である．運動時の一回換気量や肺活量，酸素摂取量や酸素飽和度の定量化には特殊な機器が必要となる．酸素飽和度や脈拍数はパルスオキシメーターを用いて指先で非侵襲的かつ連続的に評価する方法が一般的であるが，計測部位の血流低下や体動に伴うノイズが脈波に混入する場合は数値の信頼性が低下するため，解釈には注意が必要である．対策としては，渦流浴やホットパックで指先を温めることで血流が改善し，計測中は指先を極力動かさないようにすることで安定した脈波の計測が可能となる場合がある．呼吸数，一回換気量や分時換気量，酸素摂取量，二酸化炭素排出量などの詳細な換気諸量については呼気代謝測定装置を用いれば定量評価が可能である．

c．呼吸の調節

pH，酸素分圧，二酸化炭素分圧が一定になるよう無意識に調節されているが，心拍と異なり呼吸は随意調節が可能である．

頸動脈や大動脈に存在する化学受容器からの刺激による調節，肺や肋間筋に存在する伸展受容器

表3 奇異呼吸

種類	名称	呼吸波形	観察される現象	原因
呼吸数の異常	頻呼吸		呼吸数の増加	肺炎, 拘束性換気障害
	徐呼吸		呼吸数の減少	鎮静薬, 鎮痛薬, 睡眠薬
一回換気量の異常	クスマウル大呼吸		運動時のような大きな呼吸	糖尿病性アシドーシス
呼吸リズムの異常	呼気延長呼吸		吸気に対して呼気時間が延長	末梢気道閉塞(COPD, 喘息など)
	吸気延長呼吸		呼気に対して吸気時間が延長	上気道閉塞
	Cheyne-Stokes呼吸		過換気と低換気が交互に出現	呼吸中枢神経障害, 重症心不全
胸腹部呼吸運動の協調性の異常	アブドミナルパラドックス		吸気時に腹部が陥没	横隔神経麻痺
	シーソー呼吸		吸気時に胸部が陥没	上気道閉塞, 肺コンプライアンス低下
著しい呼吸努力に伴う代償	下顎呼吸		あえぐように口をあけて呼吸	死戦期
	鼻翼呼吸		吸気時に鼻翼が拡大	著明な高二酸化炭素血症

からの刺激による調節, さらに情動や会話など大脳による随意調節によって呼吸運動は調節されている. 発熱時や運動時は代謝が亢進するため, 呼吸運動もそれに伴い促進される. なお, 心拍出量が減少すると, より多くの酸素を取り込み, 二酸化炭素を排出しようと換気は亢進し, 逆に換気が低下すると, 末梢組織により多くの酸素を運搬しようとして心拍出量は増加する.

d. 理学療法を行う上での注意点

安静時から努力性呼吸を認める場合は特に注意する.

安静時および運動時の呼吸状態を観察し, 奇異呼吸が認められる場合には, 潜在化している病態の把握に努める(表3). もし, 安静時から呼吸数の増加や努力性呼吸が認められる場合には, 呼吸筋疲労に配慮しながら慎重に運動負荷をかけていく.

メモ 呼吸筋疲労と運動療法

高二酸化炭素血症や発熱時など換気が常に亢進している状況では呼吸筋が疲労しやすい. 呼吸筋疲労は更なる換気不全を招く可能性があるため, 呼吸筋のコンディショニング主体のメニューから開始するとともに, 運動療法は低強度から段階的に行う.

メモ 呼吸数, 低酸素に関する理学療法中止基準

安静時の酸素飽和度が90％以下の場合は積極的な運動療法は控え, 運動時に呼吸数が30回/分以上に上昇した場合は運動療法を中止する[1].

文献

1) 日本リハビリテーション医学会診療ガイドライン委員会編:リハビリテーション医療における安全管理・推進のためのガイドライン, 医歯薬出版, 東京, 2006
2) 日本高血圧学会:高血圧治療ガイドライン 2014. https://www.jpnsh.jp/data/jsh2014/jsh2014v1_1.pdf (2015年11月閲覧)
3) Lauer MS et al:Impaired chronotropic response to exercise stress testing as a predictor of mortality. JAMA 281:524-529, 1999

(大島洋平)

8 形態測定

1. 形態計測とは

形態計測(anthropometric measurement)とは，身体全体および各部の大きさや長さなどを計測することである．

形態計測により，栄養状態，筋萎縮，浮腫・腫脹の程度や，骨・関節変形など形態異常を知ることができる．また，小児の発育状態の評価にも用いられる．

2. 身長・体重・体格指数

身長・体重およびそれらをもとに算出される体格指数は，最も多く用いられる形態計測値であり，豊富な参考値との比較も可能である．

a. 身長

身長計を用いて，背部・殿部・踵が尺柱についた立位で，0.1cm単位で計測する．頭部を水平にするために，外耳孔上縁と眼窩下縁が同じ高さとなるようにする．日内変動があるため，中央値に近くなるとされる午前10時頃の計測が望ましい．

> **メモ　指極**
> 指極（長）とは両上肢を90°外転，肘関節・手指を伸展させた肢位での左右の第3指先端間の距離である．身長とほぼ同じ値になるとされるため，身長の間接的計測法として用いられるが，近年の若年者では指極の方が長いとされる．

b. 体重

体重計を用いて0.1kg単位で計測する．身長と同じように午前10時頃で，排尿，排便後の計測が望ましい．原則として衣服を脱がせ裸に近い状態で計測するが，臨床で困難な場合には，衣服の重さを1kg程度と考えて計測値から1kg減じる方法が用いられることがある．

c. 体格指数

体格指数とは身長と体重から算出される値であり，代表的なものに体容量指数(body mass index；BMI)がある．BMIは体重(kg)を身長(m)の2乗で除した値(kg/m^2)で計算され，肥満の程度の評価指標として非常に多く用いられている．判定基準として，$18.5kg/m^2$未満をやせ，18.5～25.0を普通，25.0～30.0未満を肥満1度，30.0～35.0未満を肥満2度，35.0～40.0未満を肥満3度，40.0以上を肥満4度としており，基準値は22とされている．

他の体格指数としては，ローレル(Rohrer)指数（体重(kg)/身長$(cm)^3 \times 10^7$）や，乳幼児期の発育状態を示すカウプ(Kaup)指数（体重(g)/身長$(cm)^2 \times 10$）などが用いられる．

3. 四肢長

四肢長および肢節長を計測し左右比較をすることにより，関節疾患・拘縮，骨折の有無や仮性短縮，仮性延長を知ることができる．

測定肢位は，上肢では坐位または背臥位で肘関節伸展位，前腕回外位とし，下肢では背臥位で股関節内外旋中間位，膝関節伸展位とする．メジャーを用いて計測区間の最短距離を0.1cm（または0.5cm）単位で計測する．それぞれの計測区間・基準点を**表1，図1，2**に示す．

> **メモ　仮性短縮と仮性延長**
> 骨盤・股関節周囲に筋緊張異常や拘縮がある場合には，見かけ上の下肢の短縮や延長（仮性短縮，仮性延長）が生じる．例えば股関節内転拘縮がある場合には，立位で反対側骨盤が下制位となるために下肢が反対側と比べ短いように見え（仮性短縮），逆に外転拘縮の場合には反対側骨盤が挙上位となるため下肢が長いように見える（仮性延長）．

> **メモ　臍果長**
> 臍果長は仮性短縮，仮性延長の有無を調べるために用いられる．臍果長に左右差があるが下肢長には差がない場合には，脚長差は見かけ上のもの（骨盤側方傾斜に伴う仮性短縮，延長）であると判断できる．

計測にあたっては基準点となる骨指標を正確に触診する必要があるが，特に大転子や膝関節裂隙は，経験の少ない理学療法士にとって難しい場合

表1 四肢長・肢節長の計測区間

四肢長・肢節長	計測区間
上肢長	肩峰外側端～橈骨茎状突起
上腕長	肩峰外側端～上腕骨外側上顆
前腕長	上腕骨外側上顆～橈骨茎状突起
手長	橈骨茎状突起と尺骨茎状突起の中点～第3指先端
臍果長	臍～内果
下肢長 ・棘果長 （spino-malleolus distance；SMD）	上前腸骨棘～内果
・転子果長 （trochanto-malleolus distance；TMD）	大転子～外果
大腿長	大転子～大腿骨外側上顆または膝関節外側裂隙
下腿長	大腿骨外側上顆または膝関節外側裂隙～外果
足長	踵後端～第2趾または最も長い足趾の先端

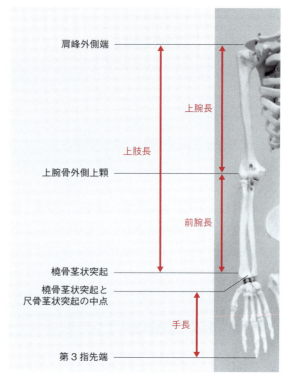

図1 上肢の四肢長・肢節長

がある．大転子は，前方は筋が多く付着することから後方から触診し，股関節を他動的に内外旋すると最突出部分を確認しやすい．膝関節外側裂隙は，図3のように膝関節屈曲位で内反ストレスを加えることにより触診しやすくなる（ただし，肢節長の測定自体は伸展位で実施する）．

メモ　棘果長と転子果長の解釈

転子果長が左右同じ値で，棘果長に左右差がある場合には，上前腸骨棘と大転子との間，すなわち股関節周囲に病変があることを示す．例えば棘果長が短い場合には，変形性股関節症や大腿骨頭壊死による変形・関節裂隙消失，大腿骨近位部骨折，股関節前方脱臼，頸体角の減少，骨盤骨折などが考えられる．

メモ　膝関節が屈曲拘縮している場合の下肢長計測

片側の膝関節に屈曲拘縮がある場合，拘縮のある側の下肢長が反対側よりも短い値となってしまう．このような場合には，反対側の下肢長を膝関節伸展位だけでなく屈曲位でも（左右で屈曲角度を同じにして）計測することで，膝関節拘縮の影響を除外して評価することができる．

4. 断端長

断端長は，切断患者の義手・義足作成時に必要となる．

実用長とは義肢の長さを決定するためのもので，健側を計測する．四肢長と同様，メジャーを用いて計測区間の最短距離を0.1cm（または0.5cm）単位で計測する．それぞれの計測区間・基準点を表2に示す．

5. 周径

四肢や体幹の周径を計測することにより，栄養状態，筋萎縮・肥大や浮腫・腫脹の程度を知ることができる．

計測肢位は，上肢では坐位または背臥位，下肢では背臥位で，関節伸展位とする．また頭囲・胸囲は坐位または立位，腹囲は立位を計測肢位とする．メジャーを長軸に対し垂直になるように巻

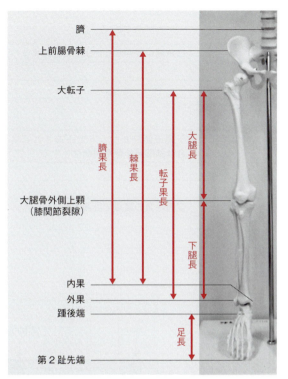

図2 下肢の四肢長・肢節長

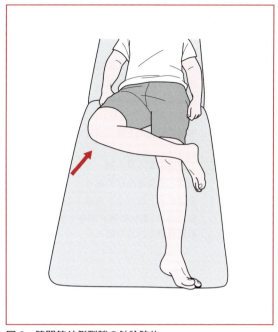

図3 膝関節外側裂隙の触診肢位
図のようにあぐらをかくように股関節外転外旋位,膝関節屈曲位をとると膝関節に内反ストレスがかかり,膝関節外側裂隙が確認できるとともに,伸長された外側側副靱帯も明瞭に確認できる.

き,0.1 cm単位で計測する.事前に測定部位にペンで印をつけておくと測定しやすい.またメジャーはいったん軽く絞めた後,自然に緩めた状態で測ると高い測定再現性が得られやすい.各周径の計測部位および注意点を表3に示す.

四肢周径は,片側の関節に屈曲拘縮などがある場合には,反対側も同じ関節角度にして計測する.また四肢周径は筋量だけでなく皮下脂肪量も反映するため,両者の割合を推定するために,周径計測と併せて皮脂厚用キャリパーを用いて皮下脂肪厚を計測するとよい.

大腿周径のうち,膝関節裂隙や膝蓋骨上縁は,関節腫脹の程度の評価に用いられる.また従来,膝蓋骨上縁から5,10 cm部位の周径は内側広筋と外側広筋の筋量を反映するとされてきたが,外側広筋の最大膨隆部は実際にはこれよりもっと近位部であるため,この解釈は正しくない(図4).膝蓋骨上縁から5,10 cm部位(または大腿長の遠位30%部位[1])は内側広筋の筋量,15,20 cm部位

表2 断端長・実用長の計測区間

断端長・実用長	計測区間
上肢実用長	腋窩線〜母指先端
上腕断端長	腋窩線〜断端末
前腕断端長	上腕骨外側上顆〜断端末
下肢実用長	坐骨結節〜床面(足底)(原則立位とする)
大腿断端長	坐骨結節〜断端末
下腿切断長	膝関節外側裂隙〜断端末

(大腿長の中点[1,2])は外側広筋を含む大腿筋全体の筋量をそれぞれ反映するとの解釈が妥当と考えられる.

頭囲は乳幼児の発育状態や小頭症・水頭症の指標として用いられる.胸囲では,吸気時と呼気時との差分である胸郭拡張差が呼吸機能の指標として用いられる.腹囲は内臓脂肪量や体幹皮下脂肪量を反映することから[3]メタボリックシンドロームの診断基準の一つとなっており,その基準値は男性で85 cm以上,女性で90 cm以上である.

表3 周径の計測部位

周径	計測部位	注意点
上腕周径	上腕中央部の上腕二頭筋の最大膨隆部	三角筋にかからないように注意する
最大前腕周径	前腕近位部の最大膨隆部	
最小前腕周径	前腕遠位部の最小部	
大腿周径	膝関節裂隙，膝蓋骨上縁，および上縁から5, 10, 15, 20cm部位　大腿中央部（大腿長の中点の高さ）	
最大下腿周径	下腿近位部の下腿三頭筋の最大膨隆部	下腿三頭筋がベッドで圧迫される場合は膝関節を軽度屈曲位とする
最小下腿周径	下腿遠位部の最小部	
頭囲	眉間と外後頭隆起の高さ	
胸囲	乳頭直上と肩甲骨下角直下の高さ	安静呼気の最後で計測する
腹囲	臍の高さ（脂肪蓄積が顕著で臍が下がる場合には，肋骨下縁と上前腸骨棘の中点の高さ）	

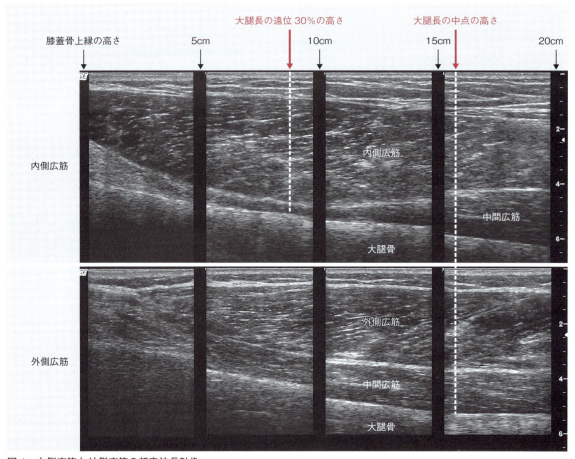

図4 内側広筋と外側広筋の超音波長軸像
22歳男性（身長164cm）の内側広筋と外側広筋を，膝蓋骨上縁から中枢側へ5cmごとに撮像している．外側広筋の最大膨隆部は大腿長の中央付近であることが確認できる．

表4 断端周径の計測部位

切断部位	計測部位
上腕切断	腋窩より5cm間隔で断端末まで
前腕切断	上腕骨外側上顆から5cm間隔で断端末まで
大腿切断	坐骨結節から5cm間隔で断端末まで
下腿切断	膝関節外側裂隙から5cm間隔で断端末まで

メモ　筋量と筋力との関連

これまでの多くの研究で，筋量は部分的にしか筋力を説明できないということが明らかとなっている．これは，筋力に対しては筋量のみでなく，運動ニューロンの動員数・発火頻度といった神経学的因子など他の要因も影響するためである．そのため，筋量の指標として四肢周径を測定する際には併せて筋力評価も行うことで，筋力に対する筋量と神経学因子の貢献度を推定することができる．例えば膝伸展筋力トレーニングを一定期間行った後に大腿周径が増加せずに筋力増強が得られた場合には，神経学的因子の改善が得られたと解釈することができる．

メモ　下腿周径を用いたサルコペニアの簡易的評価

サルコペニアとは高齢期における筋量減少とそれに伴う筋力，運動能力の低下であり，転倒や総死亡リスクと関連するとされている．サルコペニア診断にはDXA（二重エネルギー吸収測定法）または生体電気インピーダンス法による筋量測定が必要であるが，最近Kawakamiら[4]により，最大下腿周径を用いた簡易的なサルコペニア評価方法が開発され，その基準値は男性で34cm（感度88％，特異度91％），女性で33cm（感度76％，特異度73％）と報告されている．

6. 断端周径

断端周径は，切断肢の浮腫・成熟度合の把握や義手・義足作成の際に用いられる指標である．

四肢周径と同様にメジャーを長軸に対し垂直になるように巻き，0.1cm単位で計測する．各断端周径の測定部位を表4に示す．基準となる部位から断端末まで5cm間隔で測るが，短断端の場合は2.5cm間隔で計測する．また断端末付近は最も浮腫が生じやすいため，断端末からの一定距離として5cm近位部位の周径も計測することが望ましい．

文献

1) Korhonen MT et al：Biomechanical and skeletal muscle determinants of maximum running speed with aging. Med Sci Sports Exerc 41：844-856, 2009
2) Sanada K et al：Prediction and validation of total and regional skeletal muscle mass by ultrasound in Japanese adults. Eur J Appl Physiol 96：24-31, 2006
3) Kim JH et al：Which anthropometric measurements including visceral fat, subcutaneous fat, body mass index, and waist circumference could predict the urinary stone composition most？ BMC Urol 15：17, 2015
4) Kawakami R et al：Calf circumference as a surrogate marker of muscle mass for diagnosing sarcopenia in Japanese men and women. Geriatr Gerontol Int 15：969-976, 2015

（福元喜啓）

9 日常生活活動（ADL）の評価

1. ADLとは

a. ADLの概念

ADL（activities of daily living）は，「日常生活活動」と訳され，日常生活を営むための行為，動作のことである．

1976年に日本リハビリテーション医学会は日常生活活動の概念を以下のように規定している[1]．

ADLは，一人の人間が独立して生活するために行う基本的な，しかも各人ともに毎日繰り返される一連の身体動作群をいう．この動作群は，食事，排泄などの目的をもった各作業（目的動作）に分類され，各作業はさらにその目的を実施するための細目動作に分類される．リハビリテーションの過程や，ゴール決定にあたって，これらの動作は健常者と量的，質的に比較され記録される．

この概念で述べられる「基本的」とは，生命維持および清潔維持に直結した動作を示している．これは，最も基本的なADLであるセルフケア（身辺動作）と起居移動動作のことで，基本的ADL（basic ADL；BADL）と呼ばれる．基本的ADLは単なる動作ではなく，計画，認知，修正を含んでいる．また，一連の動作に介助者が介入する場合，コミュニケーションが必要となるため，基本的ADLにコミュニケーションを含む場合もある．家事動作や金銭管理など周辺環境や社会生活に関連した活動は，手段的ADL（instrumental ADL；IADL）または生活関連動作（activities parallel to daily living；APDL）と呼ばれる．

メモ　IADLとAPDLの違い

APDLは，近隣への移動，調理，整理・整頓，洗濯，階段昇降，交通機関の乗降などの動作が一般的に挙げられており，基本的ADLよりも広い生活圏での活動を指す[2]．IADLは，道具を活用した生活能力，応用動作を指す用語であり，IADLもAPDLも広義に解釈すれば意味に違いはない．IADLの項目で明確なものは今のところ存在しないが，手段的ADLの評価表として散見されるものにLawtonが1969年に作成した評価がある[3]．本邦では，Barthel indexと老研式活動能力指標の2つの評価チャートから項目を抽出した拡大ADL（extended ADL；EADL）が1994年に提案されている[4]．これは基本的ADLとIADLを併せたものであるが，定義は必ずしも確立されてはおらず，IADLと同義に使われることもある．

b. ADLの分類

ADLは，①基本的ADL，②生活関連動作に大別される．さらに基本的ADLは，セルフケア，起居移動動作，コミュニケーションを含む．

基本的ADLのうち，セルフケアは食事動作，トイレ動作，整容動作，更衣動作，入浴動作の5項目を指す．起居移動動作は寝返り，起き上がり，起立，歩行，あるいは移乗動作，車いす動作（駆動）が主な動作であり，また座位保持，立位保持などの姿勢維持も含まれる．起居移動動作はすべてのセルフケアを完遂するために必要不可欠となる．コミュニケーションは他者と意志疎通を図る手段であり，家庭，地域，社会生活を行う上で必要とされる．

生活関連動作は，調理，家屋維持，洗濯などの家事動作，公共交通機関を利用した外出，買い物，家計管理などのことをいう．以上のことをまとめると，ADLの構造は図1のようになる．

理学療法で評価する"ADL"は，主にセルフケアと起居移動動作を指すことが多い．理学療法で評価するADLに一部の生活関連動作の評価を加えにくい理由として，施設もしくは病院での評価が困難であること，実際の動作の推定による評価では信頼性が得られにくいこと，男女や世代間によって重要度が異なる項目があること，などが挙げられるであろう．しかしながら，リハビリテーション従事者は，施設内の基本的ADLの動作の改善だけではなく，退院後の患者の生活を想定し，機器の活用や環境整備も踏まえ，生活関連動作を含めたADL能力の向上を目指すべきである．

c. できるADLとしているADL

「できるADL」は，口頭指示があった場合など特定の場面ではできるが，実際の生活場面では必ずしも行っていない動作のことをいう．「してい

るADL」は，実際の生活場面で常に行われている活動状況のことをいう[5]．

国際生活機能分類（International Classification of Functioning, Disability and Health；ICF）における「活動（activity）」ではあらゆる生活行為を「できる活動（能力）」と「している活動（実行状況）」との2つの面に分類するとされる[6]．したがって，理学療法評価では「できるADL」にのみ着目するのではなく，「しているADL」との相違を明らかにし，個人的要因や環境要因を含めたADL動作の問題点を捉えなくてはならない．

2. ADL評価の目的

a. 評価の目的と意義

ADL評価は現状の生活がどの程度自立してできているのか，あるいはどの程度介助が必要か把握した上でどの動作を再獲得すべきか治療計画を立案し，その効果判定をするために実施する．

また，他職種や他施設との情報交換にもADL評価結果は用いられる．

ADLの能力低下は，理学療法評価における活動制限の問題点の中核をなす．理学療法士の立場では，主たる治療目的である起居移動動作について最大限の能力を向上させるという視点に立って評価を行う．

b. 評価における注意事項

日本リハビリテーション医学会は日常生活活動の概念に注意事項を加えている[1]．以下，簡潔にまとめる．

ADL評価の対象となる動作能力は，一定の環境下で発揮される残存能力であり，義肢・装具・生活用具・家庭社会環境の関与も考慮する．評価の対象となる能力は，原則として身体運動機能であり，精神活動や意思交換能力などが関与する場合もある．運動機能障害を伴わない他の独立した障害（精神，視力，聴力，言語などのみの障害）における生活機能の評価は別に考慮する．ADL評価の内容には前職業的，あるいは職業的動作能力は含まない．ADL評価の実施者は動作をリハ

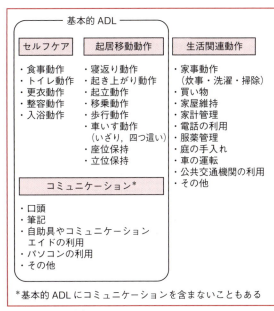

図1　ADLの分類

ビリテーション医学的に吟味しうる知識をもつ者が望ましい．職業的な立場上，セルフケアについては観察が難しい項目もあるが，原則として理学療法士（学生を含む）は患者のセルフケアについてすべて直接的に実行能力の確認を行うべきである．

3. ADL評価の実際

a. 評価方法の原則

ADL評価の方法について，実際の動作を観察し，どこまで自力で可能であるのか，どの部分にどの程度の介助が必要であるのかをセルフケアと起居移動動作の項目ごとに詳細かつ簡潔に記録する．ADLの内容とその対処法・対策の把握こそが重要である．

後述のBarthel indexやfunctional independence measure（FIM）などに従ってスコア化することも一方法である．ただし，Barthel indexやFIMは指標の一つに過ぎず，理学療法実施上必要なADL能力を表現するものではないことに注意する．なお，治療目的で行うADL評価の原則については，梅村ら[7]が理解しやすい表でまとめているので，これを参照する（表1）．

表1 治療を目的とするADL評価の概念，自立度の評価基準，評価内容

評価の概念	1. 評価は直接観察を原則とする．情報収集と区別する 2. 評価は，障害の把握と治療計画立案，達成状況把握，改善悪化の把握を目的に行う 3. 障害特性を考慮し，受傷前の動作との違い，麻痺側および残存機能の参加状況，代償方法や手段，実用性，安全性，改善点などに留意して評価する
自立度の評価基準	1. 動作が「できる」か「できない」か，2段階評価とする 2. 監視や指示が必要な場合は自立とは認めない 3. 自助具や装具，手すりなどの設備利用を認める ただし自助具や装具の装着は自分でできなければならない 4. 動作の目的を果たせていればよく，方法の変更を認める．変更した方法に必要な一連の動作を評価する
評価内容	1. 自立度 2. 動作状況について以下を参考に記録する ・動作方法，姿勢，使用手，発揮できる能力・できない能力 ・動作ができない過程とその要因 ・介助が必要な状況，介助・指示内容 ・必要な道具・自助具・福祉用具・福祉機器，設定 ・動作環境

（文献7）より引用）

b. 基本的ADLの評価方法

1) 食事動作

食事動作は食物を口に運び，咀嚼して嚥下するまでの動作である．箸またはスプーン，フォークを操作し，食物をはさむ，あるいはすくう能力，食器を保持する能力，口まで食物をこぼさずに運ぶ能力などを評価する．主に患者の上肢機能を捉える．患者の内的要因（上肢筋力，関節可動域，疼痛，姿勢保持能力，意欲など）と環境による外的要因（食べ物の形態，硬さ，流動性，粘性，食器の形態，重さ，柄の太さ，テーブルや椅子の形状など）によって食事動作能力は変化する．食事の場所（ベッド上か食堂か），食事中の姿勢・肢位と，必要となる動作を分析し，どの部分に介助が必要かを記録する．

> **メモ** 食事動作能力と栄養状態の関係性
>
> 中高齢患者の栄養状態の指標となる血液中のアルブミンと血清総タンパクの値は，Barthel indexの食事動作能力と相関するとされる[8]．患者の全体像を把握するために，食事動作能力に加えてこれらの血液データを把握する必要がある．

2) トイレ動作

ADL評価におけるトイレ動作は，排泄動作のことを指し，トイレまで行って，中に入り，衣服を下げ，便器に座り，ちり紙を使い，水を流す一連の動作である．患者の内的要因（排尿，排便コントロール，おむつ使用か集尿器使用か，それらを自己処理できるか）と外的要因（トレイ入口の広さ，ドアの形態，段差の有無，トイレの広さ，手すりの位置，便器の形状など）によって動作能力は変化する．トイレ動作の能力は尿意や便意の有無と，移乗・移動動作の能力に依存して大きく左右される．そのため，理学療法では特に起居移動動作に関して詳細な分析が必要となる．

食事と排泄は一日のうちに数回，必ずなされる行為で，生物学的生存に必要不可欠である．床上排泄を余儀なくされる患者は，排泄に他者の手を借りる羞恥心や不快感を持っていると思われる．尿意や便意がある患者においては，理学療法の早い段階で床上排泄から脱却すべく，起居・移乗動作の獲得こそが最優先に取り組む課題であると筆者は考える．

3) 整容動作

整容動作は洗顔，手洗い，歯磨き，整髪，髭そりまたは化粧，爪を切るなどの動作である．整容動作を円滑に遂行するためには，整容動作に必要な道具を認知し，その道具を使う行為に対する運動プログラムを立てる能力，道具を使うための目的動作を遂行するために十分な筋力，関節可動域，手指の巧緻性，そして動作遂行中の安定性を確保するための座位・立位保持能力が必要とされる[9]．

整容動作は道具を使うことが多いため，身体的に動作が困難であっても自助具の活用により解決できることが多い．身体機能だけに着目せず，自助具の検討と適応にも目を向けて評価をしなければならない．

4) 更衣動作

更衣動作は服，下着，靴下，靴の着脱の動作で

ある.なお,装具の着脱も更衣動作に含まれる.衣服を着脱するには座位や立位で行わなければならず,高度な姿勢保持能力が求められる.また,四肢の大きな可動域や筋力,巧緻性が要求される.

評価の方法として,衣類の形態(開きの方向,袖口,袖付け,襟の形状,ボタンやファスナーなどの止め具)と,それらをどのような姿勢で着脱するか,また自助具の使用の有無を記録する.上着であれば,前開きか,かぶりか,袖の通し方,ボタンの掛け外しなどを観察し,下着であればズボンやスカートのつかみ方,足部の通し方,ボタンやファスナーの掛け方などを観察し,記録する.

5) 入浴動作

入浴動作とは,浴室への移動,浴槽への出入り動作,衣服の着脱動作を指す.特に浴槽への出入り動作が困難となる場合が多いため,詳細な動作の観察を行う.浴槽の高さや深さ,手すりの有無,洗い場の広さ,出入り口の広さ,段差の有無などの環境面も記録する.

4. ADL評価表とその特徴

a. 主に使用されているADL評価表

Barthel index[10]とFIM[11]が有名である.FIMは,アメリカリハビリテーション医学会とアメリカリハビリテーションアカデミーで統一的記載を目的としたデータベース構築のために能力低下評価法として開発された評価表である.

FIMは現在でも最も普及している評価表で,ADLに関する事実上の標準である.ここでは,ADLに関する評価法で使用頻度の高いBarthel index,FIM,modified Rankin scaleについて特徴と考え方の注意点を解説する.

> **メモ　リハ関連雑誌で最も使用頻度の高い評価表は?**
> 2007~2009年にわが国のリハビリテーション関連雑誌における評価法の使用動向調査によると,3年間で使用されていた評価法の延べ数は3,182件であり,FIMは178であった[12].これは,ADLの評価だけでなく,その他の機能障害,活動制限,参加制約を含めたすべての評価法の中で最も多い数字である.

b. Barthel index(BI)

Barthel indexは,簡易に短時間で評価が行える上,結果の解釈も容易で,比較的正確な結果が得られる.原版は10項目で構成され,判定は自立が10点,部分介助が5点,全介助が0点となり,すべての項目が自立しているときは100点になる(**表2**).

また改訂版Barthel indexも後に発表されている.

評価範囲が少なく,他のADL評価表にもいえることであるが,比較的難易度の低い課題で成り立っているため,対象者の能力が高い場合は天井効果が問題となり,一方で重症患者では床効果が問題となる[13,14].

> **メモ　天井効果と床効果**
> 天井効果とは,正規分布するはずの統計量が最大値に偏ってしまうようなこと.例えば,5段階評価ならば,ほとんどが5点に当てはまってしまうことをいう.ある能力以上の者は,課題が満点になってしまうため本当の能力を区別できないという問題である.この逆に低い方を区別できないことを床効果という.

c. FIM

FIMは,運動領域と認知領域の二大項目に分かれ,運動領域はセルフケア6小項目,排泄コントロール2小項目,移乗3小項目,移動2小項目の計13項目からなり,認知領域はコミュニケーション2小項目と社会的認知3小項目の計5項目からなり,小項目をすべて合わせると18となる.各小項目は,自立から全介助まで7段階で得点づけをする.

まず,介助者を要するかどうかで大きく自立と介助に分けられる.自立は7点;完全自立と,自助具使用,時間を要する,安全性への考慮などが伴う6点;修正自立に分けられる.介助は程度によって分けられ,患者に触れない5点;監視または準備,患者が自分で75%以上を行う4点;最小介助,同様に50%以上を行う3点;中等度介助,25%以上を行う2点;最大介助,25%未満しか行えない1点;全介助,に段階づけられる.合計得点は,運動領域が13~91点,認知領域が5~35点,そして総合計が18~126点となる.

FIMは介助者の視点から負担度を測るため,対象者の「しているADL」をみている.また,誰

表2 Barthel index

項目	点数	判定	基準
食事	10	自立	皿やテーブルから食物をとって食べることができる．必要に応じて自助具を用いて食物を切ったり，調味料をかけたりできる．食事を妥当な時間内に終える
	5	部分介助	食物を切ってもらう必要があるなど，なんらかの介助・監視が必要
車いすとベッド間の移乗	15	自立	車いすをベッドに近づける，ブレーキをかける，フットレストを持ち上げる，ベッドへ安全に移る，臥位になる，など移動のすべての段階が自立している
	10	最小限の介助	移乗動作のいずれかの段階で最小限の介助，安全のための指示や監視を要する
	5	介助	自力で臥位から起き上がって端座位をとれるが，移乗に介助を要する
整容	5	自立	手洗い，洗顔，整髪，髭剃りまたは化粧ができる
トイレ動作	10	自立	トイレの出入り，便器への移動，衣類の上げ下げ，汚れないための準備，トイレットペーパーの使用，排泄物の処理，洗浄が自立している．手すりの使用は可能
	5	部分介助	安定した姿勢保持，衣類の着脱，トイレットペーパーの使用などに介助を要する
入浴	5	自立	浴槽に入る，シャワーを使用する，洗体動作の全てが自立している．どのような方法でも構わないが，他人の存在なしに遂行できる
移動	15	自立	少なくとも45m以上，介助や監視なしで歩ける．装具，杖，歩行器の使用は可能．車輪つき歩行器は認めない．装具は固定や介助ができなくてはならない．補助具は片づけることができなくてはならない
	10	部分介助	上記項目について，わずかな介助や監視があれば45m歩ける
	5	車いす使用	歩行不可能だが，方向転換，テーブル，ベッド，トイレへの接近など自力で車いすを操作できる．少なくとも45m以上，進むことができる
階段昇降	10	自立	1階分の階段を介助や監視なしに安全に昇降できる．手すり，杖の使用は可能
	5	部分介助	上記の項目について，介助や監視を要する
更衣	10	自立	衣類，靴，装具の着脱ができる．ファスナーの上げ下ろしや，靴の紐結びも含む
	5	部分介助	上記項目について介助を要するが，作業の半分以上は自分で行い，標準的な時間内で終了できる
排便自制	10	自立	排便の自制が可能で失敗することがない．座薬の使用や浣腸も可能
	5	部分介助	ときどき失敗する．座薬や浣腸の使用に介助を要する
排尿自制	10	自立	排尿の自制が可能で随意的に排尿できる．尿器の使用，集尿バッグの装着，管理が自立している
	5	部分介助	ときどき失敗する．トイレに行くことや集尿器の準備が間に合わないか，操作に介助を要する

上記以外はすべて"0"で採点する．

(文献10)より引用改変)

でもFIMを使用し，採点できるが，評価者によって採点結果が異なる場合は低い方の点を採点する．FIMの評価項目一覧と概要については表3にまとめた．さらに，判定に関するより詳細な記述は，慶應義塾大学月が瀬リハビリテーションセンターのサイト[15]を閲覧するとよい．

d. modified Rankin scale

脳卒中片麻痺患者に関して，国際雑誌などでよく利用されている評価である．特に脳卒中患者の社会的不利と活動制限をグレード0からグレード5の6段階で評価するため，簡便性に優れた評価法である(表4)[16]．

評価範囲が少なく，各グレード間の境界域にある場合，判定に悩むこと，また評価者の主観的評価がバイアスとなって再現性が乏しくなるといった問題点が挙げられている[17]．

e. 生活関連動作の評価

生活関連動作の代表的なものとして，Lawtonら[3]により発表されたIADLがある(表5)．また，わが国では古谷野ら[18]によって作られた老研式活動能力指標があるが，対象を主に地域高齢者としている．

LawtonらのIADLの項目はAからHの8項目からなる．採点法は項目ごとに，該当する点数

表3 機能的自立度評価法（functional independence measure；FIM）

評価項目	運動項目	セルフケア	食事 整容 清拭 更衣（上半身） 更衣（下半身） トイレ動作	
		排泄コントロール	排尿コントロール 排便コントロール	
		移乗	ベッド，椅子，車いす トイレ 浴槽，シャワー	
		移動	歩行，車いす 階段	
	認知項目	コミュニケーション	理解 表出	
		社会的認知	社会的交流 問題解決 記憶	
判定基準	運動項目	介助者なし	7：完全自立 6：修正自立	時間，安全性を含む 補助具使用
		介助者あり	5：監視・準備 4：最小介助 3：中等度介助 2：最大介助 1：全介助	 75％以上自分で行う 50％以上75％未満自分で行う 25％以上50％未満自分で行う 25％未満自分で行う
	認知項目		5：監視・準備 4：最小介助 （以下，運動項目と同様）	90％以上自分で行う 75％以上90％未満自分で行う

（文献11）より引用改変）

を合計して判定する．満点は8点，最低点は0点である．

文献

1) 今田　拓：日常生活活動（動作）の概念・範囲・意義．日常生活活動（動作）—評価と訓練の実際—，第3版，土屋弘吉ほか編，医歯薬出版，東京，1-25，1992
2) 松村　秩：生活関連活動．日常生活活動（動作）—評価と訓練の実際—，第3版，土屋弘吉ほか編，医歯薬出版，東京，67-81，1992
3) Lawton MP et al：Assessment of older people：self-maintaining and instrumental activities of daily living. Gerontologist 9：179-186, 1969
4) 細川　徹：障害の概念規定と評価 ADL 尺度の再検討 IADL との統合．リハ医 31：326-333，1994
5) 上田　敏ほか：日常生活動作訓練の基本的な進め方．総合リハ 20：835-839，1992
6) 厚生労働省：「国際生活機能分類—国際障害分類改訂版—」（日本語版）の厚生労働省ホームページ掲載について．http://www.mhlw.go.jp/houdou/2002/08/h0805-1.html（2015年10月閲覧）
7) 梅村文子ほか：評価の実際，第4章　評価．新版日常

表4　modified Rankin scale

スコア	記述
0	何も症状なし
1	何らかの症状があっても明らかに問題となる障害はない 通常の日常生活・活動は行える
2	軽度の障害 発症以前の活動がすべて行えないが，自分の身の回りのことは介助なしで行える
3	中等度の障害 何らかの介助を必要とするが，歩行は介助なしで行える
4	中等度から重度の障害 歩行や日常生活に介助を要する
5	重度の障害 寝たきりで失禁があり，常に介護と見守りを要する
6	死亡

（文献16）より引用改変）

表5 LawtonらのIADL

項目	記述	採点
A. 電話を使用する能力	1. 自分から積極的に電話をかける(番号を調べてかけるなど) 2. 知っている2,3の番号へ電話をかける 3. 電話に出るが自分からかけることはない 4. 電話を全く使用しない	1 1 1 0
B. 買い物	1. 全ての買い物をひとりで行う 2. 小額の買い物はひとりで行う 3. 全ての買い物にいつも付き添いを要する 4. 買い物は全くできない	1 0 0 0
C. 食事の準備	1. 献立,調理,配膳を適切にひとりで行う 2. 材料が供与されれば適切に調理をする 3. 準備された食事を温めて給仕する,また調理するが栄養的配慮が不十分 4. 調理,配膳に他者の介助を要する	1 0 0 0
D. 家屋維持	1. 家事を一人でこなす,あるいは時に手助けを要する(例:重労働など) 2. 皿洗いやベッドメーキングなどの日常的仕事はできる 3. 簡単な日常的作業はできるが,十分に清潔さを保てない 4. 全ての家事に手助けを必要とする 5. 全ての家事にかかわらない	1 1 1 1 0
E. 洗濯	1. 自分の洗濯は自分で行う 2. 靴下程度のゆすぎなど簡単な洗濯をする 3. 全て他人にしてもらわなければならない	1 1 0
F. 外出時の移動	1. 自分で公的機関を利用して旅行したり,自動車を運転する 2. タクシーを利用して旅行するが,その他の公共交通機関は利用しない 3. 付き添いがいたり他者と一緒なら公共交通機関を利用する 4. 付き添いがいるか,他者と一緒で,タクシーか自家用車に限り利用する 5. 旅行を全くしない	1 1 1 0 0
G. 服薬の自己管理	1. 適正時間に適量の薬を飲むことに責任が持てる 2. あらかじめ薬が分けて準備されていれば飲むことができる 3. 自分で薬を管理できない	1 0 0
H. 家計管理	1. 家計管理を自立して行う(予算,小切手書き,借金支払い,銀行へ行く) 2. 日々の小銭は管理するが,預金や大金などでは援助を要する 3. 金銭の取り扱いができない	1 1 0

満点は8点である.項目ごとに該当する記述を1つチェックする.チェックした右端の数値を合計する.

(文献3)より引用改変)

生活活動(ADL)―評価と支援の実際―,伊藤利之ほか編,医歯薬出版,東京,48-52,2010
8) 藤原 亮ほか:リハビリテーションが必要な中高齢患者の栄養状態と日常生活動作能力との関連.保医誌 5:40-44,2014
9) 杉本 淳ほか:動作障害の特徴と対応(1)整容動作.J Clin Rehabil 7:308-313,1998
10) Mahoney FI et al:Functional evaluation;the Barthel Index. Md St Med J 14:61-65, 1965
11) 道免和久ほか:機能的自立度評価法(FIM).総合リハ 18:627-629,1990
12) 佐浦隆一ほか:リハビリテーション関連雑誌における評価法使用動向調査(8). Jpn J Rehabil Med 49(2):57-61, 2012
13) Kwon S et al:Disability measures in stroke:relationship among the Barthel index, the functional independence measure, and the modified Rankin scale. Stroke 35:918-923, 2004
14) Martinsson L et al:Activity index-a complementary ADL scale to the Barthel index in the acute stage in patients with severe stroke. Cerebrovasc Dis 22:231-239, 2006
15) 慶應義塾大学月が瀬リハビリテーションセンター:FIM. http://www.keio-reha.com/ADL/fim_hayami_top.html(2015年10月現在)
16) van Swieten JC et al:Interobserver agreement for the assessment of handicap in stroke patients. Stroke 19:604-608, 1988
17) Wolfe CD et al:Assessment of scales of disability and handicap for stroke patients. Stroke 22:1242-1244, 1991
18) 古谷野亘ほか:地域老人における活動能力の測定―老研式活動能力指標の開発.日公衛誌 34:109-114,1987

(越智 亮)

10 生活の質（QOL）の評価

1. QOL とは

理学療法士は，機能や能力の回復といった"量"の部分だけでなく，患者自身のQOLの改善といった"質"の部分にも考慮すべきである．

QOLはquality of lifeの略語で，"life"は「人生」「生活」「生命」といった広い意味を持つことから，QOLは「人生の質」「生活の質」「生命の質」と和訳されるが，本邦でもQOL（またはQoL）のまま使用されることが多い．さらに近年では医療・福祉の領域にとどまらず，一般向けのメディアでも使用されることが増え，浸透しつつある．世界保健機関（World Health Organization：WHO）はQOLを「…individuals perception of their position in life in the context of the culture and value systems in which they live and in relation to their goals, expectations, standards and concerns[1]」（彼らが生活している文化の脈絡や価値観の中で，目標・期待・基準・関心に関連した自分自身の"life"の位置づけに対する個人の認識）と定義している．また同じくWHOは健康を「…a state of complete physical, mental and social well-being[1]」（肉体的にも，精神的にも，そして社会的にも，すべてが満たされた状態）と定義しており，「…not merely the absence of disease or infirmity[1]」（単に病気や虚弱でない状態ではない）と述べている．つまり，真の健康の獲得を大目標として掲げたとき，医療従事者は疾病の治癒や延命といった"量の充足化"に偏重するのではなく，患者自身のQOLの向上といった"質の充実化"についても考えなければならないといえる．

2. QOL の構成と分類

QOLは，文化，宗教，経済状態といったさまざまな要素が影響する．なかでも特に健康と直接関連のある健康関連QOL（health-related QOL：HQOLあるいはHRQOL）と，健康に直接関連のない非健康関連QOL（non health-related QOL：NHQOL）に大別される．前者は，「日常生活の身辺動作を自分で行えるか」といった身体的状態，「不安感や気分の抑揚はないか」といった精神的状態，「他者との交流を図っているか」「組織内において自身の役割を持っているか」といった社会的役割の遂行機能が含まれる．これらはWHOが定義する健康に含まれる要素とほぼ一致する．対して後者は，経済状態・就業状態，宗教・信仰・政治思想などの医学的介入による影響を受けにくい領域に関わるQOLを指す[2,3]．

医療現場におけるQOL評価はHQOLに関するものが大半を占める．そのため，本項ではHQOLに限定し紹介する．

3. QOL 評価

a. 目的

高齢者や慢性的な疾患を有する患者においては，QOLの向上がより大きな課題となる．

現代においては，高齢者の増加に伴って慢性的な疾患・障害を持つ患者が増加している．単に延命だけでは彼らの満足感を上げることはできない．またかつては医師をはじめとする医療従事者中心の医療が行われていた時代もあったが，現代では患者自身の意思が尊重される時代になった．そのため従前から行われてきた医療従事者による客観的な検査・測定に加え，患者の視点に立った効果判定が求められるようになった[4]．QOL評価はそのうちの一部である．

b. 評価の実施方法

QOLの評価は患者自身が他者から干渉されることなく実施されなければならない．

QOLの評価は患者立脚型アウトカムのため，自記式の質問票が汎用されており，原則的には患者自身が回答する．患者自身が他者に影響される

ことなく，自身の意思で回答できるよう配慮すべきである．患者の家族による干渉を避けるため同席は極力させず，患者が集中できる環境を準備する．評価者が患者から質問票の内容について質問された場合，誘導や助言をしないよう表現に注意しなければならない．また評価を実施するにあたり，評価者は前以て患者の理解力や言語機能を把握する必要がある．患者が非常に幼弱，高齢，あるいは言語機能を含む認知面で重篤な状態で質問内容や回答方法を十分に理解できなかったり，精神障害を有していて終始一貫した回答が困難であったりする場合に限ってのみ，近親者やそれに相当する代理者の回答が採用される[5]．

> **メモ　患者立脚型アウトカム (patient-reported outcome：PRO)**
> 患者立脚型アウトカムとは医療従事者ではなく患者の立場からの評価であり，患者自身が感じている治療による利益やリスクを測定するために用いられる[6]．QOLのほか，自己効力感，患者自身の治療に対する満足度，治療への順守度，主観的な健康状況などを評価する際に用いられる．

4. 評価尺度

QOLの尺度には，健常者または軽度の障害を有する患者を対象とした包括的尺度と，各疾患や障害の特徴を踏まえた疾患特異的尺度がある[2,3]（表1）．尺度を使用して調査を行う際に，事前の使用登録や使用料の支払いが必要な場合もあるので各自注意されたい．

a. 包括的尺度

一般的な身体的・精神的健康度に関する患者立脚型の尺度である．

ある特定の患者や年代に限定することなく使用することができる．そのため患者・健常者との比較，高齢者・若年者との比較を行う際に有用である．また国民標準値との比較が可能な尺度もある．

1) SF-36（MOS 36-Item Short-Form Health Survey）[7〜10]

身体的健康度と精神的健康度の2領域あり，さらにその下位尺度として，前者は身体機能，日常役割機能（身体），身体の痛み，全体的健康感，後者は活力，社会生活機能，日常役割機能（精神），心の健康が含まれる．36項目の質問で構成され，100点満点で点数が高いほど状態が良いことを示す．自記式のほか，電話聞き取り式や面接式でも実施することが可能である．version 1よりも改良されたversion 2の使用が推奨されており，version 2では日常役割機能の選択肢が2件法から5段階評定に変更されている．さらにversion 2は得点だけでなく，国民標準値に基づいたスコアリングを採用しているのが特徴である．スコアリングを用いると，国民標準値との比較に加え，領域間や下位尺度間の比較が可能になる．簡易版として，質問を8項目に縮小したSF-8と12項目に縮小したSF-12 version 2がある．いずれも，1ヵ月の振り返りが可能なスタンダード版と1週間の振り返りが可能なアキュート版があり，SF-8はさらに24時間の振り返りが可能な24時間版がある．すべて日本語訳されている．

> **メモ　国民標準値に基づいたスコアリング**
> 国民標準値を50とし，標準偏差を10として変換して得点化する．それにより評価対象の個人の値が国民標準値と比較してどのレベルに位置しているか，容易に判断できる．また領域間や下位尺度間の比較が可能になるため，例えば特定の疾患を有する者を対象としたときに下位尺度間の得点差からその疾患の影響をとらえることができる．ただし，その計算方法は煩雑であり，自身でコンピュータ処理をするか，市販されているプログラムを使用することが勧められている．

2) WHOQOL-26[11,12]

WHOQOL-100の簡易版であるWHOQOL-26は，身体的領域（日常生活動作，医薬品と医療への依存，活力と疲労，移動能力，痛みと不快，睡眠と休養，仕事と能力），心理的領域（ボディ・イメージ，否定的感情，肯定的感情，自己評価，精神性・宗教・信念，思考・学習・記憶・集中力），社会的関係（人間関係，社会的支え，性的活動），環境領域（金銭関係，自由・安全と治安，健康と社会的ケア，居住環境，新しい情報・技術の獲得の機会，余暇活動への参加と機会，生活圏の環境，交通手段）の4領域と，全体を問う2項

表1 主なQOL評価尺度

尺度の種類	主な対象	主な評価尺度
包括的尺度		SF-36・SF-8 WHOQOL-100・WHOQOL-26 Euro Quality of Life (EQ) Sickness Impact Profile (SIP)
疾患特異的尺度	脳卒中	SS-QOL
	関節リウマチ	AIMS・AIMS2
	変形性関節症	WOMAC
	腰痛	RDQ JOABPEQ
	高齢者	老研式活動能力指標
	糖尿病	Problem Area in Diabetes Survey (PAID)
	呼吸器疾患	Chronic Respiratory Questionnaire (CRQ)
	循環器疾患	Minnesota Living with Heart Failure Questionnaire (MLHFQ) Quality of Life Questionnaire for Severe Heart Failure (QLQ-SHF) Chronic Heart Failure Questionnaire (CHFQ)
	筋ジストロフィー	Muscular Dystrophy Quality of Life Assessment Scale 60 (MDQoL60)
	筋萎縮性側索硬化症	Amyotrophic Lateral Sclerosis Assessment Questionnaire 40 (ALSAQ-40)
	多発性硬化症	Multiple Sclerosis Quality of Life-54 (MSQOL-54)
	パーキンソン病	the 39-item Parkinson's Disease Questionnaire (PDQ-39) the Parkinson Disease Quality Life (PDQL)
	四肢切断	Prosthesis Evaluation Questionnaire (PEQ)
	頚髄症	Japanese Orthopaedic Association Cervical Myelopathy Evaluation Questionnaire (JOACMEQ)
	ガン	European Organization for Research and Treatment of Cancer Quality of Life Questionnaire (EORTC QLQ) Functional Living Index for Cance (FLIC)

目を加えた26項目に縮小されており,日本語訳されている.各項目を5段階で回答させ,各領域で平均点を算出する.各領域5点満点で,点数が高いほど状態が良い.対象をHIV患者に限定したHIV版(WHOQOL/HIV),スピリチュアリティ版(WHOQOL-Spirituality/Religeousness/and Person Belief),高齢者版(WHOQOL/OLD)も開発されており,スピリチュアリティ版と高齢者版は日本語訳されている.

b. 疾患特異的尺度

その疾患に特有の症状や障害を考慮した尺度であり,疾患による影響を詳細に測定できる.

1) 神経系疾患の評価

a) SS-QOL (stroke specific-QOL)[13,14]

SS-QOLは,脳卒中患者に対して特異的なQOLの質問票である.活力,家庭内役割,言語,動作,気分,性格,身辺動作,社会的役割,思考,上肢機能,視覚,仕事の12領域49項目から構成されており,脳卒中特有の言語や認知といった高次脳機能に関連した項目が含まれている.各項目はすべて5段階の選択肢から回答し,最低が1点,最高が5点である.領域内の項目の平均値をその領域の得点として算出する.各領域5点満点で,点数が高いほど状態が良い.SS-QOL (version 2) は日本語版もある.高次脳機能が重度である場合は回答が困難である.

2) 運動器疾患の評価

a) 関節炎衝撃測定スケール (arthritis impact measurement scales:AIMS)[15〜17]

関節リウマチなどの関節炎による障害を呈した

患者を対象とした質問票であり，関節リウマチで障害されやすい上肢機能や身の回り・家事に関する項目を含むことが特徴である．改良された関節炎衝撃測定スケール2（arthritis impact measurement scales version 2：AIMS2）は，AIMSの拡張版であり，身体機能面（移動，歩行，手指，上肢，身辺動作，家事），社会生活面（社交，支援），症状面（疼痛），役割遂行機能（仕事），精神・心理機能（精神的緊張，気分）の5領域のほか，全体的な評価項目として健康満足度，疾患関連度，改善優先度，自覚的健康度，疾患による障害度，病歴，既往歴，服薬回数，年齢，性別，結婚歴，学歴，収入など，総計79項目ある．各項目について最も良い状態を0点で最も悪い状態を10点として算出し，5領域のそれぞれの平均値を得点とする．各領域10点満点で，点数が高いほど状態が悪いことを示す．AIMSおよびAIMS2の短縮版，小児用，高齢者用があり，AIMS2は日本語版もある．

b) WOMAC（Western Ontario and McMaster Universities Osteoarthritis index）[18,19]

変形性股関節症や変形性膝関節症を有する患者を対象とし，疼痛（歩行，階段昇降，座位または臥位，立位），こわばり（起床時，日中），機能（階段昇降，立ち上がり，立位，屈み動作，歩行，車の乗り降り，買い物，靴下の着脱，ベッドからの起き上がり，浴槽の出入り，座位，トイレの使用，家事）の3領域24項目に自記式で回答させる質問票で，5段階評価かvisual analog scale（VAS）を選択できる．5段階評価では，それぞれの項目について最も良い状態を0点，最も悪い状態を4点とし，96点満点で評価する．VASでは，それぞれの項目について最も良い状態を100mmの線上の左端，最も悪い状態を右端とし，左端からの患者が付けた印までの距離（mm）を測定し，その合計を得点とする．5段階評価をする場合は電話やパソコンを使用してもよい．日本語版は日本のライフスタイルを反映している．例えば，英語の"sitting"は日本語では"座る"という意味になる．しかし，椅子で生活するのが一般的な欧米とは異なり，日本では"座る"というと床に座ることを指す場合があるため，それらの点について適宜修正している．

c) RDQ（Roland Morris Disability Questionnaire）[20,21]

立位・歩行・昇段・座位・起居といった基本動作，セルフケア，睡眠といった24項目について，腰痛によって障害されているか否かを回答させる質問票である．24点満点で点数が高い方が悪い状態を示す．項目数が比較的少なく「はい」「いいえ」の2択のため，容易に回答できる上，特殊な計算式は必要とせず「はい」の数を算出するだけで得点化できるので，非常に簡便である．日本語版もあり，日本のライフスタイルに合わせて一部修正している．例えば，"家事"という表現では炊事や洗濯を想起させるので，"家の仕事"に統一している．RDQは広義ではQOLの尺度に分類されるが，心理的な側面に関する項目は24項目中1項目のみであり，運動機能について尋ねる項目に偏っており，心理的な側面について評価するには他の尺度と組み合わせる必要がある．

d) 日本整形外科学会腰痛疾患質問票（Japan Orthopaedic Association Back Pain Evaluation Questionnaire：JOABPEQ）[22～25]

日本脊椎脊髄病学会ならびに日本腰痛学会が協同して作成した患者立脚型の評価方法で，RDQと同じく腰痛患者を対象としている．最近1週間くらいを思い出させ，症状が最悪だったときの状態について患者自身に回答させる．疼痛関連障害，腰椎機能障害，歩行機能障害，社会生活障害，心理的障害の5領域25項目で構成され，各領域100点満点で点数が高い方が良い状態を示す．算出方法は特殊な計算式を用いるが，専用のexcelシートを使用することで自動的に計算される．回答は印刷した紙媒体を使用する方法のほか，コンピュータにプログラムをインストールして使用する方法がある．介入前より介入後で20

点以上の差が得られた場合，改善があったと判断すると決められている．群間で比較する場合は統計手法が詳細に規定されているため，それを順守しなければならない．RDQ より選択肢が多いが，腰痛の軽症患者から重症患者までを評価することができる．また RDQ とは異なり，心理的な側面に関する項目が 25 項目中 7 項目と多い．

文献

1) World Health Organization：PROGRAMME ON MENTAL HEALTH. WHOQOL Measuring Quality of Life, 1, 1997
http://www.who.int/mental_health/media/68.pdf（2015 年 9 月閲覧）
2) 岩谷　力ほか編：障害と活動の測定・評価ハンドブック　機能から QOL まで，南江堂，東京，131-137，2005
3) 千野直一ほか編集主幹：リハビリテーション MOOK 9 ADL・IADL・QOL，金原出版，東京，10-12，2004
4) 池上直己編：臨床のための QOL 評価ハンドブック，医学書院，東京，3-4，2001
5) ピーター・M・フェイヤーズほか：QOL 評価学　測定，解析，解釈のすべて，中山書店，東京，3-4，2005
6) Office of Communications, Division of Drug Information Center for Drug Evaluation and Research Food and Drug Administration：Guidance for Industry Patient-Reported Outcome Measures：Use in Medical Product Development to Support Labeling Claims, 2009
http://www.fda.gov/downloads/Drugs/.../Guidances/UCM193282.pdf（2015 年 11 月閲覧）
7) 福原俊一ほか：SF-36v2　日本語マニュアル．NPO 健康医療評価研究機構，京都，2004
8) iHope International：SF-36v2
https://www.sf-36.jp/qol/sf36.html（2015 年 9 月閲覧）
9) iHope International：SF-8
https://www.sf-36.jp/qol/sf8.html（2015 年 9 月閲覧）
10) iHope International：SF-12v
https://www.sf-36.jp/qol/sf12.html（2015 年 9 月閲覧）
11) World Health Organization：Field Trial WHOQOL-100. February 1995. THE 100 QUESTIONS WITH RESPONSE SCALES
http://www.who.int/mental_health/who_qol_field_trial_1995.pdf（2015 年 9 月閲覧）
12) 田崎美弥子ほか：WHOQOL26 手引，改訂版，金子書房，東京，2008
13) Williams LS et al：Development of a stroke-specific quality of life scale. Stroke 30：1362-1369, 1999
14) 毛利史子ほか：日本語版 Stroke Specific QOL（SS-QOL）の作成と慢性期脳卒中患者の QOL 評価．総合リハ 32：1097-1102，2004
15) American College of Rheumatology：Arthritis Impact Measurement Scales（AIMS/AIMS2）
http://www.rheumatology.org/I-Am-A/Rheumatologist/Research/Clinician-Researchers/Arthritis-Impact-Measurement-Scales-AIMS
16) 佐藤　元：リハにおけるアウトカム評価尺度 AIMS, HAQ. J Clin Rehabil 14：468-475，2005
17) American College of Rheumatology：Western Ontario and McMaster Universities Osteoarthritis Index（WOMAC）-See more at：
http://www.rheumatology.org/I-Am-A/Rheumatologist/Research/Clinician-Researchers/Western-Ontario-McMaster-Universities-Osteoarthritis-Index-WOMAC
18) 羽生忠正：リハにおけるアウトカム評価尺度 AIMS, HAQ. J Clin Rehabil 14：468-475，2005
19) Hashimoto H et al：Validation of a Japanese patient-derived outcome scale for assessing total knee arthroplasty：Western-Ontario-McMaster-Universities-Osteoarthritis―Index―WOMAC. J Orthop Sci 8：288-293, 2003
20) 福原俊一編著：腰痛特異的 QOL 尺度　Roland-Morris Disability Questionnaire　RDQ 日本語版マニュアル，医療文化社，東京，2004
21) 鈴鴨よしみ：特別企画腰痛研究のエビデンス・評価の臨床的展望　Roland-Morris Disability Questionnaire（RDQ）によるアウトカム評価．日本腰痛会誌 15：17-21，2009
22) 宮本雅史ほか：特別企画腰痛研究のエビデンス・評価の臨床的展望　日本整形外科学会腰痛疾患問診票（JOABPEQ）の科学性と有用性について．日本腰痛会誌 15：23-31, 2009
23) 川上　守：日本整形外科学会腰痛疾患問診票（JOABPEQ）の科学性と有用性について．CLINICIAN 592：34-40，2010
24) Fukui M et al：JOA Back Pain Evaluation Questionnaire（JOABPEQ）/JOA Cervical Myelopathy Evaluation Questionnaire（JOACMEQ）The report on the development of revised versions April 16, 2007. The Subcommittee of the Clinical Outcome Committee of the Japanese Orthopaedic Association on Low Back Pain and Cervical Myelopathy Evaluation. J Orthop Sci 14：348-365, 2009
25) 日本整形外科学会・日本脊髄病学会診断評価等基準委員会編：JOQBPEQ JOACMEQ マニュアル，南江堂，東京，2012

〔太田　恵〕

11 動作分析

1. 動作分析とは

動作分析とは，客観的な評価（動作遂行時間や環境設定の具体的な条件など）を行うとともになぜその動作ができないか，なぜそのようなパターンでの動作となっているか，どこを介助・誘導するとできるようになるのか，環境の変化に対応できるか，などを分析することで患者の問題点を明らかとすることである．観察によって動作をありのまま記載したり，健常人のパターンと比較したりするものではない．

理学療法士が臨床で行っている動作分析は，理学療法評価の一つの手段として位置づけられる．動作分析による評価は，患者が抱えた問題点を適切かつ効率的に抽出しながら理学療法を展開していくためには非常に重要であるといえる．

2. 動作分析のための基礎知識

正確に動作分析を行うためには，各動作が成り立つために必要なメカニズムを理解することが重要である．

さらに，各動作のメカニズムを理解するためには，身体に作用する力と支持基底面などを知っておくことが必要となる．

a. 重心と床反力の関係（図1）

人の静止立位では，重力と同じ大きさで向きが逆の床反力が作用し，重力と床反力は同じ作用線上にある．一方，下肢の筋活動などによって床反力の大きさや向きを変化させることで重心の移動が可能となり，身体運動が実現している．

b. 床反力と関節モーメントの関係（図2）

床反力が関節中心からどれくらい離れた位置を通るかで各関節に必要な関節モーメントが変化する．

c. 重心と支持基底面の関係（図3）

重心から垂直に下ろした線（重心線）が支持基底面の中心に存在するとき（図3a, b）や支持基底面が広い（図3b）場合には安定性がある．一方，重心線が支持基底面の端に近くなれば不安定となる（図3c）．さらに，重心線が支持基底面から離れると平衡が失われ転倒する（図3d）．あらゆる動作は，動作開始前よりも支持基底面を狭小化し，身体を不安定にしながら重心の移動を行うことで遂行可能となる．

3. 動作分析の手順・方法

理学療法評価としての動作分析は，1）動作が可能かどうか，2）安定性，実用性，遂行時間などの質的評価，3）動作観察によるパターンの分析，4）動作の障害となっている身体機能の原因を探る，といった手順で行うとよい．

動作分析の実際の方法については，まず各動作が可能かどうかを判断しながら，同時に安定性や実用性などの評価もする．各動作において介助が必要な場合には，患者の動きに合わせて正確に動作を誘導し，どの方向にどの程度の力で動こうとしているか，どの程度の介助が必要かを評価する．できない動作に対してどこを介助・誘導すれば，その動作ができるようになるのかということが最も重要である．一方，できる動作に対して，細かくありのまま分析しても効率的な治療にはつながらない．また，画一的なパターンやある決められた環境でしか動作を遂行できないこともあるので，動作の再現性や環境の変化に対応できるバリエーションがあるかどうかの評価も必要となる．

この評価によって，動作の改善が可能なのか，困難なのか，さらに動作を阻害している機能障害を明確にすることができる．運動方向を誘導する程度の介助で動作が可能となる場合には，機能障害による影響は少ない．一方，多くの介助が必要な場合には，関節可動域制限，運動麻痺，筋力低

11 動作分析　57

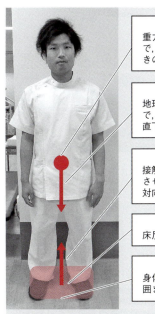
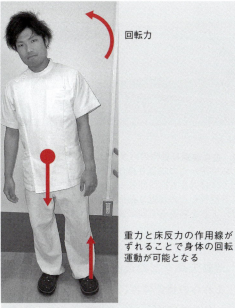

図1　身体に作用する力と支持基底面

静止立位時の身体に作用する力と支持基底面 ／ 重心と床反力の関係

- **身体重心**：重力の作用点を一つに合成したもので，重心から地球に向かう鉛直下向きの直線を重心線という
- **重力**：地球上のあらゆる物体に作用する力で，その重さに比例した大きさで鉛直下向きに作用する
- **床反力**：接触している物体に対して力を作用させると，そこから同じ大きさで反対向きの力が返ってくる
- **足圧中心**：床反力の作用線が床面と交わる点
- **支持基底面**：身体が床面や座面に接している面で囲まれた範囲のこと

回転力：重力と床反力の作用線がずれることで身体の回転運動が可能となる

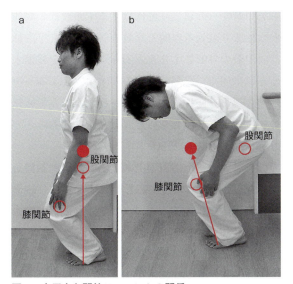

図2　床反力と関節モーメントの関係

股関節に着目すると，aでは床反力ベクトルは股関節中心のほぼ直上を通るので股関節にはモーメントは生じないが，bでは床反力ベクトルは股関節中心から離れるので股関節にはモーメントが生じる．また，膝関節に着目すると，aでは床反力ベクトルは膝関節中心から離れているので膝関節にモーメントが生じる．bでは床反力ベクトルは膝関節中心のほぼ直上を通るので膝関節にはモーメントは生じない．

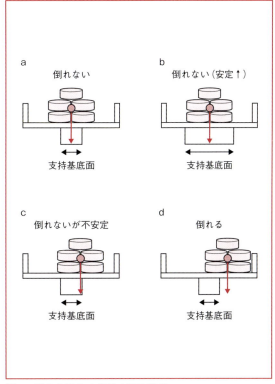

図3　重心位置と支持基底面の関係

a　倒れない　　b　倒れない（安定↑）
c　倒れないが不安定　　d　倒れる

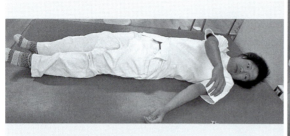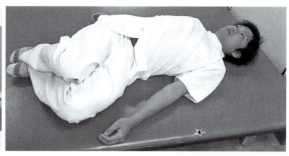

図4 主な寝返り動作のパターン
左：肩甲帯からの寝返り動作．寝返る方向と反対側の肩関節水平内転と肩甲骨が外転することで支持基底面を減少させるとともに寝返る方向に回転モーメントを生み出している．
右：骨盤帯からの寝返り動作．片側（寝返る側と反対）または両側の下肢を屈曲し膝立て位とすることで支持基底面を減少させ，下肢を寝返る方向に倒すことで骨盤を介して寝返る方向に回転モーメントを生み出している．

下，運動失調などの機能障害があると考えられる．これらの機能障害により各動作が困難な場合には，動作を阻害している機能障害の改善を図ることが必要となる．一方，機能障害の改善を見込めない場合においては，代償動作の獲得や残存機能に合わせた環境調整といった介入が必要となる．

4. 寝返り動作の分析

a. 寝返り動作の概要

一般に，寝返り動作とは背臥位から側臥位までの動作であるが，機能障害のない健常成人の寝返り動作はパターンが多様である[1]．

背臥位では支持基底面が広く，重心位置は体内にあり最も安定した状態である．寝返り動作は，肩甲帯または骨盤帯から始まった回旋運動が寝返る方向へ途切れることなく身体全体に波及することで，寝返る方向に重心が移動するとともに支持基底面が背面全体から側面に移る．また，肩甲帯や骨盤帯が分節的に動くことによって，小さい回転モーメントでも寝返り動作が可能となる[2]．

b. 主な寝返り動作パターン（図4）

健常成人の寝返り動作は多様であるが，健常者の多くが行っていると予測される肩甲帯から始まり骨盤，下肢へと広がるパターン（肩甲帯からの寝返り動作）と下肢から始まり骨盤，肩甲帯，頭頸部へと拡がるパターン（骨盤帯からの寝返り動作）の二つに大別することができる．

> **メモ　寝返り動作の脊柱の回旋運動**
> 脊柱の回旋（T1〜L5間）は肩甲帯からの寝返り動作のほうが骨盤帯からのパターンよりも大きくなることが報告されている[2]．

1）肩甲帯からの寝返り動作

肩甲帯からの寝返り動作は，まず頭頸部の屈曲から始まり寝返る方向と反対の肩関節の水平内転と肩甲骨の外転により寝返る方向に上肢を移動するとほぼ同時に頸部も寝返る方向に回旋する．次いで寝返る方向に骨盤の回旋が起こることで回転モーメントが強くなり寝返りが可能となる．

2）骨盤帯からの寝返り動作

骨盤帯からの寝返り動作は，片側（寝返る側と反対）または両側の股関節と膝関節を屈曲し膝立て位とする．寝返る方向に下肢を傾けると同側の骨盤の回旋が起こる．それから，体幹を介して寝返る方向と反対の肩関節の水平内転と肩甲骨の外転が起こることで回転モーメントが強くなり，寝返りが可能となる．

c. 寝返り動作分析の実際

寝返り動作の評価のポイント：寝返り動作の動作分析のポイントとして，肩甲帯または骨盤帯から始まった回旋運動によって寝返りに必要な回転モーメントが身体全体に波及しているか，に着目しながら評価を行うとよい．

特に，肩甲帯や骨盤帯の動きによって寝返り動

図5 肩甲帯からの寝返り動作
左：肩甲帯の回旋や肩甲骨の外転が不十分で重心位置が寝返る方向とは反対に残存し寝返りができないケース．各動作では動作開始前よりも支持基底面を狭小化し，身体を不安定にしながら重心の移動を行う．しかし，寝返り動作で肩甲帯の回旋（肩甲骨の外転）が不十分であると支持基底面の狭小化とともに重心移動ができず，寝返りができない．
右：肩甲帯からの寝返り動作の誘導や介助による評価．肩甲骨の外転を誘導・介助しながら同時に頸部の屈曲と回旋が起こるかも評価する．

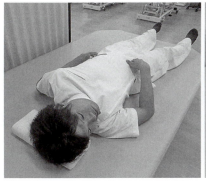
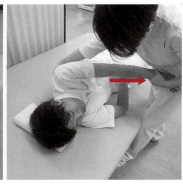

作に必要な回転モーメントは生み出されるので，上肢を含めた肩甲帯や股関節を含めた骨盤帯の評価が重要となる．さらに，環境調整と寝返り動作の可否についても考慮する必要がある．

> **メモ　パーキンソン病患者の寝返り**
> パーキンソン病患者では体幹の可動性が低下しているために，寝返り動作に必要な回転モーメントが全身に波及しないことがある．

1）肩甲帯からの寝返り動作

肩甲帯からの寝返りができない症例では，頭頸部の屈曲や寝返る方向と反対側の肩関節水平内転と肩甲骨の外転の動きが不十分であるために，重心位置が寝返る方向とは反対に残ってしまうことが多い（図5）．したがって，このパターンでの寝返り動作を行う場合には，上肢を含めた肩甲帯の可動性や柔軟性や自動運動の有無などを評価しておくことが大切である．

図5に示すように上肢を含めた肩甲帯を誘導または軽介助するだけで寝返り動作が可能となる場合では，上肢や肩甲帯の機能改善を図りながら寝返り動作の獲得を目指す．一方，上肢を含めた肩甲帯周囲の機能の回復が得られる見込みがない症例や介助量が大きい症例では，別の寝返りパターンでの実施や環境調整を考慮する必要がある．具体的な方法としては，寝返る側の上肢でベッドの端か柵を把持して体幹を寝返る方向に引きつけることで寝返る方向と反対側の肩甲帯を回旋することができ，寝返りが可能となる．

2）骨盤帯からの寝返り動作

上述したように骨盤帯からの寝返りは片側（寝返る側と反対）または両側の股関節と膝関節を屈曲し膝立て位から開始するので，股関節や膝関節に屈曲制限のある症例や筋力が弱く自動運動ができない症例では骨盤帯からの寝返りができないことが多い．また，寝返り動作に必要な回転モーメントはまず寝返る方向に下肢を傾けることから生じるために，体幹や股関節の内外旋・内外転の可動性が低下している症例では骨盤帯からの寝返りができないことが多い．したがって，このパターンでの寝返り動作を行う場合には，体幹回旋および股関節の可動性や柔軟性を評価しておくことが必要である．

骨盤帯の回旋を誘導または軽介助するだけで寝返り動作が可能となる場合では，体幹や股関節の機能改善を図りながら寝返り動作の獲得を目指す．一方，体幹や下肢機能の回復が得られる見込みがない症例や介助量が大きい症例では，別の寝返りパターンでの実施や環境調整を考慮する必要がある．また，骨盤帯からの寝返り動作では，寝返る方向と反対側下肢で床面を押して回転モーメントを生み出すこともあるが，エアマットなど床面が不安定な環境では床面を押すだけでは寝返りに必要な回転モーメントを生み出すことはできない場合もある．

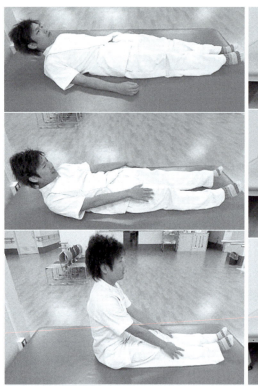
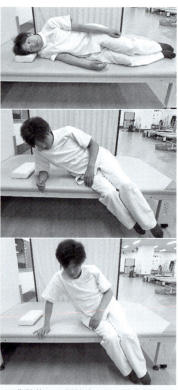

図6 主な起き上がり動作のパターン

対称的に長座位へ起き上がるパターン

背臥位から側臥位を経て端座位へ起き上がるパターン

5. 起き上がり動作の分析

a. 起き上がり動作の概要

　一般に，起き上がり動作とは背臥位から座位姿勢までの動作である．背臥位から長座位までの起き上がり動作は，最も安定した背臥位から抗重力運動を起こすという特殊な動作であり，比較的難易度の高い動作である．一方，背臥位から側臥位を経由して端座位までの起き上がりは難易度が低い動作であり，臨床場面においてよく観察されるパターンである．

b. 主な起き上がり動作パターン（図6）

　起き上がり動作のパターンは多様であるが，臨床上よく観察される背臥位から対称的に長座位へ起き上がるパターンと背臥位から端座位までのパターンについて概説する．

1) 背臥位から対称的に長座位へ起き上がるパターン

　背臥位から対称的に長座位へ起き上がりパターンは，頸部を屈曲して頭部を持ち上げることから開始し，脊柱を次々に屈曲するように運動を広げていく．この動作により回転中心を頸部から股関節へ徐々に移行することで，体幹に作用する重力の影響を小さく抑えている．これらの経時的な動きの変化に伴い，動きと固定の部位が連続的に変化していく．起き上がり動作中に体幹が後方に倒れないための条件として，体幹や下肢の重力によるモーメントが十分に作用しなければならない[3]．特に，頸部の屈曲運動時には体幹の固定，体幹の屈曲運動時には下肢の重力によるモーメントが十分に作用する必要がある．

> **メモ** 背臥位から対称的に長座位となる起き上がりの運動学的特徴
>
> このパターンでの起き上がり動作は，重心の移動量に着目すると動作効率が最も良い方法であるが，動作中に急激な支持基底面の減少と重心の前方と上方への移動を伴うことから安定性はない．

図7 背臥位から対称的に長座位への起き上がりパターンと予測される機能障害

起き上がりパターン	予測される機能障害
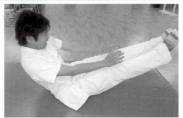 両側の肘を利用して起き上がるパターン	頸部の屈曲筋群や腹筋群の筋力低下,体幹や股関節の可動域制限,ハムストリングスの短縮など
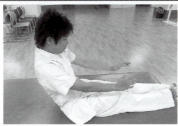 下肢の反動を利用して起き上がるパターン	頸部の屈曲筋群や腹筋群の筋力低下,体幹の可動域制限,下肢の筋力低下および協調運動障害など 小脳失調症や片麻痺患者の起き上がりで共同運動が機能しない症例では,下肢が挙上してしまい,円滑な起き上がり動作が困難となるケースもある.
上肢の反動を利用して起き上がるパターン	頸部の屈曲筋群や腹筋群の筋力低下,ハムストリングスの短縮 下肢の筋力低下および協調運動障害など

2) 背臥位から端座位までのパターン(on elbow からの起き上がり)

背臥位から側臥位を経て下肢をベッドの端から下ろして,上肢で体幹を支えながら(on elbow から on hand)起き上がるパターンである.運動学的には頸部を屈曲から動作を開始し,支持点となる肘のほうに頸部と体幹を回旋しながら,on elbow となる.次に体幹の回旋・屈曲を増大させながら下肢をベッドの端から下ろしながら前腕支持となる.さらに,支持側の肘を伸展させながら体幹を起こし,on hand を経て端座位となる.

メモ 体幹を起こすための方法
下肢をベッドの端から下ろすことによって,体幹を起こすために必要な前額面上の回転モーメントを得ることができる.

c. 起き上がり動作分析の実際

起き上がり動作の分析ポイント:背臥位から長座位への起き上がりは,主として体幹機能の役割が重要であるが,頸部,上下肢の機能も大きく関与することから動作パターンと機能障害との関係を考慮することが大切である.また,背臥位から端座位までのパターン(on elbow からの起き上がり)は,1) on elbow または前腕支持までの肩甲帯や体幹運動に伴う重心移動,2) 前腕支持から体幹を起こす機能があるかどうか,に着目して分析するとよい.

1) 背臥位から対称的に長座位へ起き上がるパターン

何らかの機能低下により上記のメカニズムが機能しない症例では,頸部,上下肢などの他の機能で代償して動作を行うため,この代償パターンと予測される機能障害の関連を理解しておくことが大切である(**図7**).また,図7に示した機能低下によって背臥位から対称的に長座位となる起き上がりができない時は,背臥位から一側上肢をついて起き上がるパターン(on elbow からの起き上がり)で起き上がりの可否を評価する.

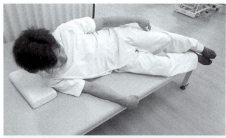
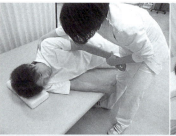

肩甲帯や体幹の回旋と屈曲運動が不十分で前腕支持になる前に起き上がろうとするケース

肩甲帯や体幹の回旋と屈曲運動を誘導・介助し前腕支持まで促す

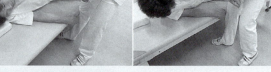

図8 起き上がり動作分析の実際
上段：on elbow または前腕支持に至るまでの評価．
下段：前腕支持後の体幹を起こすまでの評価．

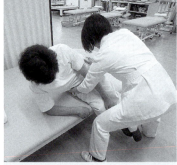
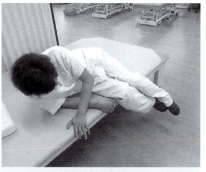

下肢をベッドの端から下すように誘導したり，骨盤や下肢を固定した場合の評価

on elbow とは反対側の上肢でベッドを押して体幹を起こしてくるパターン

> **メモ** 背臥位から一側上肢をついて起き上がるパターンの運動学的特徴
>
> このパターンでの起き上がり動作は，背臥位から片肘立位（on elbow）を経由することで支持基底面が広い状態を保ちながら重心の上方への移動が緩やかになることから安定性は高く，背臥位から対称的に長座位へ起き上がるパターンよりも難易度は低い．

2）背臥位から端座位までのパターン（on elbow からの起き上がり）

寝返りと同様に on elbow になる反対側の肩甲帯や体幹の回旋と屈曲が不十分で，重心が床方向（後方）に残ったままの状態すなわち on elbow（肘支持）から前腕支持となっていない場合には，側臥位からの起き上がりはできない．このため on elbow または前腕支持に至るまでの肩甲帯や体幹の回旋と屈曲運動を観察し，この運動が不十分な場合は誘導または介助することで on elbow または前腕支持になることが可能かどうかを評価することが必要となる（図8）．on elbow または前腕支持までに介助量が大きい場合は，寝返り動作と同様に on elbow になる側の上肢でベッドの端や柵を把持して肩甲帯や体幹を起き上がる方向に引きつける方法が適応となる．

また，on elbow から前腕支持に移行すると体幹を起こす動作に着目する．下肢をベッドの端から下ろすように誘導したり，骨盤や下肢を固定するだけで体幹を起こすことが可能であれば骨盤周囲や体幹機能には特に問題がなく，この方法での動作の獲得を目指す（図8）．一方，上述した誘導や介助によっても体幹を起こせない場合には，体幹機能の低下があるために別の方法での獲得を考慮する必要がある．具体的な方法としては，on elbow とは反対側の上肢でベッドを押して体幹を起こしてくるパターンが挙げられる（図8）．

6. 立ち上がり動作の分析

a. 立ち上がり動作とは

立ち上がり動作とは，「バランスを崩すことなく端座位から立位へと身体を上方へ引き上げること」である[4]．また，Vander Linden ら[5]は「立ち

図9 立ち上がり動作時の重心移動と支持基底面の変化

重心は，動作開始前から殿部離床までは前方移動，殿部離床から動作終了までは上方移動する．

支持基底面は，動作開始前では殿部・大腿部・足部で構成されているが，殿部離床以降は足部だけで構成される．

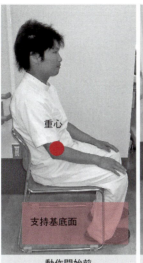
動作開始前

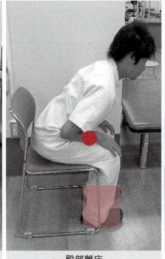
殿部離床

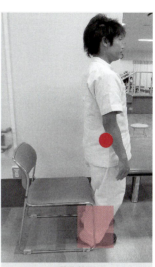
動作終了

上がり動作とは，下肢を伸展させながら殿部・大腿部・足部からなる広い支持基底面から新たに足部のみの狭い支持基底面へ移行すること」と定義している．

b. 健常成人の立ち上がり動作のバイオメカニクス

1) 時間的要因

健常人の立ち上がり動作の所要時間は報告によってばらつきがあるが，1秒の後半から2秒の前半である．また，多くの先行研究では，立ち上がり動作は椅子座位から殿部が離床するまでの相（第1相），殿部が離床した時点から立位までの相（第2相）に分けており[4,6,7]，その周期については，第1相が35％，第2相が65％である[4]．

2) 体幹・下肢の運動学的分析（図9）

健常人の立ち上がり動作では，まず体幹前傾させるために股関節屈曲から始まり，股関節の最大屈曲時に殿部が座面から離床する．その後，股関節と膝関節が伸展を始め，足関節の底屈が起こり，立ち上がり動作が終了する．

> **メモ　立ち上がり動作の下肢の関節運動**
>
> 股関節は最初40％までは屈曲し，その後60％は伸展運動を続ける．膝関節は立ち上がり動作全体を通して伸展方向にのみ動く．足関節は立ち上がり動作の最初の20％までは背屈し，その後は底屈する[8]．

立ち上がり動作の重心移動については，動作開始から殿部離床までの第1相ではほぼ水平，殿部離床後の第2相から上昇する[6]．第1相での足関節の背屈と股関節屈曲が重心の前方移動に，第2相での股関節伸展と膝関節伸展が重心の上方移動に関わる[9]．また，動作開始前では殿部・大腿部・足部で広い支持基底面を構成しているが，殿部離床以降は足部だけの狭い支持基底面となる．

3) 下肢の筋活動

立ち上がり動作における下肢の筋活動と主な役割は図10に示す通りである．立ち上がり動作における大殿筋は，第1相では遠心性収縮によって股関節屈曲を制御し，殿部離床から起立までの第2相では求心性収縮によって股関節伸展に働く．大腿四頭筋は第2相での膝関節伸展，ハムストリングスは第2相での股関節伸展，腓腹筋とヒラメ筋は第2相で足関節底屈運動と足関節の安定性に働く．また，前脛骨筋は，第1相での遠心性収縮によって足関節背屈を制御する．

4) 運動力学的分析（床反力と関節モーメントの関係）（図11）

立ち上がり動作は，体幹・股関節の屈曲から始まり，この運動により床反力作用点は足関節（支持基底面）に徐々に移行を始める．殿部離床時には床反力作用点は足関節（支持基底面）に移行する．このときの床反力ベクトルは股関節前方と膝

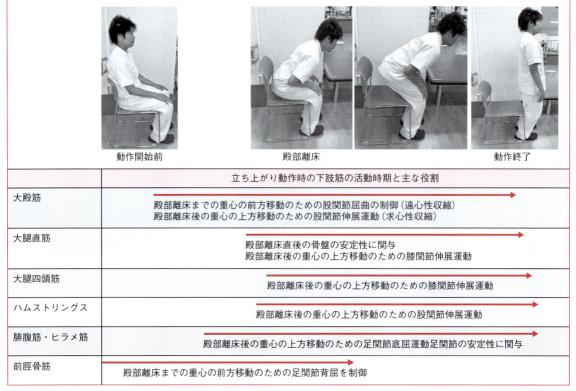

図10 立ち上がり動作時の下肢筋の活動時期と主な役割

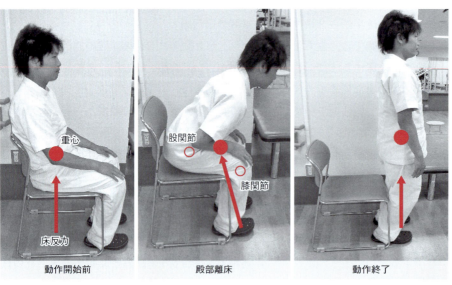

図11 立ち上がり動作時の床反力と関節モーメントの関係

関節後方を通ることから股関節と膝関節は屈曲モーメントが生じるために，股関節伸展筋と膝関節伸展筋が働く必要がある．また，殿部離床付近には股関節と膝関節の屈曲モーメントは最大となり，重心の上方への移動は股関節伸展筋と膝関節伸展筋の求心性収縮によって行われる．立ち上がり動作は，身体の重心を持ち上げるための十分な関節トルクを生み出すための下肢筋力が必要と

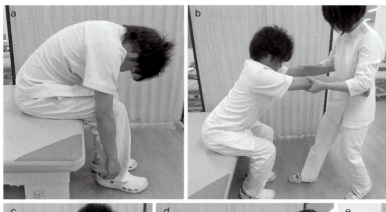
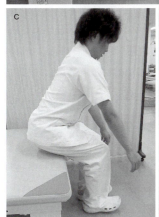
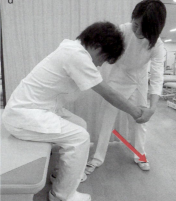
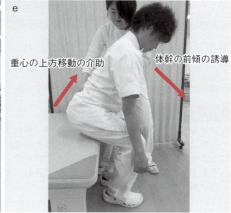

図12　立ち上がり動作の動作分析の実際（重心の前方移動）
a　体幹前傾はあるが骨盤後傾位で重心が十分に前方に移動していないケース
b　骨盤前傾を促す誘導や介助方法
c　重心移動が前方（足部）に移動する前に立ち上がろうとするケース
d　重心位置を前方（足部）に促す誘導や介助方法．矢印の方向の運動を意識させる．また，足部を後方に引くなどの誘導も必要となる．
e　体幹の前傾を誘導しながら，重心の上方移動を介助する．このとき，体幹の位置および上方移動のための介助量を評価しながら，下肢筋力との関連性を考える．

なる．重心がある程度上方に移動すると，股関節と膝関節の伸展モーメントは徐々に減少しながら立位となる．

c. 立ち上がりの動作分析の実際

立ち上がり動作の分析ポイント：立ち上がり動作の動作分析のポイントとして，1）重心の前方への（足部までの）移動は十分か，2）身体重心を持ち上げるために必要な下肢関節のトルクを生み出す筋力はあるか，であり，これらに着目しながら評価を行うとよい．

また，立ち上がり動作に関連する因子として，身体機能（座位姿勢，筋力，関節可動域，バランス能力など），動作課題（速度，足部の位置，体幹の動き，上肢の動きなど），環境因子（椅子の高さ，アームレストの有無，椅子の種類など）などが挙げられており[10,11]，これらの因子の影響も同時に考慮することが必要となる．

1) 重心の前方移動（足部まで）ができているか

片麻痺患者や円背のある高齢者などでは体幹前傾を促すように指示した場合においても実際には重心が十分に前方に移動していないことがある．これは立ち上がり時の骨盤前傾が少ないためと考えられており[12]，骨盤前傾を促すような誘導や介助を行い，立ち上がり動作の可否と骨盤運動との関連性を分析することが重要となる（図12）．また，パーキンソン病や小脳失調では，姿勢反射障

害や下肢の協調性運動障害のために前方への重心移動が不十分なまま（床反力作用点を足関節に移さないまま）立ち上がり動作を行うために，立ち上がりに失敗したり，後方へ転倒したりすることが多い．この場合は，前方への重心移動を促すような誘導・介助による評価・分析が必要となる（図12）．

また，足関節背屈制限や股・膝関節屈曲制限のある症例では，立ち上がりに必要な重心の前方移動を得ることができないことがある．下肢の関節可動域が改善可能であれば，関節可動域の拡大を図りながら立ち上がり動作の能力の向上を目指す．一方，関節可動域の改善を図ることができない症例では，何らかの代償運動が必要となる．

> **メモ　はずみをつけて立ち上がる方法**
> はずみをつけることで重心位置を足部に移動させるとともにその加速度で上方への重心移動を行うパターンもあり，多くの疾患で観察される．このパターンでの立ち上がりは，支持基底面内に重心が移動する前に臀部が離床するために安定性には欠ける．

2）身体重心を持ち上げるために必要な下肢関節のトルクを生み出す筋力はあるか

重心が足部に移行し，殿部離床後には身体の重心を持ち上げるための十分な関節トルクを生み出す下肢筋力が必要となる．しかし，身体重心を上方に持ち上げるために必要な筋力やバランス機能などを有していない症例では，機能に応じた代償運動や環境調整・物的介助による評価が必要となる．

a）代償運動

立ち上がり動作では，体幹を大きく屈曲することで床反力ベクトルが膝関節に近づくことから股関節のモーメントが増大するが，膝関節のモーメントが減少するために，少ない筋力でも立ち上がりが可能となる．このため，立ち上がりができない症例に対しては，体幹屈曲とともに身体を上方へ誘導・介助しながら，立ち上がり動作の可否と下肢筋力との関連性を評価することが必要となる．

> **メモ　体幹の前傾を大きくして立ち上がる方法**
> 立ち上がり動作時に体幹・股関節屈曲を大きくすると，重心位置を足部の支持基底面内に十分に移動させることができるので，安定した状態で立ち上がりが可能となるためにバランス機能の低下も代償することができる．

また，殿部離床後に体幹を前傾したまま膝関節の伸展を行うことで膝関節へのモーメントを消失させてから，次いで股関節の伸展運動を行う立ち上がりは安定性があることから，このパターンに誘導または介助した立ち上がり動作の評価も必要となる．

> **メモ　協調運動障害のある患者の立ち上がり方法**
> 小脳失調や片麻痺など下肢の協調運動障害のある症例の立ち上がり動作では，膝関節の伸展から行い次いで体幹・股関節を伸展させるパターンをとることがある[13]．

b）環境調整・物的介助

立ち上がり時の椅子の高さが高くなると，重心の前後・上方への移動距離が少なくなる．さらに，重心の上方移動のための股関節・膝関節伸展モーメントも少なくなるために動作が容易となることから，椅子の高さの変化による立ち上がりの可否の評価も必要となる．

後方または側方の車いすのアームレストや肘掛けを使った立ち上がりを行う場合，重心を上方へ持ち上げるための力を上肢で補うことができるので，膝関節や股関節伸展モーメントを軽減できる．さらに，前方にある手すりや平行棒を用いた立ち上がりを行う場合は，前方にある手すりや平行棒を把持して立ち上がりを行うことで，体幹の前傾による前方への重心移動と股関節・膝関節伸展による上方への重心移動を補うことができる．したがって，手すりやアームレストの位置を変えた時の立ち上がりの可否も重要な評価となる．

> **メモ　腰部疾患患者の立ち上がり**
> 体軸よりも後方でアームレストや肘掛けを上肢によって支持し，膝関節の伸展から行い，それから体幹・股関節を伸展させるパターンをとることが多い．

文献

1) Richter RR et al：Description of adult rolling movements and hypothesis of developmental sequences. Phys Ther 69：63-71, 1989
2) 田中幸子：寝返り動作の生体力学的特性と臨床への応用. 理学療法 27：97-303, 2010
3) 対馬栄輝ほか：起き上がり動作の生体力学的特性と臨床への応用. 理学療法 27：304-311, 2010
4) Roebroeck ME et al：Biomechanics and muscular activity during sit-to-stand transfer. Clin Biomech 9：235-244, 1994
5) Vander Linden DW et al：Variant and invariant characteristics of the sit-to-stand task in healthy elderly adults. Arch Phys Med Rehabil 75：653-660, 1994
6) Hirschfeld H et al：Coordinated ground forces exerted by buttocks and feet are adequately programmed for weight transfer during sit-to-stand. J Neurophysiol 82：3021-3029, 1999
7) Mazzà C et al：Biomechanic modeling of sit-to-stand to upright posture for mobility assessment of persons with chronic stroke. Arch Phys Med Rehabil 87：635-641, 2006
8) Nuzik S et al：Sit-to-stand movement pattern. A kinematic study. Phys Ther 66：1708-1713, 1986
9) Yu B et al：The effects of the lower extremity joint motions on the total body motion in sit-to-stand movement. Clin Biomech (Bristol, Avon) 15：449-455, 2000
10) Janssen WG et al：Determinants of the sit-to-stand movement：a review. Phys Ther 82：866-879, 2002
11) Boukadida A Determinants of sit-to-stand tasks in individuals with hemiparesis post stroke：A review. Ann Phys Rehabil Med 58：167-172, 2015
12) Messier S et al：Dynamic analysis of trunk flexion after stroke. Arch Phys Med Rehabil 85：1619-1624, 2004
13) Ada L et al：A kinematic analysis of recovery of the ability to stand up following stroke. Aust J Physiother 38：135-142, 1992

〔南角　学〕

Ⅱ. 各 論

1 関節可動域制限の評価

1. 関節可動域制限とは

関節可動域を測定することと関節可動域制限を評価することは大きく異なる．

いくら正確に関節可動域を測定できたとしても，それだけでは正常範囲ではないということや左右差があるということがわかるだけで，可動域制限の原因に関しての情報は全くわからない．例えば，膝関節屈曲の他動的可動域を測定し，膝関節屈曲可動域が90°ということを正確に測定できたとしても，それは膝関節屈曲の可動域制限があるということがわかるだけで，何が可動域制限の原因で，どのように理学療法を行うべきかという情報は何も得られない．すなわち，関節可動域を測定しただけでは，評価とはいえないということである．関節可動域制限の評価にあたっては，関節可動域の制限因子を探求することが重要であり，制限因子がわかれば，どのような理学療法を行うべきかが明らかとなる．

関節可動域制限の評価とは関節可動域制限の原因を明らかにし，制限因子に基づいた理学療法の指針を明確にできるものでなければならない．

2. 関節可動域制限の原因

a. 関節可動域制限因子の種類

関節可動域制限の原因を関節可動域制限因子と呼び，8つに分類することができる．

どのような原因によって関節可動域制限が生じているのかを理解することは，理学療法を行ううえで非常に重要である．関節可動域制限因子の違いによって可動域制限に対する理学療法アプローチは異なる（表1）．関節可動域制限因子は，1）痛み，2）皮膚の癒着や可動性（伸張性）の低下，3）関節包の癒着や短縮，4）筋・腱の短縮および筋

表1　関節可動域制限因子と理学療法

1) 痛み	物理療法，リラクゼーション
2) 皮膚の癒着や可動性（伸張性）の低下	皮膚のストレッチング
3) 関節包の癒着や短縮	関節包のストレッチング
4) 筋・腱の短縮および筋膜の癒着	筋腱複合体のストレッチング
5) 筋緊張増加（筋スパズム）	筋の軽い収縮，筋のストレッチング
6) 関節内運動の障害	関節包のストレッチング，モビライゼーション
7) 腫脹・浮腫	腫脹・浮腫の軽減
8) 骨の衝突	（禁忌）

膜の癒着，5）筋緊張の増加（筋スパズム），6）関節内運動の障害，7）腫脹・浮腫，8）骨の衝突 の8種類に分類できる．実際には可動域制限因子は1つではなく，多くの因子が混在していることが多い．

b. 関節可動域制限因子の評価

1) 痛み

手術直後やギプス固定をはずした直後，有痛性疾患における関節可動域制限因子として多くみられる．

関節可動域を評価する場合には，まず患者に関節を動かしているときに痛みや違和感が生じたら伝えるようオリエンテーションを行い，患者の表情やリラックスできているかをチェックしながら評価することが重要である．特に整形外科疾患術後に初めて関節可動域評価をする時は緊張して痛みも出現しやすい．このような場合，十分リラックスした状態で評価するために，最初から可動域制限が予想される関節から測定するのではなく，違う関節あるいは健側の関節を動かした後に当該関節の測定を始めたほうが良い．

痛みが制限因子の場合のエンドフィールは，無抵抗性のエンドフィール（「エンドフィール（endfeel：最終域感）」73頁参照）となる．すなわち，患者の痛みの訴えがあるため，それ以上他動的に可動域を増加させることができない場合である．さらに可動域を増加させようとすると防御収

縮を起こし，エンドフィールはスパズムに変化する．

痛みが制限因子である場合は物理療法を利用したり，リラクゼーションを行ったりして，できるだけ痛みを軽減させた状態で関節可動域を評価することが重要である．物理療法やリラクゼーションによって痛みが軽減した後に再度，関節可動域を測定すると可動域は改善し，エンドフィールが変化することがある．また，制限因子が痛みから軟部組織の短縮などに変化し，新たな制限因子が現れることも多い．そのため，痛みが制限因子の場合は，痛みを軽減させた後に再度，評価をするべきである．

痛みが制限因子の場合のリラクゼーションとして，重力を利用することが効果的である．例えば，座位で肩関節を屈曲するとリラクゼーションできずに痛みが生じやすいため，腹臥位で上肢をベッドから垂らし，重力を利用して徐々に肩屈曲していくと痛みを訴えない場合が多い（図1）．また，膝の屈曲では90°屈曲までは端座位とし，下腿を理学療法士が支え，重力を利用してゆっくり膝屈曲していく（図2）．もし患者が痛みを訴えたら，それ以上は屈曲せずに，その肢位でリラックスさせる．力が抜けてきたら，再び重力を利用して下腿を降ろしていき，徐々に屈曲角度を増やしていく．

このように痛みが制限因子の場合は，本来の可動域制限があるところで評価できていないため，痛みを軽減させてから評価することが重要である．

2）皮膚の癒着や可動性（伸張性）の低下

外傷，手術の術創，熱傷などにより皮膚の癒着や伸張性の低下が起こり，関節可動域が制限される．

皮膚の癒着や伸張性の低下があると関節可動域制限が生じやすい．正常の皮膚は非常に伸張性に優れているため関節可動域制限因子とならないが，術創などにより皮膚と軟部組織が癒着すると関節可動域制限が起こりやすい．エンドフィール

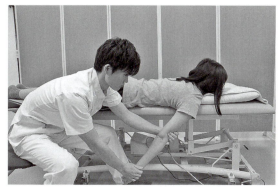

図1　肩関節に痛みがある場合の屈曲角度の測定

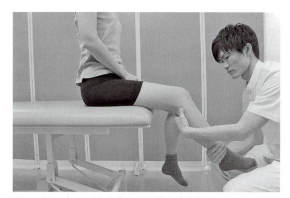

図2　膝に痛みがある場合の屈曲角度の測定

は軟部組織伸張性であり，皮膚が突っ張ったような感じがする．関節運動時には傷（術創）の周辺に痛みを訴える患者が多い．特に術創周辺の皮膚が癒着していることが多く，術創の周辺の皮膚を指で押し，癒着しているかどうかの確認が重要である．ただし，術創の回復には10日〜2週間程度かかるため，抜糸までの期間は傷に直接触れてはいけない．また，抜糸しても傷の回復が悪い場合は，皮膚を押すことで傷が開いてしまう可能性もあり，慎重に評価する必要がある．

3）関節包の癒着や短縮

関節周囲の手術や長期間の関節固定による関節包の癒着や短縮によって関節可動域は制限される．

関節包の癒着や短縮の場合のエンドフィールは，かなり硬い軟部組織伸張性であることが多い．可動域の最終域付近までは抵抗感が少なく柔らかい感じであるのが最終域付近で急に硬くなる

ような最終域感であれば，関節包由来の拘縮を疑う．

関節包の短縮により可動域は大きく制限され，改善にも時間がかかることが多い．また，関節包が短縮することにより関節内運動の障害が起こる．

4) 筋・腱の短縮および筋膜の癒着

ギプス固定，外傷，手術による筋・腱の短縮や筋膜の癒着によって関節可動域は制限される．

骨格筋は短縮位で固定されると筋節が減少し，筋の短縮や伸張性低下が生じる．また，外傷や手術による侵襲によっても筋の伸張性は低下する．可動域制限因子のなかでも筋や腱といった軟部組織が原因となることは非常に多い．

エンドフィールは軟部組織伸張性であり，最終域に近づくに従って徐々に抵抗感は大きくなる．

5) 筋緊張の増加（筋スパズム）

局所的で持続的な筋緊張の亢進状態（筋スパズム）により関節可動域は制限される．

持続的な痛みがあると筋緊張が亢進し，筋の伸張に対する抵抗が生じる．筋の収縮（筋緊張）による筋短縮はみられるが，コラーゲン線維の架橋形成などの構造的な筋短縮はない．姿勢異常（アライメントの異常）や筋力のアンバランスなどがあると，一部の筋にストレスがかかりやすくなり，筋緊張が増加するため，当該筋に対する治療だけではなく，姿勢の改善や他筋の筋力増強などが必要になる場合が多い．

エンドフィールはスパズム性であり，最終域で急に筋緊張が亢進し制限が生じる場合と可動域全体にわたって抵抗感（筋スパズム）が感じられる場合とがある．

6) 関節内運動の障害

関節の遊び運動（joint play）や構成運動の障害により関節可動域は制限される．

これらの動きが障害されると関節可動域は制限される．関節内運動の障害は関節包の短縮に起因することが多い．

エンドフィールは軟部組織伸張性が多いが，無抵抗性，スパズム性，弾性制止性とさまざまな場合がある．

関節の遊びの左右差の評価や構成運動が正常に起こっているかの評価が重要である．

関節の遊び運動は随意運動では困難であり，正常な関節の遊び運動は関節可動域を獲得するために必要である．

> **メモ　関節内運動**
>
> 屈曲，外転などの関節角度変化を伴う骨運動に対して，骨運動を伴わない外力が加えられた時の関節面の動き，あるいは骨運動に伴って動く関節面の動きを関節内運動と呼ぶ．骨運動に対して，関節内運動は副運動とも呼ばれ，関節の遊び運動と構成運動とに分類される．関節の遊び運動とは，骨運動は起こさず（関節角度は変化させず）他動的外力を加えた場合の運動であり，滑りと離開がある．構成運動とは自動運動や他動運動時の骨運動に伴う関節面の相互の動きであり，滑り（並進・回旋），転がり，軸回旋がある．

7) 腫脹・浮腫

外傷後の腫脹あるいはさまざまな原因による浮腫によって関節可動域は制限される．

腫脹や浮腫が長く続くと，腫脹や浮腫が改善された後も関節可動域制限が残存しやすい．そのため，腫脹や浮腫をできるだけ早く除去することが可動域の獲得に最も重要である．

腫脹や浮腫の程度が大きいとエンドフィールは軟部組織接触性に近くなる．

8) 骨の衝突

関節構成体の変形などによる骨の衝突によって関節可動域は制限される．

エンドフィールは骨性に近くなる．理学療法の対象ではなく，関節可動域の改善を目的とした関節可動域運動は禁忌である．

3. 評価のポイント

関節可動域制限の評価のポイントは，いかにして関節可動域制限が起こっている原因（関節可動域制限因子）を明確にしていくかということにつきる．関節可動域制限因子を特定するためには，エンドフィール，二関節筋を考慮した可動域の測

定，患者の主観的感覚の3つが重要である．自動可動域の測定ではこれらの情報は得られないため，可動域の測定にあたっては他動可動域を測定するのが基本である．

> **メモ　自動可動域（active ROM）と他動可動域（passive ROM）**
>
> 自動可動域とは，患者自身が自力で動かせる可動域のことであり，他動可動域とはセラピストにより動かされる可動域である．自動可動域は筋力や協調性の影響を受けるため可動域制限因子の評価には適さないが，他動可動域をどの程度実際の状況下で使うことができるのかを把握するには適している．一般的には他動可動域の方が自動可動域よりも大きいが，他動運動に対する筋緊張が大きい場合などは自動可動域と他動可動域が逆転する場合がある．

a. エンドフィール（endfeel：最終域感）

他動運動の最終域でセラピストが感じる抵抗感をエンドフィール（最終域感）と呼ぶ．

関節可動域制限因子の評価において，エンドフィールを評価することは，関節可動域がどの程度であるかという評価よりも重要であるといっても過言ではない．ただし，すべての関節可動域のエンドフィールを評価する必要はなく，制限がある関節可動域のエンドフィールのみを評価・記録すれば良い．

エンドフィールは他動的関節可動域を測定する時の最終可動域で評価する．エンドフィールの評価の際には，最終域で強い負荷を加え過ぎないように十分注意する．特に関節可動域制限がある関節に対する他動運動では常にこの最終域での感覚を探り，可動域の変化だけでなく，エンドフィールの変化も意識して評価しておくことが必要である．以下にCyriaxの分類[1]を参考にした基本的な6つのエンドフィールをあげる（**表2**）．どれにも当てはまらない場合は，自分の言葉でエンドフィールを記録しておくと良い．

1) 骨性（bone to bone）

硬く，弾力のない最終域感．

骨が接触してこれ以上全く動かないような感覚で関節可動域の最終域で突然急にコツンと骨と骨が接触するような感じがする．痛みはないが，さ

表2　エンドフィール（endfeel：最終域感）

> 1) 骨性（bone to bone）
>   硬く，弾力のない最終域感で骨が接触してこれ以上全く動かないような感覚
> 2) 軟部組織接触性（soft tissue approximation）
>   弾力性のある軟部組織（特に筋）が圧迫されて運動が止まる最終域感（柔軟な衝突感）
> 3) 軟部組織伸張性（tissue stretch）
>   少し弾力のある硬いバネ様の最終域感
> 4) 筋スパズム性（muscle spasm）
>   他動運動中に突然運動がさえぎられるような急な硬い最終域感であり，痛みを伴うことが多い
> 5) 無抵抗性（empty）
>   他動運動中に突然，患者の痛みや恐怖心の訴えによって他動運動ができなくなる場合で，構造的な抵抗感はなく，何も感じない最終域感
> 6) 弾性制止性（springy block）
>   跳ね返るような最終域感で伸張するような感じはない

らに関節を動かそうと力を加えると強い痛みを訴える場合が多い．

このような骨性のエンドフィールは，正常な肘関節伸展運動で認められる．肘関節の完全伸展位では，尺骨の滑車切痕と上腕骨の滑車が衝突するため骨性のエンドフィールとなる．正常可動域に達する前に骨性のエンドフィールを感じる場合は，骨折あるいはリウマチや変形性関節症による関節内の骨変形などにより骨性に制限されている可能性が高い．この場合は，これ以上の関節可動域の改善は望めず，関節可動域運動は禁忌となるため，関節面の変形などをX線により確認することが重要である．

2) 軟部組織接触性（soft tissue approximation）

弾力性のある軟部組織（特に筋）が圧迫されて運動が止まる最終域感．

柔軟な筋と筋とが接触して止まっているような感覚で，さらに関節を動かそうと力を加えると何かを押しつぶしているような感じがする．

このような軟部組織接触性のエンドフィールは，正常な肘関節屈曲や膝関節屈曲の際に認められる．非常に痩せていて筋腹が少ない人の肘関節屈曲では骨と骨の接触感（骨性）のエンドフィールになることもある．非常に太っている人やリン

パ浮腫のように浮腫が強い場合には，正常可動域に達する前に軟部組織接触性のエンドフィールを感じる場合が多い．

3）軟部組織伸張性（tissue stretch）

少し弾力のある硬いバネ様の最終域感．弾性のあるゴムを引っ張っているような感覚．

このような軟部組織伸張性のエンドフィールは，正常な肩関節外旋や下肢伸展挙上（SLR），中手指節関節伸展などで認められる．筋，関節包，腱，靱帯が主要な制限となる．正常な軟部組織伸張感では，運動の最終域に近づくにつれて，弾性のあるバネ様の抵抗感が強まるような感じがする．この感覚は組織の太さによって異なり，アキレス腱（足関節背屈運動）の場合は非常に強い弾性感覚となり，手関節掌屈運動では軽い弾性感覚となる．

ギプス固定後や廃用性による可動域制限の場合は，軟部組織伸張性のエンドフィールを示すことが多い．

病的なエンドフィールとして，軟部組織伸張性をさらに関節包伸張性と筋伸張性に分けることもできる[2]．

関節包伸張性は関節包や靱帯の短縮や癒着が原因であり，最終域で急に硬くバネ様の感じがある．通常，筋スパズムは関節を動かす速度が速い場合か手術直後や炎症期以外には生じない．

筋伸張性は筋や腱の短縮や筋緊張が原因であり，ハムストリングスや腓腹筋の短縮のときに感じられるエンドフィールである．可動域の中間域に抵抗感が始まり，最終域に達するまで抵抗感が増加するように感じられる．最終域において，伸張された筋の伸張痛を訴えることが多い．また筋スパズムを伴うこともある．

4）筋スパズム性（muscle spasm）

他動運動中に突然運動がさえぎられるような急な硬い最終域感．

全く抵抗感なく他動運動を行っている時に急に筋収縮によって動きが止められたような感覚で痛みを伴うことが多い．

このような筋スパズム性のエンドフィールは正常関節にはみられない．筋スパズム性のエンドフィールは，早い筋スパズム（early muscle spasm）と遅い筋スパズム（late muscle spasm）に分類されることがある[2]．前者は可動域の早期に出現するもので，多くは運動開始とともに生じ，炎症や急性期症状を意味している．後者は可動域の最終域付近において認められるものである．関節不安定性がある患者において，運動に対して過敏になることで起こることが多い．一例として，肩前方脱臼に対する不安定感検査の際にみられる．両者の筋スパズムとも，関節を他動的に動かされた際に関節を保護するため，もしくはさらに症状が悪化しないよう無意識に作用するものと考えられる．そのため，検者が運動を速く行うほど，筋スパズムを生じる割合が高くなることが多い．

5）無抵抗性（empty）

何も感じない最終域感．

他動運動中に突然，患者の痛みや恐怖心の訴えによって他動運動ができなくなる場合で，構造的な抵抗感はない．

このようなエンドフィールは正常関節にはない．手術直後に他動的運動をする場合や有痛性の関節をセラピストが初めて動かす場合に起こりやすい．無抵抗性エンドフィールと評価した関節角度からさらに関節を動かそうとすると筋スパズムのエンドフィールに変化することが多い．

6）弾性制止性（springy block）

跳ね返るような最終域感．

このようなエンドフィールは正常ではみられず，伸張するような感じはない．

半月板のある関節内に生じることが多く，例えば膝の半月板が離断して関節がブロックされた状態や完全伸展が不可能な際に感じられる．臨床において，弾性制止性のエンドフィールを感じることは少ないが，関節包が非常に硬い場合などに跳ね返るようなエンドフィールを感じることがあり，関節可動域の回復に難渋することが多い．

b. 二関節筋を考慮した関節可動域の測定

筋の短縮（伸張性の低下）を評価する場合に，一般的な関節可動域測定（二関節筋を緩めた肢位での測定）だけでなく二関節筋を伸張した肢位での測定を行うことによって，二関節筋の短縮を特定することが可能である．

下肢の代表的な関節で例を示す．

1) 足関節背屈制限

膝関節伸展位での足関節背屈角度と膝屈曲位での足関節背屈角度を測定し比較する．

膝伸展位で背屈角度が制限され，膝屈曲位で背屈角度が大きく増加すれば，膝関節屈曲と足関節底屈作用を持つ二関節筋（腓腹筋と足底筋）が短縮している可能性が高い．

膝関節伸展位でも屈曲位でも足関節背屈角度が同じ程度制限されている場合は，逆に腓腹筋と足底筋の短縮はないと考えられる．この場合の筋の短縮の可能性は，腓腹筋と足底筋以外の足関節を底屈できる筋（ヒラメ筋，後脛骨筋，長母趾屈筋，長趾屈筋，長腓骨筋，短腓骨筋）すべてに短縮の可能性がある（一般的にはヒラメ筋であることが多い）．

さらにこれらの筋の短縮を調べるために，足関節外がえし（外反）と内がえし（内反）位での足関節背屈角度を比較する．

外がえし位の方が内がえし位よりも背屈が制限される場合は，内がえし作用を持つ筋（後脛骨筋，長母趾屈筋，長趾屈筋）が短縮している．逆に内がえし位の方が外がえし位よりも背屈制限が大きい場合は，外がえし作用を持つ筋（長腓骨筋，短腓骨筋）が短縮している．外がえし，内がえしで大きな背屈制限の差がなければヒラメ筋の短縮による．また，長母趾屈筋の短縮の場合は，背屈に伴い母趾の屈曲が，長趾屈筋の場合は背屈に伴い第2～5趾の屈曲が起こる．

膝関節屈曲位と伸展位で足関節背屈可動域が同程度制限されている場合は，筋の短縮だけでなく関節包の短縮，関節内運動の障害，骨の衝突，浮腫，痛み，皮膚の伸張性の低下などの可能性がある．

2) 膝関節屈曲制限

股関節伸展位での膝関節屈曲角度と股関節屈曲位での膝関節屈曲角度を測定し比較する．

股伸展位で膝屈曲角度が制限され，股屈曲位で膝関節屈曲角度が大きく増加すれば，膝関節伸展と股関節屈曲作用を持つ二関節筋（大腿直筋）が短縮している可能性が高い．

股関節伸展位でも屈曲位でも膝関節屈曲角度が同じ程度制限されている場合は，逆に大腿直筋の短縮はないと考えられる．この場合は，単関節筋である内側広筋，外側広筋，中間広筋に短縮の可能性がある．この3筋の見分け方は，伸張時の伸張痛や圧痛の部位により決定するが，3筋が同程度短縮している場合も多い．

股関節屈曲位と伸展位で膝関節屈曲可動域が同程度制限されている場合は，筋の短縮だけでなく関節包の短縮，関節内運動の障害，骨の衝突，浮腫，痛み，皮膚の伸張性の低下などの可能性がある．

3) 膝関節伸展制限

股関節伸展位での膝関節伸展角度と股関節屈曲位での膝関節伸展角度を測定し比較する．

股屈曲位で膝伸展角度が制限され，股伸展位で膝関節伸展角度が大きく増加すれば，膝関節屈曲と股関節伸展作用を持つ二関節筋であるハムストリングス（大腿二頭筋長頭，半膜様筋，半腱様筋）が短縮している可能性が高い．

逆に股伸展位で膝伸展角度が制限され，股屈曲位で膝関節伸展角度が大きく増加すれば，膝関節屈曲と股関節屈曲作用を持つ二関節筋（縫工筋と薄筋）が短縮している可能性が高い．ただし，膝の伸展制限にこの2つの筋が関わっていることは臨床上ほとんどない．

股関節伸展位でも屈曲位でも膝関節伸展角度が同じ程度制限されている場合は，股・膝関節の二関節筋であるハムストリングスや縫工筋，薄筋の短縮はないと考えられる．この場合の筋の短縮の可能性は，他の膝屈曲の作用を持つ筋（大腿二頭筋短頭，膝窩筋，腓腹筋，足底筋）に短縮の可能

性がある．

　さらにこれらの筋の短縮を調べるために，足関節背屈位と底屈位で膝伸展角度を比較する．足関節背屈位よりも底屈位の方が膝関節伸展角度が増加したら，膝屈曲足底屈作用を持つ腓腹筋と足底筋の短縮の可能性がある．

　股関節屈曲位と伸展位で膝関節伸展可動域が同程度制限されている場合は，筋の短縮だけでなく関節包の短縮，関節内運動の障害，骨の衝突，浮腫，痛み，皮膚の伸張性の低下などの可能性がある．

4）股関節屈曲制限

　膝関節伸展位での股関節屈曲角度と膝関節屈曲位での股関節屈曲角度を測定し比較する．

　膝伸展位で股屈曲角度が制限され，膝屈曲位で股屈曲角度が大きく増加すれば，膝関節屈曲と股関節伸展作用を持つ二関節筋であるハムストリングス（大腿二頭筋長頭，半膜様筋，半腱様筋）が短縮している可能性が高い．

　膝関節伸展位でも屈曲位でも股関節屈曲角度が同じ程度制限されている場合は，ハムストリングス以外の股関節伸展作用を持つ単関節筋（大殿筋，中殿筋後部線維，小殿筋後部線維，大内転筋後部線維）に短縮の可能性がある．

　膝関節屈曲位と伸展位で股関節屈曲可動域が同程度制限されている場合は，筋の短縮だけでなく関節包の短縮，関節内運動の障害，骨の衝突，浮腫，痛み，皮膚の伸張性の低下などの可能性がある．

c. 関節可動域測定中の患者の主観的感覚

　上記に示したように関節可動域の測定では，セラピストが感じるエンドフィールの評価が非常に重要であるが，同時に関節可動域の最終域で患者がどのように感じているか（患者の主観的な感覚）を聴取することも重要である．

　「どのような感じがするか？　挟まっているような感じか？　つままれているような感じか？」「どこが痛いか？」「どこが伸張されているか？」などについて詳細に聞くことは関節可動域制限因子を特定するうえで有用な情報となる．例えば伸張している筋に伸張痛を訴えるなら筋が制限因子である可能性が高いということになる．また全く違う部位に痛みを訴える場合は，神経が伸張されたり圧迫されたりして神経の支配領域に痛みがでている可能性も考えられる．

　患者の主観的な感覚の例として，他動的な足関節背屈時に下腿三頭筋の伸張痛を訴えた場合は，下腿三頭筋の短縮が制限因子である可能性が高いが，関節前面に痛みを訴える場合は，関節内運動の障害や関節包の短縮が考えられる．この場合には，さらに関節内運動を評価する必要がある．関節モビライゼーションの評価と手技は，ほぼ同じものであり，関節の遊び運動の制限や構成運動の障害を健側と比較することで制限因子を特定する．

4．評価の実際

a. 関節可動域測定の準備

　術後の患者や痛みを訴える患者の関節可動域を測定する場合，リラクゼーションは非常に重要である．

　そのためには，いきなり個々の関節可動域を測定するのではなく，まずは問診しながら簡単に上下肢・体幹の動きを評価し，どこが正常で，どこの関節に制限がみられそうなのか，どこの関節に痛みがありそうなのかを把握してから，個々の関節の測定を行うことが重要である．

b. 関節可動域の測定

　各関節可動域の測定方法を表3に示した[3]．問題点も指摘されているが，現時点ではこの日本整形外科学会・日本リハビリテーション医学会が制定した「関節可動域表示ならびに測定法」に示された方法で行うのが一般的である．この表に各関節可動域の測定方法の詳細が記載されているので，本書では各測定方法に関する説明は省く．

c. 筋短縮テスト[4]

　筋の短縮を明確に評価することは，非常に重要である．

表3　関節可動域表示ならびに測定法（2022年4月改訂）
Ⅱ．上肢測定

部位名	運動方向	参考可動域角度	基本軸	移動軸	測定肢位および注意点	参考図
肩甲帯 shoulder girdle	屈曲 flexion	0〜20	両側の肩峰を結ぶ線	頭頂と肩峰を結ぶ線		
	伸展 extension	0〜20				
	挙上 elevation	0〜20	両側の肩峰を結ぶ線	肩峰と胸骨上縁を結ぶ線	背面から測定する	
	引き下げ（下制） depression	0〜10				
肩 shoulder（肩甲帯の動きを含む）	屈曲（前方挙上） forward flexion	0〜180	肩峰を通る床への垂直線（立位または座位）	上腕骨	前腕は中間位とする 体幹が動かないように固定する 脊柱が前後屈しないように注意する	
	伸展（後方挙上） backward extension	0〜50				
	外転（側方挙上） abduction	0〜180	肩峰を通る床への垂直線（立位または座位）	上腕骨	体幹の側屈が起こらないように 90°以上になったら前腕を回外することを原則とする ⇨［Ⅵ. その他の検査法］参照	
	内転 adduction	0				
	外旋 external rotation	0〜60	肘を通る前額面への垂直線	尺骨	上腕を体幹に接して，肘関節を前方90°に屈曲した肢位で行う 前腕は中間位とする ⇨［Ⅵ. その他の検査法］参照	
	内旋 internal rotation	0〜80				
	水平屈曲 horizontal flexion（horizontal adduction）	0〜135	肩峰を通る矢状面への垂直線	上腕骨	肩関節を90°外転位とする	
	水平伸展 horizontal extension（horizontal abduction）	0〜30				
肘 elbow	屈曲 flexion	0〜145	上腕骨	橈骨	前腕は回外位とする	
	伸展 extension	0〜5				

表3 つづき

部位名	運動方向	参考可動域角度	基本軸	移動軸	測定肢位および注意点	参考図
前腕 forearm	回内 pronation	0〜90	上腕骨	手指を伸展した手掌面	肩の回旋が入らないように肘を90°に屈曲する	
	回外 supination	0〜90				
手 wrist	屈曲（掌屈） flexion (palmar flexion)	0〜90	橈骨	第2中手骨	前腕は中間位とする	
	伸展（背屈） extension (dorsiflexion)	0〜70				
	橈屈 radial deviation	0〜25	前腕の中央線	第3中手骨	前腕を回内位で行う	
	尺屈 ulnar deviation	0〜55				

表3 つづき
Ⅲ. 手指測定

部位名	運動方向	参考可動域角度	基本軸	移動軸	測定肢位および注意点	参考図
母指 thumb	橈側外転 radial abduction	0〜60	示指（橈骨の延長上）	母指	運動は手掌面とする 以下の手指の運動は，原則として手指の背側に角度計をあてる	
	尺側内転 ulnar adduction	0				
	掌側外転 palmar abduction	0〜90			運動は手掌面に直角な面とする	
	掌側内転 palmar adduction	0				
	屈曲（MCP） flexion	0〜60	第1中手骨	第1基節骨		
	伸展（MCP） extension	0〜10				
	屈曲（IP） flexion	0〜80	第1基節骨	第1末節骨		
	伸展（IP） extension	0〜10				

表3 つづき

部位名	運動方向	参考可動域角度	基本軸	移動軸	測定肢位および注意点	参考図
指 finger	屈曲 (MCP) flexion	0～90	第2～5中手骨	第2～5基節骨	⇨ [Ⅵ. その他の検査法] 参照	
	伸展 (MCP) extension	0～45				
	屈曲 (PIP) flexion	0～100	第2～5基節骨	第2～5中節骨		
	伸展 (PIP) extension	0				
	屈曲 (DIP) flexion	0～80	第2～5中節骨	第2～5末節骨	DIPは10°の過伸展をとりうる	
	伸展 (DIP) extension	0				
	外転 abduction		第3中手骨延長線	第2,4,5指軸	中指の運動は橈側外転, 尺側外転とする ⇨ [Ⅵ. その他の検査法] 参照	
	内転 adduction					

表3 つづき
Ⅳ. 下肢測定

部位名	運動方向	参考可動域角度	基本軸	移動軸	測定肢位および注意点	参考図
股 hip	屈曲 flexion	0～125	体幹と平行な線	大腿骨（大転子と大腿骨外顆の中心を結ぶ線）	骨盤と脊柱を十分に固定する 屈曲は背臥位, 膝屈曲位で行う 伸展は腹臥位, 膝伸展位で行う	
	伸展 extension	0～15				
	外転 abduction	0～45	両側の上前腸骨棘を結ぶ線への垂直線	大腿中央線（上前腸骨棘より膝蓋骨中心を結ぶ線）	背臥位で骨盤を固定する 下肢は外旋しないようにする 内転の場合は，反対側の下肢を屈曲挙上してその下を通して内転させる	
	内転 adduction	0～20				
	外旋 external rotation	0～45	膝蓋骨より下ろした垂直線	下腿中央線（膝蓋骨中心より足関節内外果中央を結ぶ線）	背臥位で，股関節と膝関節を90°屈曲位にして行う 骨盤の代償を少なくする	
	内旋 internal rotation	0～45				

表3 つづき

部位名	運動方向	参考可動域角度	基本軸	移動軸	測定肢位および注意点
膝 knee	屈曲 flexion	0〜130	大腿骨	腓骨（腓骨頭と外果を結ぶ線）	屈曲は股関節を屈曲位で行う
	伸展 extension	0			
足関節・足部 foot and ankle	外転 abduction	0〜10	第2中足骨長軸	第2中足骨長軸	膝関節を屈曲位，足関節を0度で行う
	内転 adduction	0〜20			
	背屈 dorsiflexion	0〜20	矢状面における腓骨長軸への垂直線	足底面	膝関節を屈曲位で行う
	底屈 plantar flexion	0〜45			
	内がえし inversion	0〜30	前額面における下腿軸への垂直線	足底面	膝関節を屈曲位，足関節を0度で行う
	外がえし eversion	0〜20			
第1趾, 母趾 great toe, big toe	屈曲（MTP）flexion	0〜35	第1中足骨	第1基節骨	以下の第1趾，母趾，趾の運動は，原則として趾の背側に角度計をあてる
	伸展（MTP）extension	0〜60			
	屈曲（IP）flexion	0〜60	第1基節骨	第1末節骨	
	伸展（IP）extension	0			
趾 toe, lesser toe	屈曲（MTP）flexion	0〜35	第2〜5中足骨	第2〜5基節骨	
	伸展（MTP）extension	0〜40			
	屈曲（PIP）flexion	0〜35	第2〜5基節骨	第2〜5中節骨	
	伸展（PIP）extension	0			
	屈曲（DIP）flexion	0〜50	第2〜5中節骨	第2〜5末節骨	
	伸展（DIP）extension	0			

表3 つづき
Ⅴ. 体幹測定

部位名	運動方向		参考可動域角度	基本軸	移動軸	測定肢位および注意点	参考図
頸部 cervical spine	屈曲（前屈） flexion		0〜60	肩峰を通る床への垂直線	外耳孔と頭頂を結ぶ線	頭部体幹の側面で行う 原則として腰かけ座位とする	
	伸展（後屈） extension		0〜50				
	回旋 rotation	左回旋	0〜60	両側の肩峰を結ぶ線への垂直線	鼻梁と後頭結節を結ぶ線	腰かけ座位で行う	
		右回旋	0〜60				
	側屈 lateral bending	左側屈	0〜50	第7頸椎棘突起と第1仙椎の棘突起を結ぶ線	頭頂と第7頸椎棘突起を結ぶ線	体幹の背面で行う 腰かけ座位とする	
		右側屈	0〜50				
胸腰部 thoracic and lumbar spines	屈曲（前屈） flexion		0〜45	仙骨後面	第1胸椎棘突起と第5腰椎棘突起を結ぶ線	体幹側面より行う 立位，腰かけ座位または側臥位で行う 股関節の運動が入らないように行う	
	伸展（後屈） extension		0〜30			⇨ [Ⅵ．その他の検査法]参照	
	回旋 rotation		0〜40	両側の後上腸骨棘を結ぶ線	両側の肩峰を結ぶ線	座位で骨盤を固定して行う	
			0〜40				
	側屈 lateral bending		0〜50	ヤコビー（Jacoby）線の中点にたてた垂直線	第1胸椎棘突起と第5腰椎棘突起を結ぶ線	体幹の背面で行う 腰かけ座位または立位で行う	
			0〜50				

表3 つづき
Ⅵ. その他の検査法

部位名	運動方向	参考可動域角度	基本軸	移動軸	測定肢位および注意点	参考図
肩 shoulder (肩甲骨の動きを含む)	外旋 external rotation	0〜90	肘を通る前額面への垂直線	尺骨	前腕は中間位とする 肩関節は90°外転し,かつ肘関節は90°屈曲した肢位で行う	
	内旋 internal rotation	0〜70				
	内転 adduction	0〜75	肩峰を通る床への垂直線	上腕骨	20°または45°肩関節屈曲位で行う 立位で行う	
母指 thumb	対立 opposition				母指先端と小指基部(または先端)との距離(cm)で表示する	
指 finger	外転 abduction		第3中手骨延長線	2,4,5指軸	中指先端と2,4,5指先端との距離(cm)で表示する	
	内転 adduction					
	屈曲 flexion				指尖と近位手掌皮線(proximal palmar crease)または遠位手掌皮線(distal palmar crease)との距離(cm)で表示する	
胸腰部 thoracic and lumbar spines	屈曲 flexion				最大屈曲は,指先と床との間の距離(cm)で表示する	

表3 つづき
Ⅶ. 顎関節計測

顎関節 temporomandibular joint	開口位で上顎の正中線で上歯と下歯の先端との間の距離(cm)で表示する 左右偏位(lateral deviation)は上顎の正中線を軸として下歯列の動きの距離を左右ともcmで表示する 参考値は上下第1切歯列対向縁線間の距離5.0cm,左右偏位は1.0cmである

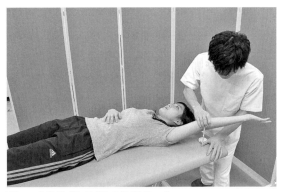

図3 大胸筋（胸骨部）の短縮テスト

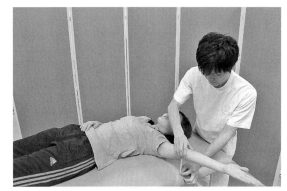

図4 大胸筋（鎖骨部）の短縮テスト

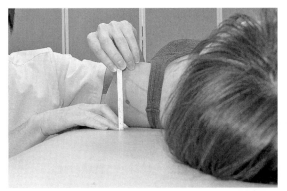

図5 小胸筋の短縮テスト

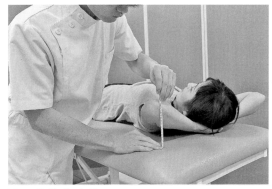

図6 胸筋群の短縮テスト

　代表的な筋の短縮テストを下記に示した．短縮の有無だけでなく，可能な限り角度計やメジャーを用いて定量的に評価することが望ましい．

1) 大胸筋（胸骨部）（図3）

　被検者は背臥位とし，肘関節伸展位・肩関節外旋位で検者が他動的に肩関節を屈曲する．この肢位から最終的に肩外転135°位となるように検査台に向かって上肢を降ろしていく．正常であれば検査台につくまで上肢を降ろすことが可能だが，大胸筋胸骨部に短縮がある場合は検査台と上肢との間に隙間ができる．この検査台面と外側上顆間の距離をメジャーで測定する．

2) 大胸筋（鎖骨部）（図4）

　被検者は背臥位とし，肘関節伸展位・肩関節外旋位で検者が他動的に肩関節を屈曲する．この肢位から最終的に肩外転90°位となるように検査台に向かって上肢を降ろしていく．正常であれば上肢は検査台につくが，大胸筋鎖骨部に短縮がある場合は検査台と上肢の間に隙間ができる．検査台面と外側上顆間の距離をメジャーで測定する．

3) 小胸筋（図5）

　被検者は背臥位とし，両上肢は体側にリラックスした状態でつける．烏口腕筋と上腕二頭筋の影響を避けるため，肩関節が伸展しないように，肘関節は軽度屈曲位にして肘の下にタオルなどを置く．肩甲骨の前傾が見られないのを正常とし，肩峰後方と検査台面の間の距離をメジャーで測定する．

4) 胸筋群（図6）

　被検者は背臥位で両手を頭の後ろで軽く組み，肘を検査台面の方向に降ろしていく．肘頭と検査台面の間の距離をメジャーで測定する．

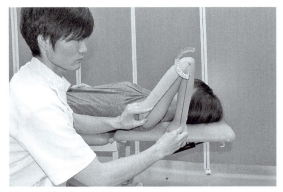

図7　上腕三頭筋の短縮テスト

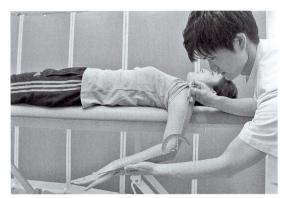

図8　上腕二頭筋の短縮テスト

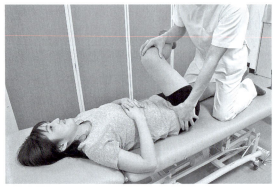

図9　梨状筋・中殿筋後部線維の短縮テスト

5）上腕三頭筋（図7）

　被検者は背臥位あるいは座位とする．肩関節完全屈曲位から肘関節を屈曲し，ゴニオメーターで肘関節屈曲角度を計測する．この検査は正常な肩関節屈曲可動域を有しない場合は実施困難である．また，背臥位よりも座位のほうがこの肢位を取りやすい場合が多い．正常であれば，最終位まで肘関節は完全屈曲する．

6）上腕二頭筋（図8）

　被検者は背臥位とし，肘関節屈曲位・前腕回内位で肩関節が完全伸展位となるまで上肢を検査台側面から下垂させる．その肢位から前腕回内位のまま，肘関節を伸展していく．正常であれば，肘関節は完全伸展する．

7）梨状筋・中殿筋後部線維（図9）

　背臥位で検査側の股関節を90°以上屈曲し，さらに股関節外旋位で股関節屈曲・内転を加える．正常値に関して統一した見解はないので，被検者の訴えと左右差を確認する．

　股関節を屈曲・内転・外旋すると骨盤は前方回旋するため，この骨盤前方回旋を固定することが最も重要である．検査側の骨盤が前方回旋しないように上前腸骨棘を徒手で上からしっかり固定する．

> **メモ**　なぜ梨状筋や中殿筋後部線維の短縮を股関節外旋位でみるのか？
>
> 梨状筋と中殿筋後部線維の作用は股関節外転・伸展・外旋である．しかし股関節屈曲位にすることにより，梨状筋や中殿筋後部線維の外旋作用は内旋作用へと変化する．すなわち梨状筋や中殿筋後部線維を股関節屈曲位で伸張するには，股関節内旋よりも外旋方向に動かした方が良いことになる．

8）腸腰筋（図10a）・大腿直筋（図10b）

　一般的にトーマステストが用いられる．検査台で端座位となった姿勢から，検査者が介助しながら両膝を抱えた状態で背臥位となるまで体幹を後方に倒す．背臥位で非検査側のみ股・膝関節を屈曲して膝を抱える．検査側の股関節が外転しないよう注意しながら下腿を台から下垂させ，腸腰筋の短縮として股関節の屈曲角度，大腿直筋の短縮として膝関節の屈曲角度を測定する．検査側の下腿を下垂したときに大腿後面が台につかない場合は，検査者は検査側膝関節を他動的に伸展させる．この膝関節伸展により股関節が伸展して大腿後面が台につくようであれば腸腰筋には短縮がなく，大腿直筋に短縮があることを意味する．一

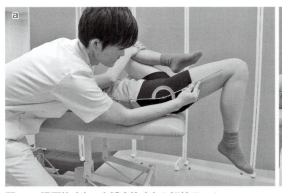
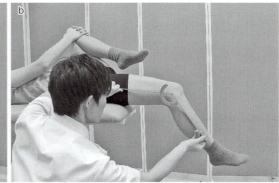

図10　腸腰筋(a)・大腿直筋(b)の短縮テスト

方，他動的に膝伸展させても股関節が伸展しない場合は腸腰筋に短縮があることを意味する．正常であれば，大腿後面は台につき，膝関節は80°以上屈曲する．大腿後面が台についた状態で膝関節の屈曲角度が80°に満たない場合は大腿直筋の短縮があると判断する．

> **メモ　大腿直筋の短縮テストの変法(図11)**
> もっと厳密に大腿直筋の短縮の程度を測定したい場合は，ベッド上腹臥位で非検査側の下肢をベッド側方から降ろして股関節をできるだけ屈曲させる．検査側の大腿遠位部にタオルやクッションを入れることにより股関節伸展位にする．この肢位で検査側膝関節を屈曲し，膝屈曲角度を測定する．非測定側下肢をベッドから降ろすだけでは骨盤固定の効果がなく，十分股関節を屈曲させることが重要である．

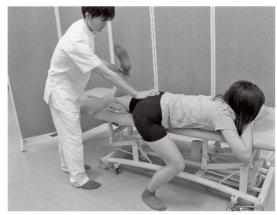

図11　大腿直筋の短縮テスト変法

> **メモ　腸腰筋の短縮テストの変法(図12)**
> 大腿直筋短縮テスト変法と同様，ベッド上腹臥位で非検査側の下肢をベッド側方から降ろして股関節をできるだけ屈曲させる．検査側の大腿遠位部にタオルやクッションを入れることにより股関節伸展位にし，膝関節は90°屈曲する．この肢位で検査側の股関節内旋を行い，股関節内旋角度を測定する．股関節前面は多くの靱帯で補強されており股関節伸展可動域は少なく，股関節伸展だけでは腸腰筋の十分な伸張ができない．そのため，股関節伸展位から腸腰筋のもう1つの作用である外旋の反対方向（内旋方向）に伸張することにより効果的に腸腰筋の短縮を評価できる．

9) ハムストリングス(90/90ポジション)(図13)

背臥位で検査側の股関節を90°屈曲位に保持したまま膝関節を他動的に伸展させていき，最終位での膝関節屈曲角度を測定する．腓腹筋の影響を避けるため足関節は背屈位にさせないようにする．膝屈曲20°以下で正常と判断する．

10) 大腿筋膜張筋・腸脛靱帯(Ober test)(図14)

非検査側を下にした側臥位で非検査側の股・膝関節は軽度屈曲位にする．検査側の膝関節を90°屈曲位に保持したまま，他動的に股関節外転伸展位にする．この肢位から骨盤の回旋が起こらないように注意しながら，検査側の股関節を内転して下肢をベッド面に向かって降ろしていく．検査側の大腿がベッド面と平行になるまで下降するのが正常である．

> **メモ　Ober test と modified Ober test の違い**
> modified Ober test(図15)は Ober test とは異なり，膝関節を伸展位に保持したまま検査を行う．膝関節屈曲位と膝関節伸展位の違いを調べた我々の研究結果では[5]，膝屈曲位で行うほうが大腿筋膜張筋は伸張されることが明らかとなっているため，modified Ober test よりも Ober test の方が大腿筋膜張筋の短縮テストとして有効である．

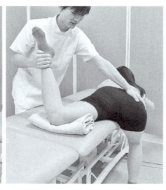

図12 腸腰筋の短縮テスト変法

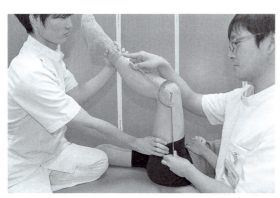

図13 ハムストリングスの短縮テスト

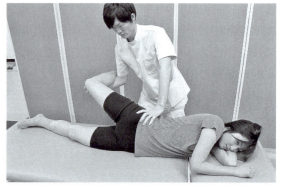

図14 大腿筋膜張筋の短縮テスト（Ober test）

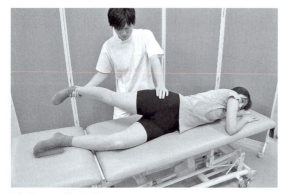

図15 modified Ober test

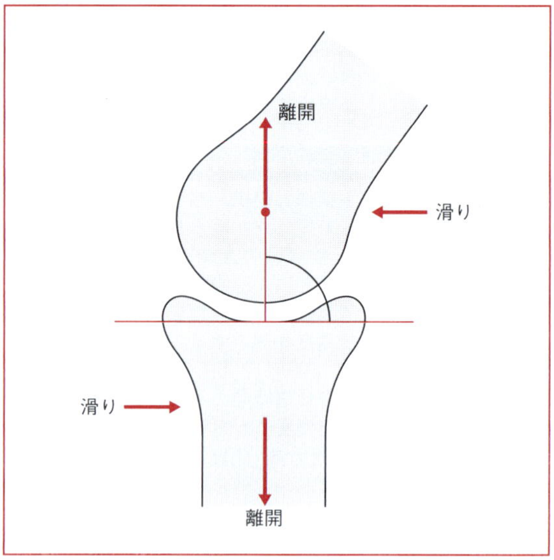

図16 離開法・滑り法

d. 関節の遊び運動の評価

関節の遊び運動を評価する基本手技として，離開法と滑り法とがある．

1) 離開法（図16）

関節の角度はゆるみの肢位に固定し，関節面に対して垂直方向に骨を牽引し，関節面を引き離す．

2) 滑り法（図16）

関節の角度はゆるみの肢位に固定し，関節面に対して平行方向に骨を滑らせて関節面を互いに反対方向に平行移動させる．

表4 ゆるみの肢位

関節	肢位
椎間関節	屈曲と伸展の中間
下顎関節	軽度開口位
肩甲上腕関節	55°外転，30°水平内転
肩鎖関節	上腕を体側に楽に休めた位置
胸鎖関節	上腕を体側に楽に休めた位置
腕尺（肘）関節	70°屈曲，10°回外
腕橈関節	完全伸展，完全回外
近位橈尺関節	70°屈曲，35°回外
遠位橈尺関節	10°回外
橈骨手根（手）関節	中間位で少し尺骨偏位
手根中手関節	外転と内転の中間，屈曲と伸展の中間
中手指節関節	軽度屈曲
指節間関節	軽度屈曲
股関節	30°屈曲，30°外転，軽度外旋
膝関節	25°屈曲
距腿（足）関節	10°底屈，内反と外反の中間
距骨下関節	各可動域の中間
横足根関節	各可動域の中間
足根中足関節	各可動域の中間
中足趾節関節	中間
趾節間関節	軽度屈曲

表5 しまりの肢位

関節	肢位
椎間関節	伸展
下顎関節	歯をくいしばる
肩甲上腕関節	外転，外旋
肩鎖関節	90°外転
胸鎖関節	最大肩関節挙上
腕尺（肘）関節	伸展
腕橈関節	肘90°屈曲，前腕5°回外
近位橈尺関節	5°回外
遠位橈尺関節	5°回外
橈骨手根（手）関節	橈骨偏位で伸展
中手指節（指）関節	完全屈曲
中手指節（母指）関節	完全対立
指節間関節	完全伸展
股関節	完全伸展，内旋
膝関節	完全伸展，脛骨外旋
距腿（足）関節	最大背屈
距骨下関節	内がえし
中足根関節	内がえし
足根中足関節	内がえし
中足趾節関節	完全伸展
趾節間関節	完全伸展

> **メモ** ゆるみの肢位（loose-packed position：LPP）と
> しまりの肢位（close-packed position：CPP）[2]
>
> 各関節において，関節面の密着度によって，ゆるみの肢位としまりの肢位に分けることができる．主な関節のゆるみの肢位としまりの肢位の例を表4，5に示した．
> ゆるみの肢位とは，関節に生じるストレスが最小となる肢位（関節角度）であり，関節包や靱帯が緩み，関節面が最も離開している（密着していない）位置のことである．一方，しまりの肢位は，靱帯や関節包が緊張し，関節面は密着して固定されている位置であり，最も関節が安定している肢位でもある．
> 関節内運動の評価は各関節のゆるみの肢位で行う．

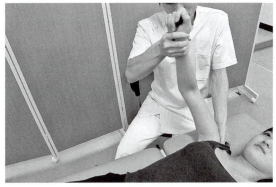

図17 肩関節の遊び運動

3）関節の遊び運動の評価の実際

関節可動域だけでなく関節内運動（副運動）である関節の遊び運動を評価することは重要である．肩，膝，足関節の代表的な評価方法を下記に示す．

a）肩関節の遊び運動（図17）

被検者はベッド上背臥位とする．セラピストは被検者の上腕骨骨頭部に母指基節骨を当てておき，烏口突起部を母指で押さえる．もう一方の手で被検者の肩関節を軽度屈曲外転位で保持し，上下に上肢を揺すりながら，母指に力を入れて烏口突起を後方に押す．烏口突起を基準として上腕骨頭が上下に動くことで遊び運動を確認する．

b）膝関節の遊び運動（図18）

背臥位で膝後面にクッションを置いて膝関節をやや屈曲位にする．セラピストは被検者の内外側膝関節面に両手を沿わすようにして下腿を支える．前方（腹側）への滑りは脛骨後面を指先で前方（腹側）へ押し出す．後方（背側）への滑りは両母指で脛骨前面を後方（背側）に押し込む．

c）足関節の遊び運動（図19）

背臥位で膝関節45°屈曲位にして足底面はベッドにつける．足部はセラピストの一方の手で固定

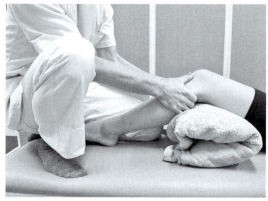
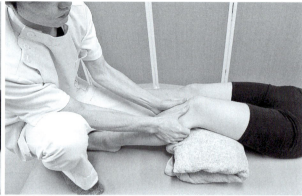

図18 膝関節の遊び運動

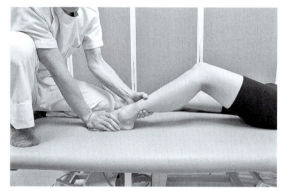

図19 足関節の遊び運動

した状態にしておき，脛骨を前後に滑らせる．

e. 関節弛緩性テスト

全身の関節弛緩性に関する評価としては，Carterら[6]によるものが最初といわれている．

この評価は，①母指が前腕掌側につく，②手指の過伸展（前腕背側面と平行となる程度の過伸展），③10°以上の肘関節過伸展，④10°以上の膝関節過伸展，⑤足関節背屈と足部外返しの他動的過可動性の5項目で構成される．1つの項目につき1点で3点以上，すなわち3項目以上が当てはまる場合に陽性となる[6,7]．Beightonら[8]が1973年に発表した評価法は，Carterらの評価を改変したものである．1973年に発表されてから，かなり年数が経っているが，これに代わる評価はあまり出ておらず，現在でもBeightonらの方法（Beighton Scale：**図20**）は最も頻繁に使われている評価といえる[9]．Beighton Scale（BS）は，①小指MP関節が90°以上伸展，②母指が前腕掌側につく，③肘関節過伸展10°以上，④膝関節過伸展10°以上，⑤膝関節伸展した立位で手掌が床につくの5項目で，①〜④は左右各1点とし，すべてに該当する場合は9点となる．その後の研究では，左右のどちらかを評価し，合計5点として評価しているものもある．BSの陽性基準については決まったものはないが，hypermobility syndromeの診断基準としては，4点/9点[10]，5点/9点[11]あるいは3点/5点[12]としている研究がある．1,091名を対象としたBeightonらの研究[8]で，BSの点数は成長とともに急速に低下し，成人となっても加齢とともに緩やかに低下することが明らかとなっている．また，どの年齢層でも女性よりも男性のほうが値は低い．

また，721名の兵士を対象としてBSによる関節弛緩性の有症率を評価し，3ヵ月の訓練期間中の外傷との関連について調べた研究がある[13]．この研究によると，BS 4点/9点以上を陽性とした場合の兵士の有症率は29.4％であったという．3ヵ月の訓練期間における足関節捻挫の発症率は関節弛緩性を有する群で有意に高く，BS 4点以上を閾値とすると発症率は有症群4.3％：健常群1.6％（p=0.03），BS 5点以上を閾値とすると有症群5.5％：健常群1.6％（p=0.005），BS 6点以上を閾値とすると有症群6.5％：健常群1.9％（p=

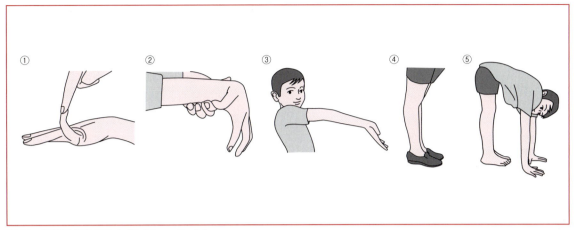

図20 関節弛緩性テスト（Beighton Scale）
① 小指MP関節が90°以上伸展，② 母指が前腕掌側につく，③ 肘関節過伸展10°以上，④ 膝関節過伸展10°以上，⑤ 膝関節伸展した立位で手掌が床につく．

0.01) であったという．BSを用いた評価は関節弛緩性と線維筋痛症や変形性関節症といった整形外科的診断との関連[14,15]，競技との関連[16]，小児の整形外科疾患[17]などの研究にも用いられている．

f. 関節可動域制限因子の評価の実際

1) 足関節背屈の場合

足関節背屈可動域を測定する場合は，必ず膝関節伸展位と膝関節屈曲位の2肢位で測定を行う．

測定結果を表6に示した．

A氏は膝屈曲位では30°と正常な足関節背屈可動域に近く，膝伸展位では−10°と著明な制限がみられた．エンドフィールは軟部組織伸張性で足底屈位から背屈するに従って抵抗感が増した．最終域での患者の訴えは，ふくらはぎが突っ張るような感じであった．このような測定結果を解釈すると，膝屈曲と足底屈の作用がある二関節筋（腓腹筋と足底筋，ただし足底筋は細いので腓腹筋の問題と考えて良い）の伸張性の低下であることは，エンドフィールや患者の主観的な感覚からも明らかである．

B氏は膝屈曲位にしても足関節背屈可動域制限に変化がないので，腓腹筋や足底筋の問題ではないことは明らかである．もし可動域制限因子が筋であるとしたら，腓腹筋・足底筋以外の足部を底

表6 足関節背屈の関節可動域テスト結果

	足関節背屈角度		その他の評価
	膝屈曲位	膝伸展位	
A氏	30°	−10°	エンドフィールは軟部組織伸張性
B氏	−10°	−10°	エンドフィールは軟部組織伸張性 内がえし（内反）可動域に制限
C氏	−10°	−10°	エンドフィールは最終域で急に硬くなる軟部組織伸張性

屈する作用を持つ筋であるヒラメ筋，後脛骨筋，長母趾屈筋，長趾屈筋，長腓骨筋，短腓骨筋の伸張性低下の可能性が考えられる．エンドフィールが軟部組織伸張性で，足内がえしにも可動域制限があることから考えると長短腓骨筋の短縮が考えられる．

C氏は同様に，膝関節の屈伸で足関節背屈角度が変化せず，急に硬くなる軟部組織伸張性のエンドフィールから考えると関節包の短縮の可能性が高い．

2) 膝関節伸展の場合

膝関節伸展可動域テストは股関節屈曲位と股関節伸展位で行う．

測定結果を表7に示した．

A氏は股関節屈曲位では膝関節伸展制限があ

表7 膝関節伸展の関節可動域テスト結果

	膝関節伸展角度		エンドフィール
	股関節屈曲位	股関節伸展位	
A氏	−30°	0°	軟部組織伸張性
B氏	−30°	−30°	骨性
C氏	0°	−30°	軟部組織伸張性

表8 膝関節屈曲の関節可動域テスト結果

	膝関節屈曲角度		エンドフィール
	股関節屈曲位	股関節伸展位	
A氏	130°	70°	軟部組織伸張性
B氏	70°	70°	無抵抗性

表9 股関節屈曲の関節可動域テスト結果

	股関節屈曲角度		エンドフィール
	膝関節屈曲位	膝関節伸展位	
A氏	60°	60°	軟部組織伸張性
B氏	120°	60°	軟部組織伸張性

るが，股関節伸展位では正常である．エンドフィールは軟部組織伸張性で，大腿後面の伸張痛を患者は訴えた．この場合の制限因子は股関節伸展と膝関節屈曲の作用を持つハムストリングの短縮によるものと考えられる．

B氏は股関節の角度に関わらず膝関節伸展制限がみられ，エンドフィールも骨性であった．患者は軽く膝伸展した場合は痛みを訴えないが，強く膝伸展すると痛みを訴えた．この場合は膝関節の変形による骨性の制限因子であり，理学療法の対象ではないと考えられる．

C氏は股関節伸展位の方が膝関節の伸展可動域が制限され，股関節屈曲位では正常である．エンドフィールは軟部組織伸張性であり，股関節屈曲と膝関節屈曲の作用を持つ薄筋，縫工筋の短縮が考えられる．また，上前腸骨棘から大腿部にかけて伸張痛を訴えたことから，縫工筋の短縮の可能性が高い．

3）膝関節屈曲の場合

膝関節屈曲可動域テストは股関節屈曲位と股関節伸展位で行う．

測定結果を**表8**に示した．

表8において，A氏は股関節屈曲位よりも股関節伸展位で膝関節屈曲可動域が制限されており，エンドフィールは軟部組織伸張性である．また，患者は大腿前面に伸張痛を訴えている．この場合，股関節屈曲と膝関節伸展の作用を持つ筋である大腿直筋の短縮が考えられる．

B氏は股関節の肢位による膝屈曲可動域の変化はなく，エンドフィールも無抵抗性である．さらに膝屈曲しようとすると患者は痛みを訴え，エンドフィールはスパズム性に変わる．この場合，筋や関節内の問題ではなく，膝関節の痛みにより膝屈曲角度が制限されていると考えられる．

4）股関節屈曲の場合

股関節屈曲可動域テストは膝関節屈曲位と膝関節伸展位で行う．

測定結果を**表9**に示した．

表9において，A氏は膝の屈曲角度に関わらず股関節屈曲角度が制限されている．エンドフィールは軟部組織伸張性で殿部後面の表層筋に伸張痛を訴えている．股関節伸展の作用を持つ単関節筋（大殿筋，中殿筋後部線維，小殿筋後部線維，大内転筋下部線維など）のうち，患者の訴えから大殿筋の短縮が考えられる．

B氏は膝関節屈曲位に比べて，膝関節伸展位で大きく股関節屈曲角度が制限されている．エンドフィールは軟部組織伸張性であり，患者は大腿後面の伸張痛を訴えている．この場合の制限因子としては，股関節伸展，膝関節屈曲の作用を持つハムストリングスの短縮が考えられる．

文献

1) Cyriax JH：Textbook of Orthopeadic Medicine, vol 1：Diagnosis of Soft Tissue Lesions, 8 ed, Bailliere Tindall, London, 1982
2) Magee DJ：Orthopeadic Physical Assessment, 4 ed, Saunders, Philadelphia, 2002
3) 米本恭三ほか：関節可動域表示ならびに測定法．リハ医 32：207-217，1995
4) Fruth SJ：Fundamentals of the Physical Therapy Examination, Jones & Bartlett Learning, Indiana, 2014
5) Umehara J et al：Effect of hip and knee position on

tensor fasciae latae elongation during stretching : An ultrasonic shear wave elastography study. Clin Biomech (Bristol, Avon) 30 : 1056-1059, 2015
6) Carter C et al : Persistent joint laxity and congenital dislocation of the hip. J Bone Joint Surg Br 46 : 40-45, 1964
7) Russek LN : Hypermobility syndrome. Phys Ther 79 : 591-599, 1999
8) Beighton P et al : Articular mobility in an African population. Ann Rheum Dis 32 : 413-418, 1973
9) Grahame R : 'The hypermobility syndrome'. Ann Rheum Dis 49 : 199-200, 1990
10) Nazem M et al : Benign joint hypermobility syndrome among children with inguinal hernia. J Res Med Sci 18 : 904-905, 2013
11) Wordsworth P et al : Joint mobility with particular reference to racial variation and inherited connective tissue disorders. Br J Rheumatol 26 : 9-12, 1987
12) Larsson LG et al : Hypermobility : prevalence and features in a Swedish population. Br J Rheumatol 32 : 116-119, 1993
13) Azma K et al : Benign joint hypermobility syndrome in soldiers ; what is the effect of military training courses on associated joint instabilities? J Res Med Sci 19 : 639-643, 2014
14) Bridges AJ et al : Joint hypermobility in adults referred to rheumatology clinics. Ann Rheum Dis 51 : 793-796, 1992
15) Scott D et al : Joint laxity leading to osteoarthrosis. Rheumatol Rehabil 18 : 167-169, 1979
16) Jansson A et al : Evaluation of general joint laxity, shoulder laxity and mobility in competitive swimmers during growth and in normal controls. Scand J Med Sci Sports 15 : 169-176, 2005
17) Gedalia A et al : Hypermobility of the joints in juvenile episodic arthritis/arthralgia. J Pediatr 107 : 873-876, 1985

〔市橋則明〕

2 筋力低下の評価

1. 筋力低下とは

筋力低下は，主に主動作筋の神経性要因（大脳の興奮水準の低下）と形態的要因（筋萎縮）により起こる．

これらは脳卒中などの中枢神経疾患，ジストロフィーなどの神経筋疾患，さらに脊髄損傷や筋腱の断裂などの外傷によって起こる．また，神経筋疾患や外傷がない場合でも加齢や臥床による廃用によって筋力低下は起こる．

筋力低下を評価するために，一般的には徒手筋力テスト（manual muscle test：MMT）が用いられる．筋力を簡便に徒手的に測定し，それを0～5段階の数値として量的に表すものとしては便利ではあるが，順序尺度であるため，定量的な比較には向かない．つまり，筋力の経時的な変化や各筋の個々の筋力評価を行う目的にはMMTでは不十分である．さらにMMTを行っただけでは筋力低下の原因を探ることやどのような筋力トレーニングをすべきかといったことは明確にはならない．

筋力低下の評価としては，スクリーニングとしてどの程度の筋力かを簡単にMMTで調べ，筋力低下がある場合には量的，質的に詳細に評価する必要がある．

2. 筋力低下の原因

a. 主動作筋の神経性要因

1) 大脳の興奮水準の低下

ベッド上安静などがもたらす廃用症候群や加齢などによって大脳の興奮水準が低下すると，筋力低下が起こる．

大脳の興奮水準の低下の主たる原因として，活動に参加する運動単位数の減少や発火頻度の低下，運動単位の同期化の不足があげられ，これにより固有筋力が低下する．

中枢神経系による筋力調節の機序として，①動員する運動単位の種類と総数による調節（recruitment），② α運動神経発火頻度による調節（rate coding），③運動単位の活動時相による調節（synchronization）の3つがあげられる．筋断面積が大きな筋であっても，この神経系の筋力調節機構がうまく機能しないと，大きな力を発揮することはできない．

> **メモ　固有筋力**
> 固有筋力とは単位筋断面積あたりの筋力を意味し，絶対筋力とも呼ばれる．最大筋力を筋断面積（生理学的断面積）で除すことにより求める．固有筋力の低下は，神経性要因による筋力低下を意味している．

① 動員する運動単位の種類と総数による調節

動員する運動単位の種類と総数により筋力は調節される．

1個の運動ニューロンが支配する筋のグループを運動単位と呼ぶ．例えば，10,000個の筋線維があり，1個の運動単位が100本の筋線維を支配する100個の運動単位が存在すると仮定する．運動単位の総数による調節とは，最も弱い力を発揮する場合には1つの運動単位だけ働かせて100本の筋線維のみを収縮させ，運動単位の動員を増やすに従って100本×運動単位数の筋線維が活動に加わり，大きな力発揮が可能となる．この運動単位を増加させていくことを動員（recruitment）と呼び，筋の張力は動員されている運動単位活動の総和といえる．

種類による調節とは，筋の張力を徐々に上昇させていくときに，運動単位は運動ニューロンが小さい型のものから順次動員される．これをサイズの原理という．すなわち，弱い筋張力発揮が要求される場合は，遅筋を支配するS型の運動単位から動員されはじめ，大きな力を発揮するに従い速筋を支配するFR型，FF型の運動単位が動員されていく．サイズの原理に従わない例外としては，急速な運動や電気刺激による筋収縮時には

F型がS型よりも先に動員される．

> **メモ　神経支配比**
> 1個の運動ニューロンが何本の筋線維を支配しているかを表す比を神経支配比という．神経支配比は筋によって大きく異なり，例えば眼筋のように微細な調節が必要な筋では小さく，大腿四頭筋のように大きな張力発揮が必要な筋では大きい．

② α運動神経の発火頻度による調節
α運動神経の発火頻度により筋力は調整される．

神経の1回の発火に対して筋が示す1回の収縮応答を単収縮という．また，連続的な神経の発火に対し，筋の完全な弛緩を挟まずに連続的収縮を継続することを強縮という．強縮においては，ある一定の水準までは神経発火頻度（firing rate）が高くなるほど収縮力は加算され，より強い収縮力が発揮される．この発火頻度による収縮力の調節を rate coding と呼ぶ．ただし，一定の水準を超えると発火頻度を増大させても筋の収縮力に変化は見られなくなる．S型よりもF型の方がこの水準（融合頻度）は高く，F型の方がより多様な筋収縮調節を行うことができ，逆にS型には発火頻度が多少変動しても収縮力への影響が小さいという利点がある．

このように，筋張力は動員されている運動単位の数と動員された個々の運動単位の発火頻度の総和で決定されることがわかる．筋張力の調節は，手指筋のような小さな筋では主に運動単位の発火頻度を変調することでなされ，下肢筋のような大きな筋では主に新たな運動単位の動員で行われている．

③ 運動単位の活動時相による調節
運動単位の活動時相により筋力は調整される．

個々の運動単位をどのようなタイミングで働かすかによる調節を運動単位の活動時相による調節（synchronization）という．複数の運動単位が活動する際には，各運動単位の活動時相によって収縮力は影響を受ける．例えば，ある筋に3つの運動単位があったとする（図1）．少しずつタイミングをずらせて運動単位が活動すれば，収縮力は弱いが一定のなめらかな力を発揮することができ，

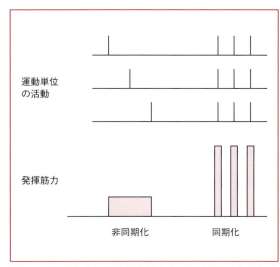

図1　運動単位の活動時相と筋力の関係（同期化と非同期化）

これを非同期化と呼ぶ．一方，3つ同時に運動単位が活動すれば大きな収縮力を発揮でき，これを同期化と呼ぶ．ただし，同期化した場合の大きな収縮力は一瞬だけであり持続力はない．

> **メモ　非同期化と同期化**
> 最大筋力を発揮しているときに振戦が起こるのは，非同期化では対応できなくなった運動単位の同期的活動の現れである．また，精神的な緊張や疲労時にみられる振戦は，各運動単位を非同期的に働かせるメカニズムの乱れ，あるいは疲労による筋収縮の低下を同期化により補おうとするメカニズムの現れである．

b．痛み

術後の痛みや変形性関節症などによる痛みにより最大筋力は低下する．

筋力を発揮すると関節に圧迫力が加わり，関節に障害がある場合には痛みが生じ，筋力発揮を抑制する．一般に等尺性収縮は関節の動きがないため，関節への負担が少なく安全とされている．しかし，最大筋力を発揮した場合の関節にかかる力（関節圧迫力）を測定すると，短縮性収縮に比べ等尺性収縮の関節圧迫力の方が大きく，等尺性収縮は関節にかかる負担が少ないとはいえない．最大筋力発揮を行った場合，伸張性収縮＞等尺性収縮＞短縮性収縮の順で関節にかかる負荷が大き

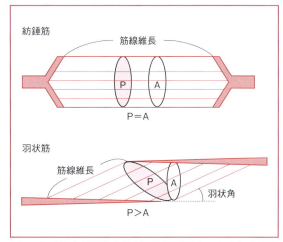

図2 紡錘筋と羽状筋の解剖学的断面積（ACSA）と生理学的断面積（PCSA）
紡錘筋ではACSA（A）とPCSA（P）は同じであるが，羽状筋ではPCSA（P）の方がACSA（A）よりも大きくなる．

メモ　生理学的断面積と解剖学的断面積

筋力が筋断面積に比例することはよく知られている．一般的に筋断面積といえば筋の長軸に垂直な面で横断した解剖学的断面積（anatomical cross-sectional area：ACSA）を指すことが多い．筋の走行と筋線維の走行が等しい紡錘筋の場合は，筋線維に垂直に横断した断面積である生理学的断面積（physiological cross-sectional area：PCSA）とACSAは等しい．しかし，筋の走行と筋線維の走行が異なる羽状筋のような場合にはACSAとPCSAは異なりPCSAの方が大きくなる（図2）．筋力は，筋線維に垂直に切った断面積に比例すると考えられるため，ACSAよりもPCSAが筋力に影響する重要な因子である．すなわち，羽状筋は紡錘筋と比較し，高い筋収縮力を発揮できる構造を持った筋といえる．しかし，羽状筋において筋線維の発揮した力が腱に有効に伝えられるのは，腱の方向の力成分のみであることから，羽状角の増加は筋線維から腱への力の伝達効率を低下させ，張力発生に不利に働く．この羽状角の増加によるPCSA増加と伝達効率減少のバランスを考慮すると，45°までは羽状角の増加により最大張力が増加すると推定される．

く，伸張性筋力の測定は，痛みのある関節の評価には適さない．また，等尺性筋力の測定では，痛みのない角度を探して，痛みのない角度での最大筋力を測定すべきである．

c．関節の腫脹

関節の腫脹により筋力発揮は抑制される．

例えば，膝関節に関節水腫が生じると大腿四頭筋の筋活動に対して神経学的抑制回路が形成され，筋力低下や筋萎縮が引き起こされる．関節液が多いほどこの抑制は大きくなる．関節内のメカノレセプターが，特に関節包伸張の際にこの抑制に関与すると考えられている．

腫脹がある状態で最大筋力を発揮しようとすると，さらに関節内圧が高まり大きな抑制がかかるため，関節の腫脹が減少してから（あるいは関節穿刺にて水腫を除去した後に），筋力測定やトレーニングを開始した方が良い．

d．主動作筋の筋萎縮

筋萎縮があると筋力低下が起こる．

最大筋力は生理学的筋断面積と相関しており，廃用による筋萎縮を防止することが非常に重要である．筋萎縮のみが原因で筋力低下が起こっている場合は，固有筋力の低下は起こらない．

e．主動作筋以外の筋（拮抗筋や固定筋）の問題

主動作筋以外の筋力低下に関わる因子として，拮抗筋の過剰な収縮，固定筋の共同運動障害や筋力低下があげられる．

1）拮抗筋の過剰な収縮

最大筋力発揮時に，その運動の拮抗筋が収縮すると，収縮した程度に応じて筋力が低下する．

単一の筋を最大収縮させることは難しく，最大収縮に近づくほど無駄な力が他の拮抗筋などに入り，結果として主動作筋の筋活動が増加しているにもかかわらず筋力発揮の効率が低下してしまう．これは特に高齢者や術後患者でよくみられる．例えば，膝伸展筋力発揮時に大腿四頭筋が20kgの力を発揮したとしても，このとき拮抗筋であるハムストリングスが10kgの力を発揮していたとすると膝伸展筋力は10kgしか発揮できないことになる．しかし，このときハムストリングスの同時収縮を5kgに減らすことができれば，大腿四頭筋の筋力発揮が20kgで変化していなくても，膝伸展筋力は15kg発揮することができる．

2）固定筋の共同運動障害や筋力低下

最大筋力発揮のためには，その主動作筋の起始部がしっかり固定されないと十分な筋力発揮ができない．

例えば肩関節外転動作の場合は，三角筋中部線維が主動作筋であるが，肩甲骨を固定する筋が同時に働かないと外転筋力を発揮できない．すなわち肩甲骨が固定されていないと三角筋中部線維の収縮により肩甲骨は下方回旋し，肩関節外転筋力が低下する．

徒手などで主動作筋の起始部を固定して筋力発揮を行わせ（上記の肩関節外転の例でいうと肩甲骨を徒手的に固定して肩関節を外転させ），筋力が増加する場合は，固定筋の筋力低下や共同運動障害の存在が考えられる．この場合には主動作筋だけでなく固定筋（上記例なら，前鋸筋や僧帽筋上下部線維）の筋力を評価し，固定筋の筋力トレーニングを行う必要がある．

固定筋の重要性を調べた研究として，Kiblerら[1]は，棘上筋の筋力発揮時に肩甲骨を外旋位に徒手的に固定することで近位部を安定させることができ，棘上筋の筋力発揮を改善させることができるとの仮説に基づき，実験を行っている．対象は，MRI所見で肩に障害を有し，臨床所見として棘上筋の筋力の低下，肩甲骨の運動異常が認められる20名とし，肩や肩甲骨に異常のない10名からなる対照群と比較した．測定動作はempty can position（肩甲骨面肩内旋位）での肩関節挙上とし，肩甲骨を固定しない場合と徒手的に肩甲骨を固定した場合とで比較した．その結果，肩甲骨の運動異常が認められる群では全員が徒手的な肩甲骨固定により筋力が増加した（平均24％）．この結果から彼らは，筋力低下が棘上筋の筋力低下そのものだけでなく，近位部，特に肩甲骨の安定性の影響をうけている可能性を指摘している．

3. 評価のポイント

a. 筋力低下の評価としてのMMTの問題点

筋力低下の評価には，いわゆるダニエルズらのMMTが日本では一般的に用いられるが問題点も多い．

表1　MMTでの3以下の段階づけ

3	重力に抗し全可動域動かすことが可能
3−	重力に抗し可動域の50％以上100％未満を動かすことが可能
2＋	重力に抗し可動域の50％未満を動かすことが可能
2	重力を除いた水平面で全可動域動かすことが可能
2−	重力を除いた水平面で可動域の50％以上100％未満を動かすことが可能
1＋	重力を除いた水平面で可動域の50％未満を動かすことが可能
1	筋収縮のみで関節の動きはない
0	筋収縮もない

MMTの大きな問題は，徒手で量的に筋力を評価するところである．例えば握力を測定するのに，検者の手を握ってもらって，MMTの段階で3，4，5と評価しても量的評価としては信頼性がない．握力計を使い，何kgという値を測定することが量的評価であり，握力が筋力の代表値として使われる大きな理由でもある．同様に膝関節屈曲筋力や肩関節屈曲筋力を4や5と示されても量的評価としては使えない．MMTは，筋力評価の絶対的なスタンダードとしてではなく，スクリーニングとしての誰もが使える簡略的なものと位置づけるべきである．

MMTが量的評価として意味があるのは，MMT 3以下の筋力が弱い場合である．初期のダニエルのMMTでは記載されていたが，今の版ではあまり使われていない＋−の表記が重要である．初期（第5版まで）のダニエルズらのMMTの本に書かれていた3以下の段階づけの表記を表1に示した．

重力に抗して全可動域動かすことができるものを3とするというのは非常にわかりやすい基準である．重力を除いた水平面の動きでは全可動域動かすことができる場合が2というのもわかりやすい．これらの基準は，どんな検者が行っても同じであり，2といわれれば誰もがどの程度の筋力かが想像がつく．現在もこの3や2の表記が使われているが，MMTの現在の版においては＋や−の

表2 質的筋力評価

1. 全可動域の筋力を評価し，特にどの可動域で筋力低下が著明かを評価する
2. 筋力発揮時の痛みの有無を評価し，どこの角度でどの程度の力発揮で痛みが出現するかを評価する
3. 近位部を固定し，固定の有無による筋力発揮のしやすさの違いを評価する
4. 代償動作を評価する
5. 拮抗筋の収縮がどの程度かを評価する

表記は3＋と2－を除いて削除された．表1に示した3以下の段階づけでは，重力に抗して全可動域は動かせないが可動域の50％以上動かすことが可能なのが3－，可動域の50％未満しか動かせないのが2＋，重力を除いた水平面で全可動域は動かせないが50％以上動かすことが可能なのが2－，全可動域の50％未満なのが1＋，筋収縮はあるが動きがみられないのが1，筋収縮もみられないのが0としている．この3以下の評価は，徒手筋力テストといいながら徒手を使っていない点が良いところである．誰にでも共通な重力を使った非常に明確な筋力低下の程度を表すものとなっているので，3以下の場合は表1の段階づけの使用を推奨する．

3以上の筋力がある場合は，徒手で抵抗をかけて，3＋，4，5につけるぐらいでよい．いくら詳細に判定しても主観的な評価であり，正確に量的評価をしたい場合は，筋力計を用いて量的評価をすべきである．

b. 量的筋力評価と質的筋力評価

量的評価だけでなく質的筋力評価が重要である．

筋力低下を量的評価する場合，前述したように3以下の場合はMMTで詳細な段階づけを行い，それ以上の場合は筋力計で評価することが重要である．ただし，いくら高価な筋力計で量的評価をしたとしても，筋力が健側に比べどの程度低下しているのか，あるいは一般の健常者に比べどの程度低下しているのかということしかわからない．どの程度の筋力低下があるかがわかっただけでは，治療プログラムを考えるための理学療法評価にはならないため，治療につながる質的評価が必要である．徒手による筋力評価は，量的評価よりも質的評価に適している．質的筋力評価で重要なポイントを表2に示した．

1) 可動域全体の筋力評価

筋力低下を評価する場合，どの角度での筋力が弱いかを評価することが重要である．これは，MMTで推奨されている最終域で最大抵抗をかけて保持させるようなブレイクテストや徒手筋力計で行われる等尺性筋力測定では，明らかにならない．例えば肩関節を屈曲する場合，ある角度でのブレイクテストをするのではなく，0～180°までの動きに抵抗をかけ，どの角度での筋力が特に低下しているのかを評価する．初期屈曲角度では筋力は弱いが中間域では強くなり最終域ではまた弱くなる患者もいれば，初期から中間域までは強いが最終域が弱い患者もいる．

2) 筋力発揮時の痛みの有無の評価

全可動域にわたって力発揮しているときに，どの角度で痛みが出るかをチェックする．初期屈曲時には痛みを訴えるが，最終域では痛みがない患者もいれば，その逆の患者もいる．痛みの出る角度だけでなく痛みの出る負荷量を評価することも重要である．最初は弱い徒手抵抗で行い，徐々に強くしていき痛みがどの程度の抵抗で出現するかを明らかにする．痛みと筋力の関係をもう少し量的に評価したい場合は何kgの重りを持って挙上したら痛くないが，何kgなら痛いという評価が重要である．何kgの重りで挙上した場合どの角度でどこが痛いのかを評価することは重要であり，筋力トレーニングをする場合に，非常に参考になる．痛みのない角度，痛みのない最大の負荷量で行うことが筋力トレーニングの基本であり，その情報を得るのが質的筋力評価である．

3) 近位部の固定の有無による筋力評価

最大筋力発揮のためには，その近位部がしっかり固定されないと十分な筋力発揮ができない．例えば，骨盤を固定する体幹筋が弱いと骨盤が不安

定となり骨盤に起始を持つ股関節周囲筋は十分に筋力発揮できない．同様に肩甲骨を固定する肩甲骨周囲筋が弱いと肩甲骨が不安定となり肩甲骨に起始を持つ肩関節周囲筋は十分に筋力発揮できない．同様に荷重位では，遠位部の固定が重要となる．足関節周囲筋が脛骨を固定できないと大腿四頭筋による脚伸展力は低下する．

近位の固定筋の筋力低下や共同運動障害が主動作筋の筋力低下に影響しているかを評価するためには，近位部を検者が徒手的に固定したときに筋力が増加するかを確認する．近位部を徒手的に固定することにより，筋力が増加する場合は，近位の固定筋の筋力低下や共同運動障害が考えられるため，主動作筋だけでなく固定筋にもアプローチする必要がある．

4）代償動作の評価

単純に一方向の関節運動をさせたときにどのような代償が起こるかを評価することも重要である．例えば，股関節外転作用を持つ筋の中で，外転の作用しか持たないような筋は存在しない．股関節外転の運動を行わせたときに股関節屈曲外転してしまうようなら股関節伸展外転の作用を持つ筋（中殿筋後部線維や大殿筋上部線維）の筋力低下が疑われる．また，股関節外転外旋してしまうようなら，外転内旋の作用を持つ筋（中殿筋前部線維や小殿筋前部線維）の筋力低下の可能性がある．

5）拮抗筋の評価

主動作筋の筋力発揮を行っているときに拮抗筋がどの程度収縮しているかの評価は重要である．筋電図で，主動作筋と拮抗筋の筋活動を測定するのが最も信頼性があるが，臨床現場では触診で判定することが多い．また，拮抗筋に無駄な力が入ってしまうような患者では，速い切り返しの動作もできにくくなる．例えば，膝の屈伸動作をどの程度速く行えるかという協調性のテストでも判断できる場合がある．屈伸の切り返しを素早く行えない場合は，拮抗筋の過剰な収縮が筋力低下に関わっている可能性がある．

表3 HHDによる等尺性筋力測定値に影響を及ぼす因子

- レバーアーム長（関節の中心からセンサーパットの位置までの距離）
- 関節の角度
- センサーの固定
- 力の方向とセンサーの向き
- 関節近位部の固定
- 測定前の徒手抵抗での予備施行の有無

メモ　最大筋力の分類

筋力は等尺性筋力，短縮性筋力，伸張性筋力，等張性筋力，等速性筋力の5つに分けることができる．収縮様式の違い（等尺性・短縮性・伸張性）で分類した3つの最大筋力の測定では伸張性の最大筋力が最も大きな筋力を発揮することが可能であり，等尺性最大筋力，短縮性最大筋力の順に発揮筋力は小さくなる．等張性筋力での最大筋力は1回反復最大負荷（1RM：one repetition maximum）が用いられる．最大等速性筋力は，等速性筋力評価装置を用いて測定され，角速度が速いほど最大筋力は低下する．

c．機器による筋力評価

1）徒手筋力計（hand held dynamometer：HHD）による等尺性筋力測定

HHDは操作が簡便で安価で可搬性に優れており，特に固定用ベルトを使用したHHDは計測値の信頼性・再現性が高く，推奨される．

HHDを用いた筋力測定をする場合には，表3に示すようなさまざまな因子が測定値に影響を及ぼすことを考慮する必要がある．筋収縮によって引き起こされる筋張力は生体では直接的に計測することは不可能なため，通常は関節を運動中心とした肢節の角運動の大きさ，すなわち関節トルクとして間接的に筋力を計測する．そのため，HHDで測定した筋力の結果はkgやN（ニュートン：kgに重力加速度$9.81\,m/s^2$を乗じた数値）として表示されるが，HHDのパッド（圧センサー）をあてる位置により測定値が変化するため，必ず測定位置（センサーパッドの位置）から関節中心までの距離（アーム長）を測定し，トルク（測定した筋力（kgやN）×アーム長（m））として記録することが重要である．すなわち，筋力の単位はHHDで測定した値（kgやN）ではなく，kgmや

Nmで表さないと筋力値として役に立たない．また，関節の角度によって筋力値は異なるので，比較する場合は関節角度を統一しなければならない．動作の方向にセンサーの向きをあわせて，センサー部をしっかり固定をして測定することも重要である．さらに，関節近位部を固定するかどうかによっても測定値は変わるので，検査者は十分配慮する必要がある．力の強い大きな筋の測定では，検者の最大筋力も重要な因子となる．検者の最大筋力が対象者より下回る場合は，検者の最大筋力までしか測定ができない．そのため，伸縮性のない測定用固定ベルトの使用が推奨されている．下肢などの大きな筋群の測定では強い急激な力が発揮されるため，腰痛や関節障害など外傷を引き起こす危険性を伴っていることに留意することも重要である．測定した最大筋力は，体重比（筋力/体重）で標準化されることが多い．

メモ　体重比

体重比とは，筋力（トルク：Nm）を体重で割った値（Nm/kg）である．例えば，A氏（体重100kg）とB氏（体重50kg）の等尺性膝伸展トルクを測定すると，同じ100Nmであったとする．トルクのみを比較するとA氏，B氏に違いはないが，体重比で比較するとA氏は1.0Nm/kg，B氏は2.0Nm/kgとB氏の体重比が2倍強いことになる．このように体重比の方がその個人の能力を反映できる数値といえる．歩行能力（歩行速度）やジャンプ力などの運動能力は，膝関節伸展筋力よりも膝関節伸展筋力の体重比との相関が高いとされている．

d. 等速性筋力評価

等速性筋力評価装置は高価ではあるが，最も信頼性が高い筋力評価ができる．

特に膝関節と肘関節の筋力測定は再現性が高い．関節角度や角速度が違えば筋力は変化する．一般的に等速性筋力の評価では低・中・高速度での筋力を測定し（例えば膝関節であれば60，180，300 deg/sec），測定値は等尺性筋力と同様にトルク体重比で比較する．短縮性筋力だけでなく伸張性筋力の測定も可能である．低速度と高速度では低速度の等速性筋力の方が大きく，短縮性と伸張性では伸張性筋力の方が大きな値を示す．

4. 評価の実際

a. 個別筋力評価

量的評価としては，HHDでの等尺性筋力測定や1RM（後述）の測定を行う．筋力が3以下の場合はMMT，3+以上の場合は筋力計で行う方が量的評価としての信頼性が高い．質的評価としては，前述したように全可動域で評価し，各角度による痛みや筋力低下の違いを詳細に評価することが重要である．

代表的な筋の個別筋力評価に関して，筋力測定時の運動方向について以下に示す．基本的にMMT 3の運動方向あるいは筋力計での等尺性筋力測定方法を示した．

1) 股関節内転筋群（長内転筋・恥骨筋・大内転筋前部線維，短内転筋）

これらの筋を分けて測定することは難しいが，これらの筋の作用は，解剖学的肢位では股関節屈曲内転なので，股関節中間位（0°位）から屈曲・内転方向に力を発揮させた時の筋力を測定する（図3）．

2) 大内転筋後部線維

大内転筋後部線維は非常に大きな筋であり，股関節内転だけでなく股関節屈曲位での伸展作用を持つので，股関節45°屈曲位から伸展内転方向に力を発揮させたときの筋力を測定する（図4）．

3) 中殿筋（前部・後部線維）

中殿筋前部線維と後部線維は，股関節外転筋であるが，前部は股関節屈曲作用，後部は股関節伸展作用を持つので中殿筋前部線維は約15°股関節伸展位から屈曲外転方向に力を発揮させたときの筋力を測定する（図5）．中殿筋後部線維は，約15°股関節屈曲位から伸展外転方向に力を発揮させたときの筋力を測定する（図6）．

4) 大腿筋膜張筋

大腿筋膜張筋は，中殿筋前部線維とほぼ同様の作用を持つ．ダニエルズらのMMTでは，股関節屈曲45°位での股関節外転と記載されているが，股関節屈曲させると大腿筋膜張筋は短縮位となるため，力の発揮が不十分となり適さない．大

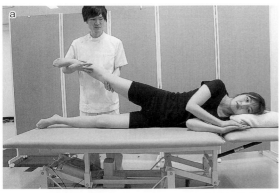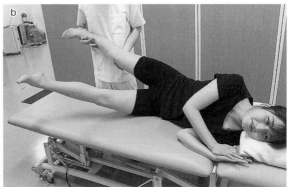

図3　内転筋群（長内転筋・恥骨筋・大内転筋前部線維，短内転筋）の筋力測定
側臥位で，股関節中間位（a）から屈曲内転方向に力を発揮させる（b）．

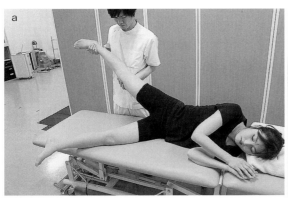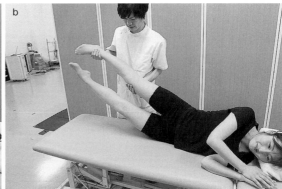

図4　大内転筋後部線維の筋力測定
側臥位で，股関節45°屈曲位（a）から伸展内転方向に力を発揮させる（b）．

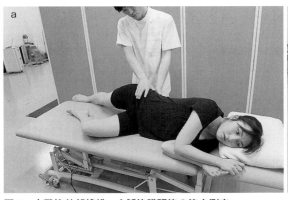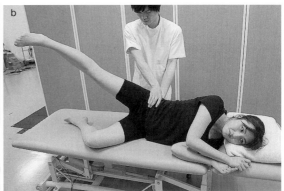

図5　中殿筋前部線維，大腿筋膜張筋の筋力測定
側臥位で，股関節伸展15°（a）から屈曲外転方向に力を発揮させる（b）（15°屈曲位になる方向に外転）．

腿筋膜張筋は約15°股関節伸展位から屈曲外転方向に力を発揮させたときの筋力を測定する（図5）．

5）大殿筋（上部・下部線維）

大殿筋上部線維は股関節伸展外転，下部線維は股関節伸展内転作用を持ち，股関節屈曲位では伸展作用が弱まる．大殿筋上部線維は，股関節中間位（0°位）から伸展外転方向に力を発揮させたときの筋力を測定する（図7）．大殿筋下部線維は，

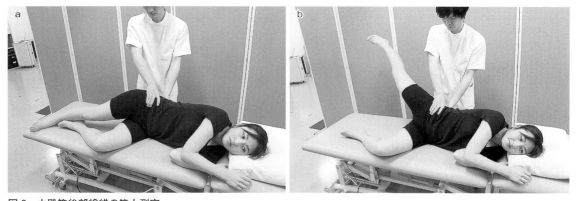

図6 中殿筋後部線維の筋力測定
側臥位で，股関節屈曲15°(a)から伸展外転方向に力を発揮させる(b)(15°伸展位になる方向に外転).

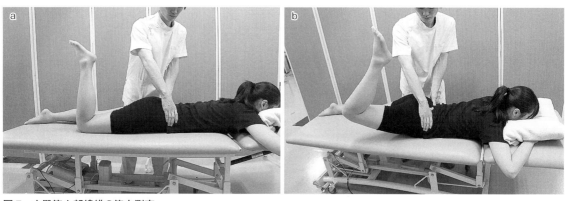

図7 大殿筋上部線維の筋力測定
腹臥位で，膝関節90°屈曲位とし，股関節中間位(a)から伸展外転方向に力を発揮させる(b).

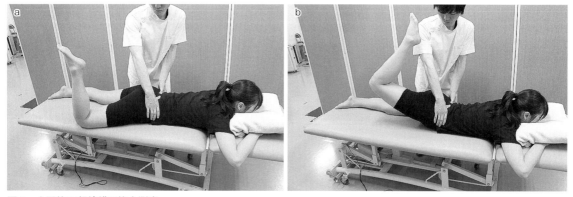

図8 大殿筋下部線維の筋力測定
腹臥位，膝関節90°屈曲位とし，股関節20°外転位(a)から伸展内転方向に力を発揮させる(b).

股関節20°外転位から伸展内転方向に力を発揮させたときの筋力を測定する(**図8**)．ハムストリングスの影響を避けるために，膝関節は90°屈曲位で行う．

6) 腸腰筋

腸腰筋は股関節屈曲位の方が中間位(0°位)よりもモーメントアームが大きいため，股関節80°屈曲位から股関節屈曲方向に力を発揮させたとき

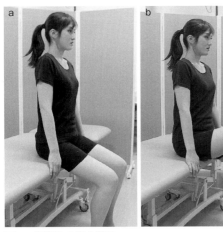

図9 腸腰筋の筋力測定
端座位，股関節80°屈曲位（a）から屈曲方向に力を発揮させる（b）．骨盤が後傾しないように注意する．

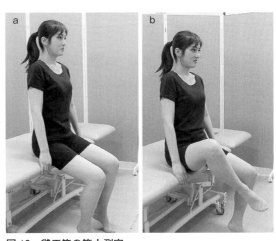

図10 縫工筋の筋力測定
端座位，股関節80°屈曲位（a）から屈曲外転方向に力を発揮させる（b）．

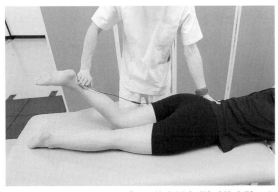

図11 内側ハムストリングスの筋力測定（徒手筋力計による測定）
腹臥位，膝関節最大内旋位で膝屈曲方向に力を発揮させる．膝は45°屈曲位で行う．

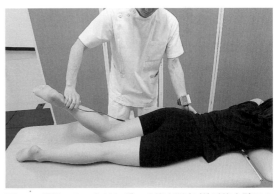

図12 外側ハムストリングスの筋力測定（徒手筋力計による測定）
腹臥位，膝関節最大外旋位で膝屈曲方向に力を発揮させる．膝は45°屈曲位で行う．

の筋力を測定する（図9）．

7）縫工筋

縫工筋は股関節80°屈曲位から屈曲外転方向に力を発揮させたときの筋力を測定する（図10）．

8）ハムストリングス（内側・外側）

内側ハムストリングスは，膝関節内旋位で膝関節を屈曲方向に力発揮させたときの筋力を測定し（図11），外側ハムストリングスは，膝関節外旋位で膝関節を屈曲方向に力を発揮させたときの筋力を測定する（図12）．浅い屈曲角度では腓腹筋が膝屈筋として働くため，膝関節は30°以上屈曲位で行う方が良い．

9）大腿四頭筋（大腿直筋・広筋群）

大腿四頭筋各筋の膝関節伸展筋力と膝関節角度には関係がない．すなわち，内側広筋が最終域での膝関節伸展筋力を反映しているわけではないので，内側広筋，中間広筋，外側広筋を分けて評価することはできない．大腿直筋は二関節筋であるので，大腿直筋と広筋群は分けることは可能である．大腿直筋は下肢伸展挙上（SLR）の筋力を測定する（図13）．股関節屈曲角度は0〜30°位の方が腸腰筋の関与の割合が少ない．大腿四頭筋は膝関節60〜90°屈曲位で最大筋力を発揮するため量的な最大等尺性筋力測定としては60〜90°屈曲位

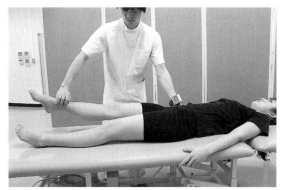

図13 大腿直筋の筋力測定（徒手筋力計による測定）
背臥位，膝伸展位で，股関節を屈曲させる．股関節 0〜30°で測定する．

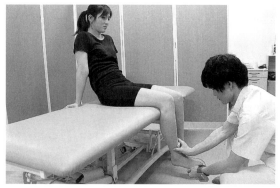

図14 大腿四頭筋（広筋群）の筋力測定（徒手筋力計による測定）
端座位，少し骨盤は後傾し，膝関節を伸展させる．膝関節伸展 60〜90°の間で測定する．

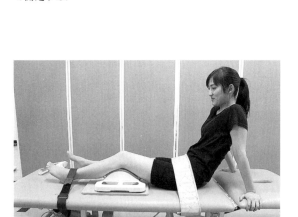

図15 セッティング筋力測定（徒手筋力計による測定）
背臥位でアルケア社製ロコモスキャンを用い，セッティング筋力を測定する．膝窩を機器に圧迫する方向に力を発揮しながら膝を伸展させる．

で行うことが多い（図14）．セッティング筋力（図15）は，膝窩を機器に押しつけながら，膝関節伸展する．股関節伸展により大腿直筋の筋活動が減少するため，より広筋群の筋力を反映している．股関節伸展筋力と膝伸展筋力を合わせた脚伸展筋力の評価として適している．

10) 下腿三頭筋

腓腹筋は膝関節伸展位での足関節底屈筋力，ヒラメ筋は膝関節 90°屈曲位での足関節底屈筋力を測定する．

11) 前脛骨筋と後脛骨筋

前脛骨筋は，足関節を背屈内がえし（内反）方向に力発揮させたときの筋力を評価し，後脛骨筋は，足関節を底屈内がえし（内反）方向に力発揮させたときの筋力を測定する．

12) 長・短腓骨筋

長・短腓骨筋を分けることはできないが，他の足外がえし（外反）筋（長趾伸筋や第三腓骨筋）と分けるために，足関節を底屈外がえし（外反）方向に力発揮したときの筋力を測定する．

13) 前鋸筋

前鋸筋は背臥位で肩関節屈曲 90°位で protraction 運動（肩甲骨の前方突出）を行うと左右差を評価しやすい．肘関節は伸展位で肩甲骨の前方突出を行わせる（図16）．また，肩関節水平内転時にも大きな筋活動が起こるため，肩関節 90°屈曲位から水平内転方向に力発揮させたときの筋力を測定する（図17）．

14) 僧帽筋（上部・中部・下部線維）

上部線維は肩甲骨の挙上，中部線維は肩甲骨の外旋，下部線維は肩甲骨の後傾の作用があるが，肩甲骨の運動であるため筋力としては測定しにくい．僧帽筋上部線維は肩甲骨を挙上させたときの筋力を測定する．僧帽筋中部線維は，腹臥位，肩関節 90°外転，肘 90°屈曲位から肩甲骨外旋，肩関節水平外転方向に力発揮させたときに肩甲骨に抵抗をかけて評価する（図18）．抵抗を加えても，肩甲骨が上方移動あるいは下方移動せずに肩

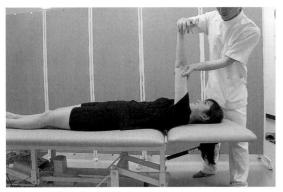

図16 前鋸筋の筋力測定（protraction）
背臥位で，90°肩関節を屈曲し，前方突出させる．

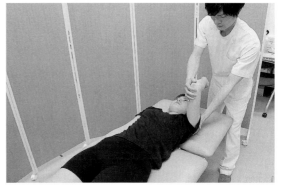

図17 前鋸筋の筋力測定（水平内転）
背臥位，90°肩屈曲90°外旋位で，水平内転方向に力を発揮させる．

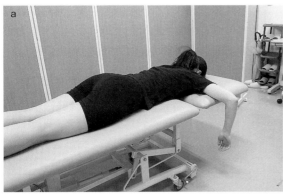

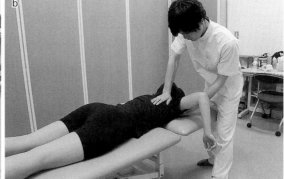

図18 僧帽筋中部線維の筋力測定
腹臥位，肩90°外転位から（a），水平外転方向に力を発揮させる（b）．

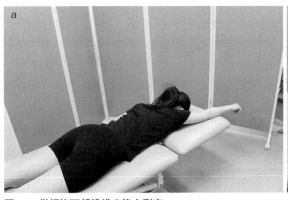

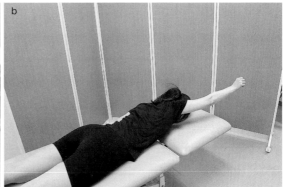

図19 僧帽筋下部線維の筋力測定
腹臥位で肩160°屈曲位（a）からさらに屈曲方向に力を発揮させる（b）．挙上が不可能な場合は立位で行う．

甲骨外旋運動が正確に行えるかどうかが重要である．僧帽筋下部線維は，肩関節屈曲最終域（屈曲160°以上）で肩甲骨後傾，肩関節屈曲させたときの筋力を評価する（図19）．

15）棘上筋

棘上筋は，full can（母指を上方向に向けて肩外旋位での挙上）で肩甲骨面挙上させたときの筋力を測定する（図20）．挙上角度は軽度挙上位の方

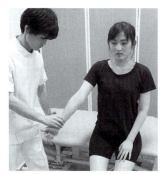
図20 棘上筋の筋力測定（full canテスト）（徒手筋力計による測定）
端座位，肩外旋位から肩甲骨面挙上（45°）を行う．

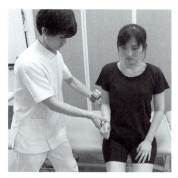
図21 棘下筋の筋力測定（徒手筋力計による測定）
端座位，肘90°屈曲位，肩内外旋中間位から外旋方向に力を発揮させる．

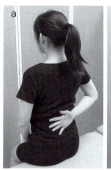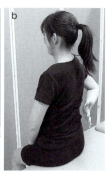
図22 肩甲下筋（lift offテスト）
端座位で手を後ろに回し，背中に着ける（a）．そこから手を背から離すように，内旋方向に力を発揮させる（b）．肘の伸展や肩伸展の代償が起こらないように注意しながら内旋のみで行わせる．内旋の可動域が十分ないと行えない．

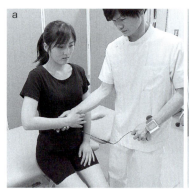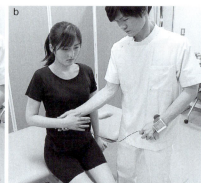

図23 肩甲下筋（belly-pressテスト）
端座位で，手を腹部に当て，腹部を手で押すように内旋方向に力を発揮させる（a）．内旋可動域が制限されて，lift offができない患者に適している．筋力が弱いと肘が後ろに後退する（b）ので肘の位置を保ったまま行わせる．

が三角筋の筋力を反映しないため，0〜45°の挙上角度で評価した方が良い．

16）棘下筋

棘下筋は，上肢下垂位で肩関節外旋（1st外旋）方向に力を発揮させたときの筋力を測定する．まずは，側臥位で可動域の最大まで外旋できるかを確認する．最大外旋が可能なら内外旋0°位での筋力を測定する（図21）．

17）肩甲下筋

下垂位内旋では大胸筋の筋力発揮が大きくなりやすいため，腰部に手をまわし，その位置からさらに内旋させたときの筋力を測定する．lift offテスト（図22）と呼ばれる．肩関節伸展での代償が起こらないように注意する．belly-pressテスト（図23），bear hugテスト（図24）も肩甲下筋の筋力を反映しているテストである．また，肩甲下筋は肩関節の初期屈曲にも働くため，0〜30°屈曲位での肩関節屈曲筋力を測定することも重要である．

18）三角筋

三角筋前部線維は肩関節屈曲，中部線維は肩関節外転，後部線維は肩関節伸展の筋力を測定する．

前部線維は90°屈曲位，中部線維は90°外転位の方が，他の筋の影響を受けにくく，三角筋の筋力を反映しやすい．後部線維は0°以上伸展位で測定する．肩関節屈曲位での伸展は，主に広背筋の筋力が反映される．

b．動作での筋力評価

個々の筋の選択的な筋力評価だけでなく，動作としての筋力評価も重要である．量的な評価だけ

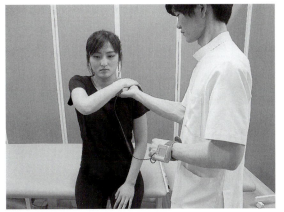

図24　肩甲下筋（bear hug テスト）
端座位で反対の肩に手を当てるようにし，肩を押すように内旋方向に力を発揮させる．

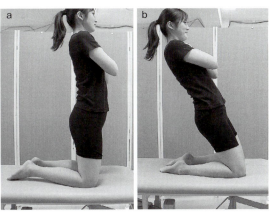

図25　ニーリングクアドリセプス（膝伸展筋力評価）
膝立ち位（a）から膝を屈曲しながら後方に倒れる（b）．

図26　ニーリングハムストリングス（膝屈曲筋力評価）
膝立ち位（a）から膝を伸展しながら前方に倒れる（b）．

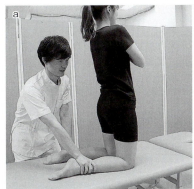
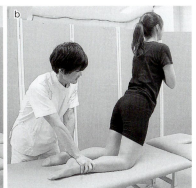

でなく，痛みの有無や動作のスムーズさ，動作分析もあわせて行う必要がある．

1) ニーリングクアドリセプス（膝伸展筋力評価）（図25）

両膝立ち位から膝を屈曲しながら後方に身体を倒していく．股関節は中間位で保持し，上肢は胸の前で組む．大腿四頭筋の伸張性筋力の評価である．最大に後方に傾斜したときの膝関節角度を開始肢位を0°として測定する．股関節や体幹が屈曲伸展しないように注意しながら測定する．

2) ニーリングハムストリングス（膝屈曲筋力評価）（図26）

両膝立ち位から膝を伸展しながら前方に身体を倒していく．検者は両足部を保持し固定する．股関節は中間位で保持し，上肢は胸の前で組む．ハムストリングスの伸張性筋力の評価である．最大に前方に傾斜したときの膝関節角度を開始肢位を0°として測定する．股関節や体幹が屈曲伸展しないように注意しながら測定する．

3) ブリッジ（股関節伸展筋力評価）（図27）

両脚ブリッジを行ったときの殿部の挙上量を評価する．大殿筋の筋力の指標として用いる場合は，膝関節を90°以上屈曲して行う必要がある．軽度膝屈曲位でブリッジを行うとハムストリングスの筋力の指標となる．手を床に置くと広背筋での代償が大きくなるため手を胸の前で組んで行った方が良い．股関節0°まで挙上できたらfullとして，挙上量により1/3，1/2，2/3と判定するか，股関節の角度を測定して記録する．両脚で0°まで挙上できたら，片脚（片足を浮かして）ブリッ

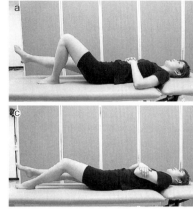
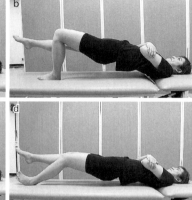

図27 片脚ブリッジ（股関節伸展筋力評価）
大殿筋の筋力の指標とする場合は膝関節を90°以上屈曲し（a）片脚で股関節中間位まで殿部を挙上する（b）．ハムストリングスの筋力の指標とする場合は，軽度膝屈曲位（c）から殿部を挙上する（d）．

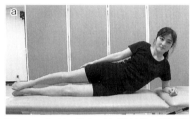
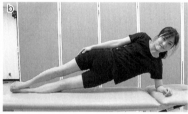
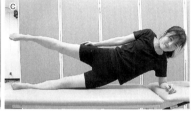

図28 サイドブリッジ（体幹筋，股関節外転筋筋力評価）
側臥位，足と前腕支持（a）から腰部を挙上する（b）．安定して挙上可能となれば，下肢を外転し保持させる（c）．

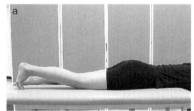
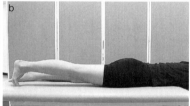

図29 腹臥位でのパテラセッティング（脚伸展筋力評価）
腹臥位で，つま先で床を支持し（a）膝関節を伸展する（b）．

ジにして同様に評価する．

4）サイドブリッジ（体幹筋，股関節外転筋筋力評価）（図28）

側臥位で肩関節90°外転・肘関節90°屈曲位として足部と前腕支持でサイドブリッジを行う．安定して股関節中間位まで保持できればfullとして，挙上量により1/3，1/2，2/3と判定する．股関節が屈曲してしまうことが多いので正確に行わせることが重要である．下側下肢の股関節外転筋力と内・外腹斜筋の協調した筋力発揮が必要なテストである．肩関節周囲筋の安定性のテストとしても用いることができる．fullまで安定して可能となれば，上の脚を股関節外転させ保持させる．外転角度が大きいほど下側の支持している方の股関節外転筋力が必要となる．

5）腹臥位でのパテラセッティング（脚伸展筋力評価）（図29）

腹臥位となり足関節を背屈し，足先で床を支持する．膝を床から離すように膝窩を挙上させる．膝窩に抵抗をかけ左右差を比較する．膝関節伸筋と股関節伸筋がともに働き，臥位での脚伸展筋力の指標となる．

6）台からの立ち上がり（脚伸展筋力評価）（図30）

50～10cmまでの台から両脚で立ち上がり，何cmまでの高さなら立ち上がることが可能かを評価する．両脚で10cm台からの立ち上がりが可能であれば，50～10cmを片脚で立ち上がれるかを評価する．

図30 台からの立ち上がり（脚伸展筋力評価）
片脚で台から立ち上がる．

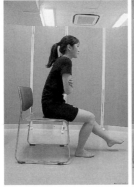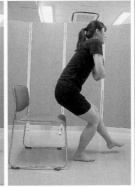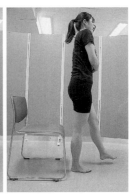

立ち上がりは股関節伸展筋，膝関節伸展筋，足関節底屈筋の総合的な脚伸展筋力評価となる．手を胸の前で組んで行うのを基本とするが，不可能なら両手で膝を押す，両手で座面を押すというようにレベルを下げて行う．動作時の痛みの有無の評価や動作のスムーズさなどの動作分析も行う．

高齢者に対する立ち座りテストとしては，5回の立ち座り動作をできるだけ早く行うのに要した時間で評価するものと30秒間での立ち上がり回数で評価するものがよく用いられている．

7）段差昇降（脚伸展筋力評価）（図31）

10～50 cm の段差昇降が可能かを評価する．股関節伸展筋，膝関節伸展筋，足関節底屈筋の総合的な脚伸展筋力の評価である．昇段動作は短縮性脚伸展筋力を反映し，降段動作は伸張性脚伸展筋力を反映する．低い段から始め，徐々に高い段で実施し，昇段と降段に分けて昇降可能な段の高さで評価する．動作時の痛みの有無の評価や動作のスムーズさなどの動作分析も行う．

8）バランスリーチレッグ（図32）

STAR と呼ばれる45°間隔で引いた8本のライン上の中央に片脚で立ち，支持脚でない方のつま先で各方向にリーチし，その距離を測定する．下肢筋力だけでなくバランス能力も同時に評価できる．遠くにリーチできるほど能力が高い．

9）片脚立位での肩関節外転保持（荷重位における股外転筋筋力評価）

荷重位での股関節外転筋の評価としては，重錘

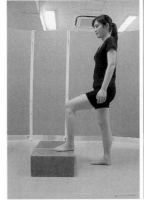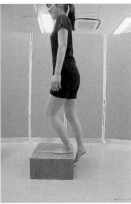

図31 段差昇降（脚伸展筋力評価）
昇段だけでなく降段動作も評価する．

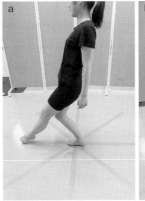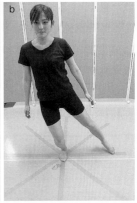

図32 バランスリーチレッグ（脚伸展筋力＋バランスの協調性筋力評価）
a 前方へのリーチ，b 側方へのリーチ
ラインに沿ってなるべく遠くへつま先をリーチし，リーチした距離を測定する．

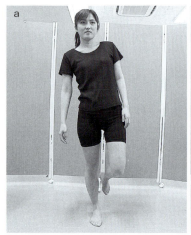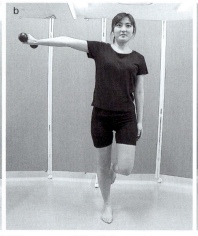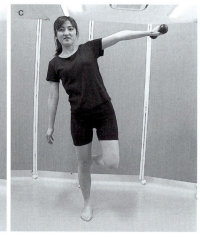

図 33 片脚立位での肩関節外転保持（荷重位における股外転筋筋力評価）
立脚側の上肢に重錘負荷をすれば(b)，立脚側の股関節外転筋筋力を援助し（体幹の代償が減る），反対側に重錘負荷すると(c)立脚側の股関節外転筋に負荷がかかる（体幹の代償が大きくなる）．

を患側（立脚側）あるいは健側（反対側）に持たせたときの片脚立位姿勢を評価する．**図 33a** は右股関節外転筋の筋力低下のため体幹が右に側屈して代償している．患側に 3kg の重錘を 90°肩関節外転位で保持することにより**図 33b** に示すように体幹の代償がほぼ消失する．つまり，代償せずに骨盤を水平に保つだけの筋力がこの重錘の重さのモーメントだけ低下していると評価することができる．筋力トレーニングにより，この重錘の重さを軽くしても代償なしで立位保持できるようになれば荷重位での股関節外転筋力が増加しているといえる．患側 3kg から徐々に減らしていく．逆に健側に重錘を保持すると負荷なしでの片脚立位時よりも股外転筋力が必要となるため，トレンデレンブルグ徴候がわかりにくい患者に健側での重錘保持を行うとよい（**図 33c**）．健側 0.5kg から徐々に増やしていく．体幹の代償なしに重い重錘を持てるほど荷重位での外転筋力が強いと評価する．

上記は，片脚立位保持という静的な評価であるが，同様に重錘を持って歩行させることで動的な評価が可能となる．

c. 瞬発力の測定

瞬発力とは，一般に力と速度を掛け合わせた筋パワーを意味する．

瞬発力の測定方法としては，高く跳ぶ，遠くへ跳ぶ，遠くへ投げるなどの運動能力としてのパフォーマンスを測定する方法と等速性筋力測定装置などにより各関節の筋力発揮時の筋パワーを測定する方法がある．ここでは，運動能力としての瞬発力について，その測定方法を述べる．

1）瞬発力を測定することの意味

運動能力測定における瞬発力としては，ジャンプ力が測定されることが多い．ジャンプ力は跳躍高と跳躍距離の 2 種類に分けられるが，助走の有無や片脚か両脚かなどでさらに分けられる．跳躍高として最も一般的なものは垂直跳びであり，跳躍距離として最も一般的なものは立ち幅跳びである．ジャンプ力を測定することにより基礎的なパワー発揮能力を評価することができる．

2）瞬発力の測定方法

a）立ち幅跳び[2]

（1）測定方法

① マットを壁に付けて敷き，マットの手前（30cm～1m）の床にラインテープを張り，踏み切り線とする．

② 両足を軽く開いて（10～20cm），つま先が踏み切り線の前端に揃うように立つ．

③ 助走をつけず，腕や身体で十分反動をつけて前上方に跳躍し，できるだけ前方に着地する．
④ 身体がマットに触れた位置のうち，最も踏み切り線に近い位置と，踏み切り前の両足の中央の位置（踏み切り線の前端）とを結ぶ直線の距離を計測する．
⑤ 2回実施して，長い方の数値を採用する．
(2) 実施上の注意
① 踏み切りの際，二重踏み切りにならないようにする．
② 踏み切り前の両足の中央の位置を任意に決めておくと計測が容易になる．

b) 垂直跳び[3,4]

(1) 壁式（タッチ式）測定法

測定用紙または黒板と黒板ふき，チョーク，棒尺または巻尺を用意し，壁から20cm離れた床に，壁と平行に直線を引く．
① 壁側の手の指先にチョークの粉をつけ，両脚を揃えて立つ．
② その場で高く跳び上がり，最高位点で測定用紙（または黒板）に指先で印をつける．
③ 2回実施し，高い方の印の下に，片足を壁に接して立ち，片手をまっすぐ上に伸ばして指先で印をつける．その際，踵を上げたり，膝を曲げてはいけない．
④ 跳び上がってつけた印と，立ってつけた印との垂直距離を計測する．

(2) 紐式測定法

① 測定マットの中央に両脚を揃えて立ち，測定器（竹井機器製ジャンプ-MD）を臍部にベルトで固定する．
② マットから測定器までの紐をしっかりと張る．
③ その場で，できるだけ高く跳び上がる．
④ 臍部に取りつけたリールからくりだされる紐の長さを測定する．
⑤ 2回実施し，高い方の測定値を採用する．
⑥ 着地が測定マット上からずれた場合の測定値は採用しない．

なお，壁式測定法と紐式測定法との測定値間にはr＝0.825（n＝58）の相関が認められている[3]．

d. one repetition maximum（1RM）の測定

1RMとは，1回だけ全可動域にわたって関節を動かすことが可能な負荷量のことである．最大等張性筋力の指標としてよく用いられる．最大等尺性筋力の約80〜85％といわれている．

筋力を評価するうえで最大筋力の評価は重要である．最大筋力は等尺性筋力計や等速性筋力計により測定することができるが，測定機器がないと測定できない．それに対し，正しい姿勢で全可動域を1回だけ挙上できる最大の負荷である1RMの測定には機器が必要なく，さまざまな動作で測定が可能である．ただし，トレーニングを積み，自分の最大筋力がおおよそわかっている者では1RMの測定は比較的容易だが，トレーニング歴のない者や高齢者などではその動作に対するスキルやバランス，神経系の適合が十分でないために測定は難しい．このため，NSCAテキスト[5]では，比較的容易に行える10RMをまず測定し，そこから1RMを算出する方法を提案している．この方法では，最初に比較的軽い負荷で10回反復を一度行わせ，どれだけ簡単に行えたかにより負荷を追加して再び10回反復を一度行う．2〜4分の休息を入れながら，10回しか反復できない負荷重量（10RM）を調べる．5回未満の試行で10RMを求められることが望ましい．10RMを測定できたら，換算表をもとに1RMは10RM×100/73.5という式により推定する．

一方，Kraemerら[6]は最初に予想される1RMの40〜60％の負荷で5〜10回反復運動を行い，1分間の休息の後，その予測値の60〜80％で3〜5回の反復を実施，その後3〜4回の試行により1RMを求めるという方法で1RMを直接測定する方法を提案している．

トレーニングに慣れていない者の場合は測定前に練習を十分に行い，動作に慣れてからでないと最大筋力の検査結果の信頼性に欠けるといわれ，練習なしでは数日の間隔をあけて2回の測定をし

た場合に，2回目の測定の筋力のほうが有意に高かったとの報告がある[7,8]．トレーニング習慣のない中高年者を対象に1RMを正確に計測するのに必要な試行回数を調べた研究において，1回の練習セッション後に数日の間隔を空けて3回の1RM測定を実施した結果，2,3回目に測定した1RMは1回目の1RMと比較して，ほとんどの対象筋群で有意な差はみられなかったことから，1回の練習セッションと1回の測定で十分であるとしている[9]．

e．爆発的筋力を用いた筋機能の評価

爆発的筋力は，一定の筋力や最大筋力に到達するのに要する時間，一定の時間間隔ごとの筋力の増加率をあらわすRate of Force Development（RFD），動作開始直後（数10mm秒）における発揮筋力を意味するスタート筋力などで表されることが多い．

例えば，同じ100kgの最大筋力を発揮できるA氏とB氏を想定する．100kgまで発揮するのにA氏は0.5秒，B氏は1.0秒必要であったとすると，最大筋力は同じであるが，爆発的筋力はA氏の方が2倍強いということになる．

RFDとは筋力を発揮するとき，どれだけ素早く力を発揮できるかという筋力の立ち上がりの速さをあらわす指標である．この指標は筋断面積では推定できない神経系の評価ができるということや，最大随意収縮筋力（MVC）よりも鋭敏に神経系の適応を表す指標となり得るという点で注目されている．RFDは等尺性筋力，等張性筋力，等速性筋力など，さまざまな様式で測定されるが，いずれの場合も被検者には，"できるだけ速く，強く"力を発揮するよう指示し，最大筋力あるいは特定の％MVCの筋力発揮に要する時間で割ることによって求める．以下にRFDを使った研究を紹介する．

前十字靱帯（ACL）損傷後のサッカー選手のRFDを測定した研究がある[10]．従来，ACL損傷後患者のスポーツ復帰のための目安として，筋力の回復を指標とすることが多い．しかし，この研究ではACL再建術を施行した45名のプロサッカー選手を対象として受傷前と術後6ヵ月，12ヵ月の等尺性レッグプレス筋力とRFDを測定し，6ヵ月時点で筋力は受傷前の97％に回復しているにもかかわらず，RFDは30，50，90％MVCでそれぞれ80，77，63％と有意に低下していたことを示した．ただし，12ヵ月の時点ではRFDは術前と差がなくなったとしている．

RFDは高齢者を対象とした研究にも用いられている[11]．この研究では健康な高齢者を最大歩行速度により2群に分け，歩行速度を決定する要因を下肢筋断面積と，立位での足関節底屈時のRFDから求めた．この結果，歩行速度が遅い群では速い群と比較してRFDが38％低いが，大腿四頭筋，ハムストリングス，下腿三頭筋の筋断面積に有意差はなかった．このことから，この研究では歩行速度には下腿三頭筋群の神経的要素が関与していることが示唆されるとしている．

また，RFDはトレーニングにより向上することが報告されている[12]．健常男性を筋力トレーニング群，持久力トレーニング群，コントロール群に分け，6週間のトレーニングを実施した．筋力トレーニング群では60～85％MVCの下肢筋力トレーニングを，持久力トレーニング群では自転車エルゴメーターを用いてターゲット心拍数の50～75％のトレーニングを実施した．その結果，筋力トレーニング群のみでMVC，RFDともに向上がみられた．一方，トレーニングによるRFDの改善の程度にはばらつきがみられるとされていることから，筋収縮の様式の違いや肢位の影響の可能性も考えられるが，効果的なトレーニング方法についてはまだ明らかではない[13]．

f．steadinessを用いた筋機能の評価

steadinessとは，最大下での等尺性筋力発揮など比較的単純な運動タスクで，一定の筋力を持続的に発揮することができる能力のことである[14～16]．

測定方法としては，等尺性筋力発揮中[16～18]のsteadinessを測定した研究が多いが，等張性，等速性筋力を測定したものもあり，発揮筋力を視覚

的，あるいは聴覚的にフィードバックしながら，目標とする筋力を持続的に発揮させ，そのときの発揮筋力の標準偏差や変動係数を求める．目標筋力としては，最大筋力の10%[19]といった低い値を用いた研究から最大筋力[17]を用いたものまでさまざまあるが，50% MVC[14,18,19]を目標としているものが比較的多い．

　steadinessを指標とした研究として，大腿四頭筋の筋力発揮中のsteadinessと高齢者[16,18]や整形外科疾患患者[14,17,20]の運動機能や転倒[19]などの関連を調べる研究が行われている．高齢者を対象としたSeynnesら[18]の研究では，最大等尺性筋力の50%を目標値としたsteadinessを計測し，steadinessが立ち上がり時間や階段昇降パワーの独立した予測因子となることを報告している．また，変形性膝関節症患者群とコントロール群のsteadinessを比較したHortobagyiら[20]の研究では，患者群において等尺性，求心性，遠心性筋力すべてにおいてsteadinessが低下していたとしている．転倒歴のある者とない者との間でsteadinessを比較したCarvilleら[19]の研究では，等尺性筋力ではsteadinessに有意差はなかったが，等張性筋力，特に遠心性筋力において転倒者では低下がみられることを報告している．

> **メモ　変動係数**
> 変動係数とは，標準偏差を平均で割ることで求める．百分率で表されることが多い．どの程度ばらついているかの指標であり，2群間の比較によく用いられる．

g. 超音波診断装置を用いた筋機能の評価

　簡便な超音波法による筋厚の測定は，トレーニング効果や廃用・加齢による筋萎縮の評価として有用性が非常に高い．

　近年，臨床および研究の場において超音波診断装置による超音波画像が筋の形態（筋の形やサイズ）を評価するために理学療法士の間で幅広く使われるようになった．超音波法はCT法やMRI法に比較して安価で，可搬性に優れ，非侵襲的で安全簡便に測定できるという利点を有している．超音波法によるヒト骨格筋の筋厚の測定は高い再現性が確認されている[21~24]．またMRIで測定した値とも高い相関がみられることが報告されている[21,24,25]．このようなことから，超音波法による筋厚の測定はトレーニング効果や筋萎縮の評価としての有用性が非常に高い．

1) 超音波画像の特徴

　通常，超音波診断装置を用いて骨格筋・腱組織を観察する場合は，5〜15MHzの周波数でBモードにて測定する．

　表層の筋を評価する場合は周波数の高い（7〜8MHz以上）リニアプローブを使用することが多い．Bモードとは振幅の大きさを輝度に変換して表示する方法であり，反射が強いものほど明るく表示させるという特徴がある．

　一般的には，超音波画像ではコラーゲンが密に組織されているほど反射が大きいため，白く映る（高エコー）．反対にコラーゲンを持たない組織（液体など）は反射を起こさないため，超音波画像上は黒く映る（低エコーあるいは無エコー）．骨は固く組織されたコラーゲンにより形成され，100%音波を吸収，散乱，反射するため画像上は白く映り，高エコーとなる．筋は一般的には血液を多く含むため，暗く映り（低エコー），筋周囲を取り巻く密なコラーゲン組織である結合組織は白く映される．

2) 超音波法を用いた筋量評価

　一般に筋厚は，プローブを筋の走行に対し垂直に接触させた横断画像（短軸像）により計測されることが多い（図34a）．

　またプローブを筋の走行に沿って接触させることにより筋の縦断画像（長軸像）が得られる（図34b）．羽状筋の場合，縦断画像上で腱膜と筋束とのなす角により羽状角を計測することができる．超音波画像による筋厚，羽状角，筋束長や形態計測値を用いて，ASCA，PCSAや筋体積を推定することも可能である[26,27]．羽状角や筋束長の計測は他の画像計測法ではできない，超音波法の長所の一つである．

　筋厚や羽状角は超音波法により簡便に計測可能

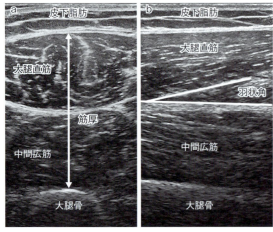

図34 大腿四頭筋の超音波横断画像(a)と縦断画像(b)

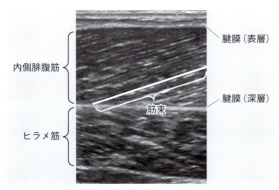

図35 内側腓腹筋の超音波画像

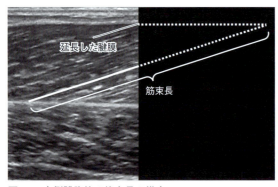

図36 内側腓腹筋の筋束長の推定

であるが，筋のある特定の部位の計測値であること，プローブの圧迫の程度や接触角度により変動することを留意しておく必要がある．また，筋厚は筋断面積と相関するとされているが，決して筋断面積そのものを表しているわけではないため，安易な解釈は避けるべきである．

メモ　超音波による筋線維長(筋束長)の推定

縦断画像では，筋線維長(筋束長)を算出することも可能である．筋束長の算出には従来，筋厚を羽状角の正弦で除す方法(筋厚/$\sin\theta$；θは羽状角)が用いられているが[28]，最近ではこの方法は実際の筋束長を過小評価してしまう問題が指摘されており，より正確な他の算出方法も紹介されている[29]ため，その方法の一つを紹介する．

図35は内側腓腹筋を超音波Bモード法で撮像した画像を示している．画像上の線維状のコントラストは筋線維の束である筋束を示している．羽状筋の筋束は上下の腱膜に対して斜めに走行しているが，1枚の超音波画像では全ての筋束は写らない場合が多い．このため筋束長を測定するためには非可視部分の推定が必要となる．

① 腱膜と筋束を延長する(図36)
筋束と腱膜が交点を作るように表層の腱膜と筋束を延長する．腱膜は可視部分に沿って延長し，筋束は深部の腱膜との交点(起始部)から表層の腱膜に向かって延長する．

② 筋束長を測定する
筋束の起始部と延長した腱膜と筋束の交点までの距離を筋束長とし，Image J(NIH社製)などの画像処理ソフトを用いて長さを測定する．

3) 超音波画像による筋厚の変化から筋の収縮状態を評価できるのか？

超音波画像による筋厚変化は筋活動の評価としては用いることができない．

求心性収縮時の筋を超音波画像で確認すると，筋厚の増加と筋長の減少がみられる．筋収縮時の筋厚の変化と筋電図による筋活動との関連に関する報告は，腹筋群で多くみられるが，その相関係数は0.14〜0.93と幅広く分布しており，今のところ関連性についての結果は不確定であるといえる．例えば，McMeekenら[30]は腹横筋の収縮時の筋厚と筋活動量との間には直線的な関係があると報告しているが，Hodgesら[31]は外腹斜筋，内腹斜筋，腹横筋の筋厚と筋活動との関係は非直線的であると報告している．また，最近の報告[32]においても，外腹斜筋や内腹斜筋の筋厚と筋収縮との関係はみられないと報告している．筋収縮時の筋厚の変化と筋活動に一致した関連性がみられない理由として，筋厚の変化には筋活動のみでなく，多くの要素が関与していることが考えられる[33]．具体的に多くの要素とは，安静時の筋長，筋の伸張性(コンプライアンス)や構造(紡錘筋か

羽状筋か），起こっている筋収縮の種類（等尺性，短縮性，伸張性），測定テクニックなどである．

筋厚の変化から結果を解釈するには，上記のような要因を考慮に入れることが必要である．例えば，筋が短縮位で収縮した場合（例えば膝関節伸展位で外側広筋を最大収縮した場合）と伸張位で収縮した場合（膝関節90°屈曲位で外側広筋を収縮した場合）を比較すると，同じ筋活動であったとしても伸張位の方が筋厚の増加は少ないことが考えられる．測定時の条件を考慮に入れないと間違った結論を導くことになる．

このように，超音波画像は信頼性のある測定方法ではあるが，筋収縮時の超音波画像による筋厚の変化と筋電図による筋活動との間に必ずしも直接的な関係がみられないのは当然なことである．したがって，理論的に単純には超音波画像による筋厚変化は筋活動の評価として使用できないといえる[34]．

4）超音波法を使った筋厚評価の実際

骨格筋の超音波画像から正しい情報を得るには，再現性の高い正確な撮像が必要である．

被検者間の比較などを行う場合には必ず同一検者が測定を行い，事前に級内相関係数などにより測定の再現性を確認しておくことが望ましい．被検者の肢位は安静背臥位または腹臥位が多いが，側臥位，座位または立位で実施している報告もある．十分なジェルを使用し，プローブは圧迫させないように皮膚に接触させる．特に筋輝度（後述）はプローブの接触角度により容易に変化するため，繊細な操作が必要である．プローブが組織に対し正しい角度で当てられているかの判断のために，骨エコーの強度を目視で確認するとよい．

大腿四頭筋は最も多くの研究で計測されており，撮像は比較的容易である．大腿直筋と中間広筋，または外側広筋と中間広筋を合わせた筋厚を，大腿四頭筋筋厚として用いることが多い．中殿筋および小殿筋は腹臥位で縦断画像を表出し，プローブをやや前方に向けることで明瞭に撮像できる．腹筋群は呼気筋でもあるため呼吸による影

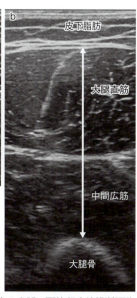

図37　高齢者（a）と若年者（b）の大腿四頭筋超音波横断画像
高齢者では，筋厚の減少（筋萎縮）のみでなく，高輝度を呈する（白っぽく映る）．

響を受けやすい．そのため，これらの超音波画像は呼気相の最後（呼気筋が安静となっている状態）に撮像する．

5）超音波法を用いた筋の質的評価

a）筋の質的評価の実際

筋の質的評価として筋輝度（echo intensity：EI）を評価する．

筋の質の変化を表す指標として，近年，筋の超音波エコー輝度（以下，筋輝度）が用いられるようになってきている．超音波画像上では，筋内の非収縮組織が増加した筋は高輝度に（白っぽく）映る（図37）．筋線維間に結合組織や脂肪組織が浸潤すると異質媒体の境界面が増加するため，筋輝度が上昇する[35]．筋生検を用いた研究で，筋内の脂肪組織および結合組織との強い相関も報告され[35,36]，筋輝度を筋の質的変化の指標として用いる妥当性は示されている．

筋輝度の評価方法としては，Heckmattら[37]が1982年に筋ジストロフィー患児を対象として発表して以降，検者が視覚によって主観的に判断する手法が用いられてきたが，デジタル技術の発展に伴い，8-bit gray-scaleを用いた客観的な定量

評価がなされるようになった．これは，計測領域の個々のピクセルを，黒色を0，白色を255とした256階調で数値化し，領域の平均値を算出する方法であり，数値が大きいほど筋内の非収縮組織の割合が多いことを示す．8-bit gray-scaleによる輝度の計測は，フリーソフトを含む多くの画像解析ソフトで可能となっている．

骨格筋量は筋力発揮のための主要な因子である．しかし生体を対象とした場合，筋断面積や筋厚と筋力との相関は中等度に過ぎず[38,39]，筋量低下のみでは筋力低下を部分的にしか説明できないことも明らかとなっている[40]．

我々は，地域在住の中高齢女性92名を対象とし，大腿四頭筋の横断画像から筋厚と筋輝度を計測し，最大等尺性膝関節伸展筋力との関連を調べた[41]．その結果，筋厚だけでなく筋輝度も筋力との間に中等度の相関を示し，また重回帰分析では，筋力への影響因子として筋厚・筋輝度の双方が抽出された．高齢男性[42]や施設入所高齢者[43]を対象とした研究からも同様の結果が得られており，筋量のみでなく筋内の非収縮組織の増加といった筋の質的変化も筋力に影響を与えることが明らかとなっている．

骨格筋内には筋線維（筋細胞）だけでなく，筋細胞間隙に非収縮組織である結合組織，筋内細胞外脂肪および細胞外液が存在する．超音波法を用いた量的な筋厚評価では，これらの細胞間隙部分も筋断面積あるいは筋厚に含まれてしまうため，筋細胞量すなわち実質的な筋収縮組織を過大評価してしまうことになる．筋萎縮には，筋線維断面積の低下（量的変化）に加え，筋内脂肪や結合組織の増加といった質的変化も伴う．このため，超音波画像法により筋量を評価する場合にはこのような筋の質的変化もあわせて評価することが必要である．

b）筋輝度の限界と課題

筋輝度測定には多くの制限がある．

筋輝度を計測するうえでの限界として，エコー輝度は超音波装置の機種および設定によって変化することがあげられる．そのため計測するにあたっては，これらの条件をすべて統一しておく必要がある．この問題点の解決手段として，筋輝度を皮下脂肪組織のエコー輝度で除すことによりキャリブレーションする試みもなされている[44]．また異なる機種を用いる場合に，一つの機種で得られる筋輝度を別の機種での筋輝度に変換するための補正式を事前に作成しておく手法も紹介されている[45]．他の問題としては，エコーは深層になるほど減衰するため，深層筋に対し筋の質的指標として筋輝度を用いるには限界があることがあげられる．このため筋輝度を用いた先行研究では表層筋の評価に留まっている．計測領域の深さを統一して筋輝度を計測するなどの対応が行われているが，根本的な解決策とはいえず，深層筋に対する筋輝度の適応は今後の課題といえる．

文献

1) Kibler WB et al：Evaluation of apparent and absolute supraspinatus strength in patients with shoulder injury using the scapular retraction test. Am J Sports Med 34：1643-1647, 2006
2) 文部科学省：新体力テスト．ぎょうせい，東京，2000
3) 東京都立大学体力標準値研究会：垂直跳．新・日本人の体力標準値，不昧堂出版，東京，181-186, 2000
4) 金高宏文：ジャンプ力を測る．スポーツ選手と指導者のための体力・運動能力測定法，鹿屋体育大学スポーツトレーニング教育研究センター編，大修館書店，東京，82-89, 2004
5) Wathen D：ストレングストレーニング＆コンディショニング，ブックハウスエイチディ，東京，472-483, 1999
6) Kraemer WJ et al：Influence of resistance training volume and periodization on physiological and performance adaptations in collegiate women tennis players. Am J Sports Med 28：626-633, 2000
7) Frontera et al：Reliability of isokinetic muscle strength testing in 45- to 78-year-old men and women. Arch Phys Med Rehabil 74：1181-1185, 1993
8) Selig SE et al：Reliability of isokinetic strength and aerobic power testing for patients with chronic heart failure. J Cardiopulm Rehabil 22：282-289, 2002
9) Levinger I et al：The reliability of the 1RM strength test for untrained middle-aged individuals. J Sci Med Sport 12：310-316, 2009
10) Angelozzi M et al：Rate of force development as an adjunctive outcome measure for return-to-sport decisions after anterior cruciate ligament reconstruction. J Orthop Sports Phys Ther 42：772-780, 2012
11) Clark DJ et al：Neuromuscular determinants of

11) maximum walking speed in well-functioning older adults. Exp Gerontol 48：358-363, 2013
12) Vila-Chã C et al：Motor unit behavior during submaximal contractions following six weeks of either endurance or strength training. J Appl Physiol (1985). 109：1455-1466, 2010
13) Blazevich A：Are training velocity and movement pattern important determinants of muscular rate of force development enhancement？ Eur J Appl Physiol 112：3689-3691, 2012
14) Smith JW et al：Muscle force steadiness in older adults before and after total knee arthroplasty. J Arthroplasty 29：1143-1148, 2014
15) Rice DA et al：Experimental knee pain impairs submaximal force steadiness in isometric, eccentric, and concentric muscle actions. Arthritis Res Ther 17：259, 2015
16) Hortobagyi T et al：Low- or high-intensity strength training partially restores impaired quadriceps force accuracy and steadiness in aged adults. J Gerontol A Biol Sci Med Sci 56：B38-47, 2001
17) Pua YH et al：Physical function in hip osteoarthritis：relationship to isometric knee extensor steadiness. Arch Phys Med Rehabil 91：1110-1116, 2010
18) Seynnes O et al：Force steadiness in the lower extremities as an independent predictor of functional performance in older women. J Aging Phys Act 13：395-408, 2005
19) Carville SF et al：Steadiness of quadriceps contractions in young and older adults with and without a history of falling. Eur J Appl Physiol 100：527-533, 2007
20) Hortobagyi T et al：Aberrations in the control of quadriceps muscle force in patients with knee osteoarthritis. Arthritis Rheum 51：562-569, 2004
21) Reeves ND et al：Ultrasonographic assessment of human skeletal muscle size. Eur J Appl Physiol 91：116-118, 2004
22) Kawakami Y et al：Changes in muscle size, architecture, and neural activation after 20 days of bed rest with and without resistance exercise. Eur J Appl Physiol 84：7-12, 2001
23) Bemben MG：Use of diagnostic ultrasound for assessing muscle size. J Strength Cond Res 16：103-108, 2002
24) Fukunaga T et al：Muscle volume is a major determinant of joint torque in humans. Acta Physiol Scand 172：249-255, 2001
25) Miyatani M et al：The accuracy of volume estimates using ultrasound muscle thickness measurements in different muscle groups. Eur J Appl Physiol 91：246-272, 2004
26) Reeves ND et al：Effect of resistance training on skeletal muscle-specific force in elderly humans. J Appl Physiol 96：885-892, 2004
27) Miyatani M et al：Validity of bioelectrical impedance and ultrasonographic methods for estimating the muscle volume of the upper arm. Eur J Appl Physiol 82：391-396, 2000
28) Kumagai K et al：Sprint performance is related to muscle fascicle length in male 100-m sprinters. J Appl Physiol 88：811-816, 2000
29) Ando R et al：Validity of fascicle length estimation in the vastus lateralis and vastus intermedius using ultrasonography. J Electromyogr Kinesiol 24：214-220, 2014
30) McMeeken JM et al：The relationship between EMG and change in thickness of transversus abdominis. Clin Biomech 19：337-342, 2004
31) Hodges PW et al：Measurement of muscle contraction with ultrasound imaging. Muscle Nerve 27：682-692, 2003
32) Brown SH et al：A comparison of ultrasound and electromyography measures of force and activation to examine the mechanics of abdominal wall contraction. Clin Biomech 25：115-123, 2010
33) Hodges PW：Ultrasound imaging in rehabilitation：just a fad？ J Orthop Sports Phys Ther 35：333-337, 2005
34) Whittaker JL et al：Ultrasound imaging and muscle function. J Orthop Sports Phys Ther 41：572-580, 2011
35) Pillen S et al：Skeletal muscle ultrasound：correlation between fibrous tissue and echo intensity. Ultrasound Med Biol 35：443-446, 2009
36) Reimers K et al：Skeletal muscle sonography：a correlative study of echogenicity and morphology. J Ultrasound Med 12：73-77, 1993
37) Heckmatt JZ et al：Ultrasound imaging in the diagnosis of muscle disease. J Pediatr 101：656-660, 1982
38) Singer KP et al：The use of computed tomography in assessing muscle cross-sectional area, and the relationship between cross-sectional area and strength. Aust J Physiother 33：75-82, 1987
39) Freilich RJ et al：Isometric strength and thickness relationships in human quadriceps muscle. Neuromuscul Disord 5：415-422, 1995
40) Berger MJ et al：Sarcopenia：prevalence, mechanisms, and functional consequences. Interdiscip Top Gerontol 37：94-114, 2010
41) Fukumoto Y et al：Skeletal muscle quality assessed from echo intensity is associated with muscle strength of middle-aged and elderly persons. Eur J Appl Physiol 112：1519-1525, 2012
42) Watanabe Y et al：Echo intensity obtained from ultrasonography images reflecting muscle strength in elderly men. Clin Interv Aging 8：993-998, 2013
43) Ikezoe T et al：Associations of muscle stiffness and thickness with muscle strength and muscle power in elderly women. Geriatr Gerontol Int 12：86-92, 2012
44) Wu JS et al：Assessing spinal muscular atrophy with quantitative ultrasound. Neurology 75：526-531, 2010
45) Pillen S et al：Quantitative gray-scale analysis in skeletal muscle ultrasound：a comparison study of two ultrasound devices. Muscle Nerve 39：781-786, 2009

（市橋則明）

3 持久力低下の評価

1. 持久力低下とは

持久力とは，人間の「体力」を構成する要素の一つであり，「ある一定強度の運動をできるだけ長時間持続することができる能力である」と定義されている[1,2]．また，生理学的には，「筋のエネルギー源の供給と代謝産物の回収の定常性を維持させる状態」とされる[3]．

持久力低下とは，これらの能力が低下する状態，つまり，運動によって引き起こされる身体の疲労に対する抵抗力，耐容能の低下を意味する．持久力は，その要素から，「全身持久力」「局所持久力」「精神持久力」の3つに分類される．全身持久力とは，全身の骨格筋の1/7～1/6以上の筋肉が働くような運動様式での能力とされ，具体的には，換気と循環による外気からの作業筋への酸素輸送能力であるとされる．その性質から呼吸循環持久力（cardio-respiratory endurance）とも呼ばれる．局所持久力とは，全身の骨格筋の1/7～1/6以下の筋肉が働く運動様式での能力とされ，具体的には，活動筋の持続的収縮能力であるとされる．その性質からいわゆる筋持久力（muscular endurance）とも呼ばれる．精神持久力（mental endurance）は，人間の意志に関わる能力であり，課題への忍耐力，注意集中などを持続させるための能力であるとされる．理学療法の臨床の場面では，3つの要素の破綻が重なり合って，持久力の低下を生じることで，日常生活動作の制限や社会活動能力の低下を引き起こす（**図1**）．

また，全身持久力と局所持久力については，エネルギー供給過程の違いから有酸素性持久力と無酸素性持久力に分類され，さらに無酸素性持久力は乳酸性持久力と非乳酸性持久力に分類される．

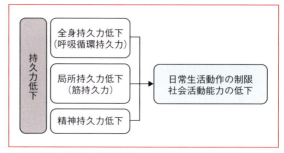

図1 持久力低下の構成要素

メモ　有酸素性持久力
一定時間以上，同じ強度（低・中強度）の運動を継続する際の持久力．糖質（血糖，筋肉・肝臓内に貯蔵されたグリコーゲン）と脂質（筋肉内の中性脂肪と血液中の遊離脂肪酸）をエネルギー源とし，エネルギー生成に酸素を必要とする持久力．

メモ　無酸素性持久力
短時間かつ高強度の運動を継続する際の持久力．酸素を使わずに，筋肉中のグリコーゲンを解糖することによってエネルギーを供給する乳酸性持久力とCP（クレアチン燐酸）の分解によってエネルギーを供給する非乳酸性持久力とに分類される．

上述した3つの持久力の要素の中で最も低下をきたしやすく，日常生活動作や社会活動に制限をもたらすものが全身持久力である．全身持久力に関わる要素としては，最大酸素摂取量（maximum oxygen uptake：$\dot{V}O_2$ max），乳酸閾値（lactate threshold：LT），乳酸蓄積開始点（onset of blood lactate accumulation：OBLA）などが挙げられ，これらの低下が全身持久力の低下をもたらし，評価の指標としても使用される．

a. 全身持久力低下に関わる因子その1：最大酸素摂取量（$\dot{V}O_2$ max）

$\dot{V}O_2$ maxは，1分間に体内に取り込むことのできる酸素量の限界を指す．

したがって，酸素をより体内に取り込むことのできる人ほど全身持久力が高いということになる．酸素摂取量は以下の式で表される．

　　酸素摂取量＝心拍数×一回拍出量×動静脈酸素較差

> **メモ　一回拍出量**
> 心臓が1回収縮する時に心臓から駆出される血液の量．

> **メモ　動静脈酸素較差**
> 動脈に含まれる酸素含有量と静脈に含まれる酸素含有量の差である．この値が大きいほど，体内の各器官で酸素が消費されていることを示す．

b. 全身持久力低下に関わる因子その2：乳酸閾値（LT）

LTは血中の乳酸濃度が急激に上昇する運動強度を指す．

LT以降は体内の糖の利用が急激に高まるため血中乳酸濃度も上昇していく．このLT以降は疲労物質の産生量も高まるため，LTとなる運動強度が高ければ高いほど，持久力が高いこととなる．

c. 全身持久力低下に関わる因子その3：乳酸蓄積開始点（OBLA）

OBLAは「血中乳酸濃度がおおむね急増し始める4mmol/lの時の運動強度」と定義される．

運動強度を少しずつ増加させていくと血中乳酸濃度が4mmol/lを越えた付近から，LTとは別に一気に乳酸が増加する現象がみられる．この時の運動強度はOBLA強度の運動強度と呼ばれ，持久力の指標としても用いられる．OBLA以下の運動強度では，長時間の運動の継続が可能とされるので，OBLAのレベルが高いほど，マラソンのような一定のペースでの運動をより高強度で行うことが可能になる．LTが無酸素的（解糖系）エネルギー供給機構が関与し始める時点であるのに対し，OBLAは有酸素的エネルギー供給機構の関与の上限時点を示すものと考えられる（図2）．

2. 持久力低下の原因

a. 持久力低下をもたらす主な要因

持久力低下は，加齢，疾患，低活動，低栄養が原因で引き起こされる．高齢者では，加齢による

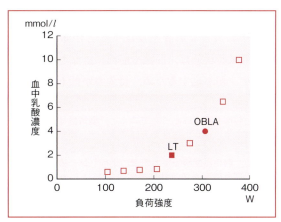

図2　漸増運動負荷時のLTとOBLA
漸増負荷テストによる血中乳酸濃度の上昇カーブは，2mmol/l辺りで上昇を始め，4mmol/l辺りでさらに急上昇する．上昇し始める点がLT，急上昇する4mmol/lの時の負荷がOBLAである．

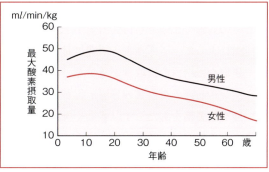

図3　最大酸素摂取量の年齢変化
（文献5）より引用）

持久力低下を認める．持久力は10〜20歳代がピークとされ，その後徐々に低下すると報告されている．加齢による持久力低下は$\dot{V}O_2$maxや骨格筋量の減少に伴う換気性作業閾値の低下が主な原因とされている[4]．加齢に伴い最大酸素摂取量は低下するが，中高年頃から10年で5〜10%低下すると報告されている（図3）[5]．これは酸素摂取量を規定する心拍数と心拍出量の低下によるところが大きく，最大心拍数は10年で3%低下，最大心拍出量は約8%低下するとされている[6]．疾患を患うことによっても，著明な持久力低下につながることが多い．特に呼吸不全や心不全を生じる疾患では，持久力が低下しやすい．また，安静や臥床で活動量が低下すると，廃用症候群とな

り持久力が低下する．その他にも，低栄養が持久力低下に大きな影響を及ぼすことが知られている．低栄養状態は，肝臓や筋肉に貯蔵されるグリコーゲンが不足するため，持久力が低下する．

> **メモ　換気性作業閾値(ventilation threshold)**
> 運動強度を徐々に高くしていくと，換気量は直線的に増大する．さらに強度を上げていくと，換気量がそれまでよりも急激に増大し始める時点がある．また同時点で二酸化炭素排出量も急激に増加し始める．このときの運動強度を換気性作業閾値(VT)という．生成された乳酸を処理するために，より多くの酸素を取り込もうとして換気量が多くなり，また，このとき副産物として二酸化炭素が作り出されることで，換気量と二酸化炭素排出量が急激に増大する．

b．持久力低下をもたらす他の要因

上述の呼吸循環系や栄養といった主要な持久力の規定因子のほかにも，侵襲・悪液質・貧血・肥満などの病態によっても持久力低下を生じる．

飢餓によって，エネルギー消費に対してエネルギー摂取や蛋白質の摂取量が減少し，肝臓のグリコーゲンや筋肉の蛋白質の分解が行われ(異化)，るい痩や筋萎縮をもたらす．感染や炎症，手術，熱傷などの侵襲は，神経・内分泌系の反応，代謝亢進により，貯蔵グリコーゲンの分解や脂肪分解を起こす．また蛋白分解によるアミノ酸放出を起こし，筋量の減少や筋力低下をきたす[7]．さらには術後の安静臥床が持久力の低下を助長することもある．持久力低下をもたらす悪液質は，一般的にはがん悪液質がほとんどであるが，感染症や関節リウマチ，慢性心不全，慢性腎不全，慢性閉塞性肺疾患なども併存疾患に関連する複雑な代謝症候群として持久力低下をもたらす悪液質として挙げられる[8]．血液中の赤血球は筋肉への酸素運搬の役割を果たしているため，赤血球数・ヘモグロビン量が減少した貧血では，組織への酸素供給が低下し，易疲労・息切れ・心拍数増加などの症状が現れる．鉄，ビタミンB_{12}，葉酸の欠乏などで貧血を認める場合は，著明な持久力低下を認める．また肥満になると脂肪が蓄積されるとともに，運動量の低下により，蛋白の合成が抑制され，持久力低下をきたす．これらの病態のほかにも，筋萎縮や易疲労を伴う疾患(重症筋無力症，多発性硬化症，甲状腺機能亢進症など)や廃用症候群，サルコペニア(加齢性筋肉減少症)[9]による活動性低下などの病態によっても持久力低下がもたらされる．

表1　筋持久力低下の原因

① 筋を支配する神経(中枢・末梢)機能低下
② 筋に貯蔵されるエネルギー源の減少
③ 筋への酸素運搬能力の低下
④ 筋での酸素利用能力の低下

> **メモ　悪液質**
> 慢性疾患の経過中に起こる主として栄養失調に基づく病的な全身の衰弱状態であり，全身衰弱，るい痩，浮腫，貧血による皮膚蒼白などの症状を呈する．骨格筋と体脂肪の両方が失われ，体力が急速に低下する．

> **メモ　るい痩**
> 脂肪組織が病的に減少した症候で，痩せの程度が著しい状態である．通常，脂肪組織が減少すると，それに伴って筋肉などの非脂肪組織も減少する．

c．持久力三要素における低下の要因

持久力低下の原因は3つの要素によって異なるため，原因を検索する際，各要素における評価を丁寧に実施する必要がある．各要素における持久力低下の主な原因は以下のとおりである．

1) 全身持久力低下の主な原因

$\dot{V}O_2$ maxの低下，換気と循環による外気からの作業筋への酸素輸送能力の低下が原因となる．

$\dot{V}O_2$ maxの低下は，上述した，心拍出能と運動筋の酸素利用効率の低下によってもたらされ，酸素輸送能力の低下は，呼吸筋や気道の障害による換気障害，肺拡散，ヘモグロビンの結合能力の低下によってもたらされる．

2) 筋持久力低下の原因

活動筋の持続的収縮能力の低下を意味する．中枢神経系の興奮性・伝達性の低下，あるいは筋の局所変化によって引き起こされる(表1)．

中枢神経系に起因するメカニズムを以下に述べる．筋の収縮司令は脳からの電気信号によって運動神経を介して筋まで伝えられる．そして神経筋

接合部を介して運動神経終末で神経伝達物質アセチルコリンが放出されて，筋収縮が起こる．筋に運動指令を持続的に送り続けると，この神経伝達物質が枯渇し，運動指令の伝達能力の低下が起こると考えられる．また，運動神経終末だけでなく，運動指令を送るより上位の神経において疲労が起こることによって，神経の興奮性が低下すると考えられる．筋の局所変化としては，糖質や脂肪などのエネルギー源の減少や代謝機能の低下が要因として挙げられる．具体的には，有酸素性のエネルギー供給を行うミトコンドリアの減少，そこに関わる酵素活性の低下により，乳酸が生じやすくなったり，生じた乳酸を速やかに代謝できなくなることにより，筋持久力が低下する．また，筋への酸素運搬能力の低下や，筋での酸素利用能が低下することによっても筋持久力は低下する．

3) 精神持久力低下の原因

課題への忍耐力，注意集中などが低下したときに引き起こされる．

モチベーションの低下や課題の難易度，疲労によって影響を受ける．

3. 評価のポイント

a. 全身持久力評価のポイント

全身持久力は呼吸循環持久力と言い換えることができるため，酸素を取り込むための呼吸器系の評価とその酸素を全身の組織（特に筋）へ輸送するための循環器系の評価が必要である．

評価のポイントとしては，最大酸素摂取能力や心拍数の評価が絶対的必要項目となるが，疾患罹患患者の場合，その基礎となる換気能力，肺拡散能，ヘモグロビン量，ヘモグロビンの酸素結合力，循環動態の評価と診断が前提条件となる．

さらに，呼吸循環系以外に大きく全身持久力に影響する項目として，栄養状態が挙げられる．呼吸により体内に取り入れられた酸素は，血液で骨格筋に運ばれ，糖質や脂質と結びついてアデノシン三リン酸（adenosine triphosphate：ATP）を合成する．運動時のATPの合成のもとになるグリコーゲンは筋と肝臓に，脂質は脂肪組織や筋肉に蓄えられる．したがって，低栄養状態は全身持久力低下に多大な影響を及ぼす．全身持久力を評価する場合，必ず，栄養面の評価を併せて実施する必要がある．

b. 局所（筋）持久力評価のポイント

筋持久力は，筋力の大小にも影響を受けるが，筋力が2倍になったからといって一定負荷における持続回数が単純に2倍とはならないように，さまざまな要素によって決定される．

筋力が速筋の割合に関係しているのに対し，筋持久力は遅筋の割合に大きく関係しているように，筋線維組成の影響を受ける．また，筋へのエネルギー供給の影響も受けるため，筋への血流も関係する．さらには乳酸を速やかに還流させるための代謝能力も強く関連している．このようにさまざまな要素が関与しており，背景にある構成要素を意識しながらの評価が必要であるため，筋力と比較して，正確に評価することが非常に難しい項目である．

局所持久力の評価は，負荷のかけ方や運動課題によって分類される．負荷のかけ方に関しては，絶対的負荷方法と相対的負荷方法に分類される．絶対的負荷方法とは，評価者が決定する絶対的な負荷量を用い，その負荷を一定負荷として，課題を与え，その課題の持続回数や持続時間を結果として評価する方法である．一方，相対的負荷方法とは，随意的最大筋力（maximal voluntary contraction：MVC）を基準として，相対的な負荷量を設定し，その設定した負荷を用いて，定められた時間や反復回数を運動し，筋力の維持率，低下率を指標に評価する方法である．

運動課題の種類による分類としては，静的負荷方法と動的負荷方法に分類される．静的負荷方法とは，一定負荷量の等尺性収縮を実施し，その運動の最大持続時間を指標とするものである．負荷量は，MVCの15％以下に設定すると，持久時間はほぼ無限大となってしまうため，15％以上で実

表2 運動負荷試験における運動負荷の終了基準

最大酸素摂取量の判定基準
① 運動器の疲労による影響で運動継続が困難となった場合
② 酸素摂取量がプラトー
③ 運動中の血中乳酸濃度が 8 mmol/l 以上
④ 呼吸商が 1.1 以上
⑤ 心拍数が年齢予測最大心拍数の 90% 以上
① もしくは ②〜⑤ で3つ以上を満たしたとき運動負荷を終了する

施する.また,MVC の50％程度の負荷であれば,一般的に持続可能時間は約60秒であるといわれている[10].動的負荷方法とは,一定負荷量で等速度の関節運動を実施し,最大反復可能回数,継続時間を測定する方法である.筋持久力トレーニングに必要な負荷が12回以上反復可能な負荷であるとされるため,1RM(repetition maximum)の67％以下の負荷を設定して行う.動的負荷方法による結果は,負荷量だけでなく,運動角度(範囲)や運動速度の影響を受けるため,結果の解釈には注意を要する.一般的には,負荷が少なくなれば,反復可能回数は指数関数的に増大し,一定負荷条件で,運動速度が速くなれば,反復可能回数は減少する.

評価のポイントとしては,評価したい持久力の特徴,対象者の特徴を考慮して,どのような負荷のかけ方を選択し,運動課題を選択すれば,より正確で意味のある持久力評価が実施できるかを考えた上で実施するべきである.

4. 評価の実際

持久力の評価を実施する際,単に運動持続時間や距離などの量的指標によって規定するのは難しい場合もある.それは課題によって持久力の性質が違い,実際のパフォーマンスには筋力,スピード,技術力などの要素が含まれているためである.比較的多くのデータ収集に基づき設定された一般化された評価方法を用い,「全身持久力」「局所持久力」「精神持久力」それぞれについて実施するべきである.

a. 全身持久力評価の実際

1) 酸素摂取量を指標とする評価

 a) $\dot{V}O_2$ max の測定

 有酸素性持久力の最も適した指標として認められている.

筋肉の運動が続く間,身体は酸素をどんどん取り込んで運動のエネルギーを作り出していく.酸素摂取量は運動時間の経過とともに右肩上がりに増加し,さらにこの運動を持続していくと,運動の強度が上がっても酸素摂取量は増加せずに頭打ちとなる部分が出現する.この時の酸素摂取量の値を $\dot{V}O_2$ max と呼び,個人における生理的な限界を意味する.一般的に「ml/kg/min」の単位で表され,体重1kg 当たり1分間にどれだけの酸素を摂取(利用)できるのか評価する.

測定法には,直接法と間接法があり,直接法は,自転車エルゴメーター,トレッドミル,ローイングエルゴメーターなどを用いて運動負荷試験を行う.自転車エルゴメーターを用いる場合,最初に10〜20Wの負荷で2分程度のウォーミングアップを行った後,漸増的に運動負荷を上昇させ,表2に示す運動の終了基準に到達するまで運動を継続する.そして最大努力での運動中に採気された呼気ガスを呼気代謝モニターを用いて分析し,1分間に体内に取り込まれる酸素の最大量を直接的に算出する.負荷の増大の方法は,運動強度を1分間に20W程度の割合で直線的に増加させるランプ負荷法と,一定時間ごと(2〜3分ごと)に負荷量を増大させていく多段階漸増(ステップ)負荷法がある.前者の方が短時間で実施でき,検出力も優れている.運動負荷試験では,競技特性にあった適切な負荷装置を用いることが大切である.直接法による $\dot{V}O_2$ max の測定は,妥当性,再現性が非常に高いものである一方,高強度の運動負荷を要するために被検者に対する負担が非常に大きく,臨床においては通常用いることができない場合が多い.また,生理的限界まで運動することが必要なため,疾患を持つ患者に実

施する場合は，医師による監視が必要である．日本人における$\dot{V}O_2$ maxの標準値を**表3**に示す[11]．

メモ　呼吸商
生体において呼吸の際に排出される二酸化炭素量と，摂取した酸素量の比のことであり，基準値は0.8とされる．呼吸商は生体内の代謝物質によって変動する．無酸素運動のように糖質をエネルギーとして用い，代謝される程度が大きい場合，呼吸商は大きくなり，有酸素運動のように脂肪をエネルギーとして代謝される場合は呼吸商は小さくなる．また安静時よりも労作時に大きくなる．

メモ　年齢予測最大心拍数
一般的には（220－年齢）で算出されるが，男女別の算出方法として，以下の式で算出することもできる．
男性　－0.69×年齢＋209
女性　－0.75×年齢＋205

表3　日本人における$\dot{V}O_2$ maxの標準値

	20歳代	30歳代	40歳代	50歳代	60歳代
男性	40	38	37	34	33
女性	33	32	31	29	28

(ml/kg/min)　　　　　　　　（文献11）より引用改変）

b）無酸素性作業閾値（anaerobic threshold：AT）

ATの定義は，運動強度が高くなるにつれて無酸素的過程が動員された結果，乳酸濃度の上昇による代謝性アシドーシス（酸化）や，それに伴って起こる二酸化炭素排出量の増加といった変化が起こる直前の酸素摂取量のレベルとされる．

$\dot{V}O_2$ maxと同様に，漸増運動負荷試験によって測定する．漸増運動負荷時の呼気ガス分析によってVTを，血中乳酸測定によってLTを測定する．ただし，血中乳酸濃度と呼気ガス交換の変化が必ずしも一致しないという報告が多くみられ，呼気ガス分析による判定方法であるVTは疑問視されている．

一方，間接法では，ある運動課題における達成度や心拍数および運動負荷などから$\dot{V}O_2$ maxを推定する．直接法と比較して，安全で簡便な方法であるが，妥当性，再現性は，直接法と比較して低くなる．さまざまな推定法が運動生理学分野において報告されているが，信頼性が高く，国際的によく使用されるのが，12分間走テスト，6分間歩行テスト，シャトル・ウォーキングテストを用いた$\dot{V}O_2$ maxの予測式である．

c）12分間走テスト

Cooperテストとも呼ばれ，1968年にCooper[12]が有酸素運動の強度を個々の年齢や性別および身体能力に応じたものとすべく，有酸素運動における$\dot{V}O_2$ maxを予測するための体力テストとして考案した．

テストの方法は，平坦な走路での12分間における到達距離から$\dot{V}O_2$ maxを推定式から算出する（**表4**）．近年，Ward[13]らは12分間走テストにおける新たな$\dot{V}O_2$ maxの推定式（表4）を報告している．

d）6分間歩行テスト

Butlandら[14]により紹介され，現在ではアメリカ胸部学会（ATS）のステートメントで世界的なコンセンサスが得られているself-paced testである．

平坦な歩行路での6分間における到達距離から$\dot{V}O_2$ maxを推定式から算出する（表4）．ATSガイドラインでは，歩行路は30mの直線コースを使用し，そのコースを6分間往復する方法を推奨している．

e）シャトル・ウォーキングテスト

Singh[15]らによって報告されたexternal-paced testであり，6分間歩行テストよりも信頼性が高く，$\dot{V}O_2$ maxとの相関が高いことが知られている[16~18]．

安全かつ平坦で10mの往復が可能なスペースにターンの目印となるコーンなどを置き，対象者にその周囲を往復歩行させるテストである．対象者は，CDプレーヤーから聞こえる少しずつ間隔の短くなる発信音に合わせて歩行するが，歩行速度が毎分10mずつ増加する漸増的多段階負荷法である．歩行速度は，30m/分のstage 1（1往復半）から142m/分のstage 12（7往復）まで漸増し，stage 12を歩ききると1,020m歩くことになる．このテストの中止基準はアメリカスポーツ医

表4 各種テストによる $\dot{V}O_2$ max の予測式

12分間走行テスト ※1 mile は1600m	Cooper[12]	$\dot{V}O_2$ max (ml/kg/min) ＝（距離 mile－0.3138）/0.0278
	Ward[13]	$\dot{V}O_2$ max (ml/kg/min) ＝3.59×距離 mile－11.29
6分間走行テスト ※1 feet は0.3048m	Butland[14]	$\dot{V}O_2$ max (ml/kg/min) ＝0.006×距離 feet＋3.38
シャトル・ウォーキングテスト	Singh[15]	$\dot{V}O_2$ max (ml/kg/min) ＝4.19＋0.025×歩行距離 m

表5 シャトル・ウォーキングテストの中止基準

絶対的中止基準
1. 他の虚血の証拠を伴った，仕事量の増大に反して収縮期血圧の10mmHg以上の低下
2. 中等度～高度の狭心症
3. 中枢神経症状の増大（運動失調，めまい，意識レベルの低下など）
4. 灌流不良所見（チアノーゼ，蒼白など）
5. 心電図または収縮期血圧のモニタリングが技術的に困難
6. 被検者が中止を要請
7. 持続性心室頻拍
8. 異常Q波を伴わないST上昇（1.0mm以上）

相対的中止基準
1. 他の虚血の証拠はないが，仕事量の増大に反して収縮期血圧が10mmHg以上の低下
2. 過度のST低下（2mm以上の水平または下降型）や著明な軸の偏位などのSTまたはQRSの変化
3. 多源性，三連発，上室性頻拍症，心ブロック，徐脈を含む持続性心室頻拍を除く不整脈
4. 疲労，息切れ，喘鳴，足のこむら返り，跛行
5. 心室頻拍とは鑑別できない脚ブロックや心室内伝導障害
6. 増強する胸痛
7. 血圧の過度の上昇（収縮期血圧250mmHg以上，拡張期血圧115mmHg以上）

（アメリカスポーツ医学会（ACSM）の運動負荷試験実施要項）

学会（ACSM）の運動負荷試験実施要項に準ずる（表5）が，対象者が決められた時間内（CDの発信音）に両端のコーンの手前50cmに到達できないこともシャトル・ウォーキングテストの終了基準として設けられている．

2）心拍数を指標とする評価

　酸素摂取量の測定は全身持久力を測定する最も信頼性の高い指標であるが，高価な解析機器を必要とし測定に熟練を要する．また対象者は生理的限界までの運動を強いられるため，臨床では実施困難なことが多い．一方で，心拍数の測定により呼吸循環持久力および運動効率を調べる検査法が開発されている．一般に，運動強度を徐々に上げていく運動を持続した場合，運動強度，酸素摂取量，心拍数の増加は直線的な関係を示す．この3者間の関係に基づいて評価する方法である．

　a）physical work capacity（PWC）テスト

　運動時心拍数が170拍/分の定常状態になったときの作業強度を全身持久力の指標としたPWC170が従来から行われてきた．心拍数が170に達したときの身体作業能，すなわちどれだけ作業を行うことができるかという指標である．

　自転車エルゴメーターを駆動し，運動中の目標心拍数を第1段階115～130拍/分，第2段階130～145拍/分，第3段階160～180拍/分という具合に3段階の負荷を設定し，それぞれ3～4分の運動を負荷し，心拍数が定常状態に達したときの心拍数を測定する．負荷量と心拍数との回帰線を求め，心拍数170拍/分時の負荷量（kpm/min）をPWC170とする．PWC170は年齢による徐脈が考慮されていなかったため，その後，PWC150，PWC130，あるいは最大心拍数を考慮に入れたPWC$_{75\% HRmax}$などがよく用いられる．

　b）PWC$_{75\% HRmax}$

　最高心拍数の75％に相当する仕事量で評価が行われる．

　PWC$_{75\% HRmax}$の測定は3段階の負荷でそれぞれ3分間，計9分間自転車エルゴメーターを駆動し，各段階最後の30秒間の心拍数を測定する．作業強度は25Wより開始し，最終段階の心拍数が年齢予測心拍数の70％を超えないように設定する．各段階の負荷量と心拍数の関係を最小二乗

法で一次回帰し，年齢予測最大心拍数の75％にあたる負荷量を求める．

　c) 踏み台昇降テスト

　一定の運動を実施した直後の心拍数を測定し，心拍数の回復をみることによって全身持久力を判定する方法である．ハーバード大学が開発した「ハーバードステップテスト」を日本人向けに改変したものである．

　具体的には，男性40cm，女性35cmの踏み台を用い，3分間の踏み台昇降運動を実施する．1分間に30回（29歳以下）または24回（30歳以上）のテンポで昇降する．運動終了直後から椅子に座り心拍数を測定する．心拍数の測定は，運動終了後1〜1分30秒，2〜2分30秒，3〜3分30秒の3回とする．判定の方法は，(180（秒）/3回分の心拍数の和×2)×100の式で得点を算出するが，高値ほど全身持久力が高いと判定される．このテストは，一般的に全身持久力が高い人は一定負荷に対する心拍数が低く抑えられること，かつ心拍数の回復が早いことを根拠に作成されている．

> **メモ　ハーバードステップテスト**
> 20インチの台を用いて毎分30回のテンポで5分間昇降運動をしたときの，運動後の回復期脈拍数と運動持続時間から全身持久力を評価する．途中で運動を続けられなくなったときは運動持続時間を記録し，運動後の脈拍数を同様に測定する．運動持続時間と脈拍数から体力指数が算出され，健常成人における体力判定基準が示されている．

b. 局所（筋）持久力評価の実際

　局所持久力評価の具体的な方法を以下に挙げる．求めたい筋持久力の性質を考えて選択する．

1) 一定負荷に対する運動の反復回数でみる方法

　評価したい筋を対象として，可能な限り単関節運動を実施する．負荷量は1RMの67％以下の強度とし，一定のリズム（おおよそ1〜2秒に1回）で運動を反復し，反復回数を記録する．

　例えば，下腿三頭筋持久力検査では，被検者が壁に沿って立ち，壁側の上肢を180°挙上する．足関節を底屈し，できる限り伸び上がり，最高到達した指先の位置に印を付ける．被検者は印の位置まで指先が届くように繰り返し伸び上がり運動を行う．その際メトロノームなどで2秒間に1回の同一のテンポで運動を行う．検者は運動回数を数え，被検者が印まで指先を持っていけなくなった時点，もしくは既定のテンポに3回以上遅れた場合にテスト終了とする．

　他の筋においても同様に，一定負荷に対する筋収縮をリズミカルに何回繰り返すことができるかを検査することで筋持久力を評価する．

2) ウインゲート無酸素性テスト（Wingate anaerobic test）

　無酸素性能力の評価方法の1つとして，自転車エルゴメーターを利用した方法がある．筋パワー，筋持久力，疲労性の評価ができ，再現性のある標準法として生理学的な分析や超最大運動に対する反応を知る上で広く用いられている．

　体重の7％の負荷で自転車エルゴメーターを全力で30秒間駆動し，最大パワー（W），平均パワー，30秒後のパワーや最大パワーに対する低下率を用いて評価する方法である．一般的に自転車エルゴメーターの負荷は，キロポンド（kp）で示されるが，1kp＝9.8Nと換算でき，1kgと考えてよい．したがって，例えば体重50kgの人であれば，7％の負荷は，3.5kpとなる．

3) 等速性運動でのトルク低下率でみる方法

　等速性筋力評価機器を用いる方法で，高価な大型の機器が必要で，汎用性は低いものの，再現性は高く，個体内のトレーニング効果の評価には非常に有用である．一定の負荷を設定し，等速性運動を行う．

　結果の判定の方法は2種類あり，1つは，最大努力下で等速性運動を反復し，トルク低下率が，1回目の50％まで低下するまでの回数を評価する方法である．2つ目は，ある一定時間（30秒や60秒）もしくは一定回数（20回や30回）の最大努力下の等速性運動を実施し，発揮トルク，パワー，仕事の低下率や総仕事量をもとに持久力を判定する方法である．

4）筋電図でみる方法

筋持久力の低下を筋疲労としてとらえ，筋電図の周波数解析により評価する方法がある．

具体的には，最大筋力の50％程度の一定負荷で2分間持続的に筋力を発揮し，その際の筋電図評価を行う．筋電図の中間周波や平均パワー周波数を評価し，低下する傾きを指標とする．また，高周波成分（H）と低周波成分（L）を解析し，その比率（H/L）を計算する．一般的には，持久力低下，疲労によって，高周波成分の減少と低周波成分の増加がみられ，H/L比が低下する[19]．

c. 精神持久力評価の実際

精神持久力に影響する心理的要因は主にスポーツ心理学の分野で研究が行われ，重要な要因として，①忍耐力，②自己実現，③自己コントロール，④リラックス，⑤集中力，⑥自信，⑦闘争心，⑧作戦能力，⑨協調性，⑩勝利志向などが挙げられる．

これら心理学的な評価については，Y-G性格検査（矢田部＝Guilford性格検査）に代表される質問紙法，Rorschachテスト，文章完成テスト（SCT）に代表される投影法，内田・Kraepelin精神作業検査に代表される作業検査法の3つのカテゴリーに分類される心理テストがあり[20]，それぞれの項目に対応した評価を行うが，結果は非常に複雑なものとなり，専門的な分析が必要になる．

d. トレーニングの効果を判定するための持久力評価

患者へのフィードバックを明確なものとするため，上述の評価バッテリーを用いた評価とともに，以下の臨床的評価も合わせて評価することが望ましい．

1) 筋量の増大
2) 疲労の低減
3) 運動持続時間と距離の延長
4) 運動課題の記録の短縮

これらを指標に，持久力トレーニングによって効果が出ているかを臨床において判断する．

文献

1) Hollman W et al：Sportsmedizin- Arbeits- und Trainings- grundlagen, Scattauer, 1976
2) 石河利寛：持久力とは．持久力の化学，石河利寛編，杏林書院，東京，1-13，1997
3) 竹宮　隆：末梢循環と持久力．持久力の科学，石河利寛編，杏林書院，東京，53-81，1997
4) Sanada K et al：Effects of age on ventilatory threshold and peak oxygen uptake normalised for regional skeletal muscle mass in Japanese men and women aged 20-80 yrs. Eur J Appl Physiol 99：475-483, 2007
5) 東京都立大学体育学研究室編：日本人の体力標準値，第4版，不昧堂，東京，1989
6) 松下　哲ほか：老化指標の再検討2循環器．日老医誌 21：197-202，1984
7) 綾部仁士ほか：高齢者の栄養管理と理学療法．PTジャーナル43：885-894，2009
8) Evans WJ et al：A new definition. Clin Nutr 27：793-799, 2008
9) 島田裕之：サルコペニアの操作的定義．老年医 48：161-164，2010
10) 伊藤浩充：持久力低下に対する運動療法．運動療法学障害別アプローチの理論と実際，第2版，市橋則明編，文光堂，東京，253-268，2014
11) 厚生労働省：健康づくりのための運動基準2006〜身体活動・運動・体力〜報告書，2006
12) Cooper KH：A means of assessing maximal oxygen intake：Correlation between field and treadmill testing. JAMA 203：201-204, 1968
13) Ward A et al：Indirect methods for estimation of aerobic power. Physical Assessment of Human Fitness, Maud PJ ed, Human Kinetics, Champaign, 37-56, 1995
14) Butland RJ et al：Two-, six-, and 12-minute walking tests in respiratory disease. Br Med J 284：1607-1608, 1982
15) Singh SJ et al：Development of a shuttle walking test of disability in patients with chronic airways obstruction. Thorax 47：1019-1024, 1992
16) Palange P et al：Ventilatory and metabolic adaptations to walking and cycling in patients with COPD. J Appl Physiol 88：1715-1720, 2000
17) Satake M et al：Ventilatory responses to six-minute walk test, incremental shuttle walking test, and cycle ergometer test in patients with chronic obstructive pulmonary disease. Biomed Res 24：309-316, 2003
18) 佐竹將宏ほか：健常高齢者における6分間歩行試験とシャトル歩行試験の呼気ガス反応の検討．日呼管誌 14：256-262，2004
19) 里宇明元：持久力運動．総合リハ 19：523-530，1991
20) 澤田丞司：心理検査の実際，改訂版，新興医学出版社，東京，2004

（長谷川 聡）

4 中枢神経麻痺の評価

1. 中枢神経麻痺とは

a. 中枢神経の損傷に伴う麻痺

中枢神経系の運動経路である錐体路の損傷により，運動麻痺が生じる．

錐体路（皮質脊髄路）は運動指令を伝達する主要な経路である．皮質脊髄路は大脳皮質の中心前回に位置する一次運動野から上位運動ニューロンを介して放線冠，内包後脚，中脳大脳脚を通過し，延髄の錐体で交差した後，脊髄前角細胞に投射する．脊髄前角細胞でシナプスを介して下位運動ニューロン（α運動ニューロン）となり神経筋接合部で筋へシナプス結合する．皮質脊髄路の大部分は延髄の錐体で交差しており，反対側の主に脊髄側索を下行する（外側皮質脊髄路）（図1)[1]．皮質脊髄路の1割程度は延髄錐体で交差せず同側の前皮質脊髄路を下行する．外側皮質脊髄路は手足などの精密な運動を制御する一方，前皮質脊髄路は両側性に頸部・体幹や四肢近位部の制御に関与している．これらの運動経路のうち，脊髄前角細胞より上位の経路である上位運動ニューロンが損傷すると中枢神経麻痺が生じる．

> **メモ　錐体外路**
> 錐体路以外に運動に関与する中枢神経系の運動経路として錐体外路がある．錐体外路には網様体脊髄路や視蓋脊髄路，前庭脊髄路などの脳幹レベルからの運動経路があり，意識しない筋緊張の調整や姿勢の維持，反射運動などに関与している．

b. 痙性麻痺と弛緩性麻痺

中枢神経損傷による運動麻痺では，一般的に筋緊張の亢進を伴った痙性麻痺が生じる．

皮質脊髄路において，脊髄前角細胞よりも上位の経路である上位運動ニューロンの損傷では筋緊張の亢進を伴った運動麻痺がみられ，これを痙性麻痺という．脊髄前角細胞よりも下位の経路である下位運動ニューロンの損傷では筋緊張が低下し，筋の弛緩を伴う運動麻痺として弛緩性麻痺が生じる．

痙性麻痺は筋緊張と腱反射が亢進している状態であり，Lanceの定義によると「痙性とは上位中枢障害の一つの病態で，伸張反射の過興奮性により生じる腱反射亢進を伴う緊張性伸張反射の速度依存性の増加に特徴づけられた運動障害である」と定義されている[2]．一方，弛緩性麻痺では筋緊張の低下と腱反射の減弱あるいは消失が生じる．

> **メモ　中枢神経損傷後の弛緩性麻痺**
> 中枢神経損傷後の早期や重症の患者は弛緩性麻痺を呈することがある．弛緩性麻痺の程度は，中枢神経損傷後に病巣部位と神経線維の連絡のある遠隔した部位の機能が一時的に抑制されるdiaschisis[3]と呼ばれる病態と関連することが報告されている[4,5]．diaschisisの解消は機能が停止している遠隔部位の神経細胞の活動再開によって得られるが，必ずしも自然回復するわけではなく，機能停止が長期間持続することもあり，弛緩性麻痺を長期間呈する患者は運動障害が重度になりやすいとされている[4,5]．

c. 脊髄性と皮質性の痙性麻痺の違い

痙性麻痺には脊髄レベルでの損傷により生じるものと，大脳皮質レベルでの損傷により生じるものがある．

一般的に痙性麻痺は上肢では屈筋，下肢では伸筋に強く生じやすいとされている[6]．脊髄レベルでの損傷では約70％の患者[7]，大脳皮質レベルでの損傷では損傷後3日時点で約25％の患者で痙性が確認された後，損傷後12ヵ月以降では約40％の患者で痙性が生じていることが報告されている[8,9]．また，脊髄性の痙性麻痺の方が皮質性の痙性麻痺より痙性の程度が重度になりやすいとされている[6]．痙性の発症との因果関係は不明であるが，脊髄性の痙性麻痺ではIa求心性線維のシナプス前抑制の減少（2. a. 参照）が確認される一方，皮質性の痙性麻痺では確認されないことや[10]，脊髄レベルでの損傷による痙性麻痺では脊髄運動神経固有の変化が生じることなど[11]，いくつか脊髄性と皮質性の痙性麻痺の違いが報告されている．

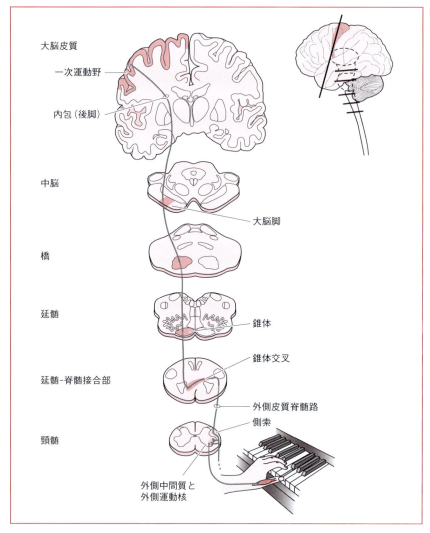

図1 外側皮質脊髄路
（文献1）より引用）

d. 病的共同運動と連合反応

中枢神経麻痺により，随意運動の制御機能の低下が顕著に生じやすく，その中でも多関節運動の問題として病的共同運動や連合反応などが生じる．

中枢神経の損傷に伴う運動麻痺により，選択的な筋群による独立した運動が阻害され，単一の関節運動をその他の関節運動と分離して行うことができないことから，不適切な関節運動の組み合わせが生じる．このような共同した関節運動の組み合わせはある一定のパターンに従って生じ，病的共同運動と呼ばれる．病的共同運動は上肢・下肢共に屈筋共同運動と伸筋共同運動に分類される（表1）．

また，中枢神経損傷後に多く見られる目的のない副次的な運動として，一側の筋収縮によって反対側や全身性に筋緊張が高まることがあり，これを連合反応と呼ぶ．連合反応は中枢神経麻痺の回復過程の初めにみられることがある．一例として，麻痺側で随意的に股関節内転筋を収縮させることができなくても，反対側の股関節内転運動に抵抗を加えると麻痺側の股関節内転筋にも収縮が生じるレイミスト反応が挙げられる[12]．

2. 中枢神経麻痺の原因

a. 痙性麻痺の原因

痙性麻痺の特徴である筋緊張異常の主な原因として，Ia求心性線維を介した多シナプス性抑制の減少などが考えられている．

中枢神経損傷後，痙性麻痺が生じてくる原因として可能性のあるメカニズムがいくつか挙げられている[13,14]．痙性麻痺の特徴である筋緊張異常の原因は大きく神経学的要因と非神経学的要因に分類される．神経学的要因として挙げられているのは，脊髄レベルでのIa求心性線維のシナプス前抑制の減少[15,16]，多シナプス性抑制の減少[16]，非相反性Ib抑制の減少[17]，II群促通の増加[18]などがある．近年Burkeらの報告により[19]，これらのうち，Ia求心性線維と運動神経間シナプスを介した多シナプス性抑制の減少[16,20]が中枢神経損傷後の痙性麻痺の主要な因子と考えられている．しかし，ほかにも脳血管障害後にIb抑制は興奮性に置き換わり[21]，大腿四頭筋のII群促通も増加していることが報告されており[22]，錐体外路系の運動経路の損傷も痙性麻痺を引き起こす一因として考えられている[23]．

また，痙性筋は伸張反射の亢進現象のみでなく，廃用症候群を引き起こす不動に伴って，筋拘縮へと繋がる筋および関節の形態的変化が二次的に生じやすい[24]．長期間の不動による筋の結合組織の変化としてサルコメア数の減少とコラーゲン含有率の増加があり[25]，筋の短縮位での固定により生じる筋性の拘縮は，伸張などの筋紡錘への刺激を強めるため，さらなる過剰な筋活動を発生させる可能性がある[13,24]．このような筋自体の形態的変化が非神経学的要因として痙性麻痺の特徴である筋緊張異常をさらに引き起こしてしまう．

メモ　Ia抑制

Ia求心性線維は筋紡錘の錘内筋線維（核袋線維と核鎖線維）から脊髄後根へ求心性に入力し，拮抗筋の脊髄運動神経細胞に抑制性のIa介在ニューロンを介して接続する．そして主動作筋の収縮時に拮抗筋の収縮を抑制する相反抑制（Ia抑制）を生じさせる．

表1　病的共同運動パターン

	屈筋共同運動	伸筋共同運動
上肢		
肩甲骨	挙上・後退	前方突出
肩関節	屈曲・外転・外旋	伸展・内転・内旋
肘関節	屈曲	伸展
前腕	回外	回内
手関節	掌屈・尺屈	背屈・橈屈
手指	屈曲	伸展
下肢		
股関節	屈曲・外転・外旋	伸展・内転・内旋
膝関節	屈曲	伸展
足関節	背屈・内反	底屈・内反
足趾	伸展	屈曲

メモ　Ib抑制

Ib求心性線維は腱受容器であるゴルジ腱器官から求心性にIb介在ニューロンを介し，主動作筋の脊髄運動神経細胞に抑制作用，拮抗筋の脊髄運動神経細胞に興奮作用を与える．筋肉の収縮や腱の伸張などにより，腱に張力が強くかかると，その筋肉の腱紡錘が興奮してその筋の収縮が抑制されるIb抑制を生じさせる．

メモ　II群促通

II群求心性線維は筋紡錘の錘内筋線維のうち，核袋線維のみと接続しており，長さ依存的に筋の伸張を感知している．伸張刺激に対する屈筋群の反射性筋収縮を生じさせる屈曲反射の求心性入力となる．

b. 病的共同運動と連合反応の原因

病的共同運動と連合反応の主な原因として，中枢神経系の損傷により，各関節および各筋に対する運動経路に神経学的な変化が生じることが考えられている．

病的共同運動や連合反応のように運動時に共同した関節運動が起きることや近接した筋にも筋活動が生じることは，健常者でも疲労時や高負荷の運動時に認められている[26,27]．これらの運動が生じる原因として，大脳皮質一次運動野の体部位局在が健常者においても関節間で重なっており，多数の筋や関節を制御する場合，より効率的に運動するためにこれらの部位が活動するためだと考えられている[28]．しかし，中枢神経麻痺が生じる脳血管障害後の患者では，各関節を選択的に支配する一次運動野の領域が減少している一方，関節間

で重なった部位は健常者よりも増加していることが報告されている[29]．このように中枢神経損傷後に関節間や筋間を跨いで動員される一次運動野や皮質脊髄路が異常に増加することが分離運動の巧緻性を低下させ，病的共同運動を生じさせている可能性がある[29,30]．しかし，一次運動野や皮質脊髄路だけでなく，損傷されていない脳幹からの運動経路である錐体外路や脊髄レベルの関与も病的共同運動の原因として示唆されており[29,31]，明確な原因はいまだ確立されていない．

また，連合反応の発生には中枢神経系における多シナプス性の反射経路が関与している可能性が挙げられているが，その詳細は病的共同運動と同様に明確ではない．可能性のあるメカニズムとして，同側性の皮質脊髄路（前皮質脊髄路）からの入力の増加[32,33]や半球間抑制の減少[34]などの脊髄上位レベルの影響，痙性麻痺の原因となる脊髄経路を介している可能性[35]やⅡ群線維を介した交差性の抑制経路の影響[36,37]などの脊髄レベルの影響が挙げられている．

3. 評価のポイント

中枢神経損傷後の運動障害には痙性麻痺による直接的な影響のみでなく，多彩な要因が影響している．そのため，中枢神経損傷による運動障害に対する評価として，下記の項目との関連性の識別が重要となる．

a. 廃用症候群

中枢神経損傷後の廃用症候群は運動麻痺が生じる麻痺側で強く生じ，麻痺側の機能をさらに制限してしまうだけでなく，代償的な運動を行う非麻痺側の機能も低下させる．

中枢神経麻痺が生じる脳血管障害後には，損傷後の安静による不動や活動量低下などにより廃用症候群が生じる．脳血管障害発症後12日目における膝関節伸展筋力は，麻痺側では健常者の筋力の35%まで低下する一方，運動麻痺が生じない非麻痺側でも60%まで低下するとされている[38]．

このように，不動などにより生じる廃用症候群は麻痺側の運動障害をさらに引き起こしてしまうだけでなく，麻痺側の機能を代償する非麻痺側の機能も低下させてしまう．

麻痺側の機能制限に廃用症候群が強く影響しているのか，廃用症候群の影響は弱く中枢神経麻痺の影響の方が強いのか評価するポイントとして，機能制限が両側性（麻痺側・非麻痺側とも）に強く生じているか評価することが重要となる．廃用症候群の影響が強い場合は運動麻痺の生じない非麻痺側の機能も健常者と比較して顕著に低下しており，両側性に機能制限が生じている場合が多い．一方，廃用症候群の影響は弱く中枢神経麻痺の影響が強いならば麻痺側の機能制限のみ顕著に生じることになる．

b. 陽性徴候と陰性徴候

上位運動ニューロンの損傷に伴う中枢神経麻痺による運動障害には，通常みられない運動が出現する陽性徴候と，通常みられるべき運動が生じない陰性徴候がある．

上位運動ニューロンの損傷後，通常みられない運動が出現する陽性徴候として主なものに痙性麻痺，腱反射の亢進，病的反射，病的共同運動などがある．一方，通常みられるべき運動が生じない陰性徴候として主なものに筋力低下や巧緻性低下などがある．

中枢神経麻痺が生じる脳血管障害後の患者において，発症1年後の上肢の活動量を制限する主要な要因となるのは陰性徴候である筋力低下のみであると報告されている[39]．また，麻痺側の股関節屈曲筋力や膝関節伸展筋力，足関節底屈筋力は快適歩行速度や最大歩行速度と強く関連する一方，下肢の痙性の程度はこれら歩行速度の主要な要因とはならないことが報告されており[40,41]，下肢の痙性の程度は歩行時の非対称性などの歩容異常との関連が報告されている[41]．これらのことから，中枢神経損傷後において，陽性徴候として生じる痙性麻痺よりも，陰性徴候として生じる筋力低下の方が動作能力や活動量低下に強く関連している

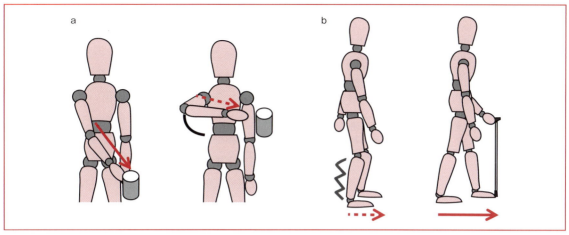

図2 陽性徴候と陰性徴候に対する評価のポイント
a 例えば，肩関節屈曲が小さい下方へのリーチ動作の場合に比べて，上方へのリーチ動作になると，肩関節屈曲や外転が必要となることで肘関節屈曲が強まり，リーチ動作が行いにくくなるのであれば，屈筋共同運動の影響が強いと考えることができる．
b 足関節底屈筋による支持が重要となる立脚中後期が形成できていない場合に，杖などにより下肢支持性を向上させると立脚中後期が延長し，反対側の歩幅が顕著に増加するのであれば，足関節底屈筋力の低下による影響が強いと考えることができる．

　一方，陽性徴候は歩容異常などの運動障害と関連しやすいといえる．

　そのため，中枢神経麻痺による運動障害を評価する際には，まず陽性徴候と陰性徴候の各徴候の評価が必要となるだけでなく，さらにそれらの徴候がどのように運動に影響を与えているか評価するために，運動分析による評価との関連性を検討することが重要となる．例えば，陽性徴候である病的共同運動では，病的共同運動パターンを誘発する肢位と誘発しない肢位での運動の変化を評価することや（図2a）（4. e. 参照），伸張反射の亢進現象である痙性では，運動の中で筋への伸張刺激が生じている時期に運動に変化が生じているか評価することによって，運動障害に陽性徴候が影響しているか評価することができる．また，陰性徴候である筋力低下を補うために補助具などを使用し，機能代償を行った際に変化が大きく認められた運動の要素は陰性徴候による影響が強いと考えることができる（図2b）．

> **メモ　botulinum toxin type A（BTX-A）による運動障害の改善**
> 近年，中枢神経損傷後の痙性麻痺を軽減させる治療法の一つとしてBTX-Aが国内でも多く行われるようになってきており，理学療法と併用した治療効果に関する報告も増えてきている[42]．BTX-Aは神経筋接合部において伝達物質であるアセチルコリンの放出を抑制し，運動神経から筋肉への指令を阻害することによって，痙性を軽減させる治療法である．そのため，中枢神経損傷後の運動障害がBTX-Aで改善するかどうか評価することは，運動障害に陽性徴候である痙性が強く影響しているかどうか検討するための良い指標となる．

4. 評価の実際

a. 中枢神経（錐体路）障害の評価方法

1）腱反射

　腱反射は痙性麻痺のある場合は亢進し，弛緩性麻痺の場合は減弱または消失する．

　腱反射は打腱器などで腱を叩打することで筋肉を伸張し，伸張反射の異常の有無を評価する．腱反射の異常は中枢神経障害の重要な徴候であり，腱反射は痙性麻痺のある場合には亢進し，弛緩性麻痺の場合には減弱または消失する．上肢の代表的な腱反射として，上腕二頭筋反射，上腕三頭筋反射，腕橈骨筋反射などがあり，下肢では膝蓋腱反射，アキレス腱反射などがある[43]．

表2 modified Ashworth scale（MAS）

0	筋緊張の亢進なし
1	軽度の筋緊張の亢進あり．引っかかりとその消失があるか，もしくは可動域の最終域でわずかな抵抗あり
1+	軽度の筋緊張の亢進あり．明らかな引っかかりがあり，可動域の半分以下の範囲で若干の抵抗が続く
2	ほぼ全可動域を通してより明確な筋緊張の亢進あり．しかし容易に他動運動が可能
3	かなりの筋緊張の亢進あり．他動運動が困難である
4	患部が固まっていて，屈曲あるいは伸展ができない

（文献44)より作成）

表3 modified Tardue scale（MTS）

筋の反応の質（X）
- 0：他動運動中の抵抗がない
- 1：他動運動中にわずかな抵抗があるが，明らかな引っかかりはない
- 2：他動運動に対する明らかな引っかかりがある
- 3：筋を伸張し続けた場合に10秒に満たない持続しないクローヌスがある
- 4：筋を伸張し続けた場合に10秒以上の持続するクローヌスがある

筋の反応が生じる角度（Y）
- R1：できるだけ速い速度で筋を伸張した時に最初に引っかかりが生じる角度
- R2：できるだけ遅い速度で筋を伸張した時の最大関節可動域

（文献46)より作成）

表4 composite spasticity index（CSI）

腱反射
- 0：反射なし
- 1：正常反射
- 2：軽度の反射亢進
- 3：中等度の反射亢進
- 4：重度の反射亢進

関節の他動運動時の抵抗感
- 0：通常の筋緊張よりも低緊張
- 2：筋緊張の亢進なく，通常の筋緊張レベル
- 4：軽度の筋緊張の亢進あり
- 6：中等度の筋緊張の亢進あり
- 8：重度の筋緊張の亢進あり

クローヌス
- 1：クローヌスなし
- 2：1～3回のクローヌスあり
- 3：3～10回のクローヌスあり
- 4：10回以上持続するクローヌスあり

（文献47)より作成）

2）病的反射

病的反射の出現は錐体路障害の重要な徴候である．

病的反射は筋肉の伸張や皮膚表面の刺激により引き起こされ，正常では原則として認められず，病的反射の出現は錐体路障害の重要な徴候となる[43]．最も有名な病的反射としてBabinski反射があり，先のやや尖った物を用いて，足の裏の外縁をゆっくりと踵から上に向かってこすり，足趾の付け根で母趾の方に曲げるように刺激する方法で誘発する反射である[43]．正常では，この刺激により足底反射が起こることで母趾は足底の方に屈曲する．逆に母趾が伸展する場合はBabinski反射陽性となり，母趾が伸展するとともに母趾以外の4趾が開くこともある．母趾の伸展を誘発させる刺激部位として足底のBabinski反射のみでなく，変法としてChaddock反射，Oppenheim反射，Gordon反射，Schaeffer反射，Gonda反射などがある[43]．また，上肢における病的反射の評価法として，Hoffmann反射，Trömner反射，Wartenberg反射などがある[43]．

b. 痙性の評価方法

1）modified Ashworth scale（MAS）

MASは痙性の評価として臨床的に多く用いられている．

MASは関節の他動運動時の抵抗感を0～4の6段階で評価し，0が筋緊張の亢進なし，4が筋緊張の亢進により関節部が固まっている状態を表している（表2）[44]．ベッドサイドなどでも簡便に評価できる利点があり，臨床的に多く用いられている．一般的には高い信頼性・再現性が報告されている[44,45]．

2）modified Tardue scale（MTS）

MTSは痙性の速度依存性も考慮した評価方法である．

MTSは筋の反応の質を評価するX評価と筋の反応が生じる角度を評価するY評価がある（表3）[46]．X評価は0～4で評価し，0が他動運動中に抵抗がなく，4が持続するクローヌスがある状態を表している．Y評価ではできるだけ速く動かした時（R1）と，できるだけ遅く動かした時（R2）に引っかかりが生じる角度を評価する．できるだ

表5 Brunnstrom recovery stage (BRS)

上　肢	手　指	下　肢
stageⅠ：随意的な筋収縮なし．筋緊張は低下 stageⅡ：随意的な筋収縮，または連合反応が出現．痙縮が出現 stageⅢ：共同運動による関節運動が明確にあり stageⅣ：共同運動から逸脱し，以下の運動が可能 　1．手背を腰部につける 　2．上肢を肘関節伸展位で前方水平位まで挙上する 　3．肘関節屈曲90°で前腕を回内・回外する stageⅤ：共同運動から比較的独立し，以下の運動が可能 　1．上肢を肘関節伸展位かつ前腕回内位で側方水平位まで挙上する 　2．上肢を肘関節伸展位のまま，前上方へほぼ垂直位まで挙上する 　3．肘関節伸展位で前腕を回内・回外する stageⅥ：各関節運動が自由に分離．ほぼ正常の協調性	stageⅠ：随意的な筋収縮なし．筋緊張は低下 stageⅡ：随意的な筋収縮がわずかにあり．痙縮が出現 stageⅢ：手指の集団屈曲は可能であるが，随意的には伸展不能．鈎握りはできるが，離せない stageⅣ：横つまみをした後，母指で離すことが可能．狭い範囲での半随意的な手指伸展 stageⅤ：対向つまみが可能．集団伸展が随意的に可能 stageⅥ：筒握りや球握りを含む，すべてのつまみや握りが可能．各手指の運動が分離	stageⅠ：随意的な筋収縮なし．筋緊張は低下 stageⅡ：随意的な筋収縮，または連合反応が出現．痙縮が出現 stageⅢ：座位や立位にて股関節・膝関節・足関節が同時に屈曲 stageⅣ：共同運動から逸脱し，以下の運動が可能 　1．座位にて膝関節を90°以上屈曲し，足部を床上で後方へ滑らせる 　2．足部を床から持ち上げずに，足関節を随意的に背屈する stageⅤ：共同運動から比較的独立し，以下の運動が可能 　1．立位にて股関節伸展位で荷重されていない膝関節だけを屈曲する 　2．立位にて踵を前方に少し振出し，膝関節伸展位で足関節だけを背屈する stageⅥ：各関節運動が分離し，以下の運動が可能 　1．立位にて骨盤挙上による可動域を超えて股関節を外転する 　2．座位にて内側および外側ハムストリングスの相反的な活動により，足関節の内反・外反を伴って下腿を内旋・外旋する

（文献51）より作成）

け速く動かすR1は痙性の神経学的要素が影響する伸張反射による反射性の要素を，できるだけ遅く動かすR2は主に軟部組織の粘弾性や伸張性による非神経学的・非反射性の要素を評価している．

3) composite spasticity index (CSI)

CSIは腱反射，関節の他動運動時の抵抗感，クローヌスの3項目により痙性の程度を評価する．

CSIは腱反射の程度を5段階，関節の他動運動時の抵抗感を5段階，クローヌスの程度を4段階でそれぞれ評価し，それらの合計点で痙性の程度を評価する（表4）[47]．特に，他動運動時の抵抗感はMASに準じて評価され，臨床的な筋緊張の評価に最も近いことから配点が2倍になっている[47]．合計点が5〜9点は軽度，10〜12点は中等度，13〜16点は重度の痙性とされる[48]．高い再現性が報告されている[49]．

c. 運動麻痺の評価方法

1) Brunnstrom recovery stage (BRS)

BRSは麻痺側上肢・下肢・手指の分離運動機能を評価する．

中枢神経損傷後は早期に弛緩性麻痺を呈し，その後正常ではみられない痙性や連合反応が生じ，病的共同運動の完成後，病的共同運動から個々の関節運動の分離や独立が認められる．すべての患者がこれらの経過を辿るわけではないが，弛緩性麻痺から痙性麻痺が亢進し，徐々に分離運動が可能となる回復過程はBrunnstrom Stageとして知られている[50]．BRSは上記の回復過程をStageⅠ〜Ⅵの6段階に分類して評価する方法で，StageⅠが弛緩性麻痺の状態，StageⅢが共同運動の完成，StageⅥが分離運動可能な状態であることを示す（表5）[50,51]．簡便に評価できるため臨床的に多

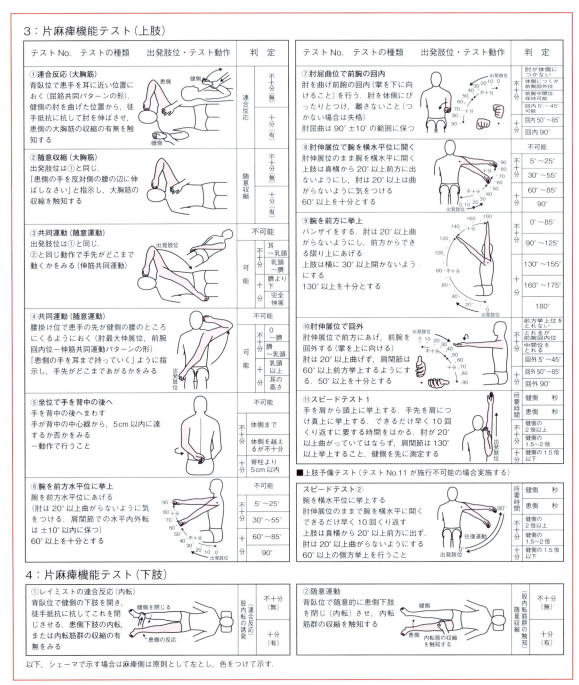

図3 上田の12段階グレードテスト
(文献12)より引用)

く用いられており，後述のFugl-Meyer assessmentの運動機能項目(4.d.1)参照)にもBRSによる評価項目が含まれている．

2) 上田の12段階グレードテスト

上田の12段階グレードテストはBRSとともに麻痺側上肢・下肢・手指の運動機能を評価する方法として日本で多く使用されている．

上田の12段階グレードテストはBRSを基に更なる詳細項目を作成し，11個の運動テストとそれを判断する基準を明確にした上でグレード0〜

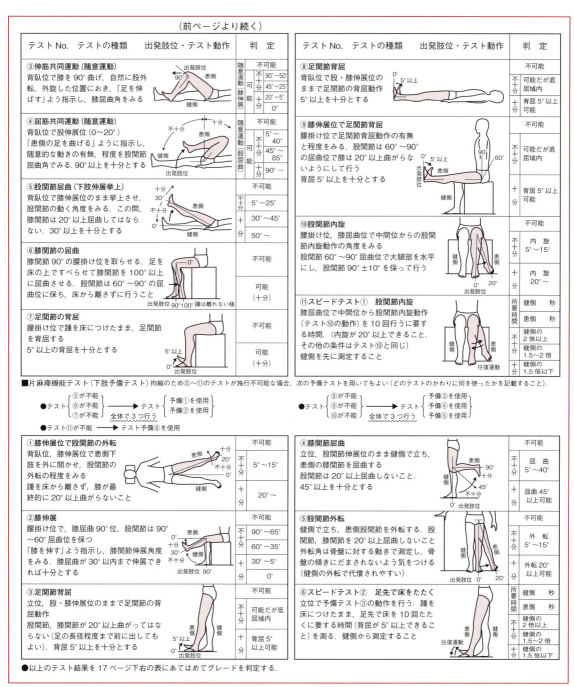

図3 つづき

12に分類し，BRSのStageと照らし合わせることができる(図3, 表6)[12]．グレード0が弛緩性麻痺の状態，グレード12が分離運動可能でスピードテスト十分であり，グレードが高いほど機能が良好であることを示す．

d. 総合的評価方法

1) Fugl-Meyer assessment (FMA)

FMAは上肢・下肢の運動機能とバランス能力，感覚機能，関節可動域・関節の痛みの3分類113項目からなる．

表6　12段階片麻痺グレード総合判定

片麻痺回復グレード	片麻痺機能テスト結果		参考（ステージ）
	テストNo.	判定	
0	1（連合反応）	不十分（2, 3, 4も不十分）	Ⅰ
1	1（連合反応）	十分	Ⅱ-1
2	2（随意収縮）	十分	Ⅱ-2
3	3, 4（共同運動）	一方不可能・他方不十分	Ⅲ-1
4		両方ともに不十分または一方不可能・他方十分	Ⅲ-2
5		一方十分・他方不十分	Ⅲ-3
6		両方ともに十分	Ⅲ-4
7	5, 6, 7（ステージⅣのテスト）	1つが十分	Ⅳ-1
8		2つが十分	Ⅳ-2
9	8, 9, 10（ステージⅤのテスト）	1つが十分	Ⅴ-1
10		2つが十分	Ⅴ-2
11		3つが十分	Ⅴ-3
12	11（スピードテスト）	ステージⅤのテストが3つとも十分でかつスピードテストが十分	Ⅵ

（文献12）より引用）

FMAの運動機能項目はBRSを基にした上肢・下肢の運動機能評価と運動の協調性を評価する（表7）[52]．各項目0〜2点で評価し，合計点数を算出する．FMAの各分類の合計点数は0〜226点で，そのうち運動機能項目は100点（上肢66点，下肢34点），バランス14点，感覚24点，関節可動域44点，関節の痛み44点である．高得点であるほど機能が良好であることを示す．中枢神経損傷後の運動機能の評価として高い信頼性と妥当性が報告されている[53]．

2）stroke impairment assessment set（SIAS）

SIASは運動機能，筋緊張，感覚機能，関節可動域と疼痛，体幹機能，高次脳機能，健側（非麻痺側）機能の7分類22項目からなる．

SIASは各項目0〜3点，0〜5点のいずれかで評価し，合計点数を算出する[51,54]．合計点数は0〜76点で，そのうち運動機能は25点である．高得点であるほど機能が良好であることを示す．

3）modified the National Institutes of Health stroke scale（modified NIHSS）

modified NIHSSは意識レベル（質問，従命），注視，視野，上肢・下肢の運動（左腕・右腕・左脚・右脚），感覚，言語，無視の11項目からなる．

modified NIHSSはNIHSS[55]を改訂して作成され，各項目0〜1点，0〜2点，0〜3点，0〜4点のいずれかで評価し，合計点数を算出する[51,56]．合計点数は0〜42点で，低得点であるほど機能が良好であることを示す．中枢神経麻痺が生じる脳血管障害後の急性期における総合評価に適した評価法である．

4）脳卒中重症度スケール：Japan stroke scale（JSS）

JSSは意識，言語，無視，視野欠損または半盲，眼球運動障害，瞳孔異常，顔面麻痺，足底反射，感覚系，運動系の10項目からなる．

JSSは日本脳卒中学会が提唱した中枢神経麻痺が生じる脳血管障害後の急性期における総合評価に適した評価法である[51,57]．各項目2〜5段階で評価した後，各項目の各段階に配分されている点数に変換して合計点数を算出する．合計点数は−0.38〜26.95点で，低得点であるほど機能が良好であることを示す．

e. 病的共同運動と運動分析の関係

病的共同運動は定量的に評価するだけでなく，運動の中で病的共同運動による要素を定性的に評価する必要がある．

中枢神経麻痺が生じる脳血管障害後の患者において，上肢の屈筋共同運動を助長するように肩関節外転角度を増加させた状態で上肢リーチ動作を行うと，肘関節伸展が行いにくくなり，リーチ距離が減少することが報告されている[29,58]．特にリーチ距離の減少は肩関節外転に対する負荷が大きいほど低下してしまう[59]．これらのように，機能障害としての病的共同運動が同程度でも，関節角度や肢位の違いで病的共同運動が強まり，運動の巧緻性が低下してしまうため，運動分析により病的共同運動の影響を評価することは重要であるといえる．

表7 Fugl-Meyer assessment（下肢の運動機能項目）

1. 運動機能とバランス			
下肢		得点	
E. 股/膝/足関節			
	Ⅰ. 反射（屈筋系/伸筋系の2項目）	0, 2, 4	0：反射なし 2：反射あり
	Ⅱ. 共同運動（臥位）		
	a. 屈筋共同運動3要素	0～6	
	1. 股屈曲 2. 膝屈曲 3. 足背屈		0：不可 1：部分的 2：可能
	b. 伸筋共同運動3要素	0～8	
	1. 股伸展 2. 股内転 3. 膝伸展 4. 足底屈		0：不可 1：部分的 2：可能
	Ⅲ. 座位2動作	0～4	
	1. 膝屈曲90°以上 2. 足背屈		0：不可 1：部分的 2：可能
	Ⅳ. 立位2動作	0～4	
	1. 膝屈曲90°以上 2. 足背屈		0：不可 1：部分的 2：可能
	Ⅴ. 正常反射	0～2	
	StageⅣが満点の時のみ採点		0：3反射中2反射が高度亢進 1：1つの反射が高度亢進または2反射が亢進 2：3反射とも高度亢進でなく，亢進も1反射まで
F. 協調運動/スピード（踵膝試験の3要素）		0～6	
	1. 振戦 2. 測定障害 3. 5往復速度		0：著明，1：少し，2：なし 0：著明・非系統的，1：少し・系統的，2：なし 0：健側より6秒以上遅い，1：2～5秒遅い，2：2秒未満

（文献52）より作成）

一般的に近位部の運動に対して遠位部の関節は屈筋・伸筋共同運動による不随意的な運動が生じやすい．そのため，分析する運動が病的共同運動を誘発する肢位での運動となっていないか評価することや，近位部を補助することで負荷を軽減させた場合に遠位部の病的共同運動が軽減するか評価することによって，運動に対する病的共同運動の影響を確認することができる（図2a）．

f. 病的共同運動と歩行分析の関係

立位や歩行では抗重力位や荷重・非荷重の影響を受けるためより複雑な運動を示す．

中枢神経麻痺が生じる脳血管障害後の患者では，歩行時に麻痺側の反張膝歩行や分廻し歩行などさまざまな運動パターンを示すことが報告されており[60]，ロボティクスにより運動学的に正常な歩行に拘束した状態でも，麻痺側の不適切な筋発揮が生じてしまうことが確認されている[61]．また，立位で随意最大筋力発揮時に他関節に不随意的に生じる病的共同運動には典型的な運動パターンが確認されないため[62]，脳血管障害後の患者において病的共同運動が立位や歩行に与える影響はさまざまである．

さらに，立位や歩行では前述のような上肢運動などと違い，抗重力位での運動になるため，歩容異常などの歩行障害の原因が病的共同運動のみにあるわけではない．例えば，歩行遊脚後期の股関

節屈曲時に膝関節が屈曲している原因として，必ずしも屈筋共同運動によって膝関節屈曲が生じているわけではなく，この歩行相では遊脚下肢に重力によって膝関節が屈曲する方向へ外力が加わっていることにより，膝関節屈曲が生じやすくなっている．また，立脚期にはさらに荷重や非荷重の影響も強く受け，足部の荷重位置や床反力ベクトルの向きなどにより，立脚側はより複雑な運動を示す場合がある．例えば，反張膝歩行が生じる原因は伸筋共同運動ではなく，伸筋共同運動を形成するはずの足関節底屈筋の筋力低下も要因の一つとして挙げられている[63]．

文献

1) 金澤一郎ほか訳：カンデル神経科学第5版，メディカル・サイエンス・インターナショナル，東京，362，2014
2) Lance JW：Symposium synopsis. Spasticity：Disordered Control, Feldman RG eds, Yearbook Medical, Chicago, 485-494, 1980
3) Feeney DM et al：Diaschisis. Stroke 17：817-830, 1986
4) Pantano P et al：Motor recovery after stroke. Morphological and functional brain alterations. Brain 119：1849-1857, 1996
5) Pantano P et al：Prolonged muscular flaccidity after stroke. Morphological and functional brain alterations. Brain 118：1329-1338, 1995
6) Wahlquist GI：Evaluation and primary management of spasticity. Nurse Pract 12(3)：27-32, 1987
7) Maynard FM et al：Epidemiology of spasticity following traumatic spinal cord injury. Arch Phys Med Rehabil 71：566-569, 1990
8) Sommerfeld DK et al：Spasticity after stroke：its occurrence and association with motor impairments and activity limitations. Stroke 35：134-139, 2004
9) Opheim A et al：Upper-limb spasticity during the first year after stroke：stroke arm longitudinal study at the University of Gothenburg. Am J Phys Med Rehabil 93：884-896, 2014
10) Faist M et al：A quantitative assessment of presynaptic inhibition of Ia afferents in spastics. Differences in hemiplegics and paraplegics. Brain 117：1449-1455, 1994
11) Gorassini MA et al：Role of motoneurons in the generation of muscle spasms after spinal cord injury. Brain 127：2247-2258, 2004
12) 上田 敏：目でみる脳卒中リハビリテーション，東京大学出版会，東京，17-19，1981
13) Gracies JM：Pathophysiology of spastic paresis. II：Emergence of muscle overactivity. Muscle Nerve 31：552-571, 2005
14) 鏡原康裕：痙縮の病態生理. BRAIN NERVE —神経研究の進歩：66：1019-1029, 2014
15) Nielsen J et al：Changes in transmission across synapses of Ia afferents in spastic patients. Brain 118：995-1004, 1995
16) Aymard C et al：Presynaptic inhibition and homosynaptic depression：a comparison between lower and upper limbs in normal human subjects and patients with hemiplegia. Brain 123：1688-1702, 2000
17) Delwaide PJ et al：Short-latency autogenic inhibition (IB inhibition) in human spasticity. J Neurol Neurosurg Psychiatry 51：1546-1550, 1988
18) Marque P et al：Facilitation of transmission in heteronymous group II pathways in spastic hemiplegic patients. J Neurol Neurosurg Psychiatry 70：36-42, 2001
19) Burke D et al：Pathophysiology of spasticity in stroke. Neurology 80 (3 Suppl 2)：S20-26, 2013
20) Lamy JC et al：Impaired efficacy of spinal presynaptic mechanisms in spastic stroke patients. Brain 132：734-748, 2009
21) Crone C et al：Appearance of reciprocal facilitation of ankle extensors from ankle flexors in patients with stroke or spinal cord injury. Brain 126：495-507, 2003
22) Nardone A et al：Reflex contribution of spindle group Ia and II afferent input to leg muscle spasticity as revealed by tendon vibration in hemiparesis. Clin Neurophysiol 116：1370-1381, 2005
23) Li S et al：New insights into the pathophysiology of post-stroke spasticity. Front Hum Neurosci 9：192, 2015
24) Gracies JM：Pathophysiology of spastic paresis. I：Paresis and soft tissue changes. Muscle Nerve 31：535-551, 2005
25) Williams PE et al：Connective tissue changes in immobilised muscle. J Anat 138：343-350, 1984
26) Dimitrijevic MR et al：Co-activation of ipsi- and contralateral muscle groups during contraction of ankle dorsiflexors. J Neurol Sci 109：49-55, 1992
27) Bodwell JA et al：Age and features of movement influence motor overflow. J Am Geriatr Soc 51：1735-1739, 2003
28) Tyc F et al：Cortical plasticity and motor activity studied with transcranial magnetic stimulation. Rev Neurosci 17：469-495, 2006
29) Yao J et al：Cortical overlap of joint representations contributes to the loss of independent joint control following stroke. Neuroimage 45：490-499, 2009
30) Krishnan C et al：Corticospinal responses of quadriceps are abnormally coupled with hip adductors in chronic stroke survivors. Exp Neurol 233：400-407, 2012
31) Ellis MD et al：Neck rotation modulates flexion synergy torques, indicating an ipsilateral reticulospinal source for impairment in stroke. J Neurophysiol 108：3096-3104, 2012
32) Chen R et al：Involvement of the ipsilateral motor cortex in finger movements of different complexities.

Ann Neurol 41：247-254, 1997
33) Jankowska E et al：How can corticospinal tract neurons contribute to ipsilateral movements? A question with implications for recovery of motor functions. Neuroscientist 12：67-79, 2006
34) Ferbert A et al：Interhemispheric inhibition of the human motor cortex. J Physiol 453：525-546, 1992
35) Honaga K et al：Associated reaction and spasticity among patients with stroke. Am J Phys Med Rehabil 86：656-661, 2007
36) Stubbs PW et al：Short-latency crossed spinal responses are impaired differently in sub-acute and chronic stroke patients. Clin Neurophysiol 123：541-549, 2012
37) Hanna-Boutros B et al：Task-related modulation of crossed spinal inhibition between human lower limbs. J Neurophysiol 111：1865-1876, 2014
38) Andrews AW et al：Short-term recovery of limb muscle strength after acute stroke. Arch Phys Med Rehabil 84：125-130, 2003
39) Ada L et al：Relation between spasticity, weakness and contracture of the elbow flexors and upper limb activity after stroke：an observational study. Disabil Rehabil 28：891-897, 2006
40) Nadeau S et al：Analysis of the clinical factors determining natural and maximal gait speeds in adults with a stroke. Am J Phys Med Rehabil 78：123-130, 1999
41) Hsu AL et al：Analysis of impairments influencing gait velocity and asymmetry of hemiplegic patients after mild to moderate stroke. Arch Phys Med Rehabil 84：1185-1193, 2003
42) Kinnear BZ et al：Rehabilitation therapies after botulinum toxin-A injection to manage limb spasticity：a systematic review. Phys Ther 94：1569-1581, 2014
43) 田崎義昭：ベッドサイドの神経の診かた，第17版，南山堂，東京，67-93，2010
44) Bohannon RW et al：Interrater reliability of a modified Ashworth scale of muscle spasticity. Phys Ther 67：206-207, 1987
45) Gregson JM et al：Reliability of measurements of muscle tone and muscle power in stroke patients. Age Ageing 29：223-228, 2000
46) Boyd RN et al：Objective measurement of clinical findings in the use of botulinum toxin type A for the management of children with cerebral palsy. Eur J Neurol 6：s23-s35, 1999
47) Levin MF et al：Relief of hemiparetic spasticity by TENS is associated with improvement in reflex and voluntary motor functions. Electroencephalogr Clin Neurophysiol 85：131-142, 1992
48) Mullick AA et al：Stretch reflex spatial threshold measure discriminates between spasticity and rigidity. Clin Neurophysiol 124：740-751, 2013
49) Levin MF et al：Are H and stretch reflexes in hemiparesis reproducible and correlated with spasticity? J Neurol 240：63-71, 1993
50) Brunnstrom S：Motor testing procedures in hemiplegia：based on sequential recovery stages. Phys Ther 46：357-375, 1966
51) 脳卒中合同ガイドライン委員会：脳卒中治療ガイドライン2015，320-330，2015
52) Fugl-Meyer AR et al：The post-stroke hemiplegic patient. 1. a method for evaluation of physical performance. Scand J Rehabil Med 7：13-31, 1975
53) Gladstone DJ et al：The Fugl-Meyer assessment of motor recovery after stroke：a critical review of its measurement properties. Neurorehabil Neural Repair 16：232-240, 2002
54) Chino N et al：Stroke Impairment Assessment Set (SIAS). A new evaluation instrument for stroke patients. Jpn J Rehabil Med 31：119-125, 1994
55) Lyden P et al：Improved reliability of the NIH Stroke Scale using video training. NINDS TPA Stroke Study Group. Stroke 25：2220-2226, 1994
56) Lyden PD et al：A modified National Institutes of Health Stroke Scale for use in stroke clinical trials：preliminary reliability and validity. Stroke 32：1310-1317, 2001
57) 後藤　文：日本脳卒中学会・脳卒中重症度スケール（急性期）の発表にあたって．脳卒中 19：1-5, 1997
58) Dewald JP et al：Upper-limb discoordination in hemiparetic stroke：implications for neurorehabilitation. Top Stroke Rehabil 8：1-12, 2001
59) Beer RF et al：Impact of gravity loading on post-stroke reaching and its relationship to weakness. Muscle Nerve 36：242-250, 2007
60) De Quervain IA et al：Gait pattern in the early recovery period after stroke. J Bone Joint Surg Am 78：1506-1514, 1996
61) Neckel ND et al：Abnormal joint torque patterns exhibited by chronic stroke subjects while walking with a prescribed physiological gait pattern. J Neuroeng Rehabil 5：19, 2008
62) Neckel N et al：Quantification of functional weakness and abnormal synergy patterns in the lower limb of individuals with chronic stroke. J Neuroeng Rehabil 3：17, 2006
63) Bleyenheuft C et al：Treatment of genu recurvatum in hemiparetic adult patients：a systematic literature review. Ann Phys Rehabil Med 53：189-199, 2010

（北谷亮輔・大畑光司）

5 感覚障害の評価

1. 感覚障害とは

正常な感覚や知覚が得られなくなった状態である.

a. 感覚とは

感覚は,「触られた」「痛い」など, 刺激されたことを感じることである. 知覚は,「筆が触れた」など, 外界や身体について感知分別することである.

感覚とは, 感覚受容器が刺激されることによって生じる神経活動[1]である. この神経活動により, 刺激を感じることができる.

身体のあらゆる場所に分布している感覚受容器は, 特定の刺激(皮膚の変形や筋の長さ, 有害刺激など)に応答する. 神経活動は, 感覚ニューロンによって中継神経核および大脳皮質に伝達され, 段階的に処理される[1].

大脳皮質における感覚情報処理によって, 刺激を引き起こした対象の性質や形態などを知覚できる[2].

b. 感覚の分類

感覚は, 体性感覚, 特殊感覚, 内臓感覚に分類できる.

感覚は, 感覚受容器が身体の表面組織(皮膚や粘膜)や深部組織(筋, 腱, 骨膜, 靱帯など)に広く分布している体性感覚, 特定の場所(嗅粘膜, 網膜, コルチ器官など)に限られる特殊感覚, 臓器(平滑筋, 心筋, 腺など)にある内臓感覚に分類することができる[3].

体性感覚には, 表在感覚(触覚・圧覚, 痛覚, 温度覚)と深部感覚(位置覚, 運動覚, 振動覚)が含まれる. これらの感覚情報を統合して得られる知覚が複合感覚である.

特殊感覚には, 視覚, 聴覚, 平衡感覚, 嗅覚, 味覚が含まれる.

内臓感覚には, 内臓痛覚と臓器感覚(空腹感, 食欲, 口渇感など)が含まれる.

c. 体性感覚

表在感覚と深部感覚, 複合感覚に分類できる. 感覚情報は, 後索-内側毛帯系もしくは脊髄視床路を通って大脳皮質に伝えられる(図1).

1) 表在感覚

身体の表面組織に関する感覚であり, 触覚・圧覚, 痛覚, 温度覚が含まれる.

単一の脊髄後根によって支配される皮膚とその皮下組織の領域は, 皮膚分節によって表現される(図2)[4].

a) 触覚・圧覚

触覚は表面組織に何かが接触した時に生じる感覚, 圧覚は表面組織が押された時に生じる感覚であり, 両者とも皮膚や粘膜への圧迫についての感覚である. 伝導路は後索-内側毛帯系と前脊髄視床路である. 後索-内側毛帯系では延髄で, 前脊髄視床路では脊髄で反対側に移行する.

触覚・圧覚の受容器には, 皮膚への圧迫や伸展, 振動を感知するものがあり[1], 手掌から指先に向かって多く存在する[5]. そのため, 手首近くの皮膚よりも指先の方で感覚が鋭利である.

受容器からの感覚情報は, 後根から同側後索を上行する. 延髄でニューロンを変えて反対側に移行し, 内側毛帯を通って視床でニューロンを変え, 大脳皮質体性感覚野に伝わる(精密な触覚, 後索-内側毛帯系)[3].

一部の触覚情報は, 脊髄後根でニューロンを変えて反対側に移行し, 前索を上向して視床でニューロンを変え, 大脳皮質体性感覚野に伝わる(粗大な触覚, 前脊髄視床路).

> **メモ 精密な触覚と粗大な触覚**
> 精密な触覚とは, 接触物の位置や性質の識別に関わる感覚のことである. 粗大な触覚とは, 接触したかどうかという大まかな感覚のことである.

b) 痛覚

組織が刺激されることによって生じる不快な感覚的, 情動的体験のことである. 主な伝導路は外側脊髄視床路である. 外側脊髄視床路では, 脊髄で反対側に移行する.

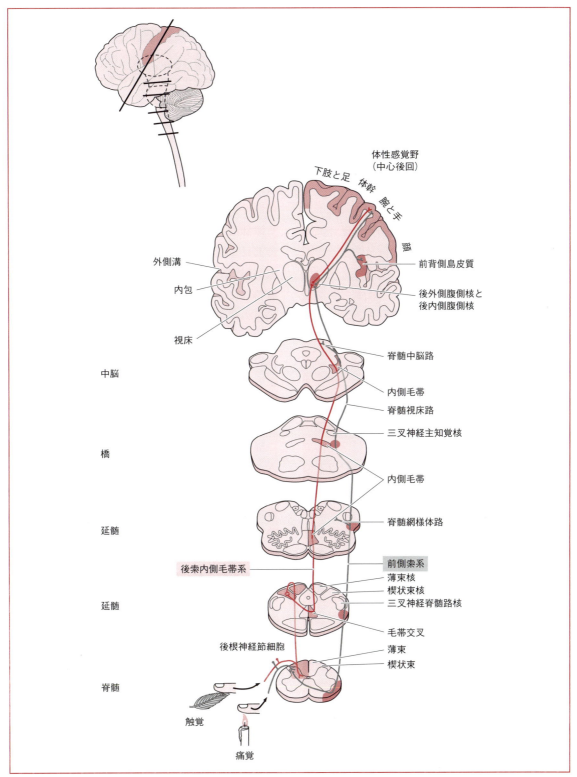

図1 体性感覚の伝導路
体性感覚情報は主に2種類の伝導路によって大脳皮質に伝えられる.触覚と深部感覚情報は後索-内側毛帯系,痛覚と温度覚情報は脊髄視床路によって伝えられる.
(文献1)より引用)

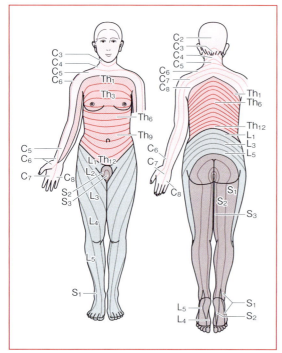

図2 皮膚分節
脊髄の各髄節に入る後根に支配される皮膚と皮下組織の領域が示されている．
(文献4) より引用）

　侵害受容器には，45℃以上もしくは5℃以下の温度刺激や強い圧迫，機械刺激，化学物質を感知するものがある[1]．
　受容器からの感覚情報は，脊髄後角でニューロンを変え，反対側に移行して前側索を上行する．視床核でニューロンを変え，大脳皮質体性感覚野に伝わる（外側脊髄視床路）．

> **メモ　脊髄視床路の配列**
> 脊髄内において，下位髄節からの線維ほど外側に位置している．つまり，腰髄からの線維は外側，頸部からの線維は内側に配列している．

c) 温度覚

皮膚温度についての感覚である．伝導路は外側脊髄視床路である．

　温度覚の受容器には，皮膚温度の低下や上昇を感知するものがあり[1]，温度覚が生じるには，広い面積が刺激される必要がある[6]．受容器からの感覚情報は，外側脊髄視床路によって大脳皮質体性感覚野に伝えられる．

> **メモ　体表部における温度覚の識別閾値[7]**
> 顔面で感じやすく，四肢で感じにくい．例えば，顔面では0.1℃の温度変化を識別できるが，足指では1℃くらいの温度変化がないと識別できない．温覚よりも冷覚の方が感じやすい．

2) 深部感覚

自分自身の姿勢や動きに関する感覚であり，位置覚，運動覚，振動覚が含まれる．伝導路は後索-内側毛帯系である．

　深部受容器には，Ⅰa群の筋紡錘終末（錘内筋の筋長と筋長変化速度を感知），Ⅱ群の筋紡錘終末（錘内筋の筋長を感知），ゴルジ腱器官（ゴルジ腱器官にかかる張力を感知），関節包受容器（関節包の伸張を感知）が含まれる．筋紡錘終末やゴルジ腱器官が主に関与しており[8]，他の受容器からの情報と運動指令が合わせて処理されることによって知覚される[9]．姿勢制御や運動の調整に欠かせない感覚である．

a) 位置覚

　静止した関節の角度（位置）についての感覚である．筋紡錘からの感覚情報が主に関与しており[10]，肢位[11]や筋収縮，疲労[12]の影響を受ける．近位関節ほど感じやすく，大きな角度の方が感じやすい[12]．

b) 運動覚

　関節の動きについての感覚である．筋紡錘からの感覚情報が主に関与しており，筋収縮や動かす速度，疲労の影響を受ける[12]．近位関節ほど感じやすく，ゆっくり動かした方が感じやすい[12]．

> **メモ　関節角度や運動の錯覚**
> 筋や腱に振動[13]や伸張刺激[14]を与えると，関節運動が生じたような錯覚が生じる．このことから，筋紡錘からの感覚情報が位置覚や運動覚に影響していることが窺える．

c) 振動覚

　振動についての感覚である．筋紡錘に加え，皮膚受容器からの情報が主に関与している．近位関節ほど感じやすい[12]．

3) 複合感覚

識別覚，皮膚書字覚，立体覚が含まれる．触覚や深部感覚などの感覚情報を大脳皮質[15,16]で処理することによって得られる知覚のことである．

a) 2点識別覚

皮膚に2点同時に加えられた刺激を識別する能力のことである．

> **メモ　体表部における2点識別閾値[17]**
> 指先では2点間の距離が0.6cm以下でも識別できるが，腕や太腿，下腿では2cm以上開いていないと識別できない．

b) 皮膚書字覚

皮膚に書かれた数字(0から9)や記号(○，×，△)を識別する能力のことである．

c) 立体覚

握った物体が何なのかを識別する能力のことである．

d) 2点同時刺激識別覚

左右の対称的な2点(例えば両側の大腿部)に加えられた刺激を識別する能力のことである．

> **メモ　年齢と体性感覚の変化**
> 成長に伴い体性感覚が正確になり，高齢になると鈍くなりやすい[7,12,18]．

2. 感覚障害の原因[2,19]

伝導路が損傷することにより生じる．

脳血管障害もしくは機械的圧迫による絞扼性神経障害によって生じることが多い[20]．

a. 大脳および脳幹レベル

脳血管障害や腫瘍などで生じる．

1) 大脳の障害

反対側に体性感覚障害や複合感覚障害が生じる．

> **メモ　脳血管障害後遺症者における体性感覚障害の発生率[21]**
> 麻痺側足指における表在感覚障害の出現率は，触覚30％，温度覚49％，痛覚43％であった．麻痺側足関節における深部感覚障害の出現率は，運動覚80％，位置覚34％であった．80％近くの脳血管障害後遺症者が何らかの体性感覚障害を有している[22]とされる．

2) 視床の障害

反対側に体性感覚障害と激しい疼痛(視床痛)が生じる．

3) 脳幹の障害

損傷高位によって，症状が異なる．

延髄や橋下部の病変で感覚解離を認める．例えば，後下小脳動脈閉塞により延髄外側が障害されると，同側の顔面と反対側の体幹，上下肢に温度覚と痛覚障害が生じる(Wallenberg症候群)．これは，顔面の温痛覚の伝導路が反対側に交叉する前に障害されるためである．

> **メモ　感覚解離(解離性感覚障害)**
> 一部の感覚のみ障害されていることである．伝導路によって反対側に交差する高位が異なるため，脊髄や脳幹内における局所の病変で生じることがある．代表的な疾患に，脊髄腫瘍，脊髄空洞症，脊髄癆がある．

b. 脊髄レベル

損傷部位によって生じる感覚障害の種類や部位が異なる．伝導路を覚えていると理解が進む．

1) 完全な横断性障害

脊髄損傷[23]や脊髄の完全圧迫などで生じる．障害高位以下に対称性の体性感覚障害が生じる．障害部位の境界付近で，異常感覚を示すことがある．

2) 前側索の障害

前脊髄動脈閉塞症や腫瘍などで生じる．脊髄視床路が損傷することにより，障害高位以下の温度覚と痛覚が障害される．

3) 後索の障害

脊髄癆などで生じる．後索-内側毛帯系が損傷することにより，障害高位以下の深部感覚と触覚が障害される．

4) 脊髄半側の障害

腫瘍や外傷などで生じる．障害高位における同側の体性感覚障害と，障害高位以下の反対側に温覚と痛覚の障害，同側に深部感覚の障害が生じる(Brown-Séquard症候群)．

5) 中心灰白質部の障害

脊髄空洞症などで生じる．温度覚と痛覚の障害

が宙吊り型に生じる．

c. 末梢神経レベル

障害された神経の支配領域（図2）に一致した体性感覚障害が生じる．

1) 単一神経障害

脊椎椎間孔の狭窄や，外傷などで生じる．

2) 多発性神経障害

糖尿病[24,25)]などの代謝性疾患，ウイルス感染などで生じる．四肢末端に行くほど体性感覚障害を認めることが多い．

> **メモ　糖尿病性神経障害と感覚障害[24)]**
> 神経障害が進行していくに従い，感覚障害が顕著となる．中等度の障害から振動覚や温度覚障害を認めやすくなる．

3. 評価のポイント

感覚評価は，患者の主観を聴取することによって行われる．そのため，始めに練習を行い，評価の方法が患者に理解されているか，表出が適切に行えているかを確認しておく．

問診で患者が普段どのように感じているのか聞き，評価の流れを計画する．視覚による影響を排除するため，評価している様子が見えないように閉眼させるか目隠しをする．また，患者が評価に集中できるよう，安定した姿勢をとらせ，静かな場所で行うとよい．

評価中には，患者の言葉や反応を記録しておき，判定に役立てると良い．判定された結果が，疾患や他の評価結果と矛盾がないか確認することも重要である．

a. 認知機能に問題がある場合

詳細な評価の信頼性が乏しくなる可能性がある．患者の協力が得られやすい時間や場所を選ぶ．何度か同じ評価を行い，判定された結果が信頼できるものかどうかを確認する．

b. 覚醒レベルに問題がある場合

評価が不可能か困難である．患者の反応（表情や手足の動き）で推測することもある．

c. 感覚障害の範囲を特定する場合

脊髄損傷者などに対して，感覚障害の高位を同定する場合は皮膚分節（図2）に沿って，下位髄節が支配している部位から評価を行う．感覚過敏の場合は，正常部位から障害部位へと評価を進める．

4. 評価の実際

さまざまな評価方法があるので，目的や症状に応じた方法を選ぶ．ただし，経過を観察する場合は，初めに選んだ方法を使い続ける．

a. 表在感覚

評価結果より，正常，鈍麻，消失，過敏，異常を判定する．

1) 触覚

a) 採点法[26)]

正常部位を10として，1～10点で評価する方法である．

準備する物；毛筆もしくはティッシュペーパー（脱脂綿），モノフィラメント

閉眼させ，正常部位に検査者の指などで触れ，その感覚を10点とすることを説明する．評価部位で同様の方法で行い，その感覚を1～10点で答えさせる．

評価用紙には，点数を1/10～10/10で記載する．

b) 接触部位を問う方法[27)]

接触したと感じた部位を答えさせる方法である．

準備する物；毛筆もしくはティッシュペーパー（脱脂綿），モノフィラメント

測定部位；両側の顔面，手背，手掌，足背，足底

閉眼させ，検査者の指などで触れ，接触したと感じたらすぐに，その場所を答えるように説明する．1部位につき左右交互に6回触れ，答えを待つ．答えがなかった場合は，もう一度同じ部位を触れて答えを待つ．

評価用紙には右5/30のように左右における正答数と試行数を記載する．

c) Semmes-Weinstein Monofilament テスト
   （SWMT）[28, 29]（**図3**）

評価の信頼性と妥当性が示されている方法である．

準備する物；太さの異なる20種類のモノフィラメント（1.65〜6.65）

正常部位にモノフィラメントで触れ，そのような感覚が感じられたら「はい」と言うように説明する．閉眼させ，評価部位に1.5秒かけて細いモノフィラメントがたわむまで垂直に当て，1.5秒かけて元の位置に戻す．1部位で3回ずつ行い，1回でも「はい」と答えれば正解とする．3回とも不正解の場合，太いモノフィラメントで同様に行う．

評価用紙には，正解したモノフィラメントの太さを記載する．正解したモノフィラメントの太さによって触覚正常（足底以外2.83，足底3.61），触覚低下（足底以外3.61，足底4.31），防衛知覚低下（足底以外3.84〜4.31，足底4.56），防衛知覚脱失（足底以外4.56〜6.45，足底5.07），深部知覚のみ（6.65），測定不能（すべて不正解）を判定する．

d) Bottom of the Foot テスト[30]

NIHツールボックスで紹介されている触覚評価である．

準備する物；太さの異なる6種類のモノフィラメント（2.83〜6.65），ストップウォッチ

測定姿勢；座位

測定部位；母趾と小趾の底面，足背

裸足になって貰う．太いフィラメントがCカーブとなる程度の圧で母趾に触れ，そのような感覚が足底で感じられたら「はい」，感じられなかったら「いいえ」と言うように説明する．

4.56のモノフィラメントで評価部位を触れ，答えるまでの時間を計測する．触れない試行も含む．正解すればより細いモノフィラメントへ，間違えればより太いモノフィラメントで同様の評価を行う．

評価用紙には，時間と正解したモノフィラメントの太さを記載する．

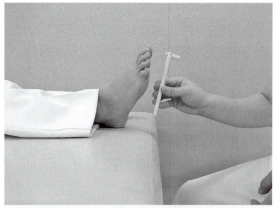

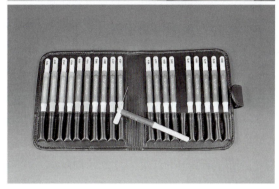

図3　Semmes-Weinstein Monofilament テスト
上図：モノフィラメントがCカーブとなる程度の圧で触れる．
下図：モノフィラメント知覚テスター．20種類の太さが異なるモノフィラメントが入っている．
（下図は酒井医療株式会社より写真提供）

> **メモ　NIHツールボックス**
> 3〜85歳の認知，感情，運動，感覚機能を包括的に評価できる方法がまとめられている．

e) Fugl-Meyer 評価法における触覚評価[31]

Fugl-Meyer評価法に含まれる脳血管障害後遺症者に対する触覚評価である．

準備する物；脱脂綿

測定姿勢；座位もしくは背臥位

測定部位；腕，手掌，脚，足底

非麻痺側の筋腹に，脱脂綿で触れ，麻痺側でもそのような感覚が感じられたらすぐに「はい」と答えるように説明する．

閉眼させ，非麻痺側で触れた後に麻痺側の評価部位を触れ，「はい」と答えた場合は，すぐに再び非麻痺側の同じ部位を触れて，麻痺側と同じよう

に感じるかどうかを問う．

評価用紙には，麻痺側が非麻痺側と異なる場合を1点（感覚鈍麻／異常），同じ場合を2点（正常），接触がわからなかった場合を0点（感覚脱失）と記載する．

> **メモ** Fugl-Meyer 評価法
> 脳血管障害の機能評価として多く使用されている[32]．上下肢の運動機能とバランス，感覚，関節可動域／関節運動痛の3分類113項目からなる．

f）ASIA 機能評価尺度における触覚評価[33]

ASIA 機能評価尺度に含まれる脊髄損傷者に対する触覚評価である．

準備する物；脱脂綿もしくは毛筆
測定姿勢；背臥位
測定部位；左右における各皮膚分節

患者の頬に，脱脂綿で触れ，評価部位でもそのような感覚が感じられたら「はい」と答えるように説明する．

閉眼させ，皮膚分節に沿って評価部位を触れ，「はい」と答えたら，頬と同じように感じるかどうかを問う．異なると答えた場合，再び頬を触れて確認する．

評価用紙には，鈍麻もしくは過敏に感じる場合を1点，同じ場合を2点（正常），接触がわからなかった場合を0点と記載する．

> **メモ** ASIA 機能評価尺度
> アメリカ脊髄損傷協会がまとめた脊髄損傷の神経学的，機能的分類のための国際基準である[33]．両側の各髄節について，運動と感覚を評価する．

2）痛覚

a）採点法[2]

正常部位を10として，1～10点で評価する方法である．

準備する物；針

閉眼させ，正常部位の皮膚に，針で軽く触れる，もしくは母趾と示指でつまみ，その感覚を10点とすることを説明する．患者の皮膚を損傷させないように留意する．

次に，評価部位で同様の方法で行い，その感覚を1～10点で答えさせる．

評価用紙には，点数を1/10から10/10で記載する．

b）ASIA 機能評価尺度における痛覚評価[33]（図4）

ASIA 機能評価尺度に含まれる脊髄損傷者に対する痛覚評価である．

準備する物；安全ピン
測定姿勢；背臥位
測定部位；左右における各皮膚分節

患者の頬に，安全ピンの針と丸い部分で交互に触れ，感覚に応じて「針」もしくは「丸」と答えるように説明する．

閉眼させ，皮膚分節に沿って評価部位を触れ，正解したら頬と同じように感じるかどうかを問う．異なると答えた場合，再び頬を触れて確認する．

評価用紙には，鈍麻もしくは過敏に感じる場合を1点，同じ場合を2点（正常），針と丸の違いがわからない場合を0点として記載する．

3）温度覚[2, 27]

準備する物；温水（40～45℃），冷水（10℃程度）を入れた試験管2本，もしくは温覚計
測定部位；両側の顔面，手背，手掌，足背，足底

正常部位に，温水の入った試験管と冷水の入った試験管を交互に1秒密着させ，感覚に応じて「温かい」もしくは「冷たい」と答えるように説明する．

閉眼させ，評価部位に温水を密着させ，問う．続いて，冷水，冷水，温水，温水，冷水の順序で試験管を6回密着させ，同様に問う．

評価用紙には左右それぞれについて，右5/30のように正答数と試行数を記載する．

b．深部感覚

評価結果より，正常，鈍麻，消失を判定する．

1）位置覚

a）位置を問う方法[27]（図5）

位置を答えさせて評価する方法である．

測定部位；両側の肘関節，手関節，母指，足関節，母趾

正常な関節を動かし，ある一定の角度で保持し

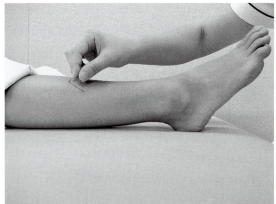
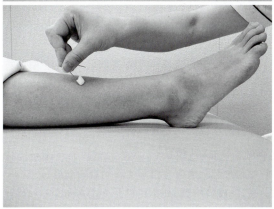

図4 ASIA機能評価尺度における痛覚評価
上図：安全ピンの針部分で皮膚を損傷させない程度に触れる．
下図：安全ピンの丸い部分で触れる．

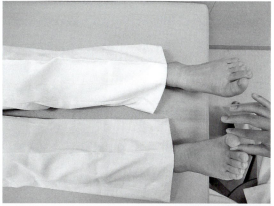
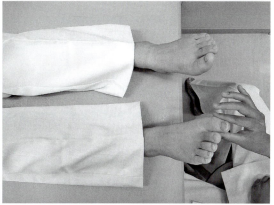

図5 位置を問う位置覚評価
母趾が伸展した場合に「上」，屈曲した場合に「下」であることを説明しておく．
上図：母趾を側面から把持して，伸展させる．
下図：母趾を屈曲させる．

て，「上」と「下」,「真っ直ぐ」の位置を説明する．触覚・圧覚の影響を排除するため（例えば，母趾を動かす場合，背底面で把持して伸展させると，底面の圧が大きくなる），側面から把持する．

　閉眼させ，評価関節を20°程度動かし，一定の角度で保持してから，1〜2秒答えを待つ．上，下，下，上，上，下の順序で各関節を6回ずつ動かす．

　評価用紙には，正答数と試行数を記載する．例えば，6回試行して1回正解した場合1/6というように記載する．

　b) 模倣させる方法
　正常側で模倣させて評価する方法である．
　準備する物；角度計もしくはメジャー
　閉眼させ，評価関節を動かし，一定の角度で保持してから，反対側で模倣させる．

　評価用紙には，両側の差を角度計もしくはメジャーで測定して記載する．

2) 運動覚
　a) 運動方向を問う方法[27]
　運動方向を答えさせて評価する方法である．
　測定部位；両側の肘関節，手関節，母指，足関節，母趾

　正常関節を側面から把持して動かし，「上」と「下」の方向を説明する．

　閉眼させ，評価関節を20°程度動かし，すぐに運動方向を問う．

　評価用紙には，正答数と試行数を記載する．例えば，6回試行して1回正解した場合1/6というように記載する．

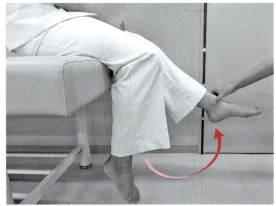

図6　目標点に合わせる運動覚評価
壁に3つの目標点を設置しておく．評価側下肢を合わせ，開始肢位に戻す．同じ点まで自分で動かすよう説明する．

b）目標点に合わせる方法[15, 30]（図6）

目標点まで動かさせて評価する方法である．

準備する物：メジャー，テープ

開始位置から近い距離，中等度の距離，遠い距離にある3つの目標をテープで設定しておく．

閉眼させ，開始肢位をとらせる．正常側をいずれかの目標に合わせた後，開始位置に戻す．その後，同じ位置まで動かさせる．

評価側で同じ方法で行う．

評価用紙には，目標点と到達点との差を測定して記載する．

c）Fugl-Meyer 評価法における運動覚評価[31]

Fugl-Meyer 評価法に含まれる脳血管障害後遺症者に対する運動覚評価である．

測定姿勢：座位もしくは背臥位（上肢と足，母趾の評価），背臥位（股，膝の評価）

測定部位：肩関節，肘関節，手関節，母指のIP関節，股関節，膝関節，足関節，母趾のIP関節

非麻痺側の腕を内側と外側から把持して，肩関節（股関節）を約10°動かし（IP関節のみ約5°），「上」と「下」の方向を説明する．

閉眼させ，麻痺側の肩関節（股関節）を同じように動かし，どちらの方向か，非麻痺側と同じような感覚かを問う．3回行い，すべて間違えた場合，もしくは少しでも非麻痺側とは異なる感じがすると答えた場合には何回か追加して行う．

評価用紙には，2点（正常；75%より上の正答率）か1点（鈍麻；75%以下の正答率もしくは非麻痺側と異なる感覚），0点（感覚脱失；動かしたことがわからない）と記載する．

判定後，遠位関節の評価に進む．

d）ASIA 機能評価尺度における運動覚評価[33]

ASIA 機能評価尺度に含まれる脊髄損傷者に対する運動覚評価である．

測定姿勢：背臥位

測定部位：左右における母指のIP関節，小指のPIP関節，手関節，母趾のIP関節，足関節，膝関節

閉眼させ，母趾を側面から把持してIP関節を動かし，「上」と「下」どちらに動かしたと感じるのかを問う．動かす大きさを変えながら10回行う．

評価用紙には，大きく動かした場合のみ正解した場合を1点（鈍麻），大きく動かした場合も小さく動かした場合も正解する場合を2点（正常），大きく動かしても動かしたことがわからなかった場合を0点と記載する．

判定後，近位関節の評価に進む．

3）振動覚

骨に音叉を当てることで，振動が筋に伝わりやすくして行う．

a）採点法[2]

正常部位を10として，1〜10点で評価する方法である．

準備する物：音叉

閉眼させておく．音叉を振動させ，正常な骨突出部（外果，内果，橈骨茎状突起，尺骨茎状突起など）に当て，その感覚を10点とすることを説明する．

評価する骨突出部で同じ方法で行い，その感覚を1〜10点で答えさせる．

評価用紙には点数を記載する．

b）時間で評価する方法

実際に止まった時間と止まったと感じた時間の差で評価する方法である．

閉眼させておく．音叉を振動させ，評価する骨

突出部（外果，内果，橈骨茎状突起，尺骨茎状突起など）に当てる．振動が止まったと感じたら，すぐに「はい」と答えるよう説明する．実際に止まった時間と止まったと感じた時間の差を評価用紙に記載する．反対側の同じ部位でも評価し，比較する．

c．複合感覚

体性感覚に問題がないにもかかわらず，知覚の異常が疑われる場合に行う．評価結果より，障害の有無を判定する．

1）2点識別覚（図7）

a）接触点の数を答えさせる方法[2]

接触した点の数を答えさせて評価する方法である．

準備する物；コンパスもしくはノギス，モノフィラメント2本

正常部位の皮膚を2点同時に，もしくは1点で1秒程度刺激する．2点刺激されたと感じたら「2」，1点と感じたら「1」と答えるよう説明する．

閉眼させ，評価部位で同様の方法で行う．

評価用紙には，試行数と正答数を記載する．

b）最短距離を調べる方法[34]

2点刺激を識別することができる距離で評価する方法である．

準備する物；コンパスもしくはノギス，モノフィラメント2本

正常部位の皮膚を2点同時に刺激する．2点刺激されたと感じたら「2」，1点と感じたら「1」と答えるよう説明する．

閉眼させ，評価部位で同様の方法で行う．1点で刺激する試行も含む．徐々に2点間の距離を狭く，もしくは広くして正解できる最小距離まで評価を繰り返す．

評価用紙には，各部位における2点識別の最短距離を記載する．

2）皮膚書字試験[35]

皮膚表面に記載した文字を答えさせて評価する方法である．

準備する物；0～9の数字が記載された紙

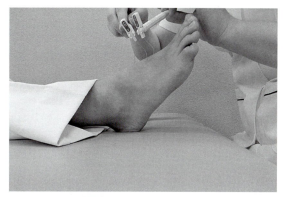

図7 2点識別覚評価
0.5cm以上の間隔で2点同時に刺激する．

0～9の数字が記載された紙を患者の前に置き，皮膚に書かれた数字を選ぶよう説明する．

閉眼させ，評価部位に0～9のいずれかの数字を患者が読む方向から2回記載する．開眼させ，紙に記載された数字の中から選ばせる．

評価用紙には書いた数字と選んだ数字を記載する．

3）立体認知

a）握った物体を問う方法[30]

握る物体を写真で提示し，選ばせて評価する方法である．

準備する物；8種類の積み木とその写真，仕切り

手が見えないように仕切りを設置し，積み木の写真を仕切りの前に掲示しておく．握った物体を写真の中から選ぶように説明する．

患者の掌に積み木を置いてから，写真を選ぶまでの時間を測定する．反対側でも同様の方法で行う．

評価用紙には，左右それぞれについて，積み木の種類と選んだ写真，時間を記載する．

b）握った物体を引き出させる方法[30]

両手をそれぞれ別の鞄の中に入れ，両手で同じ積み木を引き出させて評価する方法である．

準備する物；蓋がしまる鞄2つ，3種類の積み木2セット

一側の鞄に3種類の積み木，反対側の鞄に1種類の積み木を入れておく．両手で同じ積み木を鞄

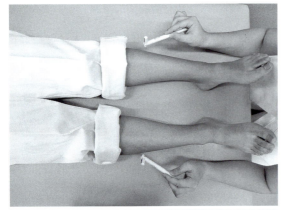

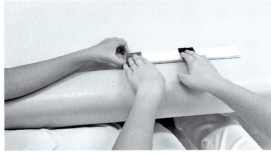

図8 2点同時刺激識別覚評価
上図：刺激の数を問う方法．両下肢に2点同時に刺激する．
下図：刺激の性質を問う方法．木片に生地を張っておき，両側の第2〜4指で触らせる．

の中から出すように説明する．反対側でも同様の方法で行う．

患者の手が鞄の中に入ってから，選んだ積み木を見せるまでの時間を測定する．

評価用紙には，左右それぞれについて，積み木の種類と時間を記載する．

4）2点同時刺激識別覚（図8）

a）刺激の数を問う方法[2, 27]

刺激の数を答えさせて評価する方法である．

左右対称の2点に対して，同時に触覚や痛覚刺激を行い，両側に刺激されたと感じたら「両側」，右側のみ刺激されたと感じたら「右」，左側のみ刺激されたと感じたら「左」と答えさせる．

評価用紙には，試行数と正答数を記載する．

b）刺激の性質を問う方法[36]

刺激の性質を答えさせて評価する方法である．

準備する物：長さ20cmの木片5種類（両端もしくは1端の表面にスポンジ，金網，紙やすりなどの素材を張り付けておく）

5種類の木片を見せて，2〜4指で触らせて触った素材もしくはその特徴を答えるよう説明する．

閉眼させ，一側の指で触った素材を答えさせる．反対側の指でも同様の評価を行う．次に，両側同時に同様の評価を行う．

評価用紙には，一側における正答数と両側における正答数を記載する．

> **メモ　脳血管障害後遺症者における体性感覚評価**
> 感覚評価に多くの時間をさけない場合，掌，母指，足背，足関節の評価を優先させることが推奨されている[37]．

文献

1) Gardner EP et al：知覚．カンデル神経科学，第1版，Kandel ER et al 編，郷田直一ほか訳，メディカル・サイエンス・インターナショナル，東京，437-723, 2014
2) 田崎義昭ほか：ベッドサイドの神経の診かた，改訂第17版，南山堂，東京，95-105, 191-198, 2010
3) 山内昭雄ほか：感覚の地図帳，講談社，東京，6-7, 77-93, 2001
4) Kahle W et al：分冊解剖学アトラスⅢ神経系と感覚器，第6版，平田幸男訳，文光堂，東京，67, 2011
5) Johansson RS et al：Tactile sensibility in the human hand：relative and absolute densities of four types of mechanoreceptive units in glabrous skin. J Physiol 286：283-300, 1979
6) Stevens JC et al：Regional sensitivity and spatial summation in the warmth sense. Physiol Behav 13：825-836, 1974
7) Stevens JC et al：Temperature sensitivity of the body surface over the life span. Somatosens Mot Res 15：13-28, 1998
8) 岩村吉晃：第2章タッチの生理学．タッチ，医学書院，東京，26-53, 2001
9) Proske U：What is the role of muscle receptors in proprioception? Muscle Nerve 31：780-787, 2005
10) Gilman S：Joint position sense and vibration sense：anatomical organisation and assessment. J Neurol Neurosurg Psychiatry 73：473-477, 2002
11) Gooey K et al：Effects of body orientation, load and vibration on sensing position and movement at the human elbow joint. Exp Brain Res 133：340-348, 2000
12) Proske U et al：The proprioceptive senses：their roles in signaling body shape, body position and movement, and muscle force. Physiol Rev 92：1651-1697, 2012
13) Goodwin GM et al：The contribution of muscle afferents to kinaesthesia shown by vibration induced illusions of movement and by the effects of paralys-

ing joint afferents. Brain 95：705-748, 1972
14) McCloskey DI et al：Sensory effects of pulling or vibrating exposed tendons in man. Brain 106：21-37, 1983
15) Pais-Vieira M et al：Cortical and thalamic contributions to response dynamics across layers of the primary somatosensory cortex during tactile discrimination. J Neurophysiol 114：1652-1676, 2015
16) Akatsuka K et al：Neural codes for somatosensory two-point discrimination in inferior parietal lobule：an fMRI study. Neuroimage 40：852-858, 2008
17) Lederman SJ et al：Haptic perception：a tutorial. Atten Percept Psychophys 71：1439-1459, 2009
18) Dunn W et al：Measuring change in somatosensation across the lifespan. Am J Occup Ther 69：1-9, 2015
19) 安栄良悟ほか：感覚障害と関係する神経．BRAIN NURSING 29(4)：54-58, 2013
20) 岩瀬　敏：しびれを感じるメカニズム．レジデントノート 15：1649-1652, 2013
21) Connell LA et al：Somatosensory impairment after stroke：frequency of different deficits and their recovery. Clin Rehabil 22：758-767, 2008
22) Klingner CM et al：Sensory syndromes. Front Neurol Neurosci 30：4-8, 2012
23) Furlan JC et al：Assessment of impairment in patients with acute traumatic spinal cord injury：a systematic review of the literature. J Neurotrauma 28：1445-1477, 2011
24) 大西晃生ほか：糖尿病患者における振動覚，冷覚閾値の検討．産業医科大学雑誌 12：207-214, 1990
25) Dyck PJ et al：Patterns of quantitative sensation testing of hypoesthesia and hyperalgesia are predictive of diabetic polyneuropathy：a study of three cohorts. Nerve growth factor study group. Diabetes Care 23：510-517, 2000
26) Strauch B et al：The ten test. Plast Reconstr Surg 99：1074-1078, 1997
27) Winward CE et al：The Rivermead Assessment of Somatosensory Performance (RASP)：standardization and reliability data. Clin Rehabil 16：523-533, 2002
28) Bell-Krotoski J et al：The repeatability of testing with Semmes-Weinstein monofilaments. J Hand Surg Am 12：155-161, 1987
29) Bell-Krotoski JA et al：Threshold detection and Semmes-Weinstein monofilaments. J Hand Ther 8：155-162, 1995
30) National Institutes of Health and Northwestern University：NIH Toolbox Examiner Kit for validation testing：Somatosensation Test Administration Manual. NIH Toolbox
http://www.nihtoolbox.org/WhatAndWhy/Sensation/Somatosensation%20documentation/Somatosensation%20Test%20Administration%20Manual-2009.pdf
(2015年10月閲覧)．
31) Fugl-Meyer AR et al：The post-stroke hemiplegic patient. A method for evaluation of physical performance. Scand J Rehabil Med 7：13-31, 1975
32) Gladstone DJ et al：The fugl-meyer assessment of motor recovery after stroke：a critical review of its measurement properties. Neurorehabil Neural Repair 16：232-240, 2002
33) Maynard FM et al：International Standards for Neurological and Functional Classification of Spinal Cord Injury. American Spinal Injury Association. Spinal Cord 35：266-274, 1997
34) Nolan MF：Two-point discrimination assessment in the upper limb in young adult men and women. Phys Ther 62：965-969, 1983
35) 岩槻　香ほか：健常成人における皮膚書字覚検査の検討．高次脳機能研 30：33-41, 2010
36) Schwartz AS et al：A sensitive test for tactile extinction：results in patients with parietal and frontal lobe disease. J Neurol Neurosurg Psychiatry 40：228-233, 1977
37) Busse M et al：How many body locations need to be tested when assessing sensation after stroke? An investigation of redundancy in the Rivermead Assessment of Somatosensory Performance. Clin Rehabil 23：91-95, 2009

〈佐久間 香〉

6 バランス障害の評価

1. バランス障害とは

バランスとは姿勢や動作の安定と言い換えてもよく[1]，バランス障害とは，姿勢や動作の安定が欠けた状態に陥ることである．

脊髄損傷による四肢麻痺で，電動車いすを使う人でも，ヘッドレストや体幹ベルトでいすに固定されていれば，バランスが悪いようには見えない．反対に，健常者でも，片足立ちでふらつけば，バランスが悪いように見える．

安定を欠いた状態は，静的な場面と動的な場面の2つに分けると，力学的に説明しやすくなる．ここでは，まず静的安定性と動的安定性について述べ，安定しない状態とはどのようなことか説明する．

a. 静的安定性

静的安定性は力学により明確に説明できる．立位の安定性でいうと，身体重心を支持基底面に投影した点が，面の内側にあれば安定，面の外側にあれば不安定である（図1）．

身体重心の投影点は，支持基底面の外縁から内側に位置するほど安定度が増す．これを，床に置かれた長方形のブロックで説明する．ブロックの重心は中央にあると仮定し，これを徐々に傾けていく．ある傾斜までは元の安定した状態に戻る力が作用するが，その限界を超えると，元には戻れず倒れてしまう（図2）．力学的には，元に戻れる状態までが安定した状態であるといい，元には戻れず倒れてしまう状態を不安定な状態という．支持基底面の境界と身体重心の投影点は離れていた方が倒れるまで余裕があるため，安定度が高い．すなわち，重心が低く支持基底面が広いほど安定である．

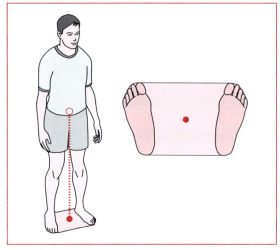

図1　身体重心と支持基底面の関係
○が身体重心，●が支持基底面に投影された点を示す（左）．支持基底面は地面と接している両足の外縁を囲んだ面である．身体重心が支持基底面の内側にあれば安定である（右）．

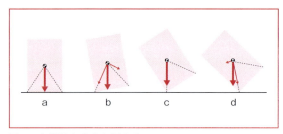

図2　力学的な安定と不安定
ブロックの中心に重心がある時，支持面の中央に重心の投影点があり，安定である（a）．ブロックを手で少しだけ左に傾けると，ブロックの左下端を中心に，重力により右まわりのモーメントが生じる．ここで，手を離せばブロックは元の位置に戻る．この状態はまだ安定である（b）．さらに左に傾けていくと重力の作用線とブロックと床の接線が一致した位置にくる．このどちらに倒れるかわからない状態を準安定と呼ぶ（c）．さらに傾けると，重力によって左まわりのモーメントを生じ倒れる．この状態を不安定と呼ぶ（d）．

> **メモ　支持基底面**
> 人や物が支えられている底面で，接点の外縁を結んだ範囲が支持基底面である．杖をつくと足の外側に接点が増え，支持基底面が広がる．

一つのブロックは重心が変わることはないので，床に置く面全体が接していれば，倒れず安定する．しかし，人は関節で体節の位置が変わるので，身体重心の位置も変化する．支持基底面の外

側に身体重心があれば，必然的に倒れることになる．

人は通常，姿勢が安定するよう，支持基底面の境界から離れた位置に身体重心を保持する．立位姿勢における左右方向の重心位置でいうと，ちょうど真ん中である．ここで，右手に重い荷物を持つとどうなるだろう？荷物の重さ分だけ，重心も右にずれるだろうか？われわれが行った実験では，重心は左右のちょうど中央の位置でほぼ変わらないが，姿勢が変わっていた．人は立位姿勢を保持しようとした時，肢位が非対称になろうとも，倒れないよう重心を支持基底面の内側へ持っていこうとする（図3）．

静的安定性が障害された状態とは，このように，見た目の姿勢が良いか悪いかに関係なく，支持基底面の中央に位置すべき身体重心の投影点が，前後あるいは左右どちらかに偏位する，動揺が大きい，あるいは，支持基底面を広くとることができない，といった状態を指す．

b. 動的安定性

動的安定性が障害された状態とは，① 身体重心を支持基底面から動かせない，動かせても支持基底面内の狭い範囲に限定される，② 重心が新しい支持基底面とは離れた方向に動く，③ 周期的な動きに空間的，時間的な乱れがある，と整理することができる．

静的安定性では重心が支持基底面の外にあれば不安定だと定義できたが，動的安定性にそのまま当てはめて考えることはできない．動的に安定とは，支持基底面を変えながらも，倒れないでいられることであり，支持基底面を変えるためには，重心を一度，支持基底面の外へと出さなければならない．

そこで，動的安定性には2つあるとして，支持基底面内の中心からできるだけ遠くに重心を移動する能力と，支持基底面の外へ重心を移動する能力とに分ける．また，動的安定性を，倒れるか否か，という視点ではなく，運動の周期性で見ることもある．ここでは，以上3つについて紹

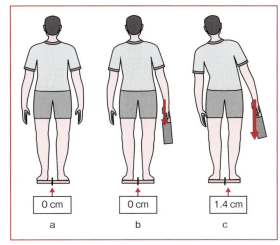

図3 立位で片側に重りを負荷した時の姿勢と重心の変化
重りを負荷していない時は肩の位置は左右対称で，重心は両足の中央にある（a）．約5kgの重りを右に負荷した時，体幹が約10°左へ傾斜するが，重心位置は変わらず中央であった（b）．約15kgの重りを負荷すると，体幹の傾斜は強まり，約25°傾いた．重心は右へ1.4cmだけ移動した（c）．この図は三次元計測，床反力計測の結果を基に作図した．

介する．

1) 支持基底面内での重心移動

坐位でも立位でも，体節が動けば重心位置が変わる．重心が支持基底面内にあるのに，中心から離れてしまうと立ち直れないようなら不安定である．一般的に動的安定性は，支持基底面の安定した位置（たいていは基底面内の中心）にある重心をできるだけ遠く，支持基底面の境界付近へと移動できる能力で見積もられている．

臨床において，支持基底面内で重心を移動する能力を見積もる評価の代表としては，ファンクショナルリーチ（後述）がある．

2) 新しい支持面への重心移動

身体重心を支持基底面の外へ出す能力では，新たな支持基底面を定義して動的安定性を表すことが試みられている．

歩行のような支持基底面が次々と変わる動作においては，身体重心の位置に速度を加味した，重心速度ベクトル距離（図4）[2]，境界到達予測時間[2]，予測重心位置（extrapolated center of mass：XcoM）[3〜5]（図5）などが提唱されている．いずれ

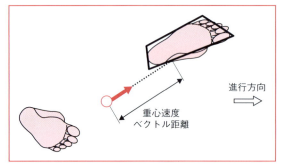

図4 歩行立脚中期（左足）の重心速度ベクトル距離
○は身体重心COMを，色の矢印は重心の速度ベクトルを表す．速度ベクトルの延長線と支持基底面との交点と，重心との距離を重心速度ベクトル距離と呼ぶ．重心速度ベクトル距離を重心速度で除した値が境界到達予測時間である．
（文献2）より引用）

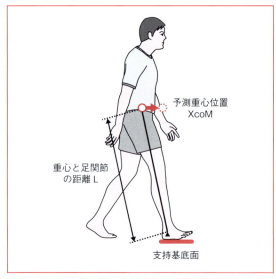

図5 歩行初期接地期の予測重心位置 XcoM
○は身体重心COMを，色の矢印は重心の速度ベクトルを表す．XcoMは重心が足関節まわりに回転する逆振り子だとするモデルにより，重心速度vを振り子の回転時間$\sqrt{G/L}$で除した距離だけ変化する（Gは重力加速度）．速度を加味した分だけ，重心位置よりもXcoMは支持基底面に近づく（あるいは離れる）ので，安定度をつかみやすい．

も，静的な安定性の考えを拡張するもので，重心と支持基底面が離れていても，その離れ具合が小さいほど安定と捉えるものである．重心速度ベクトル距離は，歩行の立脚中期を例に取ると，接地足後方にある身体重心を床に投影した点と，その時の重心速度の向きに延長した支持基底面の境界

までの距離のことで，これが短いほど安定である．境界到達予測時間は，重心速度ベクトル距離を重心速度で除した値で，これは小さいほど安定域に入る時間が短いことを意味する．XcoMは，逆振り子モデルで重心が次にどの位置にくるのかを予測したものである[3]．XcoMと支持面境界との距離，XcoMと床反力作用点（COP）との距離で安定度を測ることが試みられている[4,5]．

> **メモ　身体重心の床への投影点と床反力作用点**
> 身体重心は英語で center of mass of body と表記され，身体全体の質量中心のことを指す．人に関する話では，単にCOMと略される．身体重心を床に投影した点と床反力作用点COPは，静止状態では一致しているが，動的な状態では一致しない．

3）運動の周期性

動的安定性を，倒れるか否か，という直接的な視点ではなく，「動き方がいつも同じか」という視点もある．歩行のような周期的な動作で，一歩ごとに動きがばらつくのであれば，それは，重心を支持基底面の境界近く移動させた時にふらつくのと同様，不安定な状態にあると間接的に捉えるものである[6]．動きのばらつきを見る変数としては，変動係数（coefficient of variation：CV）がよく用いられる．変動係数は，「平均に対する標準偏差の割合」のことで，百分率「（標準偏差/平均）×100」で表される．歩幅，歩隔が一定かどうか（空間的安定性），一歩行周期時間や立脚時間が一定かどうか（時間的安定性）でみる．歩行に関する変動係数は，転倒経験の有無や高齢者と若年者の間で異なる．転倒経験者は立脚時間の変動係数が大きく[7]，高齢者は若年者よりも歩隔の変動係数が大きい[8]．

2. バランス障害の原因

バランスを規定する身体的要因を，筋骨格系要素，感覚系要素，中枢神経系要素に分け，各要素の障害が静的安定性，動的安定性にどのような影響をもたらすのか整理する．

a. 筋骨格系要素

1) 脊柱のアライメント異常

脊柱の変形は体幹の重心を偏位させるが，変形部位が胸椎か腰椎かで立位の安定性に差を生じる．

胸椎の後彎や側彎は，立位のCOPにはほとんど影響を及ぼさず，重心動揺量も小さい．一方，腰椎の後彎や側彎はCOPを偏位させる要因となる．Ishikawaら[9]は骨粗鬆症患者の脊柱の変形と重心位置を調べ，腰椎の後彎が強いと脊柱全体は前傾気味になること，そして，脊柱全体が前傾すると，静止立位時のCOP位置も前方に偏位する傾向にあることを示している．彼らはまた，脊柱の前傾が強いと重心動揺面積も大きくなることも示しているが，高齢者の前傾姿勢と重心動揺については相関がないとの報告もある[10,11]．

脊柱の側彎について，三森ら[12]は思春期突発性側彎症患者の脊柱カーブとCOPの関係を報告している．主要なカーブが腰椎に認められる患者群では，胸椎に認められる患者群と比べ，COPがカーブの凸側方向へ約7mm偏位していたことを報告した．ただし，胸椎，腰椎のカーブとも，COPの動揺量との間には相関関係はみられていない．

このように，脊柱のカーブの位置によって重心動揺量についての結果が異なる理由としては，体幹の重心偏位を各関節で修正できることがある．胸椎で生じた重心偏位は腰椎で修正することが可能であるし，腰椎で生じた偏位も股関節や足関節の肢位で修正が可能である．股関節と足関節は立位の安定を保つ上で重要な関節であり[13]，アライメント異常による体幹の重心偏位を他の関節で修正できるので，よほど偏位が大きくない限り安定は保たれる．

2) 筋力低下

筋力低下はバランスに影響を及ぼすが，その程度は課題によって異なる．バランス課題として，座位と立位を挙げ，筋力低下が安定性といかに密接に関わっているかを紹介する．

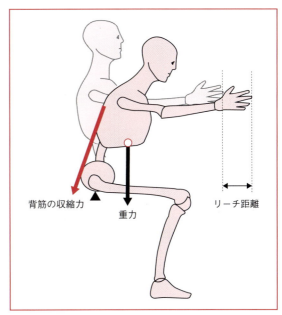

図6 端座位でのリーチ動作における体幹の重心と筋収縮の関係
○は体幹の重心を，色の矢印は重力に対抗する背筋の収縮を表す．背筋の収縮力が弱いと，リーチ距離は短くなる．▲は体幹の回転運動の中心となる坐骨結節を示す．

a) 座位

座位は支持基底面が大きいので，比較的筋力の影響を受けにくい課題である．頸髄の損傷で体幹筋の収縮が得られなくても，上肢の支持が可能なら，長座位で座ることも可能である．

上肢の支持なしで座る場合，体幹は坐骨結節を中心に前方あるいは後方へと回転する．この回転力は体幹の重心と回転中心との距離が延長するほど大きくなるので，倒れないためにはそれを静止するだけの筋収縮力が必要である（図6）．胸髄レベルの脊髄損傷患者で座位での前方リーチ距離を計測した研究では，健常者が70cm前方へ伸ばせるのに対し，頸髄損傷者では20～30cmにとどまっていた[14]．また，小児の神経筋疾患患者を対象とした研究では，体幹や股関節など近位筋の筋力低下が優位な子どもたちは，足関節の筋力低下が優位な子どもたちより座位での前方リーチ距離が10cm短かったことを報告している[15]．これらは，座位での前方リーチには体幹や股関節の筋力の関与が強いことを示すものである．

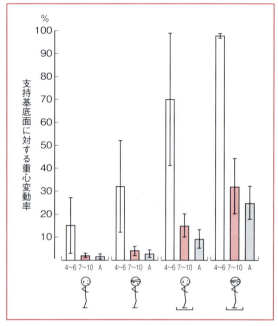

図7 感覚入力を変えた時の4～6歳児，7～10歳児，成人における重心変動率
下段の絵は，左から，通常の状態，視覚を遮断した状態，床面に柔らかいマットを敷き，体性感覚を混乱させた状態，視覚，および体性感覚を混乱させた状態を示す．感覚が右の条件に移るほど，どの年代も動揺量が大きくなっている．動揺量が100％を超えると，支持基底面の外にCOPがあるので転倒する．
(文献21)より引用改変)

b) 立位

立位姿勢の維持には抗重力筋と呼ばれる脊柱起立筋，腹筋，大殿筋，中殿筋，腸腰筋，大腿四頭筋，ハムストリングス，前脛骨筋，下腿三頭筋の収縮が必要であるが，重心を保つ鍵となる筋は下腿三頭筋である[16]．

静止立位姿勢の重心は足関節の前方にある．下腿三頭筋の収縮を強めると重心は足関節に近づくが，重心が足関節より後方へ移動してしまうと，足関節まわりに後方へ倒れる力が作用するので，収縮を弱め重心を前方へ移動させる．前方へ行きすぎると再び収縮を強め後方へ戻す，ということの繰り返しで重心を安定させている．

足関節の底屈筋と背屈筋を合わせた最大筋トルクは静的安定性を左右する．足関節の筋トルク値が大きいほど，静止立位時のCOPの動揺量が小さくなり，筋力の関与が強いことが示されている[17]．また，タンデム肢位，片足立ちなど，高度な課題になるほどその関係性が強くなる[18]．

股関節の屈筋と膝関節の伸筋は，重心を崩した時のステップ反応と関わっている．Carty[19]は高齢者が前方へバランスを崩した時のステップ反応について調べ，一歩の踏み出しで立ち直れるか，複数歩踏み出してからようやく立ち直るかを分けたのは，股関節屈筋と膝関節伸筋の筋力であったことを報告している．

b. 感覚系要素

感覚が安定性にどれだけ関与しているかを明確に示した研究に，感覚情報を遮断した時の静止立位の重心動揺を調べたものがある．この有名な実験は視覚を遮断したり，体性感覚を惑わしたりした時の重心動揺を計測し，感覚情報が欠落するほど，動揺が大きくなることを示している[20] (図7)[21]．

体性感覚のみが傷害される特殊な例としては，糖尿病による感覚障害がある．これは，多発神経障害に分類され，下腿遠位部(足底や足尖)のしびれや知覚異常が対称性に表れる[22]．Simmonsら[23]は糖尿病患者を，両側性に皮膚の感覚低下がみられる者とそうでない者に分け，静止立位時の前後重心変動量を健常者と比較している．その結果，感覚低下のない糖尿病群は健常群と前後動揺量が変わらなかったのに対し，感覚低下がある糖尿病群は健常群に比べ動揺量が有意に増加することを示した．

Lencioniら[24]はCharcot-Marie-Tooth (CMT)病患者の立ち上がり動作時の安定性について報告している．CMTは下腿遠位部の筋力低下と感覚低下を示す疾患であるが，彼らはCMT患者を感覚障害の程度の差で分けて動的，静的安定性の比較を行い，感覚の障害が重いほど安定性が低下することを示した．

c. 中枢神経系要素

筋骨格系要素と感覚系要素には確立された評価があり，障害の程度を把握しやすいのに対し，中

枢神経系要素の障害を運動から見ようとした場合，そこには必ず筋骨格系要素，感覚系要素がからんでくるので，複雑でわかりにくい．

ここでは，中枢神経系の障害によってバランスの異常が顕著にみられる，パーキンソン病（Parkinson's disease：PD）を例に取り，安定性に欠ける要因を探っていく．

安定性の欠如はPD患者の日常生活動作を阻害する根幹になっている[25]．Kerrら[26]は治療が良好な初期PD患者でも，6ヵ月の観察期間中に転倒した人が調査対象者の約半数にみられたことを報告している．

PD患者の安定性欠如は，神経病理学的には，大脳基底核の変性で説明される[27]．大脳基底核は，姿勢筋緊張を制御し，運動の大きさを調節し，歩行時の足の振り出しリズム，開始や停止を調整する[27,28]．PDは進行性の疾患ではあるが，ドパミンによって抑えられる動作緩慢や固縮は比較的ゆっくりと低下する．一方，ドパミンの効かない固有受容器の障害や遂行機能はある時点で急激に低下していく傾向にある．このように，PD患者の間でも，安定性が欠落する要因はさまざまである（**図8**）[25]．

> **メモ　遂行機能**
>
> 遂行機能は前頭葉機能の一つであり，実行機能とも呼ばれる．状況に応じた行動に転換できない，といった障害がPD患者でみられる[29]．

1）固縮の影響

PD患者にみられる固縮は，静止立位時のCOPの変動を少なくする一方，COPの前後，左右への移動能力を低下させる．

高齢者，若年者，PD患者の静止立位時COPを比べた研究では，高齢者は若年者よりCOPの前後動揺が大きくなるものの，PD患者は若年者と変わりなかった[30]．一方，PD患者とPD患者の姿勢を模擬した健常者と健常者の安定性限界を調べたJacobsら[31]は，PD患者において，安定余裕が他の者より縮小することを示した（**図9**）．この結果から彼らはPD患者が呈する前屈姿勢に

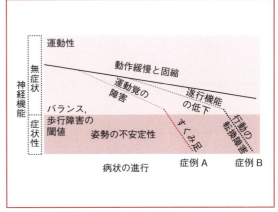

図8　PDの進行により姿勢が不安定に陥るモデル図
動作緩慢と固縮はPDであれば誰でもゆっくりと進行するが，位置覚や遂行機能の障害は患者ごとに異なる．症例Aは発症早期から運動覚の障害が進行し，すくみ足を呈する例を表す．症例Bは発症後に動作緩慢と固縮が進み，ある時点で遂行機能が低下し適切な行動への転換が難しくなる例を表す．
（文献25）より引用改変）

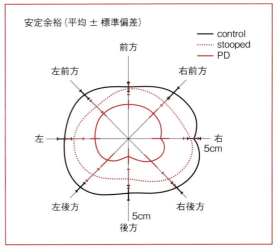

図9　静止立位時に与えた外乱刺激に対するPD患者，PD患者の前屈姿勢を模擬した健常者，健常者の安定余裕の違い
赤線で囲まれているのがPD患者，赤点線が前屈姿勢を模擬した健常者，そして黒線が健常者の安定余裕を表す．PD患者の安定余裕は前屈姿勢だけを模擬した者よりも縮小しており，PD患者の不安定さが姿勢の変化によってもたらされたものではないことを物語っている．
（文献31）より引用改変）

よって重心移動が制限されるのではなく，関節を固めることにより安定を得ているのだと推測している．

2）動作緩慢の影響

PD 患者は動作緩慢の影響により，バランスを崩した時のステップが遅かったり，小さかったりする．

Carpenter ら[32]は床面がさまざまな方向に傾斜し外乱動揺を与えることでステップ反応を促す実験で，PD 患者の筋が反応する潜時とステップの動作を生成する関節トルクを計測し健常者と比較した．PD 患者は外乱刺激に対し，筋反応潜時が延長し，関節トルクも小さかったことを報告している．

動作緩慢の影響は歩行開始時にも見られる．歩き始めでは，身体重心を支持足へと移動させるため，COP は一度振り出し足へ移動してから支持足へと移動するが，PD 患者では，振り出し足への移動がみられず，また，支持足への移動幅も小さい[33]（図10）[25]．

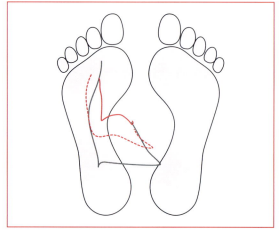

図10　歩き始めの COP 軌跡について，PD 患者，高齢者，若年者の特徴を表した図
左足が支持足で，右足が振り出し足である．PD 患者の軌跡を色線，高齢者の軌跡を色破線，若年者の軌跡を黒線で表している．PD 患者の軌跡には振り出し足への移動はほとんどみられない．
（文献25）より引用改変）

3. 評価のポイント

バランス障害の評価とは，安定性を静的，動的に分け，安定の程度を示すものである．結果から，バランス障害の原因が，筋肉系の要素なのか，感覚系の要素なのか，それとも，中枢神経系の要素なのかを明確に区別することはできない．

さらに，動的な課題であるほど，筋力の影響は強くなるので[34]，評価で何を見ようとしているのかを念頭におき，解釈には十分注意しなければならない（図11）[35]．

安定の程度を最も客観的，定量的に表せる重心動揺計を使った評価である．臨床では，重心動揺検査の簡便法ともいえるファンクショナルリーチがよく使われる．ここでは，それぞれについてのポイントを述べる．

a. 重心動揺計を使った評価

重心動揺計は重心と支持基底面の関係性を，時間的にも，空間的にも正確に計測できる．静的安定性も，動的安定性も評価できるので，活用範囲は広い．

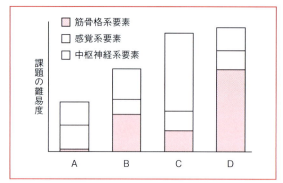

図11　バランス課題別に安定要素の関与度を表した概念図
例えば，課題 A は難易度が低いものの，他の課題 B から D よりも感覚系の関与が大きく，感覚の感度が結果に表れやすい課題であることを意味する．
（文献35）より引用改変）

メモ　安定余裕

転倒するまでの余裕を示したもの．バランスを崩すと先に COP が支持基底面の境界近くまで動くが，続いて起きる COM との距離の差が短いほど，転倒の危険が増す．図9では外乱刺激の COP のピーク値から COM のピーク値を引いた値になっている．

メモ　安定性限界

安定性限界は支持基底面内でどこまで COP を移動できるかを示したもので，文字通り，対象者にとっての安定性の限界を表す．ファンクショナルリーチで計測される距離は，前方への安定性限界を意味する．

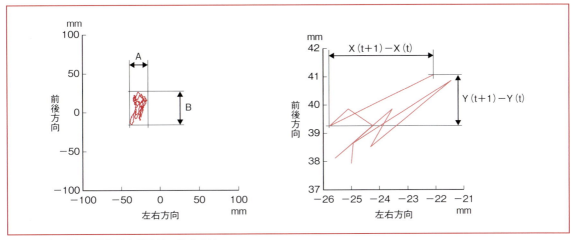

図12　重心動揺面積と重心軌跡長の算出方法
左は静止立位の重心動揺図を表す．図中の A が軌跡の左右最大幅，B が前後最大幅を表し，重心動揺面積は A×B で表される．右は軌跡の一部を取り出したもの．ある時間 t から t+1 だけ移動した COP 移動距離は，X を左右方向，Y を前後方向とすると，その軌跡長は $\sqrt{(X(t+1)-X(t))^2+(Y(t+1)-Y(t))^2}$ で計算される．これを積算すると総軌跡長が求められる．

　重心動揺計は正確にいうと，COP を計測している．COP が重心の動きを反映しているので，重心動揺計で計測した COP の平面上の軌跡は重心動揺図と呼ばれる．重心動揺図の前後軌跡長と左右軌跡長を掛け合わせたものが，重心動揺面積である[36]（**図12左**）．健常者であれば，およそ 2 cm 四方に収まる[36]．面積が大きいことは，ふらつきが大きく，不安定であることを意味する．
　また，サンプリング時間ごとに COP の移動距離を求め，測定時間全般にわたり積算したものが総軌跡長である[36]（**図12右**）．総軌跡長を計測時間で除せば，単位時間軌跡長，すなわち，COP 平均移動速度も求められる[36]．Kellis ら[37]は，ACL 再建術後患者に片脚立ちを行わせ，術側片脚立位でも非術側片脚立位でも総軌跡長は同程度であるが，単位時間軌跡長は術側を支持脚とした場合で大きくなる場合があることを紹介している．このように，ふらつきが一瞬だと，総軌跡長は小さいが，動揺面積や単位時間軌跡長は大きくなり，また，常にふらふらと揺れていると，動揺面積は小さいが総軌跡長は大きくなる，ということが起こる．それぞれの測定項目で見ている安定さの意味は異なるので，結果の数値だけを見るのではなく，重心動揺図も見て数値の意味を確認しておきたい．

　重心動揺計による COP 位置の計測精度は 1 mm 以内である[38]．計測周波数はノイズの影響を避けるため，低い周波数（10〜20 Hz）が用いられることもあるが，重心動揺面積や軌跡長を算出したいのであれば，50 Hz 以上が望ましい[39]．計測時間もあまり短いと再現性に欠けるので，30 秒以上が推奨されている[39]．試行は 1 回だと再現性に欠けるため，3 回行うのがよい[40]．

b．ファンクショナルリーチ

　ファンクショナルリーチは，重心動揺計でしか測られてこなかった COP の前方移動量を，前方へ手を伸ばすリーチ距離で見積もろうとしたものである．
　図 6 で座位での前方リーチを示したが，ファンクショナルリーチは立位で上肢を前方に挙上し，直立姿勢を基準に倒れず前方に手を伸ばす距離を計測する．専用の計測器も市販されているが，壁に沿って手を伸ばせば，定規だけで距離が測定できる手軽さがある．ファンクショナルリーチを最初に提案した論文[41]で，COP との高い相関が示され，臨床で安定性限界を測る方法として広まっ

表1 バランス評価に含まれる安定性要素

	タンデム	SLS	PPAS	ST	FRT	Push	BBS	SBT	BEST
筋力	○	○	○	○	○	○	○	○	○
静的安定	○	○	○				○	○	○
安定限界					○		○	○	○
アライメント			○						○
姿勢反応						○			○
予測的制御				○	○		○	○	○
動的安定性				○			○		○
知覚統合							○		○
認知機能									○

Sibleyらの報告を参考に，代表的な評価に含まれる安定性要素を○で示している．
タンデム：タンデム肢位での静止立位，SLS：single leg stance test（片脚立位），PPAS：posture and postural ability scale（姿勢保持能力尺度），ST：step test（ステップテスト），FRT：functional reach test，Push：push and release test（姿勢反応テスト），BBS：Berg balance scale，SBT：static balance test（静的バランステスト），BEST：BESTest（balance evaluation systems test）．

ている．

注意するポイントとして，ファンクショナルリーチは，他の動的バランス評価と同様に筋力，特に足底屈筋の影響を受けやすいことがある[42]．筋力に依存しない，中枢神経系要素のバランス機能を評価していると思い込んでいると，結果の解釈を誤る危険性がある．

4. 評価の実際

Tyson[43]は中枢神経障害患者に使われる臨床バランス評価についてレビューを行い，30の評価の中から信頼性，妥当性，感受性が高いと思われる19の評価を抽出している．また，Sibleyら[44]は，バランス評価がどのような機能を見ているのかという視点での整理を試みている．

ここでは，それを参考に，静的および動的な安定性の評価と，バランス課題の難易度による段階評価に分けて紹介する．また，最後に，これらを網羅した「全部入り」ともいえる評価についても紹介する（**表1**）．

a. 静的安定性

1) タンデム肢位での静止立位（Tandem stance test）[45]

タンデム肢位とは，足を前後にし，後方のつま先に前方の踵が接するように立つ肢位である．肩幅に足を開く立位と比較し，左右方向の支持基底面が狭くなることから，バランスを崩しやすくなる．

方法は至って簡単であるが，タンデム肢位をとるまでも評価の対象とした方がよい．通常はタンデム肢位をとるまでは必要なら介助をし，介助を外してから何秒姿勢を保持できるかだけを測ることが多い．タンデム肢位になるまでも評価の対象と考えれば，結果は①支えがあってもタンデム肢位をとれない，②支えがあればタンデム肢位をとれる，③支えなしでタンデム肢位をとれるの3つに分けられる．そして，支えなしでタンデム肢位がとれる対象者はさらに，保持時間を計測してその時間の長さで静止安定性を段階づける．Hileら[44]は，保持時間の計測は10秒よりも長い時間，30秒がよいとしている．結果を10秒以下，10〜29秒，30秒以上とに程度を分け，10秒以下は機能低下が重症であるとしている．

2) 片脚立位（single-leg-stance test）[46]

片脚立位はバランスを測る簡単な方法として，高齢者を中心に広く行われている[47]．

実施に際してはまず，利き足（ボールを蹴る側），あるいは，被験者の希望により立つ足を決める．腕は胸の前で組ませ，可能であれば裸足に

表2 座位および立位の姿勢アライメント評価

	立位	はい	いいえ	座位	はい	いいえ
前額面	頭部は正中位か	1	0	頭部は正中位か	1	0
	体幹は対称か	1	0	体幹は対称か	1	0
	骨盤は中間位か	1	0	骨盤は中間位か	1	0
	下腿は離れており骨盤に対して垂直か	1	0	下腿は離れており骨盤に対して垂直か	1	0
	上腕は体側にあるか	1	0	上腕は体側にあるか	1	0
	体重は均等にかかっているか	1	0	体重は均等にかかっているか	1	0
	合計			合計		
矢状面	頭部は正中位か	1	0	頭部は正中位か	1	0
	体幹は対称か	1	0	体幹は対称か	1	0
	骨盤は中間位か	1	0	骨盤は中間位か	1	0
	下腿は垂直,股・膝関節伸展位か	1	0	股関節屈曲(90°)か	1	0
	足底が床についているか	1	0	膝関節屈曲(90°)か	1	0
	体重は均等にかかっているか	1	0	足底が床についているか	1	0
	合計			合計		

(文献48)より引用)

て行わせる.また,開眼で行う場合は,壁などを注視させ,挙上した足は支持脚に触れないように注意させる.検者は挙げた足が床から離れてから,着地するまでの時間をストップウォッチで計測するが,組んだ腕が離れる,あるいは,支持脚の足が動き支持面が変わる,といったことが見られたら,その時点で計測を終了する.計測は最長で60秒とする.休憩をはさみ3回試行し,その平均時間あるいは,最も長かった時間を評価に用いる.

Springerら[46]は健常者549名を対象に片脚立位時間の基準値を求めている.18歳から39歳までの年代では,開眼条件の3回平均値で43秒であった.40歳代で40秒,50歳代で37秒と低下は緩やかであったが,60歳代から急激な下降が見られた.60歳代では27秒,70歳代では15秒,80歳代以上では6秒であった.

3) 姿勢アライメントおよび体位変換能力尺度 (posture and postural ability scale)[48]

この評価は,重度肢体不自由者にみられる非対称的な姿勢(側彎,骨盤傾斜,風に吹かれた股関節肢位など)を定量化するために開発されたものである.

姿勢アライメントの評価と体位変換能力の段階付けの2つのパートに分かれている.姿勢アライメント評価はさらに,立位,座位,仰臥位,腹臥位に分かれているが,立位と座位の部分は,アライメント異常による重心偏位を予測するのに役立つ.

座位と立位の評価項目を表2に示す.評価は,矢状面と前額面のそれぞれの観察から,「頭部が正中位にあるか」「体幹が対称的か」という質問に「はい」「いいえ」で答える形になっている.例えば,立位で矢状面がすべて「はい」であれば6点となる.アライメントに異常があると点数が低くなる.

b. 動的安定性

1) 側方ステップテスト (side step test)[49]

直立位から側方へステップ動作をさせ,その距離を測ることで側方の動的安定性を見積もる評価である.

具体的には,裸足にて側方へのステップ動作を5回(5歩)繰り返し,その移動距離を測り,1歩当たりの距離を算出する(距離が5mなら1m/歩)(図13).さらに下肢長(上前腸骨棘から内果までの距離)で正規化し,その値で評価する.若年者に比べ,高齢者ではステップ長の短縮がみられる(表3)[50,51].

2) 姿勢反応テスト (push and release test)[52]

被験者の身体を支え(push),重心を踵の後方

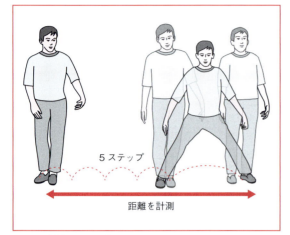

図13　側方ステップテスト
横へ5歩できるだけ遠くへステップさせ，その距離を計測する．
（文献49）より引用）

へ移動させた状態から支持を離し（release），後方へのステップ反応を引き起こすテストである（図14）．

臨床で使いやすく，転倒とも関連の高い評価である．検者は被験者の後ろに立ち，検者の肩甲骨を手掌で抑える．この時，検者の肘は屈曲位とし，被験者が倒れてもしっかり支えられるようにする．次に，被験者に検者の手を後方へ押すように指示する．ただし，力を抜き体重を預けるようにしてはならない．手を離す瞬間の目安は，被験者の股関節が踵の真上に来た時である．被験者のつま先が上がるなど，姿勢反応が出ているようなら，倒しすぎである．手を離したらいつでも被験者を支えられるようにする．評価は0～4の5段階で，ステップ数を基に段階づけする（表4）．

c．バランス課題の難易度による段階づけ

1）Berg balance scale[53～55]

立位課題を中心に，1．座位，2．立ち上がり，3．静止立位（開眼），4．静止立位（閉眼），5．両足をつけた立位，6．タンデム立位，7．片足立ち，と支持面を狭くして困難さを増すようにバランス課題を盛り込んだのが，Berg balance scaleである．

歩行を除けば，およそ考えつく課題が網羅されており，ほかに8．着座，9．移乗，10．前方リーチ，11．下の物を拾う，12．振り返り，13．360°の方向転換，14．踏み台昇降と，全部で14項目ある．それぞれの項目について，5段階，0～4の点数をつける．機能が最も低いのが0，最も高いのが4で，最高点は4×14＝56点である．41以上は転倒リスクが小さい，21～40が中程度，20以下だと転倒リスクが高いとされる．検査に必要な道具は椅子やストップウォッチ，定規だけで済み，臨床でも行いやすい検査である．ただし，すべての検査に必要な時間は約20分と少し長い．

2）静的バランステスト（static balance test）[56～58]

静的バランステストは座位から立位まで，Berg balance testのように支持基底面を狭していくことで困難度を上げていく評価である．

Berg balance testとも高い相関がある[56,57]．オリジナルの方法は開眼で行われているが，ここでは，閉眼の条件も取り入れた方法を紹介する（表5）．この方法は，すべての項目を検査するのではなく，課題をクリアできない時点で点数が決まる方式になっている．そのため，検査時間は短く済むという利点がある．0～5が重い障害，9以下が中等度の障害と位置づけている．

d．網羅的バランステスト（BESTest）[59,60]

システム理論に基づくバランスの要素をすべて組み入れた唯一の評価がBESTest（balance evaluation systems test）である．

「BES test」としないあたり，ネーミングへのこだわりも感じられる．認知機能を見るために，二重課題を評価に取り入れるなどで，項目数は36に及ぶ[60]．また，Berg balance testと違い，安定限界，姿勢，予測的姿勢制御，感覚，歩行安定性など，要素別に問題点が明らかになるので，介入方針の決定につながる．

ただし，項目が多いだけに時間もかかる．例えば，バランスのための感覚統合の評価では，固い地面とやわらかい地面（クッションフォーム）上での静止立位時間を測るのであるが，それぞれ開眼，閉眼条件を2回実施することになっている．

表3　最大サイドステップ長の参考値[*1]

性別	若年成人[*2]	70〜74歳[*3]	75〜79歳[*3]	80〜84歳[*3]
男性(データ数)	1.52±0.10 (n=23)	1.15±0.15 (n=148)	1.09±0.14 (n=148)	1.01±0.15 (n=72)
女性(データ数)	1.44±0.10 (n=27)	1.08±0.15 (n=293)	1.00±0.15 (n=213)	0.93±0.16 (n=96)

[*1]：下肢長(spinal malleolar distance：SMD)(棘果長)にて除し，標準化した値(5歩連続ステップした際の1歩当たりのステップ長)．左右方向の平均値
[*2]：被験者(男性23名：平均年齢21.9±0.8歳，女性27名：平均年齢21.6±0.6歳)．未発表データ
[*3]：文献50)より引用．在宅高齢者を対象としている．

(文献51)より引用)

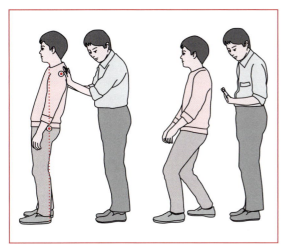

図14　姿勢反応テスト
左が「手で押す」状態，右が「手を離した」状態を示す．手で押している状態では，股関節が踵の直上にあり，肩が踵より後方に来たところで停めている．急に手を離して姿勢を崩し，バランスを取り戻すまでのステップの数で評価する．
(文献52)より引用)

表4　姿勢反応(push and release)テストの評価基準

点	定義
0	一歩で安定を回復する．歩幅も歩隔も正常
1	安定の回復まで2から3歩のステップを要する．ただし，助けを必要としない
2	4歩以上のステップを要する．ただし，助けを必要としない
3	ステップはするが助けがないと倒れてしまう
4	ステップが出ず倒れる．あるいは，助けがないと立っていられない

(文献52)より引用)

表5　静的バランステスト

レベル	条件	視覚	基準
0	端座位不可		
1	端座位	開眼	30秒以上
2	端座位	閉眼	30秒以下
3	端座位	閉眼	30秒以上
4	開脚立位(足は肩幅に開く)	開眼	30秒以上
5	開脚立位(足は肩幅に開く)	閉眼	30秒以下
6	開脚立位(足は肩幅に開く)	閉眼	30秒以上
7	閉脚立位(足は閉じる)	開眼	30秒以上
8	閉脚立位(足は閉じる)	閉眼	30秒以下
9	閉脚立位(足は閉じる)	閉眼	30秒以上
10	タンデムに近い立位(足は少し離れてもよい)	開眼	30秒以上
11	タンデムに近い立位(足は少し離れてもよい)	閉眼	30秒以下
12	タンデムに近い立位(足は少し離れてもよい)	閉眼	30秒以上
13	タンデム立位(足は一直線)	開眼	30秒以上
14	タンデム立位(足は一直線)	閉眼	30秒以下
15	タンデム立位(足は一直線)	閉眼	30秒以上

0から15まで順に評価を進め，基準を超えることができなかったところを被験者の機能レベルとする．端座位は大腿部がベッドや椅子に支持されていること．足は床につかなくてもよい．手すりなどは使わない．

(文献56)より引用)

これだけでも，最低(視覚2条件×床面2条件×試行2回)×30秒＝240秒を要する．このほかのすべての検査を終えるのに40分，あるいはそれ以上かかるので，臨床で用いるにはやや抵抗がある．

そのため，項目数を減らしたMini BESTestも発表されている[61)]．BESTest，Mini BESTestとも，臨床および研究用途に日本語版も含めホームページに公開されている[62)]．年代別標準値も示されつつあり[63)]，今後は活用が広まることが予想される．

文献

1) 望月 久：バランス障害に対する理学療法（教育講座，第47回日本理学療法士協会全国学術研究大会（鹿児島））．理学療法学 40：322-325, 2013
2) Lugade V et al：Center of mass and base of support interaction during gait. Gait Posture 33：406-411, 2011
3) Hof AL：The 'extrapolated center of mass' concept suggests a simple control of balance in walking. Human Movement Science 27：112-125, 2008
4) Hof AL et al：The condition for dynamic stability. J Biomech 38：1-8, 2005
5) Hof AL et al：Control of lateral balance in walking. Experimental findings in normal subjects and above-knee amputees. Gait Posture 25：250-258, 2007
6) Hamacher D et al：Kinematic measures for assessing gait stability in elderly individuals：a systematic review. J R Soc Interface 8(65)：1682-1698, 2011
7) Hausdorff JM et al：Increased gait unsteadiness in community-dwelling elderly fallers. Arch Phys Med Rehabil 78：278-283, 1997
8) Beauchet O et al：Gait variability among healthy adults：low and high stride-to-stride variability are both a reflection of gait stability. Gerontol 55：702-706, 2009
9) Ishikawa Y et al：Spinal curvature and postural balance in patients with osteoporosis. Osteoporos Int 20：2049-2053, 2009
10) Cunha U et al：Why do old people stoop? Arch Gerontol Geriatr 6：363-369, 1987
11) Danis CG et al：Relationship between standing posture and stability. Phys Ther 78：502-517, 1998
12) 三森由香子ほか：脊柱の変形部位が静止立位姿勢制御に及ぼす影響：思春期特発性側弯症のシングルカーブにおける検討．理学療法学 42：377-383, 2015
13) Shumway-Cook A et al：Motor Control：Translating Research Into Clinical Practice, 4th ed, Lippincott Williams & Wilkins, Philadelphia, 2012
14) Janssen-Potten YJM et al：Chair configuration and balance control in persons with spinal cord injury. Arch Phys Med Rehabil 81：401-408, 2000
15) Kaya P et al：Effect of muscle weakness distribution on balance in neuromuscular disease. Pediatr Int 57：92-97, 2015
16) Winter DA：バイオメカニクス-人体運動の力学と制御，原著第4版，長野明紀ほか訳，ラウンドフラット，東京，2011
17) Cattagni T et al：Ankle muscle strength discriminates fallers from non-fallers. Front Aging Neurosci 6：336, 2014
18) Billot M et al：Age-related relative increases in electromyography activity and torque according to the maximal capacity during upright standing. Eur J Appl Physiol 109：669-680, 2010
19) Carty CP et al：Lower limb muscle weakness predicts use of a multiple-versus single-step strategy to recover from forward loss of balance in older adults. J Gerontol A Biol Sci Med 67：1246-1252, 2012
20) Woollacott MH et al：Changes in posture control across the life span—a systems approach. Phys Ther 70：799-807, 1990
21) Shumway-Cook A et al：The growth of stability：postural control from a development perspective. J Mot Behav 17：131-147, 1985
22) 本田寛人ほか：代謝機能障害に対する運動療法．運動療法学：障害別アプローチの理論と実際，第2版，市橋則明編，文光堂，東京，471-489, 2014
23) Simmons RW et al：Postural stability of diabetic patients with and without cutaneous sensory deficit in the foot. Diabetes Res Clin Pract 36：153-160, 1997
24) Lencioni T et al：The influence of somatosensory and muscular deficits on postural stabilization：Insights from an instrumented analysis of subjects affected by different types of Charcot-Marie-Tooth disease. Neuromuscul Disord 25：640-645, 2015
25) Park J-H et al：What is wrong with balance in Parkinson's disease? J Mov Disord 8：109-114, 2015
26) Kerr GK et al：Predictors of future falls in Parkinson disease. Neurology 75：116-124, 2010
27) Takakusaki K et al：Basal ganglia efferents to the brainstem centers controlling postural muscle tone and locomotion：a new concept for understanding motor disorders in basal ganglia dysfunction. Neurosci 119：293-308, 2003
28) 高草木 薫：大脳基底核の機能：パーキンソン病との関連において．日生誌 65(4-5)：113-129, 2003
29) 丸山哲弘ほか：パーキンソン病における実行機能障害．Prog Med 19：2684-2687, 1999
30) Termoz N et al：The control of upright stance in young, elderly and persons with Parkinson's disease. Gait Posture 27：463-470, 2008
31) Jacobs J et al：Can stooped posture explain multidirectional postural instability in patients with Parkinson's disease? Exp Brain Res 166：78-88, 2005
32) Carpenter MG et al：Postural abnormalities to multidirectional stance perturbations in Parkinson's disease. J Neurol Neurosurg Psychiatry 75：1245-1254, 2004
33) Rocchi L et al：Step initiation in Parkinson's disease：influence of initial stance conditions. Neurosci Lett 406：128-132, 2006
34) Muehlbauer T et al：Associations between measures of balance and lower-extremity muscle strength/power in healthy individuals across the lifespan：A systematic review and meta-analysis. Sports Med 45：1671-1692, 2015
35) 佐藤春彦：バランスをどう捉えどう測るか．理学療法京都 38：10-14, 2009
36) 今岡 薫ほか：重心動揺検査における健常者データの集計．Equilibrium Res 56(12 Suppl)：1-84, 1997
37) Kellis E et al：On the evaluation of postural stability after ACL recostruction. J Sports Sci Med 10：422-423, 2011
38) 診断基準化委員会，保険医療委員会：医療用重心動揺計の精度について．Equilibrium Res 74：44-50, 2015
39) Scoppa F et al：Clinical stabilometry standardiza-

39) tion: Basic definitions—Acquisition interval—Sampling frequency. Gait Posture 37: 290-292, 2013

40) Pinsault N et al: Test-retest reliability of centre of foot pressure measures to assess postural control during unperturbed stance. Medical Eng Phys 31: 276-286, 2009

41) Duncan PW et al: Functional reach: a new clinical measure of balance. J Gerontol 45: M192-M197, 1990

42) 桐山慎也ほか: バランス指標として使われる前方リーチ距離における足関節筋力の影響. 運動療物理療 18: 202-207, 2007

43) Tyson SF et al: How to measure balance in clinical practice. A systematic review of the psychometrics and clinical utility of measures of balance activity for neurological conditions. Clin Rehabil 23: 824-840, 2009

44) Sibley KM et al: Using the systems framework for postural control to analyze the components of balance evaluated in standardized balance measures: a scoping review. Arch Phys Med Rehabil 96: 122-132, e29, 2015

45) Hile ES et al: Interpreting the need for initial support to perform tandem stance tests of balance. Phys Ther 92: 1316-1328, 2012

46) Springer BA et al: Normative values for the unipedal stance test with eyes open and closed. J Geriatr Phys Ther 30: 8-15, 2007

47) Bohannon RW: Single limb stance times: A descriptive meta-analysis of data from individuals at least 60 years of age. Topics in Geriatric Rehabilitation 22: 70-77, 2006

48) Rodby-Bousquet E et al: Interrater reliability and construct validity of the Posture and Postural Ability Scale in adults with cerebral palsy in supine, prone, sitting and standing positions. Clin Rehabil 28: 82-90, 2014

49) Fujisawa H et al: A new clinical test of dynamic standing balance in the frontal plane: the side-step test. Clin Rehabil 20: 340-346, 2006

50) 藤澤宏幸ほか: 地域在宅高齢者における最大サイドステップ長と運動能力および転倒との関係. 理学療法学 32: 391-399, 2005

51) 藤澤宏幸: バランス障害に対する運動療法. 運動療法学: 障害別アプローチの理論と実際, 第2版, 市橋則明編, 文光堂, 東京, 308-324, 2014

52) Jacobs JV et al: An alternative clinical postural stability test for patients with Parkinson's disease. J Neurol 253: 1404-1413, 2006

53) Berg K et al: Measuring balance in the elderly: preliminary development of an instrument. Physiotherapy Canada 41: 304-311, 1989

54) 臼田滋: バランス検査の実際. 理学療法基礎評価学ビジュアルレクチャー, 医歯薬出版, 東京, 175-194, 2014

55) 中間浩一: 高齢者の機能回復のための短期集中(6週間)リハビリプログラムの実効性とそのガイドライン策定に向けて. Available from: http://www.zaitakuiryo-yuumizaidan.com/data/file/data1_20080829045416.pdf. (2015年12月閲覧)

56) Pickenbrock HM et al: A comparison between the static balance test and the Berg balance scale: Validity, reliability, and comparative resource use. Clin Rehabil 2015 [Epub ahead of print]

57) Suzuki M et al: Relationship between the Berg balance scale and static balance test in hemiplegic patients with stroke. J Phys Ther Sci 25: 1043-1049, 2013

58) 鈴木誠ほか: 脳卒中後遺症患者を対象としたバランス能力テストの開発 第1報―妥当性及び信頼性の検討―. 理療科 25: 607-613, 2010

59) Horak FB et al: The Balance Evaluation Systems Test (BESTest) to differentiate balance deficits. Phys Ther 89: 484-498, 2009

60) 大高恵莉ほか: 日本語版 Balance Evaluation Systems Test (BESTest) の妥当性の検討. リハ医 51: 565-573, 2014

61) Franchignoni F et al: Using psychometric techniques to improve the balance evaluation systems test: the mini-BESTest. J Rehabil Med 42: 323-331, 2010

62) Horak FB: BESTest: Balance Evaluation Systems Test. Available from: http://www.bestest.us/ (2015年10月閲覧)

63) O'Hoski S et al: Increasing the clinical utility of the BESTest, mini-BESTest, and brief-BESTest: normative values in Canadian adults who are healthy and aged 50 years or older. Phys Ther 94: 334-342, 2014

〔佐藤春彦〕

7 協調性障害の評価

1. 協調性障害とは

身体運動における協調性が障害された状態を協調性障害（incoordination）という．協調性障害によって，運動の円滑さや巧みさ，姿勢の安定性などが低下し，日常の物品操作や起居移動動作における能力障害として顕在化する．

協調性（coordination）とは，「動作に対して運動に関与する筋群の調和がとれた働きにより，運動を円滑かつ正確に遂行する能力」と定義される．

身体運動に関与する筋群の調和は，①筋の選択と組み合わせ（空間的配列），②筋活動のタイミング（時間的配列），③筋出力の程度や運動単位の興奮頻度（強度的配列）の3要素によって決定される．協調性を保つには，中枢神経系により統合されたプログラムを遂行する筋群におけるこれらの要素の協調的活動に加え，運動の方略・プログラムを形成するために外界からの各種感覚入力によるフィードバックが必要となる．身体運動の協調性障害を理解するには，①神経-筋-骨・関節を含めた運動の発現に関与する生体機構全体で捉える方法と，②生体機構の一部である大脳基底核と小脳を中心とする随意運動の制御機構で捉える方法がある．

2. 協調性障害の原因

a. 協調性障害の原因

協調性障害は，運動の発現に関与する生体機構の構成要素の機能障害が原因で生じる．

身体運動を生ずる筋の活動を直接に制御するのは運動細胞（神経体）である．運動細胞は脊髄と脳幹にあり，運動神経で筋に接続している．運動細胞の働きを調整しているのは脊髄の神経回路網で作られる信号と，脳から下りてくる下行性の制御系を伝わる信号である．脳から下りてくる出力の主要な信号源は大脳の運動野であり，それに脳幹の一部が参加する．運動野と脳幹からの運動出力は大脳高次運動野の支配下にある．他方，全身の筋や関節の状態と皮膚に接触する物体の情報は運動の調節に欠かせないが，それは体性感覚情報として脊髄と脳幹に送られ，反射などの自動的性格を帯びた運動調節に使われるが，大脳感覚野にも情報として送られる．他方，視覚・聴覚・平衡感覚などの特殊感覚系の情報はそれぞれ別の経路を伝わって脳に送られ，大脳感覚野に至る．これらの感覚情報は大脳の連合野でまとめられ，統合されて大脳の高次運動野に送られる．大脳の高次運動野は，認知過程で形成された情報や記憶情報などをもとにして，運動野に必要な情報を提供する．大脳基底核と小脳は，それぞれ特有の仕組みで大脳の連合野から高次運動野へ，あるいは大脳感覚野から運動野への情報転送の仲介をしたり，運動野の出力調整をするなどして運動制御や運動学習に関与すると考えられている（図1）[1]．このような運動の発現と制御に使われる脳構造と筋・骨格系，感覚器から構成される生体機構の機能障害が原因で協調性障害は生じる．

b. 協調性障害の原因別分類

協調性障害は，原因となる運動の発現に関与する構成要素の部位および機能によって6つに分類することができる（表1）．

中枢性運動麻痺が原因で生じる協調性障害は，脳血管障害や外傷などによる中枢神経損傷（上位運動ニューロン障害）の結果として，筋力の低下，分離運動の困難，筋緊張の亢進などが生じ，目的とした運動が拙劣となる．末梢性運動麻痺が原因で生じる協調性障害は，末梢神経や神経筋接合部，筋の機能障害により筋力が低下した状態で，個々の筋の筋力低下と動筋と拮抗筋間の筋の不均衡が問題となる．小脳系の機能障害が原因で生じる協調性障害は，小脳実質および小脳への直接の入出力系の機能障害によるものであり，狭義の協調性障害（運動失調）といわれる．大脳基底

図1 運動の発現と制御に使われる脳構造の概略
(文献1) より引用)

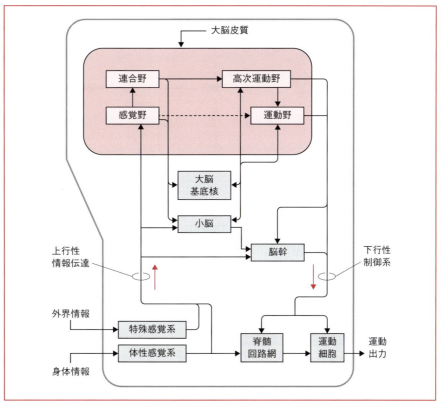

核系の機能障害が原因で生じる協調性障害は，大脳基底核の神経回路の活動性のバランスが崩れることによるものであり，筋緊張の異常，不随意運動の出現，運動の開始や遂行の異常などの徴候が運動の円滑さや巧みさの低下をもたらす．感覚系の機能障害が原因で生じる協調性障害は，外界の状況や運動の結果の情報が感覚器から中枢神経にフィードバックされないために，適切な運動の修正が困難となる．骨関節系の機能障害が原因で生じる協調性障害は，骨，関節をはじめとする運動器への直接・間接の影響により，筋張力が適切に骨格系に伝達できないことが特徴である．

メモ　筋の不均衡

拮抗筋間で一方の筋力が弱くて疲労しやすく，他方の筋力が強い状態を指す．小脳性運動失調を呈するものにおいて，下肢では足趾屈筋・足関節底屈筋が弱く足趾伸筋・足関節背屈筋は強い，上肢では肩関節内転筋が弱く外転筋が強いなど，拮抗筋間に特有の筋の不均衡分布が認められる[2]．

表1　協調性障害の原因別分類

- 中枢性運動麻痺による協調性障害
- 末梢性運動麻痺による協調性障害
- 小脳系の機能障害による協調性障害
- 大脳基底核系の機能障害による協調性障害
- 感覚系の機能障害による協調性障害
- 骨関節系の機能障害による協調性障害

c. 運動の制御機構

随意運動は意図的な運動であり，その運動制御には大脳皮質の各運動野と，小脳および大脳基底核が関与している．

運動制御中枢が大脳皮質に存在して，意図のもとに行う運動が随意運動である．一般に「随意運動の実行系」は，大脳皮質特にその主な出力部である一次運動野と下位運動ニューロンを結ぶ系である錐体路である．一方，「随意運動の調節系」は主に，大脳基底核と小脳である．随意運動の準備から遂行においてみられる，大脳基底核連関，大

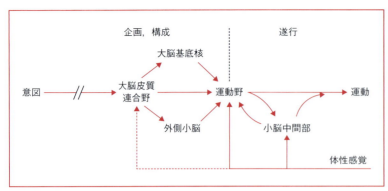

図2 Allen-Tsukahara の随意運動制御モデル
（文献3）より引用）

脳小脳連関による調節作用は，Allen-Tsukahara のモデルに集約される（図2）[3]．運動開始前と遂行中の制御はそれぞれフィードフォワード制御とフィードバック制御と呼ばれ，日常動作の過程では両者が併用されている．

> **メモ　フィードバック制御とフィードフォワード制御**
> フィードバック制御は，運動中の体性感覚・平衡感覚・視覚情報を受けて，望む運動を規定する参照信号との差分を測定し，誤差信号として追加の運動を筋に命令する制御である．フィードフォワード制御は，中枢神経内で記憶を参照に望む運動の予測的指令を作成し，筋に命令する制御である．小脳機能障害では，フィードフォワード制御ができなくなった状態であり，フィードバック制御が中心となる．

d．運動失調の分類

運動失調（ataxia）とは，「筋力低下と独立に，随意運動の方向や大きさが変化し，起立平衡維持に必要な持続的随意筋収縮や反射性筋収縮をおかす協調性障害」と定義されている[4]．

運動失調は責任病巣の違いによって，小脳性（cerebellar ataxia），脊髄性（感覚性）（spinal (sensory) ataxia），前庭性（迷路性）（labyrinthine (vestibular) ataxia），大脳性（前頭葉性）（cerebral (frontal) ataxia）に分類することができる．

1）小脳性運動失調

小脳性運動失調は，小脳皮質と小脳への求心路，小脳からの遠心路の障害により生じる運動失調である．主な小脳性運動失調の症状には，四肢・体幹の運動失調，振戦，測定異常，反復拮抗運動不能，筋緊張低下，時間測定障害，運動分解，構音障害，起立歩行障害などある．その中心となるものは，四肢・体幹の運動失調，反復拮抗運動不能，筋緊張低下，構音障害，起立歩行障害である．原因となる疾患には，小脳梗塞や出血，感染性小脳炎，脊髄小脳変性症，多発性硬化症などの種々のものが存在する．

2）脊髄性運動失調

脊髄性運動失調は，主に脊髄後索の病変による深部感覚（位置覚，関節覚）の障害により生じる運動失調である．運動失調は，下肢に著明で歩行障害が特徴である．原因となる疾患には，脊髄癆，Friedreich 運動失調症などがある．また，多発性根神経炎の一部の型でも運動失調がみられる．脊髄性運動失調では，深部感覚の低下による運動制御の異常を視覚で代償しているため，ロンベルグ徴候陽性となる．

3）前庭性運動失調

前庭性運動失調は，前庭機能障害に由来し，その多くは耳科的，内耳性障害性疾患の存在に起因，もしくはその後遺症として生じる運動失調である．原因となる疾患には，メニエール病，特発性難聴などがある．前庭性運動失調の症状は，起立と歩行時の平衡障害が特徴である．起立させると脚を拡げて立ち，不安定であり，閉眼させるとさらに増大して転倒する．歩行は千鳥足で，左右の足が交叉して前に出る．必ず眼振を伴い，四肢の運動失調や深部感覚の障害はない．

4）大脳性運動失調

大脳性運動失調は，前頭葉，側頭葉，頭頂葉などの障害で生じる運動失調である．運動失調は小

図3 運動失調の鑑別法
（文献5）より引用改変）

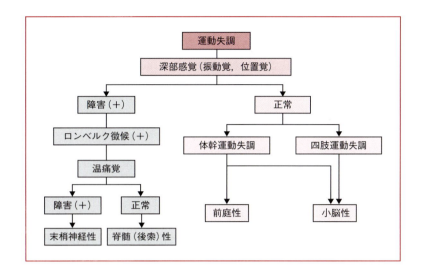

脳性のものと似ており，病巣とは反対の身体に出現する．原因となる疾患には，脳腫瘍や脳外傷などがあり，それらにより前頭葉を中心とした大脳皮質が障害され生じることが多い．失調性歩行のほか，精神機能の低下が出現する．

e. 運動失調の鑑別

運動失調の鑑別においては，小脳性・脊髄性・前庭性の鑑別が重要である（図3）．

深部感覚が障害され，ロンベルグ徴候陽性ならば，温痛覚を検査する．温痛覚が正常なら脊髄性の運動失調である．温痛覚に障害があれば後根以下の末梢神経障害によるものである．深部感覚が正常なら小脳性か前庭性のものである．前庭性のものは平衡障害のみで，起立，座位，歩行時の平衡障害であり，臥位での四肢には運動失調を認めない．回転性めまいの訴えや眼振が著明なことも特徴である．大脳性のものはまれであるが，前頭葉性運動失調は小脳性運動失調と似ており鑑別が困難である．腱反射の一側の亢進，病的反射の出現，大脳皮質症候などがあれば鑑別が容易となる[5]．

f. 協調性障害の運動学的課題

協調性障害の運動学的課題は，協働収縮系（synergy）の障害と動筋と拮抗筋の協調性の障害，筋収縮様式の協調性の障害に分類することができる．実際にはそれらが複合的に影響し動作遂行能力の障害として協調性障害をもたらす．

1）協働収縮系の障害

ある運動に対して，定型化され活動する筋群を協働収縮筋系（synergy muscles）という．日常動作は，単一の関節運動のみならず，いくつかの関節運動が組み合わさり一定の順序，調和が保たれて行われている．協働収縮系の障害は，協働収縮不能（Asynergia）という．これにより，姿勢保持やリーチ動作，物品操作における協調性障害をもたらす．

2）姿勢保持のための協働収縮筋の協調性障害

歩き始めやステップに足を乗せようとする場合，踏み出そうとして挙上する脚と身体を支持しようとする脚との協調性が必要であり，一側下肢の挙上運動が開始される前に支持側への身体重心の移動と姿勢を維持するための筋群が協働収縮する．これらの障害は，身体重心移動や下肢挙上運動の過剰もしくは不足をもたらし，転倒を引き起こす原因となる．

3）近位-遠位協働収縮筋の協調性障害

コップをつかんで中の水を飲んだり，ヘアーブラシで髪をといたりという日常生活動作の中で物品操作を行う場合，肩関節周囲筋には緊張性筋収縮がみられ，遠位部の運動性に対して近位部の支持性という機能的分化が必要となる．これらは目的運動中の適切な筋の組み合わせと活動順序性に

よるもので，その定型的筋活動パターンを筋協働収縮系（muscle synergy）という．この協調性障害は，運動失調の症状である運動分解として現れる．

4）動筋-拮抗筋の協調性障害

ある物をつかむために手を伸ばすリーチ動作（reach）や物を指す指示動作（pointing）では，動筋と拮抗筋間の加速-減速・停止に関わる協調性が必要となる．肘関節屈曲運動による標的追跡運動では，動筋である上腕二頭筋-拮抗筋である上腕三頭筋-動筋である上腕二頭筋の順序で活動する三相性パターンを示し，中枢による制御と仮定されている[6]．実際のリーチ動作では，運動軌跡は頂点が一つの釣鐘型プロフィールを示す．この協調性障害は，運動失調の症状である測定異常や時間測定障害（反応時間の遅延）が要因とされている．動作障害は，バランス反応の出現の遅延や歩行・四つ這い移動時のオーバーステッピングなど過剰運動として現れる．

> **メモ　釣鐘型プロフィール**
> 矢状面におけるリーチ動作の時間と速度との関係を図示した際の形状を指す．手関節部の動きは，運動速度にかかわらず運動軌跡は滑らかで，頂点が一つの加速相と減速相は対称性に近い釣鐘型プロフィールを示す[7]．

5）筋収縮様式の協調性障害

立位でその場ジャンプを行った場合，最初膝関節を屈曲し，身体を押し上げるように膝関節を伸展しジャンプする．着地するときは膝関節を屈曲し停止する．これらの一連の膝関節伸筋の筋収縮様態は，遠心性収縮-求心性収縮-遠心性収縮-等尺性収縮と変化し，急速なジャンプから緩やかに着地することで荷重衝撃を和らげ停止する．運動失調を有するものがその場ジャンプをすると，両膝関節を伸展したままで着地し転倒する．筋収縮様式の協調性障害として，求心性-遠心性-等尺性の各筋収縮様式への変換が困難なことがあげられる．同様に運動失調を有するものが立位で両膝関節を屈曲し保持しようとすると身体の上下の動揺を観察できる．このことから等尺性収縮の持続が障害される筋収縮様式の問題が認められる．

3. 評価のポイント

協調性障害は，協働運動の障害として効率の低下，巧緻性・安定性の低下を生じさせる．協調性障害の評価は，運動発現に関与する生体機構の機能不全（広義の協調性障害）と四肢・体幹に生じる運動失調（狭義の協調性障害）の二重構造を意識して実施する．

a. 運動発現に関与する生体機構の機能不全の評価

検査や観察を通じて，協調性障害が生じているメカニズム，および協調性障害と活動制限との関連性を分析することが重要となる[8]．

協調性障害を評価するときは，①協調性障害の特徴は何か，②その特徴は運動発現のどの部位の機能障害と対応するか，③協調性障害が活動制限にどのように影響しているかの3つの視点が重要である．協調性障害は巧緻運動障害による正確性や作業効率の低下，姿勢調節障害によるバランス能力の低下を招き，それらが，活動における安全性や遂行水準の低下に結びつきやすい．

協調性障害の評価法としては，体幹，一肢節または単関節の協調性障害-頭部，体幹も含めた肢節間の協調性障害-姿勢や運動における全身の協調性障害というように部分的な観察・検査から始める方法と，逆に全身-肢節間-一肢節（単関節）というように全体的な観察・検査から始める方法がある．臨床の場では補完的に両者の方法を用い，部分と全体の関連性を捉えている．そして，協調性障害の現れている身体部位や程度，協調性障害と姿勢や運動との関連性，協調障害と活動制限の関連性を総合し，協調性障害の原因や発生機序，対象者の障害構造を分析する．

b. 運動失調の評価

協調性検査時の一般的注意点には，①事前に関節可動域や筋力検査を行い，その程度を調べておく，②検査は，運動の大きさや速度を変えて

表2 協調性障害の主な検査項目

障害分類・構成要素		主な検査方法・評価指標	検査の目的・項目
心身機能・身体構造	関節可動域	関節可動域測定	四肢・体幹の関節可動域
	筋力・筋緊張	徒手筋力テスト 筋機能評価 振り子様運動	筋の不均衡，廃用性筋力低下 筋収縮様式別の機能 筋緊張低下
	感覚	感覚検査	表在・深部感覚
	運動失調	指鼻指試験，手回内・回外試験，踵膝試験など 躯幹協調機能検査	四肢・体幹の運動失調，協調性
	平衡機能 バランス	Romberg試験，Mann試験，Berg balance scale， バランス反応検査 functional reach test, timed up and go test, 重心動揺検査	姿勢の安定性，バランス 平衡反応，平衡機能
活動	起居・移動動作能力	背臥位からの立ち上がり，運動年齢テスト（MAT）	発達学的視点からみた基本動作能力
	歩行能力	10m歩行，歩行分析	歩行パフォーマンス，歩容
	重症度	International Cooperative Ataxia Rating Scale (ICARS), Scale for the Assessment and Rating of Ataxia (SARA)	運動失調の重症度，自然経過，介入効果
	ADL	Barthel index，機能的自立尺度（FIM），	ADL自立度

行う，③ 必要に応じて開眼時と閉眼時の差も観察する，④ 四肢の運動失調の検査の際には，その動作にかかわる関節の運動方向や作用する筋・拮抗筋なども推察し，現象の原因となる筋を特定する，⑤ 小脳性運動失調では易疲労性も多く認めるため，患者をよく観察しながら行う，⑥ 定量化の困難な検査が多いため，定性的な判定とならざるを得ない．経時的な変化を検討するために，検査中の運動の特徴を文章化しておくことである．

4. 評価の実際

a. 協調性障害の検査

協調性障害の検査の前に関節可動域や筋力検査を行い，その程度を調べておく．協調性障害は上肢，下肢，体幹など種々の部位に出現する．主として下肢・体幹の協調性障害では四つ這い，膝立ち，立位，歩行など静的・動的姿勢のコントロールが乱れる．検査手順としては，各種のバランステストを行い，支持基底面が広い状態から次第に狭い状態で検査を試み，どの段階で障害があるかを詳細に観察する．その後，運動失調が認められる場合は運動失調の検査に移行する．表2に協調性障害に対する主な検査項目を提示する[9〜14]．

b. 運動失調の検査

運動失調の検査の目的は，運動失調の有無を特定すること，感覚検査（表在感覚および深部感覚）の検査結果と運動失調の検査結果を組み合わせることで運動失調の原因となる病変部位を推定すること，運動失調に対する治療戦略の立案に役立てることなどである．

1）姿勢，歩行，日常生活動作の観察

問診で協調性障害が日常生活動作のどのような場面で支障になっているか概要を把握する．また，座位や立位の観察の中で不安定なため上肢で支持して座位を保持していたり，歩隔を広げて立っていたりしないかを確認する．

a) 体幹運動失調（truncal ataxia）

被検者をベッドに深く座らせて，足底を床から離させる．そのとき上体が不安定となり，膝が開き両手で上体を支える場合は，体幹運動失調を疑う．さらに両膝を閉じ，腕組みをさせ，上体の動揺の出現の有無を観察する．

b) ロンベルグ試験（Romberg test）

開眼して両足を揃えてつま先を閉じて立たせ，

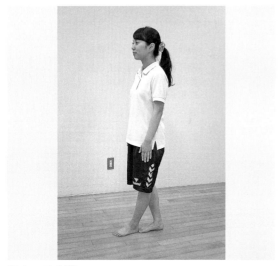

図4 マン試験

身体が安定して立位を保持できるか確認する．次に，閉眼させると身体の動揺が著明になり，転倒しそうになる(ロンベルグ徴候陽性)．この徴候は深部感覚の障害で生じ，陽性の場合，脊髄性運動失調を疑う．開眼でも閉眼でも同程度に身体が動揺する場合は，小脳性運動失調が疑われる．

c) マン試験(Mann test)，継ぎ足歩行(tandem gait)

一側のつま先を他側の踵に接し，一直線上において起立させ，正面を見させ(マン姿勢)，身体の動揺とその方向に関して検査する(図4)．健常者では開眼，閉眼時ともに身体の動揺や転倒はない．開眼よりも閉眼で動揺が大きかったり転倒したりする場合，脊髄性運動失調を疑う．

また，Mann姿勢からつま先に反対側の踵をつける動作を交互に行わせ，一直線上を歩かせてみたとき(継ぎ足歩行)，障害側に傾くことがある．

d) 歩行の観察

歩行は，できるだけ自然な条件で観察する．歩幅，歩隔，歩行速度，腕振り，方向転換などを観察する．小脳性運動失調では，広い歩隔で歩行(wide-based gait, wide-based stance)し，歩幅も一定しない．中等度以上では，肩関節を外転させてバランスの崩れを予防する．軽度の場合は，継ぎ足歩行と踵歩きを行わせることで歩行障害が明らかになる．脊髄性運動失調では，歩行時に膝を必要以上に高く上げ，下肢を前に放り出すようにして踵を床に打ちながら歩行する(踵打ち歩行)．前庭性運動失調では，広い歩隔で歩行し，腕振りはみられない．

2) 四肢の一般的運動失調検査

a) 指指試験(Finger-Finger Test)

被検者を座位または立位にして，上肢を外転位にし，肘関節は伸展位のまま，左右の示指先端を合わせるように指示する(図5)．最初は開眼したまま行わせ，次に閉眼させて検査する．判定には，運動の円滑性，振戦があって左右の示指先端が合わないかどうかをみる．閉眼時には運動失調が明らかになる．

b) 指鼻試験(Finger-Nose Test)

被検者を座位または背臥位にし，肘関節伸展，肩関節軽度外転位とする．その肢位から肘関節を屈曲させ示指で自分の鼻先をさわるように指示する(図6)．最初は開眼したまま行わせ，次に閉眼させて検査する．判定には，運動の円滑性，振戦の有無をみる．閉眼時には運動失調が明らかになる．

c) 鼻指鼻試験(Nose-Finger-Nose Test)

被検者の示指先端で自分の鼻先と検査者の示指先端を交互にさわるように指示する(図7)．検査者の示指先端は被検者の肘関節伸展位で届くところに置き，1回ごとに検者の示指の位置と動作のスピードを変化させて観察する．判定には，示指の動きかた，振戦の出現，鼻先に正確に達するかどうかをみる．指先に振戦があり，目標物に近づくと振戦が著明になる症状を企図振戦という．

d) 膝打ち試験(Knee Pat Test, Thigh-Slapping Test)

被検者を座位にして，自分の膝を一側ずつまたは両側同時に，手掌および手背で交互に素早く叩かせる(図8)．最初はゆっくりと，次第に早く叩くようにする．正常では，迅速に，規則正しく行うことができ，同じ場所を叩く．障害があれば，動作は拙劣となり，叩く場所も一定しない．

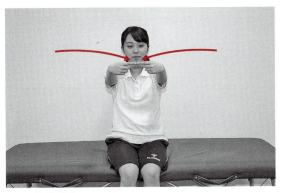

図5 指指試験

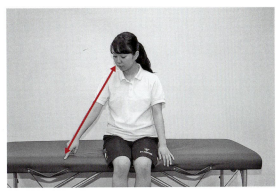

図6 指鼻試験

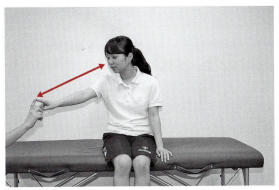

図7 指鼻指試験

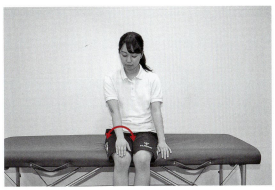

図8 膝打ち試験

> **メモ** 上肢の運動失調検査
> 上肢の運動失調検査のうち，特に有効な検査法は指鼻試験であり，感度は70％，特異度が92％と共に高い[15]．

> **メモ** 感度と特異度
> 感度と特異度は，臨床検査の性格を決める指標の1つである．感度とは，ある疾病を有する者の検査結果が正しく陽性となる確率，特異度とは，陰性のものを正しく陰性と判断する確率を示す．

e) 足趾手指試験（Toe-Finger Test）

被検者を背臥位にし，足の母趾を検査者の示指につけるように指示する（図9）．検査者の示指は，被検者が膝を曲げて到達できるような位置に置く．次に検査者は示指をすばやく，15～45cm動かして，被検者に足の母趾でこれを追うように指示する．小脳障害があるとうまく追えない．

f) 踵膝試験（Heel-Knee Test, Heel-Shin Test）

被検者を背臥位にして，一側の踵を反対側の膝につけるよう指示する．続いて，下腿に沿って下行させ，最後に元に戻させる（図10）．最初は開眼で行わせ，動作が理解できたら閉眼でも行わせる．小脳障害では，踵はうまく膝にのらず，向こう脛に沿って真っ直ぐにまた円滑に動かすことができない．

3) 協働収縮不能（Asynergia）

背臥位からの起き上がり動作（図11a），または立位でのそり返り動作を観察する（図11b）．協働収縮不能があると背臥位からの起き上がり動作では，下肢が挙上してしまい，起き上がることができない．また，立位でのそり返り動作では，正常では膝関節を屈曲し，体幹を後方にそり返らせることができるが，協働収縮不能があると膝関節を屈曲することができず，後方に転倒する．

4) 測定異常（Dysmetria）

測定異常とは，指や足などを目標に正確に持っていくことの障害である．指や足などが目標に達しないで止まるものを測定過小（hypometria），

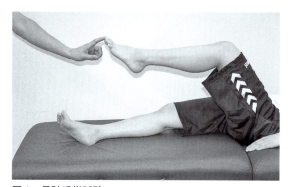

図9 足趾手指試験

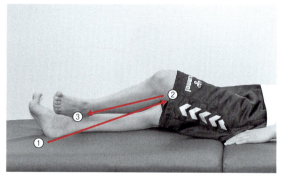

図10 踵膝試験
① 開始・終了肢位．
② 踵を反対側の膝につける．
③ 下腿に沿って下行させる．

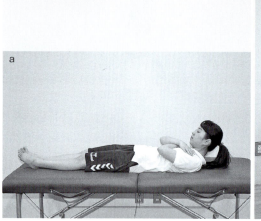

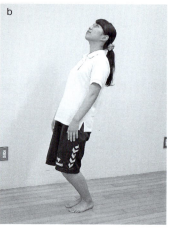

図11 協働収縮不能
a 背臥位からの起き上がり
b 立位でのそり返り

行き過ぎてしまうものを測定過大（hypermetria）という．

a）Arm stopping test

被検者を背臥位または座位にして，一側上肢を肘伸展位で斜め上方に外転させた位置から自分の耳朶を触るよう指示する（図12）．小脳障害では，肘関節を屈曲する段階までは比較的に正確な動作が可能であるが，そこから耳朶までいく段階において測定過大を示すことが多い．

b）過回内試験（Hyperpronation Test）

被検者を座位にして，両上肢を肘伸展位で手掌を上に向けて前方に挙上させる．その位置から手を回内させるよう指示する．障害側の手は回内しすぎて，障害側の母指は健側より下方に向く（図13）．

c）線引き試験（Line Drawing Test）

紙の上に約10cm離して2本の平行な縦線を引き，この縦線間に直角に交わる横線を左から右へ引くよう指示する（図14）．小脳障害では右側の縦線より手前で止まったり（測定過小），行き過ぎたりする（測定過大）．

d）向こう脛叩打試験（Shin-Tapping Test）

被検者を背臥位にし，一側の足を約10cm上げ，反対側の向こう脛の膝から5cmぐらい下を叩かせる（図15）．毎秒1～2回の速度で7～8回軽く叩かせ，一定のところが叩けなければ測定異常と判断する．

5）反復拮抗運動不能（Adiadochokinesis）

前腕の素早い回内・回外運動の繰り返し，指タッピングなどが遅くなり，各周期がばらばらに

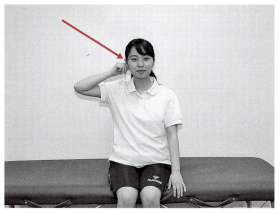

図 12　Arm stopping test

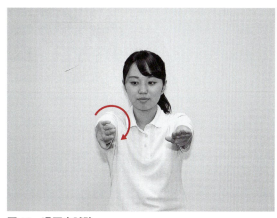

図 13　過回内試験

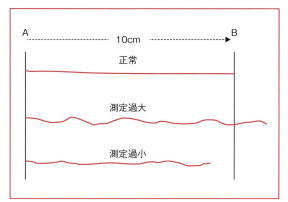

図 14　線引き試験

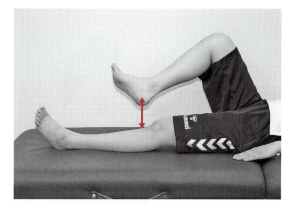

図 15　向こう脛叩打試験

なる．これは動筋から拮抗筋への運動の変換が円滑にいかないために生じる現象である．

　a）手回内・回外試験（Hand Pronation Supination test）

　被検者に両上肢の手掌を上に向けて前方挙上させる．手をできるだけ速く連続で回内・回外させる．小脳障害があると，正常よりも遅く，不規則となる．注意すべき点としては，正常でも利き腕の運動の方が，非利き腕よりも速い．わずかな緩慢さがあっても，深刻に問題視しなくてもよい．

　b）Finger Wiggle

　被検者の手を机の上に置き，ピアニストが鍵盤を叩くような要領で指を母指から順に素早く叩く運動を反復させる．正常でも利き腕の運動が速やかである．小脳障害では，指の動きは異常に遅くなる．

　c）Foot Pat

　被検者を座位にして，踵を床につけた状態で足関節を背屈位とする．その状態から繰り返し足底で床をすばやく叩く運動をするように指示する（図 16）．小脳障害では，ゆっくりとしか行えない．

6）時間測定障害（Dyschronometria）

　動作の開始や終了が遅れ，動作全体が緩慢になる状態である．

7）運動分解

　指鼻試験など上肢の運動失調検査で直線的に目標物に指を差し伸べることができず，三角形の二辺を通るようなぎこちない動作となる現象である．

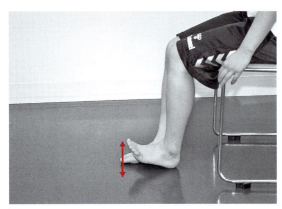

図16 Foot Pat

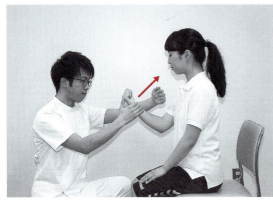

図17 Stewart-Holmes 反跳現象

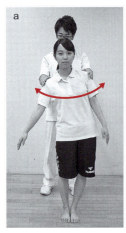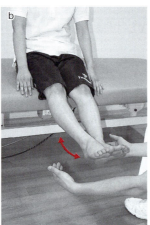

図18 振り子性検査
a 上肢の振り子性
b 下肢の振り子性

8) その他の検査

a) Stewart-Holmes 反跳現象

被検者の上肢を肘関節で軽く屈曲させ，検査者はその手首を握る．被検者に腕を自分の胸部に向かって力一杯引くように指示し，検査者はこれを引っぱって抵抗を加える．被検者が力一杯引いている間に，急に手を離す．正常では，手で自分の胸を打つことはないが，小脳障害では，強く胸を打ってしまう（陽性徴候）．この検査を行うときはあらかじめ顔または胸部の前に検査者のもう一方の手をおいて，受け止める準備をする（図17）．

b) 振り子性（Pendulousness）

小脳性運動失調者では，筋緊張の低下を認めることがあり，主に急性・亜急性小脳疾患患者の上肢の伸筋群に強く認められる．

上肢の検査では被検者を立位にし，被検者の両肩を持って身体全体を前後に軽く揺さぶり，上肢がぶらぶらと揺れる様子を観察する（図18a）．筋緊張の低下があると正常よりも大きく，長時間揺れる．

下肢の検査では，被検者を足が床につかないように少し高めのベッドの端に腰かけてもらい，両足を下垂する．両下肢を同じ高さまで持ち上げ同時に落下させて，下肢の揺れ方に左右差があるかを調べる（図18b）．

c) 運動失調の定量的評価

運動失調の重症度を定量化する指標には，運動失調症の国際評価尺度（International Cooperative Ataxia Rating Scale：ICARS）[16]や厚生労働科学研究費補助金難治性疾患等克服研究事業（難治性疾患克服研究事業）運動失調症の病態解明と治療法開発に関する研究班が作成した，Scale for the Assessment and Rating of Ataxia（SARA）日本語版がある（表3）[17]．SARAは，1）歩行，2）立位，3）座位，4）言語障害，5）指追い試験，6）指鼻試験，7）手回内・回外運動，8）踵-脛試験から構成され，得点が高いほど重症と判断する．

表3 SARA

Rater :＿＿＿＿＿ date :＿＿＿＿＿ patient :＿＿＿＿＿

Scale for the Assessment and Rating of Ataxia (SARA)

1) 歩行
以下の2種類で判断する。①壁から安全な距離をとって壁と平行に歩き、方向転換、(2)帰りは介助なしでつぎ足歩行(つま先に踵を継いで歩く)を行う。

0: 正常。歩行、方向転換、つぎ足歩行が困難でなく、10歩より多くできる。(1回までの足の踏み外しは可)
1: やや困難。つぎ足歩行は10歩より長くできるが、正常歩行は行えない。
2: 明らかに異常。つぎ足歩行はできるが10歩を超えることができない。
3: 普通の歩行で無視しがたいふらつきがあり、方向転換がしにくいが、支えは要らない。
4: 著しいふらつきがある。時々壁を伝う。
5: 激しいふらつきがある。常に、1本杖か、片方の腕に軽い介助が必要。
6: しっかりとした介助が10mより長く歩ける。2本杖での歩行器が必要。
7: しっかりとした介助があっても10mには届かない。2本杖か歩行器が必要。
8: 介助があっても歩けない。

Score ＿＿＿

2) 立位
被検者は楽な姿勢で支えてよい。①自然な姿勢、②足を揃えて(親指同士をつける)、③つぎ足(両足を一直線に、踵とつま先の間を空けないようにする)で行う。できるだけ早く再施行可、最高点を記載する。

0: 正常。つぎ足で10秒より長く立てる。
1: 正常。足を揃えて10秒より長く立てる。
2: 足を揃えて、動揺せずに10秒より長く立てる。
3: 足を揃えて立っていることは10秒以上できないが、介助なし、自然な肢位(間欠的)があれば10秒より長く立てる。
4: 軽い介助(間欠的)があれば、自然な肢位で10秒より長く立てる。
5: 常に片方の腕を支えれば、10秒より長く立てる。
6: 常に片方の腕を支えても、10秒より長く立つことができない。

Score ＿＿＿

3) 坐位
開眼で、両上肢を前方に伸ばした姿勢で、足を浮かせてベッドに座る。

0: 正常。困難なく10秒より長く座っていることができる。
1: 軽度困難。間欠的に動揺する。
2: 常に動揺しているが、介助なしに10秒より長く座っていられる。
3: 時々介助するだけで10秒より長く座っていられる。
4: ずっと支えなければ10秒より長く座っていることができない。

Score ＿＿＿

4) 言語障害
通常の会話で評価する。

0: 正常。
1: わずかな言語障害が疑われる。
2: 言語障害があるが、容易に理解できる。
3: 時々、理解困難な言葉がある。
4: 多くの言葉の理解は困難である。
5: ごくろうじて単語の理解ができる。言葉が出ない。
6: 単語を理解できず、言葉が出ない。

Score ＿＿＿

5) 指追い試験
被検者は楽な姿勢で座ってもらい、必要があれば足や体幹を支えてよい。検者は被検者の前に座る。検者は、自分の人差し指が届く距離の中間の位置に、自分の人差し指を示す。被検者に、自分の人差し指で、検者の人差し指の位置に、できるだけ早く正確に指すようにする。これを5回繰り返す。被検者の手測で、約30cm、人差し指を動かす方向に、正確に検者の人差し指を示すか判定する。5回のうち最後の3回の平均を評価する。

0: 測定障害なし。
1: 測定障害がある。5cm未満。
2: 測定障害がある。15cm未満。
3: 測定障害がある。15cmより大きい。
4: 5回行えない。

(注)原疾患以外の理由により検査自体ができない場合は5とし、平均値、総得点に反映させない。

Score	Right	Left
平均 (R+L)/2		

6) 鼻-指試験
被検者は楽な姿勢で座ってもらい、必要があれば足や体幹を支えてよい。検者は被検者の前に座る。検者は、自分の人差し指を示す。被検者の人差し指が届く距離の90%の位置に、自分の人差し指を示す。検者は、被検者の人差し指と検者の指を往復、スピードで繰り返して指すように命じる。運動時の指先の振幅の平均を評価する。

0: 振戦なし。
1: 振戦がある。振幅は2cm未満。
2: 振戦がある。振幅は5cm未満。
3: 振戦がある。振幅は5cmより大きい。
4: 5回行えない。

Score	Right	Left
平均 (R+L)/2		

7) 手の回内・回外運動
被検者は楽な姿勢で座ってもらい、必要があれば足や体幹を支えてよい。被検者に、回内・回外運動を、被検者の大腿部の上で、手の平を正確に10回繰り返すことを7秒以内に行うように命ずる。検査は同じく速く正確にできるように命じる。運動に要した時間を測定する。

0: 正常、規則正しく行える。10秒未満でできる。
1: わずかに不規則。10秒未満でできる。
2: 明らかに不規則。回内・回外運動を区別することはできるが、10秒未満でできる。
3: 著しく不規則。もしくは単語運動の理解が10秒以上かかる。しかし10秒未満でできる。
4: 10回行えない。

(注)原疾患以外の理由により検査自体ができない場合は5とし、平均値、総得点に反映させない。

Score	Right	Left
平均 (R+L)/2		

8) 踵-すね試験
被検者をベッド上で横にして下肢が見えないようにする。被検者に、片方の足をあげ、踵を反対の膝に移動させ、1秒以内でずねに沿って踵まで滑らせることを命じ、その後、足を元の位置に戻す。片方ずつ3回連続で行う。

0: 正常。
1: わずかに異常。踵はすねから離れない。
2: 明らかに異常。すねから離れる(3回まで)。
3: さわめて異常。すねから離れる(4回以上)。
4: 行えない。(3回ともすねに沿って踵をすべらすことができない)

(注)原疾患以外の理由により検査自体ができない場合は5とし、平均値、総得点に反映させない。

Score	Right	Left
平均 (R+L)/2		

(文献17)より引用)

文献

1) 丹治 順：脳と運動，第2版，共立出版，東京，3-4，2009
2) Kabat H：Analysis and therapy of cerebellar ataxia and asynergia. Arch Neurol Psychiat 74：375-382, 1955
3) Allen GI et al：Cerebrocerebellar communication systems. Physiol Rev 54：957-1006, 1974
4) Leigh RJ et al：Ocular motor syndromes caused by disease of the cerebellum. The Neurology of Eye Movements, 3ed ed, Oxford University Press, New York, 487-497, 1999
5) 田崎義昭ほか：小脳機能の診かた．ベッドサイドの神経の診かた，改訂第17版，南山堂，東京，143-158，2010
6) Hallet M et al：EMG analysis of stereotyped voluntary movement in man. J Neurol Neurosurg Psychiat 38：1154-1162, 1975
7) Bullock D et al：Neural dynamics of planned arm movements. Emergent invariants and speed-accuracy properties during trajectory formation. Psychol Rev 95：49-90, 1988
8) 望月 久：協調性運動障害に対する運動療法．運動療法学，第2版，市橋則明編，文光堂，東京，325-336，2014
9) 内山 靖ほか：運動失調症における躯幹協調機能ステージの標準化と機能障害分類．理学療法学 15：313-320, 1988
10) 中村隆一ほか：身体運動能力の検査．基礎運動学，第6版，医歯薬出版，東京，302-312，2003
11) Shumway-Cook A et al：モーターコントロール 研究室から臨床実践へ，原著第4版，医学書院，東京，2013
12) Bennet SE et al：Neurological Disabilities, Lippincot, Philadelphia, 1998
13) 望月 久：臨床的バランス評価．姿勢調節障害の理学療法，奈良 勲ほか編，医歯薬出版，東京，232-254，2004
14) 細田多穂ほか編：理学療法ハンドブック，第1巻，理学療法の基礎と評価，改訂第4版，協同医書出版社，東京，2000
15) 古川哲雄：Babinskiと小脳の症候学．ヤヌスの顔 第4集-異端の神経内科学，科学評論社，東京，108-117，1999
16) Trouillas P et al：International cooperative ataxia rating scale for pharmacological assessment of the cerebellar syndrome. J Neurol Sci 145：205-211, 2001
17) 佐藤和則ほか：新しい小脳性運動失調の重症度評価スケール Scale for the Assessment and Rating of Ataxia（SARA）日本語版の信頼性に関する検討．Brain Nerve 61：591-595, 2009

（菊本東陽）

8 姿勢障害の評価

1. 姿勢障害とは

a. 姿勢障害の考え方

姿勢障害とは，外観上の問題だけではなく，姿勢の異常が筋骨格系や呼吸器系の機能障害，もしくはバランス能力や動作能力の低下などに影響を与えている状態といえる．

姿勢の異常は，例えば"猫背"などとして広く一般にも認識されており，社会生活上，こうした外観上の異常が問題となることがある．一方で，姿勢が変化すると，それに伴って筋や関節への力学的負荷の増加や呼吸機能への悪影響，バランス能力や歩行能力の低下など種々の問題を引き起こす可能性もある．そのため，姿勢の評価はあらゆる患者において重要な評価項目である．

しかし，姿勢の評価を行う際に最も難しいことは，正常な姿勢とは何かという問題である．姿勢の異常を判断するためには，その基準となる正常な姿勢を規定することが必要である．しかし，姿勢を形成する骨格の形態にそもそも個人差があることを考えると，正常な姿勢を一意的に決めることは困難である．多くの健常者の平均的な姿勢を求めることはできるが，個々人にとってそれが理想的な姿勢であるとは限らない．むしろ，筋骨格系への力学的負荷の観点からは，平均的な姿勢とはやや乖離があっても，個々人の骨格の形態に応じて力学的負荷が最少となる姿勢が理想的な姿勢であるといえる．

すなわち，患者が直面している問題（種々の機能障害や能力障害）に対して，患者が呈する姿勢がどのような影響を与えているか，その関連性を考慮することを含めて姿勢障害は評価されるべきである．

b. 姿勢障害による影響

1) 筋骨格系への影響

姿勢障害により，筋骨格系への力学的負荷が変化する．

姿勢の変化および局所のアライメントの変化により，重心線と各関節との位置関係が変化し，また，各筋の長さが変化することにより，各関節に加わる外的関節モーメントおよび各筋の張力が変化する[1]．さらに，極度の円背を呈するなど姿勢障害が顕著になると，静的安定化機構としての関節包・靱帯や椎間板などの軟部組織へのストレスも増大する．また，肩関節の機能障害にみられるように，姿勢障害が肩関節の動きに必要な脊柱や肩甲骨の正常な動きを阻害し，肩甲上腕関節のストレス増大につながることもある．

筋骨格系の疾患の中でも，外傷のように発症機転が明確なもの以外では，姿勢障害が病態の本質的な発症要因あるいは増悪要因となっていることは多い．

> **メモ　外的関節モーメント**
>
> モーメントとは，軸のまわりで物体を回そうとする力のことである．荷重位では，外力として主に重力と床反力が身体に加わっており，外力により関節が回転させられる力のことを，外的関節モーメントと呼ぶ．一方，外的関節モーメントに抗して身体が発揮するモーメントのことを内的関節モーメントと呼ぶ．

2) 呼吸器系への影響

姿勢障害は，拘束性の要因として呼吸機能に影響を与える[2]．

高齢者を対象とした調査において，胸椎椎体の圧迫骨折を伴う胸椎後彎変形により肺活量や1秒量などの呼吸機能が低下し，特に胸椎後彎が55°以上になると呼吸機能の低下が明確になること[3]や，胸椎の圧迫骨折の部位が一椎体増えるごとに％肺活量が約9％低下すること[4]，などが報告されている．また，若年者においても，先天性後彎症や側彎症があると，呼吸機能が低下する[5]．

胸郭を形成する胸椎と肋骨のアライメントおよびそれらの可動性が，呼吸機能にとって重要である．

3) バランス機能への影響

加齢に伴う脊柱後彎変形はバランス機能に影響を与え得る．

静止立位時のバランスに関しては，胸椎後彎変形を有する高齢者と有さない高齢者で重心動揺に

差があるとする報告と差がないという報告がある[6]．また，脊柱変形と転倒との関係も調査されている．一致した見解は得られていないものの，脊柱アライメントとともに年齢，性別，重心動揺や背筋力と転倒の関連性を分析した結果，腰椎前彎の減少のみが転倒と関連することが報告されており，特に腰椎前彎が3°以下のグループで転倒との強い関連性が認められている[7]．脊柱のアライメント異常や柔軟性低下により，姿勢制御に必要な体幹部の動きに変調をきたし，バランス能力の低下につながるものと思われる．

4）動作への影響

姿勢障害は，歩行をはじめとするさまざまな移動能力に影響を与える．

特に姿勢に大きな変化が生じる高齢者においては，姿勢障害が運動能力に影響を与える要因となり得る．高齢者の姿勢を，正常，胸椎後彎変形，腰椎後彎変形，平背，腰椎前彎増大の5姿勢に分け，それぞれの姿勢と運動機能との関連性を分析した報告では，特に胸椎および腰椎の後彎変形を有する80歳以上の高齢者では，歩行速度や歩幅の低下，Timed Up and Go testやファンクショナルリーチテストの低下が認められている[8]．また，胸椎後彎変形が，椅子からの立ち上がりや階段昇段などの能力低下と関連することも報告されている[9]．

しかし一方では，胸椎の後彎変形よりも腰椎の後彎変形と体伸展筋力が歩行能力と関連するという報告[10]や，歩行能力の低下には脊柱アライメントよりも年齢や脊柱起立筋の筋厚が関連するという報告[11]もあり，見解は一致していない．

姿勢障害は，動作能力を低下させる単一要因ではなく，複数の要因のうちの一つと捉えるべきであろう．

> **メモ　頸椎，胸椎，腰椎アライメントの平均値**
> 加齢とともに脊柱アライメントは変化する．本邦における調査では，頸椎前彎は，39歳以下；5.2°，40〜69歳；14.6°，70歳以上；23.8°，胸椎後彎は，39歳以下；32.7°，40〜69歳；35.8°，70歳以上；38.5°，腰椎前彎は，39歳以下；44.3°，40〜69歳；44.7°，70歳以上；39.7°と報告されている[12]．

2．姿勢障害の原因

姿勢は，環境や履物など外的要因とともに，加齢，痛みや筋骨格系および神経系の障害，妊娠や肥満など体型の変化，さらに心理的要因など，さまざまな内的要因の影響を受けて変化する．

ここでは内的要因について，要因ごとに典型的な姿勢の変化について述べる．

a．加齢による姿勢変化

必ずしも障害とはいえないが，一般に加齢により姿勢は変化する．

加齢に伴って全身のアライメントに変化が生じるが，まず脊柱の前屈（胸椎後彎の増大あるいは腰椎前彎の減少）が先行して生じる．前方へ傾斜した上半身を正中位に戻すための代償として，骨盤の後傾（股関節の伸展），もしくは膝関節の屈曲が生じる．骨盤の後傾については，脊柱の基部にある骨盤から後傾方向に傾けることで，脊柱の彎曲は変化しなくても脊柱全体を正中位に起こすことができる．一方，立位で膝関節を屈曲させることは，下腿の前傾と大腿の後傾を伴う動きである．したがって，膝関節を屈曲させることで大腿を後傾させて，膝関節より上部の身体を一塊として正中位に立ち直らせることができる．実際には，骨盤の後傾と膝関節の屈曲の両方がみられることが多い．

高齢者の脊柱アライメントの変化は，椎体の圧迫骨折や椎間板の変性による影響が大きい．高齢者の姿勢を4タイプに分類した報告（図1）[13]では，伸展型では胸椎圧迫骨折よりも腰椎椎間板変性が多く，S字型では胸椎圧迫骨折が主体となり，屈曲型では胸椎圧迫骨折に加えて腰椎椎間板変性も多い．また，手膝上型については屈曲型と類似しているが，腰椎椎間板変性がさらに多くなっている．

b．痛みによる姿勢変化

痛みの有無や程度は，姿勢の観察からある程度客観的に捉えられる．

痛みの原因によって呈する姿勢はさまざまであ

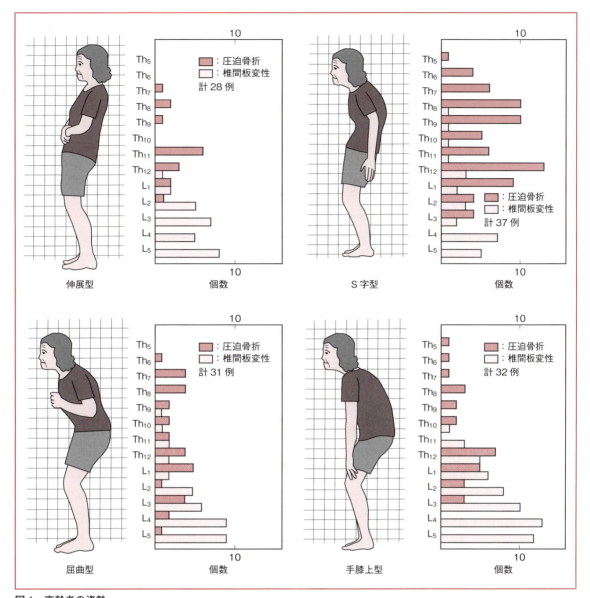

図1 高齢者の姿勢
高齢者の姿勢を4タイプに分類している．タイプにより，胸椎圧迫骨折や腰椎椎間板変性の程度が異なる．
（文献13）より引用改変）

るが，一般に身体に痛みがあると全身的に屈曲した姿勢を取りやすく，関節痛があると当該関節は軽度屈曲位を呈することが多い．さらに，荷重関節の痛みでは荷重を避けるために対側への姿勢の偏りがみられる．痛みに対して逃避姿勢を呈している場合は，姿勢を正中位に戻すと痛みが増悪する．

c. 筋骨格系障害による姿勢変化

筋骨格系の障害では，関節の変形や脚長差，側彎症などにより姿勢が変化する．

変形性股関節症や変形性膝関節症では，当該関節のアライメント異常とともに，脚長差やそれらに対する代償として他関節でのアライメント変化なども合併しやすい．

変形性股関節症では，病期の進行に伴い股関節

が屈曲拘縮を生じやすく，それに対して骨盤前傾および腰椎前彎が増大しやすい．また前額面でも，骨盤傾斜や脊柱側彎を呈しやすく，約8割の患者で患側の骨盤が下制し[14]，多くの患者でそれに対応した脊柱側彎（腰椎で患側に凸，胸椎で健側に凸）が生じる[15]．

関節リウマチでは，関節変形や拘縮の進行に伴って典型的な姿勢がみられ，股関節屈曲・内転位，膝関節屈曲位，外反扁平足，体幹前屈位，肩関節屈曲・内転・内旋位，肘関節屈曲位を呈しやすい．

脊柱のアライメントは脊柱の障害や腰痛との関係において重視される．椎体骨折や椎間板変性，体幹伸展筋力の低下などは，後彎変形の原因となり得る[9]．また，脊柱分離症や脊柱すべり症では，腰椎前彎の増大が危険因子であるとされている[16]．一方で，どのような姿勢が腰痛と関連するかについては，一致した見解は得られていない[16,17]．これは，腰痛の原因が多岐にわたることが原因であると思われ，個別に姿勢と症状との関係性を評価することが必要である．

d. 神経系障害による姿勢変化

脳卒中後片麻痺患者やパーキンソン病患者などでは，麻痺の状態や病期によりさまざまな姿勢障害を呈する．

片麻痺者では，荷重の非対称性による前額面での姿勢の偏りのほか，痙性が高まると麻痺側足関節の底屈位（尖足），膝関節過伸展位，体幹前傾位を呈しやすい．また，半側空間無視と関連して，頸部の一側への回旋や体幹の側屈・回旋などがみられることも多い．姿勢と運動機能との関連として，体幹が前傾した姿勢を呈する片麻痺患者ほどバランス機能が低下しているという報告もある[18]．

パーキンソン病[19]では，前傾前屈姿勢（stooped posture）と呼ばれる，頭部前方変位，円背，股・膝関節軽度屈曲位の姿勢を呈しやすい．また，より重度になると，腰曲がり（camptocormia：45°以上の体幹前屈），頸部前屈（antecollis：45°以上の頸部前屈），斜め徴候（Pisa症候群：10°以上の体幹側方傾斜），側彎症（scoliosis：Cobb角10°以上の他動的に矯正が不可な脊柱側彎）などの姿勢異常を呈することもあり，これらは治療に難渋することが多い．

メモ　Cobb角
側彎症における彎曲の程度を測定するときに用いられる．彎曲の頂点（頂椎）より近位と遠位でそれぞれ最も大きく傾斜した椎体（終椎）の上縁と下縁から伸ばした線のなす角度で計測する．

e. 肥満や妊娠による姿勢変化

肥満や妊娠により，主に骨盤や腰椎のアライメントが変化する．

一般に，肥満になると，腰椎前彎や仙骨前傾の増大を認めるとともに上半身は後傾するように姿勢が変化することが知られている[16]．これは，腹部を中心とした質量の増加に対してバランスをとるための反応であると考えられる．

また，妊娠によっても姿勢は大きく変化し，妊娠後期になるに従って腰椎前彎の増大および胸椎後彎の増大が生じやすくなる[16,20]．腹部の質量増加に対する代償の他，腹部筋の過伸張および弱化と腰背部筋の過緊張による不均衡，靱帯の弛緩などが原因と考えられている[16]．なお，これらの姿勢の特徴は出産後もある程度継続する．

f. 心理的要因による姿勢変化

感情や精神的状態の変化によっても姿勢は影響を受ける．

悲しみの感情や抑うつ気分があると，頭部および両肩を結ぶラインの側方傾斜が増加することや，肩甲帯が前突した姿勢になりやすいことが報告されている[21,22]．

3. 評価のポイント

a. 姿勢障害の評価の考え方

整形外科的疾患などで症状が限局していても，全身の姿勢を必ず評価する．

症状やアライメント異常を呈する部位が明確で

あったとしても，その周辺のアライメントを評価するだけでは不十分である．なぜなら，後述するように身体各部位のアライメントは全身としてバランスを維持するように協調しており，局所の症状やアライメント異常が離れた部位のアライメント異常を原因として生じていることは少なくないためである．姿勢の評価では，まず全体的な印象を捉えることから始めて，次に身体を大きなセグメントに分けてその特徴を捉え，徐々に局所の詳細な評価へと進める．

また，座位や臥位，前屈姿勢など，立位姿勢以外でも日常生活や仕事において長時間とる姿勢，あるいは，症状が誘発される姿勢があれば，安静立位姿勢に加えてそれらの姿勢の評価も行う．種々の姿勢を評価した場合も，本質的に問題となる局所のアライメント異常は，各姿勢で共通してみられることが多い．歩行やランニングなど動作の障害を評価する際にも，動作の基礎となる姿勢の評価は必須である．

b．姿勢の力学的平衡

姿勢の評価では，外観上のアライメントの問題が強調されやすいが，姿勢障害が各関節や筋あるいは動作に与える影響まで推察するためには，力学的観点からの評価も重要である．

姿勢を力学的観点からとらえるためには，姿勢アライメントの評価と重心あるいは重心線の評価を組み合わせることが必要である．健常者の標準的な立位姿勢では，矢状面において重心線は耳介の近くを通り股関節の中心とほぼ一致し，足長の踵から約40%位置に投影される[23,24]．

重心の投影点を支持基底面内に収めることは，立位保持における必要条件であり，ヒトはその条件を満たすために身体各部位のアライメントを調整して一つの姿勢を作っている．したがって，矢状面においてヒトの身体を上半身と下半身に二分した場合，上半身が前方に変位していると下半身は後方に変位しやすく，逆に上半身が後方に変位していると下半身は前方に変位しやすい[25]．そうすることで，身体重心の変位が最小になるように

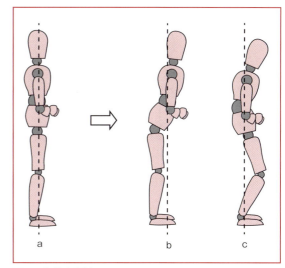

図2 姿勢と関節モーメント
bの姿勢では重心（重心線）が前方変位しており，aの姿勢よりも身体が発揮する関節モーメント（内的関節モーメント）としては，股関節伸展モーメント，膝関節屈曲モーメント，足関節底屈モーメントが増加する．cの姿勢では，aの姿勢よりも股関節屈曲モーメント，膝関節伸展モーメントが増加し，足関節底屈モーメントが減少する（ただし，bやcの姿勢で必ずしも重心が前方・後方へ変位するというわけではない）．

制御されている．上半身と下半身が逆方向に変位しやすい傾向は，前額面においても認められる．すなわち，上半身が左（右）に変位すると，下半身は右（左）に変位しやすくなる．特に，片脚立位など支持基底面が狭い条件ではその傾向がより顕著になる．

さらに，姿勢アライメントと重心（重心線）との位置関係を評価することで，関節モーメントを推定することが可能になる（**図2**）．関節モーメントを推定できれば，関節回りでどの筋群の活動が高まりやすいか推定することができる．また，姿勢が変化した場合に関節への負荷が増加したか減少したかを推察することもできる．

c．姿勢の分類

姿勢の特徴を捉えるために，姿勢を分類することが有用である．

従来，姿勢は，円背や凹円背，平背，スウェイバック姿勢などに分類されることが一般的である[26,27]．このような分類は，主に脊柱彎曲や骨盤

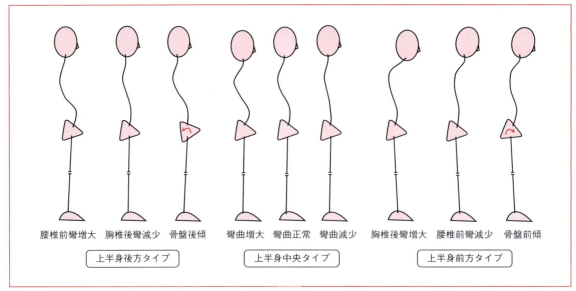

図3 姿勢の分類(文献29)より引用)

傾斜などを中心とした形態的特徴を表現するためには有用であるが，必ずしも力学的観点からの評価にはつながらない．

筆者は，X線画像を用いた評価方法[28]を参考にして，姿勢観察から力学的観点での評価も可能にする目的で，姿勢を大きく3タイプ，小分類を含めると9タイプに分類する方法を用いている（図3）[29]．仙骨に対する上半身の位置から上半身中央タイプと上半身前方タイプ，上半身後方タイプの3つに大別される．小分類については，それぞれのタイプをさらに3つに分け，上半身中央タイプは，胸椎・腰椎の彎曲が正常，増大，減少の3タイプ，上半身後方タイプは，アライメント異常が最も顕著な部位により骨盤後傾，腰椎前彎増大，胸椎後彎減少の3タイプ，上半身前方タイプについては，骨盤前傾，腰椎前彎減少，胸椎後彎増大の3タイプにそれぞれ分類する．

概して，上半身前方タイプでは，身体に対して前方に回転する外的モーメントが加わりやすいため，腰背部や下肢後面の筋群に負荷がかかりやすい．逆に，上半身後方タイプでは，下肢の前面の筋群への負荷が増えやすい．加えて，胸椎後彎や腰椎前彎の増大，骨盤後傾（股関節過伸展）など

アライメント異常が顕著な部位では，外的負荷に抗するために椎間関節や椎間板，関節包・靱帯，筋などの組織へのストレスが増大しやすい．

d. 身体各部位の関連性

身体において特にアライメントが関連しやすい部位としては，足部・下腿，股関節・骨盤・腰椎，胸椎・頸椎・頭部の3部位が挙げられる．

著明な可動域制限や変形などが無い場合の典型的なアライメント変化の関連性を，以下に示す．

足部・下腿については，運動連鎖としてそのアライメントの関連性が古くからよく知られている．立位での足部（距骨下関節）の回内は，下腿の内旋とともに前方・内側変位を生じ，足部の回外は，下腿の外旋，後方・外側変位につながる（図4）．運動連鎖としては，足部の回内は，下腿を通じて膝関節の屈曲・外反・内旋，股関節の屈曲・内転・内旋を生じる[30]．また，後足部のアライメントが正常であっても，後足部に対する前足部の内反が大きいと，前足部が接地した荷重位では前足部の動きに引かれるように後足部が外反し脛骨・大腿骨の内旋を生じやすくなる[31,32]（図5）．

股関節・骨盤・腰椎については，股関節の屈曲（伸展）と骨盤の前傾（後傾），腰椎の前彎（後彎）

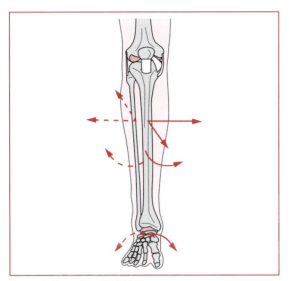

図4 足部・下腿の関連性
足部の回内は，下腿の内旋，前方・内側変位を生じ，足部の回外は，下腿の外旋，後方・外側変位を生じる．

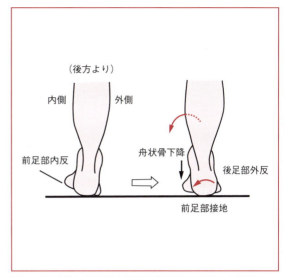

図5 後足部と前足部の関連性と下腿・大腿への影響
後足部に対する前足部の内反があると，前足部が接地した状態で後足部が外反方向に傾きやすく，下腿や大腿の内旋につながりやすい．

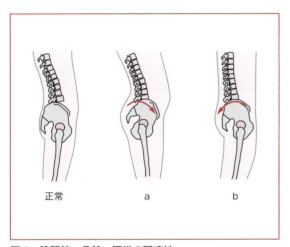

図6 股関節・骨盤・腰椎の関連性
股関節・骨盤・腰椎のアライメントは，相互に関連する．股関節屈曲拘縮（伸展制限）は骨盤前傾と腰椎前彎を増強する（a）．腰椎前彎の減少は，骨盤後傾と股関節過伸展を生じる（b）．

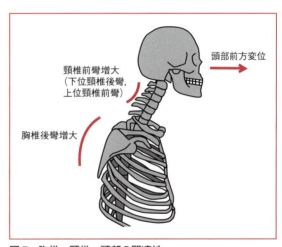

図7 胸椎・頸椎・頭部の関連性
胸椎後彎の増大は，頸椎前彎の増大（ただし，下位頸椎は後彎，上位頸椎は前彎が増大）や頭部前方変位と関連しやすい．

が関連しやすい（図6）．前述のとおり，股関節に可動域制限があると，それに関連して腰椎のアライメントも変化しやすい．アライメントの関連性が強いことは，一方のアライメント異常が他方の障害につながりやすいことも意味しており，このような病態は，hip-spine syndrome として知られている[33]．

胸椎・頸椎・頭部のアライメントの関連性については，胸椎後彎の増大が頸椎前彎の増大と相関すること，胸椎後彎の増大と頭部の前方変位が関係すること，また，頭部の前後位置と頸椎のアライメントの関係について，頭部が直立位にあるときには頸椎は前彎位にあり，頭部が前方変位しているときは下位頸椎が後彎，上位頸椎が前彎位を呈し，その中間の頭部位置では頸椎が直線的になりやすいことなどが挙げられる[34〜37]（図7）．な

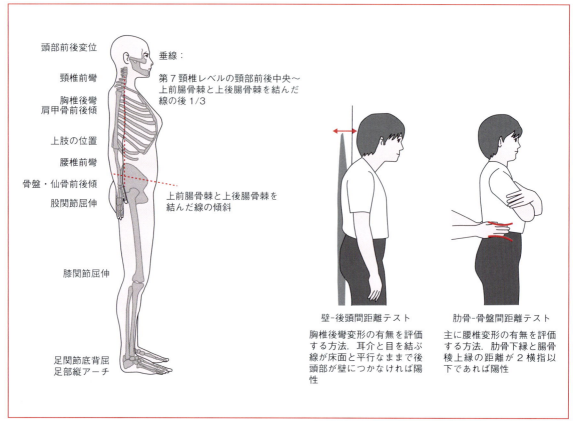

図8 矢状面での姿勢評価のポイント

お，胸椎と腰椎のアライメントは必ずしも関連しない．

このように，身体各部位間のアライメントの関連性を知ることは，症状やアライメント異常の原因となっている部位を特定するために有用である．どこか一部位に症状やアライメント異常があった場合に，その部位とアライメントが関連しやすい部位を含めて評価することで本質的な原因が見つかりやすくなる．

4. 評価の実際

a. 姿勢・アライメントの評価

姿勢・アライメントの評価は，視覚的観察による定性的評価および写真画像での計測やメジャーや角度計を用いた計測などによる定量的評価により行われる．

姿勢は3次元的に捉える必要があるため，平面ごとに定性的・定量的に評価するポイントを述べる．

1) 矢状面での評価のポイント（図8）

矢状面では，上半身と下半身の位置関係，脊柱や骨盤のアライメントを中心に評価する．

まず，姿勢の全体像を把握するために，下半身と上半身との相対的な前後の位置関係を評価する．X線画像による評価では，第7頸椎の椎体から降ろした垂線が仙骨底後縁と一致するのが平均的とされている[38]．体表からの視覚的評価では，第7頸椎の高位の頸部の前後中間から降ろした垂線が上前腸骨棘と上後腸骨棘を結んだ線の後1/3と一致することをおおよその目安にする．

次に，頸椎前彎，胸椎後彎，腰椎前彎の程度，頭部の前後変位，肩甲骨の前後傾，上肢の位置，骨盤・仙骨の前後傾，股・膝・足関節のアライメ

ント（屈曲・過伸展など），足部縦アーチなどを観察する．

胸椎・腰椎の彎曲の程度は，柔軟な素材の定規（フレキシブルルーラー）を脊柱に沿わせてその形状をトレースし計測することで，定量的に評価することもできる．さらに簡便には，壁-後頭間距離テストや肋骨-骨盤間距離テストなどにより，胸椎あるいは腰椎の後彎変形の程度を評価することもできる[39]．

骨盤の前後傾の評価は，上前腸骨棘（anterior superior iliac spine；ASIS）と恥骨結合を結ぶ線の傾きで評価することもできるが，臨床における評価としてはASISと上後腸骨棘（posterior superior iliac spine；PSIS）を結んだ線の傾きによる評価が用いやすい．標準としては，PSISよりASISは下方に位置し，その傾きは約10°である[40,41]．ただし，ASISとPSISの位置は腸骨の骨形態に依存してしまうため，解剖学的な変位としてASISが下方あるいは上方に位置していると，骨盤は前傾あるいは後傾に過剰評価されてしまう．そのため，併せて仙骨の傾きも評価するとよい．仙骨の傾斜は腰椎彎曲と強い関連性があるため，脊柱アライメントとの関連性を考える場合には有用である．仙骨は，欧米人で約40°，日本人で約35°前傾している[42]．

2）前額面での評価のポイント（図9）

前額面では，身体各部位の左右対称性を評価する．

下半身と上半身の相対的な左右変位を観察した後，頭部・胸郭・骨盤の左右変位，脊柱の側彎，下垂した上肢と側腹部との隙間の左右差，肩峰・腸骨稜・大腿骨内外側上顆・膝蓋骨・内外果・舟状骨結節の高低差，肩甲骨のアライメント（挙上・下制，内外転，上下方回旋），股関節内外転，膝関節・踵骨の内外反，下腿踵骨角（leg heel angle），大腿骨・脛骨の彎曲などを観察する．垂線を支持基底面の中央（両足部の中央）に降ろすことで，左右の変位は評価しやすくなる．

肩甲骨のアライメントは，肩甲骨下角の高低差

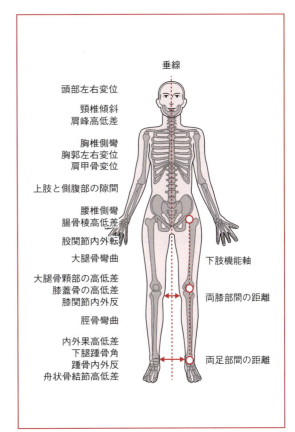

図9 前額面での姿勢評価のポイント

や脊柱から肩甲骨までの距離を計測することなどにより評価することができる．膝関節の内外反アライメントは，X線画像によりfemorotibial angle（FTA）を計測することで正確に評価することができる．また，正常では，X線画像で股関節中心と足関節中心を結ぶ線（下肢機能軸：Mikulicz lineもしくはmechanical axis）が膝関節のほぼ中心を通過する．下肢機能軸よりも膝関節が内側にあれば内反膝，外側にあれば外反膝となる．簡便には，両足部内側をつけて立った際の両膝部間の距離，あるいは両膝をつけて立った際の両足部間の距離を計測することで，それぞれ内反膝，外反膝の程度を評価することができる．両膝間が約4cm以上離れていれば内反膝，両足部間が約9～10cm以上離れていれば外反膝と判断する[43]．

3）水平面での評価のポイント

水平面では，各身体部位の回旋変位を評価する．

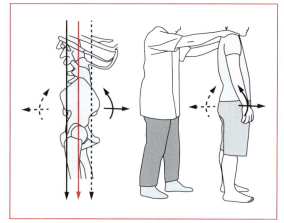

図10 矢状面での上半身と下半身の位置関係の評価
患者の自然な立位に対して，検者が肩部の前後中央で鉛直下向きに軽く力を加える．上半身重心が股関節の直上に位置していれば，荷重に対して骨盤の動きはほとんど観察されない．しかし，上半身が後方に位置している場合，上半身重心は股関節よりも後方に位置するため（黒実線），荷重に対して骨盤が後傾・前方並進する動きが観察される．
（文献29）より引用）

頭頸部，胸郭，骨盤，大腿骨，脛骨，足部の向きの回旋変位，肩甲骨の内外旋変位を評価する．

大腿骨の回旋変位は，大腿骨内外側上顆を結んだ線や膝窩部の水平面での向きにより評価する．脛骨の回旋変位は，脛骨粗面の位置により評価する．足部の向きは，踵と第2趾を結んだ線の向きにより評価する．

> **メモ　左右の非対称性**
> 姿勢アライメントの非対称性が必ずしも問題であるとはいえない．片側の上肢を酷使するスポーツでは，特に障害を有さなくても利き腕側の肩甲骨が内旋変位していることや[44,45]，バイオリン奏者では肩や骨盤の高低差が大きいことなどが報告[46]されている．

b. 力学的観点による姿勢の評価

姿勢アライメントの評価と重心位置の評価を組み合わせて，力学的観点からの評価を行う．

姿勢の評価から関節モーメントなどを推測するためには，重心位置の推定が必要である．しかし，身体重心は身体の質量分布の中心点であり，頭部や体幹，四肢など身体のあらゆる部位の変位から決定されるものであるため，視覚的評価により厳密に重心位置を推定することは不可能である．ただし，臨床的な評価においては，基準となる位置よりも前後，左右のどの方向へ重心が変位しているかがわかれば十分であることが多い．その点では，臨床評価のために簡略化して，上半身重心と下半身重心の位置の評価から身体重心位置を評価する方法が有用である[47]．

さらに，姿勢の分類にもつながる上半身と下半身の位置関係を評価するために，患者の立位姿勢に負荷を加えてその反応を観察する方法もある．セラピストが患者の上半身に鉛直下向きの力を軽く加え，骨盤の動き（回転・並進）を観察する方法である（図10）．上半身重心が股関節の直上に位置していれば骨盤に動きはみられないが，上半身前方タイプでは，骨盤は前傾・後方並進しやすく，上半身後方タイプでは，骨盤は後傾・前方並進しやすい．

> **メモ　上半身重心と下半身重心**
> 身体を重心の高さで上下に二分し，上半身重心（身体1/4分割点）と下半身重心（身体3/4分割点）を観察し，それらの中点を身体重心とみなす方法が提唱されている[47]．上半身重心は第7～9胸椎の高さ，下半身重心は大腿を1/2と中上1/3に分けた間の高さになる．

c. 機器を用いた姿勢の評価

1）姿勢アライメントの評価

精度の高い評価を行うためには，X線画像や専用の機器を用いた計測が必要である．

脊柱や上下肢の関節など骨格のアライメントの評価は，X線あるいはCT画像などを用いた評価が最も信頼できる．

また，歩行などの動作の評価と合わせて姿勢の評価を行う場合には，光学式カメラなどを含む3次元動作解析装置を利用する場合もある．放射線被曝がなく，スペースの制限を気にせずにさまざまな姿勢を3次元的に評価できる利点がある．しかし，体表に貼付したマーカーからの推定になるため，骨格のアライメント評価としてはX線やCT画像などと比べて精度は劣る．

脊柱から骨盤までのアライメント評価には，スパイナルマウス（インデックス社製）など小型の

測定機器も，非侵襲的かつ簡便で信頼性も高いため有用である[48]．

2) 重心位置の評価

3次元動作解析装置のほか，簡便には重心動揺計を用いて評価することができる．

身体重心は身体の質量分布の中心点であるため，3次元動作解析装置を用いれば，身体の各セグメントの空間における位置を計測することにより，重心位置を求めることができる．

また，簡便には，静止立位時の重心線の位置の推定に重心動揺計も利用できる．重心動揺計は，安静時の足圧中心の変位を記録する機器であり重心位置を測定するものではない．しかし，立位を保持しているある一定時間における足圧中心変位の中心点（平均点）は，重心の投影点の中心点とほぼ一致している．したがって，決められた位置に踵を合わせて静止立位時の足圧中心の動揺を一定時間記録すれば，支持基底面内における重心の投影点の位置がわかる．

文献

1) Kendall FP et al：Muscles. Testing and Function with Posture and Pain, 5th ed, Lippincott Williams & Wilkins, Baltimore, 2005
2) Harrison RA et al：Osteoporosis-related kyphosis and impairments in pulmonary function：A systematic review. J Bone Miner Res 22：447-457, 2007
3) Lombardi I Jr et al：Evaluation of pulmonary function and quality of life in women with osteoporosis. Osteoporos Int 16：1247-1253, 2005
4) Leech JA et al：Relationship of lung function to severity of osteoporosis in women. Am Rev Respir Dis 141：68-71, 1990
5) McMaster MJ et al：Lung function in congenital kyphosis and kyphoscoliosis. J Spinal Disord Tech 20：203-208, 2007
6) de Groot MH et al：Testing postural control among various osteoporotic patient groups：a literature review. Geriatr Gerontol Int 12：573-585, 2012
7) Ishikawa Y et al：Spinal sagittal contour affecting falls：Cut-off value of the lumbar spine for falls. Gait Posture 38：260-263, 2013
8) Hirose D et al：Posture of the trunk in the sagittal plane is associated with gait in community-dwelling elderly population. Clin Biomech 19：57-63, 2004
9) Kado DM et al：Hyperkyphotic posture and poor physical functional ability in older community-dwelling men and women：The rancho bernardo study. J Gerontol 60A：633-637, 2005
10) Miyazaki J et al：Lumbar lordosis angle (LLA) and leg strength predict walking ability in elderly males. Arch Gerontol Geriatr 56：141-147, 2013
11) Masaki M et al：Association of walking speed with sagittal spinal alignment, muscle thickness, and echo intensity of lumbar back muscles in middle-aged and elderly women. Aging Clin Exp Res, 2015 [Epub ahead of print]
12) Matsuoka H et al：Radiographic assessment of sagittal spinal alignment to correlate standards classified by age and low back pain. J Tokyo Med Univ 62：64-71, 2004
13) 仲田和正：高齢者の姿勢．医学のあゆみ 236：482-486, 2011
14) 上杉勇貴ほか：Hip-Spine Syndrome（第12報）～変形性股関節症患者の骨盤傾斜～．整外と災外 56：558-561, 2007
15) 西村 純ほか：変形性股関節症患者の股関節機能と前額面上における骨盤および脊柱のアライメントの関連性．Hip Joint 36：60-62, 2010
16) Been E et al：Lumbar lordosis. Spine J 14：87-97, 2014
17) Christensen ST et al：Spinal curve and health：A systematic critical review of the epidemiological literature dealing with associations between sagittal spinal curves and health. J Manipulative Physiol Ther 31：690-714, 2008
18) Verheyden G et al：Postural alignment is altered in people with cronic stroke and related to motor and functional performance. J Neurol Phys Ther 38：239-245, 2014
19) Doherty KM et al：Postural deformities in Parkinson's disease. Lancet Neurol 10：538-549, 2011
20) Betsch M et al：Spinal posture and pelvic position during pregnancy：a prospective rasterstereographic pilot study. Eur Spine J 24：1282-1288, 2015
21) Rosario JL et al：Can sadness alter posture? J Bodyw Mov Ther 17：328-331, 2013
22) Rosario JL et al：Differences and similarities in postural alterations caused by sadness and depression. J Bodyw Mov Ther 18：540-544, 2014
23) Steffen JS et al：3D postural balance with regard to gravity line：An evaluation in the transversal plane on 93 patients and 23 asymptomatic volunteers. Eur Spine J 19：760-767, 2010
24) 原田 孝ほか：高齢者の姿勢．脊柱変形と重心線の位置．総合リハ 22：133-136, 1994
25) Lafage V et al：Standing balance and sagittal plane spinal deformity. Analysis of spinopelvic and gravity line parameters. Spine 33：1572-1578, 2008
26) Staffel F：Die menschlichen Haltungs Typen, Bergman JF, Wiesbaden, 1889
27) Wiles P：Postural deformities of anteroposterior curves of the spine. Lancet 299：911-919, 1937
28) 金村徳相ほか：立位姿勢と腰痛．X線学的立位脊柱アライメントからみた立位姿勢の分類．脊椎脊髄 25：391-398, 2012
29) 建内宏重：姿勢障害に対する運動療法．運動療法学

障害別アプローチの理論と実際，市橋則明編，第2版，文光堂，東京，337-354, 2014

30) 市橋則明：運動学の基礎知識．運動療法学　障害別アプローチの理論と実際，第2版，市橋則明編，文光堂，東京，2-34, 2014

31) Buchanan KR et al：The relationship between forefoot, midfoot, and rearfoot static alignment in pain-free individuals. J Orthop Sports Phys Ther 35：559-566, 2005

32) Silva RS et al：The effects of forefoot varus on hip and knee kinematics during single-leg squat. Man Ther 20：79-83, 2015

33) Offierski CM et al：Hip-spine syndrome. Spine 8：316-321, 1983

34) 遠藤健司ほか：頚椎前弯と脊椎矢状面アライメントの関係．東日本整災会誌 22：8-11, 2010

35) Lee SH et al：Factors determining cervical spine sagittal balance in asymptomatic adults：correlation with spinopelvic balance and thoracic inlet alignment. Spine J 15：705-712, 2013

36) Quek J et al：Effects of thoracic kyphosis and forward head posture on cervical range of motion in older adults. Man Ther 18：65-71, 2013

37) Visscher CM et al：The relationship between posture and curvature of the cervical spine. J Manipulative Physiol Ther 21：388-391, 1998

38) Jackson RP et al：Radiographic analysis of sagittal plane alignment and balance in standing volunteers and patients with low back pain matched for age, sex, and size. Spine 19：1611-1618, 1994

39) Green AD et al：Does this woman have osteoporosis? JAMA 292：2890-2900, 2004

40) Ferreira EA et al：Quantitative assessment of postural alignment in young adults based on photographs of anterior, posterior, and lateral views. J Manipulative Physiol Ther 34：371-380, 2011

41) Krawczky B et al：A systematic review of the angular values obtained by computerized photogrammetry in sagittal plane：A proposal for reference values. Manipulative Physiol Ther 37：269-275, 2014

42) 金村徳相ほか：立位脊柱矢状面 alignment. 日本人の基準値と欧米人の比較．J Spine Res 2：52-58, 2011

43) Magee DJ：Hip. Orthopedic Physical Assessment, 4th ed, Elsevier, St. Louis, 607-659, 2006

44) Oyama S et al：Asymmetric resting scapular posture in healthy overhead athletes. J Athl Train 43：565-570, 2008

45) Ribeiro A et al：Resting scapular posture in healthy overhead throwing athletes. Man Ther 18：547-550, 2013

46) Barczyk-Pawelec K et al：Anteriorposterior spinal curvatures and magnitude of asymmetry in the trunk in musicians playing the violin compared with nonmusicians. J Manipulative Physiol Ther 35：319-326, 2012

47) 福井　勉：力学的平衡理論，力学的平衡訓練．整形外科理学療法の理論と技術，山嵜　勉編，メジカルビュー社，東京，172-201, 1997

48) Barrett E et al：Reliability and validity of non-radiographic methods of thoracic kyphosis measurement：A systematic review. Man Ther 19：10-17, 2014

〔建内宏重〕

9 歩行障害の評価

1. 歩行障害とは

a. 歩行障害の考え方

歩行障害の評価は，理学療法評価の中でも最も重要でかつ最も難易度が高い評価項目の一つである．

歩行は，ヒトが日常生活を営む上で最も基本的な動作であり，神経系や筋骨格系，感覚系などさまざまな機能が協調的に作用してはじめて可能になるとても高度な運動である．したがって，理学療法の対象となる患者の多くで歩行障害が問題となり，歩行評価の重要度は高い．

歩行障害は，さまざまな観点で評価される．歩行の自立度や実用性，歩行速度，左右対称性，安定性，持久性，歩容など，患者によって歩行障害の内容は異なる．そのため，多角的に評価を進めるとともに患者に応じて評価内容を選定することが大切である．

このように，歩行評価は重要であり，問題点の抽出や治療効果判定などさまざまな目的で実施されるが，最も難易度が高い評価項目でもある．ここでは，歩行に関する基礎的知識および歩行障害の原因について整理し，実際的な歩行評価の方法を解説する．

b. 歩行障害の段階

歩行障害を評価するうえで，歩行障害に伴う3つのステージを意識することが重要である．

関節機能の異常や運動麻痺など何らかの機能障害を契機として歩行障害が生じた場合，互いにオーバーラップはするが，機能障害が歩行に直接的に反映されるステージ1，機能障害を代償するステージ2，代償によっても活動性が制限されるステージ3のいずれかに該当することが多い．評価にあたっては，患者が現在どの状態にあるかを考えることが大切である．

例えば，何らかの原因で膝伸展筋の筋力低下が生じた場合，直接的な影響としては，立脚期の膝折れや歩行速度の低下，歩行の不安定性が生じる（ステージ1）．しかし，そのような状態は動作能力を著しく低下させ病態の悪化をも招きかねない．そこで通常は，膝伸展筋の機能を代償するために，膝関節を過伸展位で荷重したり体幹を前傾させたりする代償がみられ，跛行を呈しながらも安全な歩行が獲得される（ステージ2）．ただし，必ずしも適切な代償が行われる場合ばかりではなく，機能障害が助長される歩行になっている場合もあるため，慎重な評価が必要である．さらに，代償しても歩行障害によって日常の活動性が制限され，運動機能にさらなる支障をきたす状況になることも多い（ステージ3）．歩容の問題など限定的な側面だけではなく，包括的な評価の中で歩行障害を捉えるべきである．

2. 歩行障害の原因

歩行は，環境や履物などの外的要因とともに，加齢や種々の筋骨格系，神経系および呼吸器系障害，肥満や妊娠による体型の変化など，さまざまな内的要因の影響を受けて変化する．

ここでは，内的要因ごとに，典型的な歩行の変化について述べる．

a. 加齢による歩行変化

加齢による歩行の変化としては，歩行速度および歩幅の低下と歩行周期における単脚支持期の割合の低下と二重支持期の割合の増加が生じる[1]．歩行中の運動学的変化としては，股関節伸展角度や足関節底屈角度の減少が生じやすい[2]．また，歩行中の運動力学的変化としては，足関節底屈筋による力発揮が低下しやすい一方，股関節伸展筋および屈曲筋による力発揮は高齢者の方が若年者よりも増加する傾向にある[1,3]．

さらに，加齢に伴い立脚期時間や歩幅などの変動も大きくなる．高齢者の中でも転倒を経験したことがある者の方がそうでない者よりも変動が大

きくなることも知られている[4]．また，歩行に加えて認知課題を行う二重課題条件下では，特に認知機能に障害を有する高齢者において，歩行速度の低下や歩行の変動性が増加する現象がみられることがある[5]．

> **メモ　二重課題（デュアルタスク）**
> 二重課題としての認知課題としては，計算課題（例：100から2を順に引いて答えさせる）や，語流暢性課題（例：動物や野菜の名前を挙げさせる）などが用いられる．

b. 筋骨格系障害による歩行変化

筋骨格系障害では，疼痛が最も大きな問題であり，荷重時に疼痛があれば患側の立脚時間は短縮する．

変形性関節症では，病期が進行するにつれて疼痛とともに変形，筋力低下などさまざまな機能障害をきたし，著明な歩行障害を呈する．変形性膝関節症では，歩行速度やストライド長，歩行率の低下に加えて，内反膝変形に伴い外的膝関節内反モーメントが増加しやすい．しかし実際には，体幹の支持側への傾斜など，膝関節への過剰な負荷を抑えるための代償的な歩行を呈することが多いため，必ずしも歩行時の膝関節内反モーメントが増加するわけではない[6]．変形性股関節症においても，主にストライド長の低下による歩行速度の低下とともに，股関節伸展角度の減少，内的股関節屈曲・伸展，外転，内・外旋モーメントの減少がみられる．また代償として，骨盤の前傾や体幹の支持側への傾斜も観察されることが多い[7,8]．

腰痛患者では，個人差が大きいものの，歩行速度の低下とともに歩行時の腰椎部での回旋運動が減少することが報告されている[9]．これは，腰部を保護するための代償と考えられる．

> **メモ　外的膝関節内反モーメント**
> 前額面において床反力が膝関節中心の内側を通過すると，膝関節には外力により内反させられるモーメントが加わる．このモーメントを外的膝関節内反モーメントと呼ぶ．外的膝関節内反モーメントは，変形性膝関節症における膝関節負荷や疾患進行と関連するとされ重視されている．

> **メモ　Trendelenburg徴候**
> 股関節外転筋の筋力低下により，片脚立位で下肢挙上側の骨盤が下制する現象をTrendelenburg徴候といい，歩行時にも同様の現象がみられることがある．しかし，実際には，代償として体幹や骨盤の支持側への傾斜がみられ，骨盤の下制はみられないことも多い．

c. 神経系障害による歩行変化

中枢神経障害である片麻痺患者[10]においては，一般に歩行速度の低下および左右非対称性が顕著となり，障害の程度により個人差があるものの，麻痺側の立脚期および麻痺側の歩幅が短縮しやすい．運動学的変化としては，股関節伸展角度の減少，および接地時の足関節背屈角度の減少と蹴り出し時の足関節底屈角度の減少がみられる．また，膝関節については，立脚期に屈曲位を呈する場合もあれば，過伸展位を呈し振り出し時の膝屈曲が不十分になる場合もある．麻痺側の遊脚期には，体幹の支持側への傾斜や骨盤の挙上，下肢を外側に円弧を描くように振り出す分回し歩行などを呈する．また，感覚障害は歩行動作の再学習に重大な問題を生じ，歩行障害が残存しやすい．

パーキンソン病患者[11]では，特に歩幅の減少（小刻み歩行）が顕著でありそれが歩行速度低下の原因となる．また疾患の進行に伴い，歩行開始時や歩行中，あるいは方向転換時などに足が出にくくなるすくみ足歩行（freezing of gait）や，すり足歩行（shuffling gait），歩行中に短い歩幅で急に加速する加速歩行（festinating gait）など特徴的な歩行を呈する．

小脳性失調による歩行[12]では，複数の筋を協調させて運動を行うことが困難になるため，千鳥足のように左右にふらつきながら歩行（酩酊歩行）し，歩幅は大きく変動し両脚支持期が長くなる．また，体幹も前後左右に不安定となる．その代償として，歩隔を広くした歩行になりやすく，継ぎ足歩行では不安定性がより顕著となる．上肢のスムーズな振りもみられなくなり，両上肢を外転させてバランスをとる場合もある．歩行速度は一般に低下するが，速く歩く方が安定する場合もある．

末梢神経障害においては，麻痺した筋の影響により関節運動の異常やそれに対する代償歩行が観察される．腓骨神経麻痺では，下垂足（drop foot），およびそれに対する代償として下肢を高く持ち上げて振り出す鶏歩（steppage gait）などの麻痺性歩行を呈する．

> **メモ　stiff knee gait**
> 片麻痺患者などで，歩行時に必要な膝関節屈曲が減少し下肢が棒状になった歩行を stiff knee gait と呼ぶ．変形性膝関節症や人工膝関節置換術後にもみられる．

d. 呼吸器障害による歩行変化

慢性閉塞性肺疾患（chronic obstructive pulmonary disease：COPD）では，呼吸困難感や運動耐容能の低下により，歩行能力とりわけ持久性に問題が生じる．持久性の評価には，6分間歩行試験が最もよく用いられ，COPD患者では歩行距離の減少がみられる．350m未満がpoor，200m未満がvery poorとされている[13]．

一方，4mの歩行路で計測された歩行速度が6分間歩行試験で評価されたCOPD患者の運動耐容能と強く相関することも知られており，臨床における簡便な評価として4m歩行速度は有用である．4m歩行速度0.9m/秒未満が6分間歩行距離350m未満と関連し，4m歩行速度0.8m/秒未満が6分間歩行距離200m未満と関連する[14]．

e. 肥満や妊娠による歩行変化

肥満による歩行の変化としては，歩幅と歩調の低下による歩行速度の低下，単脚支持期の減少と二重支持期の増加，歩隔の増加などが挙げられる[15]．また，通常，体重の増加に伴って下肢関節に加わる外的モーメントや圧迫力は増加する．しかし，立脚期の股・膝関節の屈曲角度は肥満者で減少し，同じ歩行速度で比較しても標準的な体重の者と肥満者で膝関節や股関節への負荷は変化しないという報告もある[16]．過体重に伴う関節への過剰な負荷を防ぐために代償的に歩容を変化させていることが窺える．

また，妊娠に伴い歩行が変化することも報告されており[17]，歩行速度や歩幅，歩調の減少とともに，不安定性を代償するための歩隔および二重支持期の増加がみられる．また，姿勢の変化に伴い骨盤前傾と腰椎前彎が歩行時にも増大するとともに，前額面・水平面での骨盤の運動は減少する．

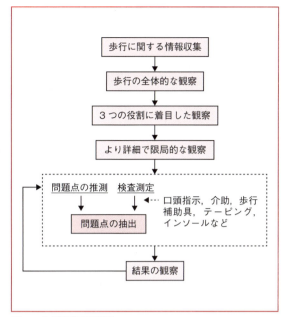

図1　歩行評価の手順

3. 評価のポイント

a. 歩行評価の手順

歩行障害の評価は，問題点を特定するための検査測定や簡易的な治療介入などを含めて実施する[18]．

歩行分析を含む評価の流れを**図1**に示す．歩行観察の結果から歩行障害の原因を推測し，検査測定の結果と統合させて問題点を抽出する．

また，問題点をより明確にするためには，原因と思われる問題を改善（変化）させることによる歩行の変化を観察することが最も確実である．即時的変化を求めるために，セラピストの口頭指示や部分的な介助，歩行補助具や弾性包帯，テーピング，インソールなどの有無で歩行の変化を観察する．このような手順を繰り返し行うことにより，歩行における問題点の抽出とその解決方法の

表1 歩行周期と身体が行う仕事

立脚・遊脚期	身体が行う仕事	相	身体各部位の主な作用	対応する反対側の相
立脚期 stance phase 0～62%	荷重の受け継ぎ	初期接地 initial contact（IC）0%	足背屈筋の伸張性収縮で足底屈を制動 遊脚終期から続く膝屈筋と広筋群（内・外側・中間広筋），股伸展筋群，体幹伸展筋群がICからLRにかけての外力に抗するため活動する	前遊脚期（PSw）
		荷重応答期 loading response（LR）0～12%	衝撃を吸収し身体重心を上昇させる作用が必要 足背屈筋，広筋群，股関節伸展・外転筋群が最も強く活動する時期	
	単脚支持	立脚中期 mid stance（MSt）12～31%	足部上での脛骨の前方傾斜にともない足底屈筋群が活動 股関節は外転筋群が骨盤の保持のために活動を継続 立脚中期後半には股屈筋が活動を開始する	遊脚初期（ISw）遊脚中期（MSw）
		立脚終期 terminal stance（TSt）31～50%	足底屈筋群の活動が最大となる 距骨下関節の回外により，足部の剛性が高まる	遊脚終期（TSw）
両脚支持期 double limb stance	遊脚肢の前方移動	前遊脚期 pre-swing（PSw）50～62%	中足趾節間関節伸展位で足趾が床面に接地し，遊脚の準備とともに反対側への荷重移行をスムーズに行う 足底屈筋の残存的活動とともに股屈筋群の活動も継続し，遊脚に向けた膝関節屈曲が生じる 大腿直筋が膝関節の過度な屈曲を制動	初期接地（IC）荷重応答期（LR）
遊脚期 swing phase 62～100%		遊脚初期 initial swing（ISw）62～75%	遊脚のための股屈筋群の活動が継続 足部クリアランスのための足背屈筋の活動が生じる	立脚中期（MSt）
		遊脚中期 mid swing（MSw）75～87%	足背屈筋群の活動が継続 膝関節はほぼ受動的に伸展	立脚中期（MSt）
		遊脚終期 terminal swing（TSw）87～100%	股屈曲と膝伸展はハムストリングスの伸張性収縮により制動 足背屈筋群の活動は継続 広筋群は立脚期への移行に備えて活動を開始	立脚終期（TSt）

判断が可能になる．

b. 歩行周期および身体が行う3つの仕事[19]

歩行周期とともに歩行周期において身体が行うべき3つの仕事に注目する．

歩行周期の分け方は，ランチョ・ロス・アミーゴ方式が一般的である．歩行周期は立脚期と遊脚期に分けられ，立脚期はさらに5つ，遊脚期は3つの相に分けられる（表1）．

歩行周期は8相に分けられるが，歩行中に身体が行うべき仕事は，主に，荷重受け継ぎ，単脚支持，遊脚肢の前方移動の3つである（表1）．

荷重受け継ぎは，身体に対して最も大きな衝撃が加わる時期である．衝撃の吸収と単脚支持に向けた重心の前上方への加速を行う必要がある．

単脚支持では，適切に配列された上半身と支持脚により身体重心は倒立振子運動を行い，足底での荷重点は中足趾節関節部まで前方移動を続ける．

遊脚肢の前方移動は，立脚期に分類される前遊脚期から始まる．股関節屈曲筋と足関節底屈筋の作用により振り出しに向けた膝関節の適切な屈曲が作られ，遊脚期では足部のクリアランスの確保，そして遊脚期の後半では荷重受け継ぎに向けた準備が始まる．

> **メモ　歩行時の重心の動き**
> 重心の位置は，両脚支持期に最も低くなり単脚支持期に高くなる．重心の歩行時の挙動は，通常の振子が上下反転した倒立振子運動に例えられる．

c. 歩行周期における対側の相および前後の相

　異常が観察された歩行周期について，それが対側のどの相に相当するか，また，その前後にどのような相があるかを考えることが大切である（表1）．

　特に，体幹や骨盤などの動きの異常は，身体の左右両方から影響を受ける．例えば，左立脚中期に体幹の左傾斜を認めた場合，左下肢の支持性低下や疼痛など左下肢に問題がある場合もあるが，その時期に右側は遊脚初期から中期に相当するため右下肢の振り出しやクリアランスを代償するために体幹の左傾斜が生じている可能性もある．

　また，ある歩行周期に異常を認めた場合，それがその前後の歩行周期における問題と関連していることが多い．例えば，遊脚中期や終期に体幹の前傾を認めた場合，それは遊脚中期や終期における問題ではなく，その後の荷重応答期において膝関節伸展筋への負荷を減らすために，あらかじめ代償的に体幹を前傾させ立脚期に入ることで外的膝関節屈曲モーメントの減少を図っている可能性もある．その他，立脚中期や終期の股関節伸展の不足が，荷重応答期における身体重心の前上方への加速の不足により生じている場合などもある．

> **メモ　クリアランス**
> 歩行時は，足部が床面を擦らないように通常10～20mmの間隔で制御されている．加齢変化あるいは転倒経験者での変化として，足部と床面との距離の変動が大きくなるとされている[20]．

d. 条件を変化させた歩行の評価

　条件を変化させた歩行の評価を加えると，問題点がわかりやすくなる．

　歩行評価では，任意の歩行速度での直線歩行の観察を行うことが一般的である．しかし，歩行速度や進行方向，床面の変化，障害物や認知課題の付加など，歩行に関する条件を変化させることで，歩行評価におけるいわばストレステストを行うことができる．速い速度の歩行では，通常，筋力や関節機能への依存度が高くなるため，筋力低下や関節痛を有する患者ではより問題が明確になりやすい．一方，バランス能力の低下した患者では，方向転換を含む歩行や柔らかい床面での歩行，障害物を避けたり跨いだりする歩行などにより，より歩行障害が顕著になりやすい．

　また，日常生活での移動動作を広く評価するという観点において，Timed Up and Go test（TUG）や，階段昇降，物を持ちながらの歩行，屋外歩行など，必要に応じて応用動作の評価も実施する．

4. 評価の実際

　歩行の評価は，主に情報収集や視覚的観察による定性的評価とともに，可能な限り定量的評価も組み合わせて実施する．

a. 歩行の定性的評価

1）歩行に関する情報収集

　詳細な歩行評価を行う前に，歩行の自立度や必要な介助の程度，歩行補助具の必要性などについて把握する．また，患者本人が移動動作全般に対して感じている問題や不安，日常生活において屋内・屋外で実際に行っている移動方法やその頻度などを聴取する．

　歩行評価は，ある一定時間，繰り返し歩行を行ってもらう必要があるため，評価に際しては，強い疲労や疼痛の増悪などに十分に注意する．

2）歩行の視覚的評価

　a）歩行の全体的な観察

　視覚的評価のはじめは，まず，歩行動作を大局的に捉える目的で，局所の細かな運動学的異常よりも，歩行の速度や安定性，リズム，左右差などの歩行動作全体から受ける印象を形成するように観察する．

　b）3つの役割に着目した観察

　歩行周期8期のどの時期に異常が生じているか

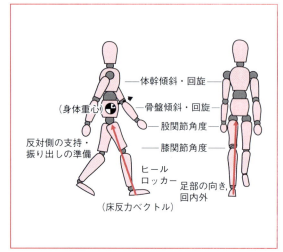

図2 「荷重受け継ぎ」の観察ポイント

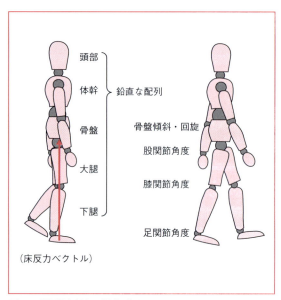

図3 「単脚支持」の観察ポイント

を的確に見極めることは，非常に難易度が高い．そのため，臨床における評価としては，身体の主な3つの役割のうちでどの部分に問題があるかを判断するように観察し，異常な動きが明確になればより限局的な観察へと順に評価を進める．

屈伸（前後傾）は矢状面で，内外転（側方傾斜）は前額面で，回旋は前額面と矢状面の両方から観察する．

なお，骨盤に関しては，視覚的評価のみでは動きを捉えることが困難であることも多いため，動きを制限したり補助したりしないように注意しながら，骨盤を軽く把持し一緒に歩きながら動きを確認するとよい．

(1)「荷重受け継ぎ」の観察（図2）

身体に急激に加わる外力への対応を観察する．最も多く歩行パターンの異常がみられる時期でもある．

ヒールロッカー（床面と踵の接点を中心とした下腿と足部の前下方への回転）[21] の異常があると，衝撃吸収がうまく行われず重心移動や膝より近位側の動きに異常をきたす．

運動学的変化としては，足部の向きや回内外，膝・股関節の角度や骨盤・体幹の傾斜・回旋などを中心に観察する．

あわせて，重心の前上方への動きおよび床反力ベクトルと下肢各関節との位置関係を観察する．重心は目に見えないため評価が容易ではないが，体幹の前傾・側屈や骨盤の後退，股・膝関節の過屈曲など，重心の前上方移動を阻害する動きが生じていないか観察する．また，床反力ベクトルも正確な位置の判断は難しいが，およそ足部と床面との接点から身体重心の方向にベクトルが向いていると考えればよい．床反力と下肢各関節との位置関係から，下肢各関節における関節モーメントの増減を推測する．

また，反対側の立脚終期から前遊脚期に問題があると，急激な荷重の移行が生じ衝撃がより大きくなりやすく，異常な動きの原因となる．

> **メモ　関節モーメントの臨床的判断**
> 臨床の評価においては，床反力ベクトルと関節の位置関係から関節モーメントを推定する．仮に，床反力ベクトルが関節の後方にあれば，前方の筋群が力を発揮して姿勢を保持していると考える．

(2)「単脚支持」の観察（図3）

アンクルロッカー（足関節を中心とした下腿の前方への回転）とフォアフットロッカー（中足趾節間関節を中心とした回転）[21] により，滞ること

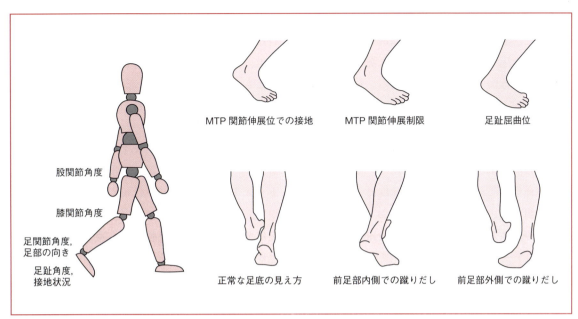

図4 「遊脚肢の前方移動」の観察ポイント

なく身体が前方へ回転しているか確認する．下腿の前方回旋が阻害されると，体幹の前傾などにより代償されることが多い．

立脚中期に，頭部，体幹，骨盤，大腿，下腿が鉛直に配列されているか観察する．配列が崩れている場合は重心の上昇が阻害されるとともに，床反力ベクトルと関節との位置が乖離するため，下肢関節や体幹部に過剰な負荷が生じてしまう．

立脚終期では，床反力を身体の後方から受け重心を前方へ加速する必要があるため，股・膝関節の適切な伸展と踵の浮き上がりを伴い足部が身体よりも後方に位置しているかを観察する．また，代償として，骨盤の前傾や後方回旋が過剰に生じていないかを観察する．

(3)「遊脚肢の前方移動」の観察（**図4**）

立脚期に含まれる前遊脚期の制御が重要である．股・膝関節は屈曲方向に，足関節は底屈方向に運動するが，中足趾節間関節は伸展位のまま接地している．足趾の変形や伸展制限があると遊脚への移行が阻害される．蹴り出し時の足部の向きを見ることで，足圧中心の変位を評価することもできる．この時期の動きに異常が観察されれば，必ず裸足での歩行を観察する必要がある．

遊脚期での下肢の運動は二重振子運動に例えられる．前遊脚期から膝関節は屈曲を開始し，遊脚中期から終期にかけて大腿の減速とともに膝関節の伸展が生じる．膝屈曲の減少や下垂足，尖足などによりクリアランスが阻害されると，骨盤の挙上や体幹の傾斜などの代償が観察される．

> **メモ** 遊脚肢の二重振子運動
>
> 振子が二つ連なった物を二重振子と呼ぶ．大腿と下腿の重心を錘と見立てて，大腿が前方に加速されると下腿は慣性により後方に残され膝が屈曲し，前方に振り出された下肢で大腿が減速すると慣性により下腿は前方に振り出され膝は伸展する．

b. 歩行の定量的評価

1) 歩行速度の評価

通常，歩行速度は10mの歩行路にて測定する．理想的には，10mの前後に約3m（3歩以上）の予備区間をとり，定常速度の10m区間の歩行にかかる時間をストップウォッチで測定し速度を算出する．測定する距離が長いほうがデータの信頼性は増すものの，近年では4mの歩行路での歩行速度の計測でも信頼性が示されており多く用いられている[22]．

歩行速度は，運動能力の代表的な評価方法である．また，高齢者ではその後の転倒や死亡率に対して重要な因子であり，0.7m/秒未満の歩行速度が高齢者の転倒と関連するとされる．しかし，歩行速度が速ければ転倒しないというわけではなく，0.6m/秒未満の歩行速度は屋内での転倒と関係するものの，1.3m/秒以上の歩行速度は屋外での転倒と関連することが報告されている[23]．

片麻痺患者においては，歩行速度によって日常生活の自立度に差が出るとされており，0.4m/秒未満は屋内での移動のみ（household ambulation），0.4〜0.8m/秒は屋外での限られた移動は可能（limited community ambulation），0.8m/秒より速ければ屋外での歩行が完全に自立（full community ambulation）と分類されている[24]．

2) 歩行の時間的・空間的因子の評価

ストップウォッチによる計測で，歩行速度以外の時間的・距離的因子の簡易的な計測が可能である．

1歩行周期にかかる時間（平均値）は，接地の瞬間にストップウォッチを押し10歩に要する時間を測定して，それを5で割ることで求められる．

歩行速度（m/秒）に1歩行周期時間（秒）を乗じることで，ストライド長の平均値（m）が求まる．

歩調（ケーデンス）は，10歩に要する時間（秒）を測定して1秒当たりの歩数（歩/秒）を算出し，60（秒）を乗じることで求められる．

ただし，正確なストライド長や歩隔，左右差のある対象者で左右別のステップ長を求めたい場合などは，長さのスケールと一緒に歩行をビデオカメラで撮影する必要がある．また，立脚時間や遊脚時間をより正確に求めるには，フットスイッチや床反力計，加速度計などの機器を用いた測定が必要である．

3) 歩行の対称性や安定性の評価

歩行の左右対称性は，時間的・空間的因子を対象としたものや運動学的・運動力学的因子を対象としたものなどさまざまな観点で行われるが，簡便には，立脚時間やステップ距離の左右差を求めることで評価することができる．片側性の整形外科疾患や片麻痺者では，歩行速度などの絶対値よりも，左右の非対称性の改善が治療の目標となることもある．

歩行の安定性は，恒常性の観点から繰り返される運動の変動をみることで評価される．歩行周期の変動を評価するには，ある一定の歩数（最低でも12歩）[22]を記録した際の1歩行周期時間や1ストライド長の標準偏差（ばらつき）を求める．しかし，標準偏差は平均値の影響を受けるため，例えば健常者と患者の比較を行う場合など平均値に差があると考えられる場合は，標準偏差を平均値で除した変動係数（coefficient of variation；CV）を算出して比較する方がよい．歩行の変動は，歩行速度などの一般的な評価指標よりも，より早い段階から歩行障害を抽出できることや，転倒の危険性と関連することなどが報告されている[22]．

1歩ごとの歩行周期時間や立脚時間，ステップ長，ストライド長などを正確に求めるには，前述のとおり機器を用いた測定が必要である．

4) 歩行の持久性の評価

簡便に行う歩行の持久性の評価としては，6分間歩行試験や漸増シャトルウォーキングテストが有用である．70歳前後の高齢日本人における6分間歩行試験の平均的な歩行距離は約500mであるとされている[25]．測定の詳細は，「持久力低下の評価」の項を参照されたい．

また，歩行速度と心拍数から求めるPhysiological Cost Index（PCI）も，歩行時のエネルギー効率を簡便に評価する方法としても用いられる．通常は3分間の連続歩行により測定される．PCI（拍/m）は，歩行後心拍数から安静時心拍数を減じた値（拍/分）を歩行速度（m/分）で除すことで求められる．

5) 歩容の評価

歩容を視覚的に評価して点数化する評価法として，Gait Assessment and Intervention Tool（G.A.I.T.）がある（**表2**）[26]．片麻痺患者の歩容の異常を評価するために開発された信頼性の高い評

表2 Gait Assessment and Intervention Tool (G.A.I.T.)

Gait Assessment and Intervention Tool (G. A. I. T.)

氏名：＿＿＿＿＿＿＿＿＿＿＿＿＿＿＿　日付：＿＿＿＿＿＿＿＿＿＿＿＿＿＿＿　検者：＿＿＿＿＿＿＿＿＿＿＿＿＿＿＿
診断：＿＿＿＿＿＿＿＿＿＿＿＿＿＿＿　患側：＿＿＿＿＿＿＿＿　装置，装具，介助：＿＿＿＿＿＿＿＿＿＿＿＿＿＿＿

立脚および遊脚期　　　　　　　　　　　　スコア

1. 肩の肢位　　　　　　　　　　　　　　　　　　　　　　　　　　　　　　　＿＿＿＿＿

    0＝正常
    1＝異常（あてはまるもの全てにチェック＿＿下制，＿＿挙上，＿＿後退，＿＿前突）

2. 肘関節屈曲　　　　　　　　　　　　　　　　　　　　　　　　　　　　　　＿＿＿＿＿

    0＝＜45°（正常＝約10°）
    1＝45〜90°肘関節屈曲
    2＝＞90°肘関節屈曲

3. 腕の振り　　　　　　　　　　　　　　　　　　　　　　　　　　　　　　　＿＿＿＿＿

    0＝正常
    1＝異常（腕の振りの減少もしくは消失）

4. 体幹アライメント（静的）　　　　　　　　　　　　　　　　　　　　　　　＿＿＿＿＿

    0＝正常な直立位（屈曲や伸展，側屈なし）
    1＝体幹は静的に＿＿屈曲もしくは＿＿伸展
    2＝体幹は静的に＿＿右もしくは＿＿左に側屈
    3＝体幹は＿＿屈曲もしくは＿＿伸展かつ＿＿右もしくは＿＿左に側屈

立脚期

5. 体幹の姿勢/運動（動的）（矢状面）（側面から）　　　　　　　　　　　　　＿＿＿＿＿

    0＝正常（静的な体幹アライメントを維持）
    1＝体幹は＿＿屈曲もしくは＿＿伸展（どちらかにチェック）＜30°
    2＝体幹は＿＿屈曲もしくは＿＿伸展（どちらかにチェック）30°以上

6. 体幹の姿勢/運動（動的）（前額面）（前/後から）　　　　　　　　　　　　＿＿＿＿＿

    0＝正常（静的な体幹アライメントを維持）
    1＝体幹は＿＿右もしくは＿＿左に側屈（どちらかにチェック）＜30°
    2＝体幹は＿＿右もしくは＿＿左に側屈（どちらかにチェック）30°以上

7. 体重移動（頭部，体幹，骨盤の側方移動）（前額面）（前/後から）　　　　　＿＿＿＿＿

    0＝正常な体重移動（立脚肢を約25mm超える）
    1＝体重移動の減少
    2＝体重移動なしかほぼなし
    2＝過剰な体重移動

8. 骨盤の肢位（前額面）（前/後から）　　　　　　　　　　　　　　　　　　　＿＿＿＿＿

    0＝正常（トレンデレンブルグ徴候なし）
    1＝骨盤の反対側の中等度の下制
    2＝骨盤の反対側の重度もしくは突然の下制

9. 股関節伸展（矢状面）（側面から）　　　　　　　　　　　　　　　　　　　＿＿＿＿＿

    0＝正常（初期接地の30°股関節屈曲から立脚中期までに中間位となり，立脚終期に20°伸展位となる）
    1＝立脚中期までに中間位となるが立脚終期中にそれ以上の伸展がみられない
    2＝立脚期を通じて異常（股関節屈曲位のままもしくは著しい伸展）

10. 股関節回旋（前額面）（前/後から）　　　　　　　　　　　　　　　　　　＿＿＿＿＿

    0＝正常（中間位を維持）
    1＝異常，内旋
    1＝異常，外旋

11. 膝関節　初期接地（矢状面）（側面から）　＿＿Aもしくは＿＿Bを選ぶ（チェックする）　＿＿＿＿＿

    A. 膝関節屈曲
       0＝正常（膝関節中間位/過伸展なし）
       1＝5〜15°膝関節屈曲
       2＝＞15°，＜30°膝関節屈曲
       3＝＞30°膝関節屈曲

B. 膝関節伸展
 0＝正常（膝関節中間位/屈曲位なし）
 1＝5〜15°膝関節過伸展
 2＝15°から30°までの膝関節過伸展
 3＝＞30°膝関節過伸展

12. 膝関節　荷重応答期（矢状面）（側面から）　___Aもしくは___Bを選ぶ（チェックする）
 A. 膝関節屈曲
  0＝正常（15°までの屈曲）
  1＝＞15°，＜30°膝関節屈曲
  2＝≧30°膝関節屈曲
 B. 膝関節伸展
  0＝正常（15°までの屈曲）
  1＝膝関節屈曲なし，15°までの膝関節過伸展
  2＝≧15°膝関節過伸展

13. 膝関節　立脚中期（矢状面）（側面から）　___A，___B，___C，___Dから選ぶ（チェックする）
 A. 膝関節屈曲
  0＝正常（踵接地で4°屈曲位，歩行周期の14％で15°まで屈曲）
  1＝立脚中期を通じて5〜15°屈曲；立脚中期に中間位まで達しない
  2＝＞15°，＜30°膝関節屈曲
  3＝≧30°膝関節屈曲
 B. 膝関節伸展
  0＝正常（踵接地で4°屈曲位，歩行周期の14％で15°まで屈曲）
  1＝立脚中期を通じて膝伸展位；過伸展なし
  2＝立脚中期中15°まで膝関節過伸展
  3＝＞15°立脚中期中膝関節過伸展
 C. 膝関節屈曲位からの伸展
  0＝正常（踵接地で4°屈曲位，歩行周期の14％で15°まで屈曲）
  1＝立脚中期の早期は正常な膝関節屈曲，その後中間位まで膝関節伸展
  2＝立脚中期の早期には膝関節屈曲，その後膝関節完全伸展位（中間位もしくはそれを超えて）まで制御されずに伸展，しかし跳ね返るような膝伸展（snapping back）はなし
  3＝立脚中期の早期は膝屈曲位，その後突然強く最終域まで制御されずに伸展
 D. 膝関節伸展位からの屈曲
  0＝正常（踵接地で4°屈曲位，歩行周期の14％で15°まで屈曲）
  1＝立脚中期の早期には膝伸展位を維持，その後遅れて膝屈曲，しかし制御されている
  2＝立脚中期の早期には膝伸展位を維持，その後膝屈曲，制御を失い再び制御される
  3＝立脚中期の早期には膝伸展位を維持，その後制御されず膝折れ（buckles）を生じ代償戦略の使用が必要になる

14. 膝関節　立脚終期/前遊脚期（踵離地から足趾離地まで）（矢状面）（側方から）
  0＝正常（矢状面で35〜45°膝関節屈曲位）
  1＝膝関節屈曲＜35°もしくは＞45°
  2＝膝関節屈曲35〜45°，その後伸展
  3＝期間中膝関節完全伸展位を維持

15. 足関節運動（矢状面）（側方から）　___Aもしくは___Bを選ぶ（チェックする）
 A. 足関節底屈
  0＝正常（踵接地時は足関節中間位，立脚中期の前に10°まで底屈，その後踵離地時に10°背屈）
  1＝初期接地（踵接地）から立脚中期までは正常，しかし立脚中期以降に底屈
  1＝初期接地時に足底接地，立脚中期の前にやや底屈，しかし立脚中期以降に底屈
  2＝初期接地時に足底接地で踵離地まで底屈
  3＝踵接地がなく踵離地まで過剰な底屈
  3＝踵接地かもしくは踵接地がなくその後過剰でかつ（もしくは）早い（立脚中期）底屈（すなわち伸び上がり（vaulting））
 B. 足関節背屈
  0＝正常（踵接地時は足関節中間位，立脚中期の前に10°まで底屈，その後踵離地時に10°背屈）
  1＝立脚中期の直前まで正常，しかし立脚中期以降＞10°背屈
  2＝立脚中期そして立脚終期（踵離地）まで15〜20°背屈
  3＝立脚期を通じて過剰な足関節背屈（＞20°）

表2 つづき

16. 足関節内がえし（前額面）（前/後から）
    0＝正常（立脚期初期にやや内がえし/回外；その後踵離地まで外がえし/回内）
    1＝初期接地時に過剰な足関節内がえし/回外
    2＝初期接地時と立脚中期に過剰な足関節内がえし/回外
    3＝立脚期を通じて過剰な足関節内がえし/回外

17. 立脚終期/前遊脚期（踵離地から足趾離地）の底屈（矢状面）（側方から）
    0＝正常（前遊脚期での背屈位から10°底屈までの適切な蹴り出し）
    1＝足趾離地時に底屈するが部分的な/弱い蹴り出し
    2＝底屈の欠如/不足；蹴り出しなし

18. 足趾の肢位（矢状面）（側方から）
    0＝正常（足趾は中間位）
    1＝過剰な足趾伸展
    1＝鉤爪趾（clawing）

遊脚期

19. 体幹の姿勢/運動（動的）（矢状面）（側面から）
    0＝正常（静的な体幹アライメントを維持）
    1＝体幹は____屈曲もしくは____伸展（どちらかにチェック）＜30°
    2＝体幹は____屈曲もしくは____伸展（どちらかにチェック）30°以上

20. 体幹の姿勢/運動（動的）（前額面）（前/後から）
    0＝正常（静的な体幹アライメントを維持）
    1＝体幹は____右もしくは____左に側屈（どちらかにチェック）＜30°
    2＝体幹は____右もしくは____左に側屈（どちらかにチェック）30°以上

21. 骨盤の肢位（前額面）（前/後から）
    0＝正常（骨盤が比較的水平もしくは遊脚側がやや下制）
    1＝軽度の骨盤の引き上げ（hip hiking）
    2＝中等度から重度の骨盤の引き上げ

22. 骨盤の肢位（矢状面）（側方から）
    0＝正常（前後傾中間位）
    1＝骨盤前傾
    1＝骨盤後傾

23. 下肢の前方への振り出し時の骨盤回旋（水平面）（頭上から）
    0＝正常（遊脚のはじめの5°後方回旋から遊脚終期の5°前方回旋）
    1＝骨盤回旋の減少
    1＝過剰な骨盤回旋
    2＝骨盤回旋の欠如

24. 股関節屈曲（矢状面）（側方から）
    0＝正常（遊脚初期の0°から最大約35°まで股関節屈曲，その後遊脚終期に約25°まで減少；股関節内外転中間位）
    1＝股関節屈曲位から振り出し，しかし正常まで屈曲
    1＝矢状面の股関節屈曲最大＞10°，＜30°
    2＝股関節屈曲最大＞10°，＜30°，股関節外転（例．分回し歩行（circumduction））
    2＝股関節屈曲最大＞10°，＜30°，股関節内転（例．はさみ歩行（scissoring））
    3＝遊脚を通じて0°から10°の股関節屈曲
    3＝股関節屈曲＞35°（過剰な股関節屈曲）

25. 股関節回旋（前額面）（前/後から）
    0＝正常（中間位を維持）
    1＝異常，内旋
    1＝異常，外旋

26. 膝関節　遊脚初期（矢状面）（側方から）
    0＝正常（膝関節屈曲40～60°）
    1＝少なくとも15°膝関節屈曲，しかし膝関節屈曲＜40°
    2＝膝関節屈曲＜15°
    3＝少しも膝関節屈曲しない

表2 つづき

```
27. 膝関節　遊脚中期（矢状面）（側方から）
    0＝正常（膝関節屈曲60°±4°）
    1＝膝関節屈曲 45～55°
    2＝膝関節屈曲 25～45°
    3＝膝関節屈曲 0～25°
28. 膝関節　遊脚終期（矢状面）（側方から）
    0＝正常（膝関節屈曲位から膝関節完全伸展）
    1＝膝関節屈曲位から期間を通じて屈曲位を維持
    1＝膝関節伸展位から期間を通じて伸展位を維持
29. 足関節運動（矢状面）（側方から）
    0＝正常（立脚終期（足趾離地）の底屈から遊脚中期までに中間位；その後初期接地の直前にやや背屈）
    1＝遊脚中期は足関節中間位だが遊脚終期の背屈なし
    2＝遊脚中期の中間位や遊脚終期の背屈なし；期間を通じて底屈
30. 足関節内反（前額面）（前/後から）
    0＝正常（内外反中間位を維持）
    1＝遊脚中に足関節内反位
31. 足趾の肢位（矢状面）（側方から）
    0＝正常（足趾は中間位）
    1＝不十分な足趾伸展
    1＝鉤爪趾（clawing）
コメント：

                                                      トータルスコア＿＿＿＿＿／62
```

（文献26）より引用）

価スコアであり，歩容に関する31項目について2～4段階で評価する．

歩行時の関節角度などを定量的に評価するためには，後述するビデオカメラや電気角度計，3次元動作解析装置などを用いた評価が必要である．

6）二重課題条件下での歩行評価

歩行動作に認知機能がどの程度関与しているかを調べるために，副次課題として認知課題を課した二重課題条件下での歩行の評価が行われる．加齢や認知機能の障害に伴い，二重課題条件下での歩行能力は低下しやすい．認知課題としては，単純反応課題のような比較的容易な課題よりも計算課題や語流暢性課題のような課題のほうが異常を検出しやすい[5]．

実際的には，認知課題に関する指示を与えない快適な速度での歩行の評価に加えて，「快適な速度で歩きながら，同時にできるだけ多くの動物の名前を挙げてください（語流暢性課題）」などの指示を与えた歩行の評価を行う．歩行速度および立脚時間や歩幅の変動性などについて，認知課題を課さない条件に対して認知課題を課した条件での変化率を求める．

リハビリテーション室など整った環境で集中して歩行を行っているときは異常がみられなくても二重課題条件下で歩行能力が低下する場合は，日常生活で複数の課題を同時にこなす環境においては注意が必要であることを意味している．また，そのような場合は，歩行練習に認知課題を付加する必要性も生じる．ただし，転倒経験者とそうでない者の区別や将来の転倒危険性の予測には，単純な歩行評価と二重課題を課した歩行評価とでは明らかな差はないとも報告されており[27]，二重課題条件下の歩行能力低下が必ずしも転倒につながるわけではない．

7）歩行機能の総合的評価

応用動作を含めた歩行機能の総合的評価スコア

表3 Functional Gait Assessment (FGA)

Functional Gait Assessment

必要なもの：印をつけた6m（20フィート），幅30.48cm（12インチ）の歩行路

1. 平地歩行
指示：あなたの普通の速さでここから次の印（6m）まで歩いてください．
(3) 正常：5.5秒以下で6m歩行可能，歩行補助具不要，良好な歩行速度，バランス不良なし，正常な歩行パターン，30.48cmの歩行路の幅を15.24cm以上逸脱しない．
(2) 軽度の障害：5.5秒以上7秒以下で6m歩行可能，歩行補助具使用，遅い歩行速度，軽度の歩行路の逸脱，もしくは30.48cmの歩行路の幅を15.24～25.4cm逸脱．
(1) 中等度の障害：6m歩行可能，遅い歩行速度，異常な歩行パターン，バランス不良あり，もしくは30.48cmの歩行路の幅を25.4～38.1cm逸脱．6mの歩行に7秒以上要する．
(0) 重度の障害：介助なしでは6m歩行不可能，重度の歩行路の逸脱あるいはバランス不良，30.48cmの歩行路の幅を38.1cm以上逸脱もしくは壁に手を触れる．

2. 歩行速度の変化
指示：あなたの普通のペースで歩き始めてください（1.5m）．私が進めと指示したらできるだけ「速く」歩いてください（1.5m）．私が「ゆっくり」と指示したらできるだけゆっくり歩いてください（1.5m）．
(3) 正常：バランスを崩すことや歩行路を逸脱せずに滑らかに歩行速度を変えることが可能．「普通」，「速く」，「ゆっくり」で歩行速度に顕著な差がみられる．30.48cmの歩行路の幅を15.24cm以上逸脱しない．
(2) 軽度の障害：歩行速度を変えることができるが軽度の歩行路の逸脱があり，30.48cmの歩行路の幅を15.24～25.4cm逸脱，もしくは歩行路の逸脱はないが歩行速度を顕著に変えられない，もしくは歩行補助具の使用．
(1) 中等度の障害：歩行速度のわずかな調整を行うか，歩行路の顕著な逸脱を伴って歩行速度を変える．30.48cmの歩行路の幅を25.4～38.1cm逸脱，もしくは歩行速度を変えられるがバランスを崩す，しかしバランスを回復し歩き続けることができる．
(0) 重度の障害：歩行速度を変えることができない，30.48cmの歩行路の幅を38.1cm以上逸脱，もしくはバランスを崩し壁に手を伸ばすかもたれかかる．

3. 水平方向の頭部回転を伴った歩行
指示：ここから次の印（6m）まで歩いてください．あなたの普通のペースで歩き始めてください．まっすぐに歩き，3歩進んだら頭部を右に回転させ右を見たまままっすぐに歩き続けてください．さらに3歩進んだら，頭部を左に回転させ左を見たまままっすぐに歩き続けてください．左右交互に3歩を2回ずつ行うまで続けてください．
(3) 正常：歩行を変えることなく滑らかに頭部の回転を行う．30.48cmの歩行路の幅を15.24cm以上逸脱しない．
(2) 軽度の障害：歩行速度のわずかな変化を伴って滑らかに頭部の回転を行う（例．滑らかな歩行進路のわずかな乱れ）．30.48cmの歩行路の幅を15.24～25.4cm逸脱，もしくは歩行補助具の使用．
(1) 中等度の障害：歩行速度の中等度の変化を伴って頭部の回転を行う．歩行速度の低下，30.48cmの歩行路の幅を25.4～38.1cm逸脱するが回復でき歩き続けることができる．
(0) 重度の障害：歩行の重度の乱れとともに動作を行う（例．30.48cmの歩行路の幅の外側に38.1cmふらつく，バランスを崩す，停止する，もしくは壁に手を伸ばす）．

4. 垂直方向の頭部回転を伴った歩行
指示：ここから次の印（6m）まで歩いてください．あなたの普通のペースで歩き始めてください．まっすぐに歩き，3歩進んだら頭部を上に回転させ上を見たまままっすぐに歩き続けてください．さらに3歩進んだら，頭部を下に回転させ下を見たまままっすぐに歩き続けてください．上下交互に3歩を2回ずつ行うまで続けてください．
(3～0点の内容は「3．水平方向の頭部回転を伴った歩行」と同様)

として，Dynamic Gait Index（DGI）を改良したFunctional Gait Assessment（FGA）が有用である（**表3**）[28]．10項目の動作をそれぞれ4段階で評価する信頼性の高い評価スコアであり，年代ごとの標準値（**表4**）[29]や転倒危険性との関連性（カットオフ値：22）[30]が報告されている．

c. 歩行評価における留意点と工夫

歩行評価を意味のあるものにするために，患者の立場に立った配慮と評価の工夫が必要である．

表3 つづき

5. 歩行とピボットターン
指示：通常の速度で歩き始めてください．私があなたに"向きを変えて止まって"と指示したら，できるだけ早く反対側に向きを変えて止まってください．
(3) 正常：バランスを崩すことなく3秒以内に安全にターンし，すぐに止まる．
(2) 軽度の障害：3秒を超えるがバランスを崩すことなく安全にターンし止まる．もしくは3秒以内に安全にターンするが，軽度のバランス不良を伴い，バランスの回復に小さなステップが必要．
(1) 中等度の障害：ゆっくりとターンする，口頭指示を必要とする，もしくはターンと停止に続いてバランスをとるために複数の小さなステップを要する．
(0) 重度の障害：安全にターンすることができない，ターンと停止に介助を要する．

6. 障害物のまたぎ動作
指示：通常の速度で歩き始めてください．靴箱の前に来たらそれを迂回せずにまたいで歩き続けてください．
(3) 正常：歩行速度を変えずにテープで貼り合わせ重ねられた2つの箱（高さ22.86cm）をまたげる，バランス不良なし．
(2) 軽度の障害：歩行速度を変えずに1つの箱（高さ11.43cm）をまたげる，バランス不良なし．
(1) 中等度の障害：1つの箱をまたげる，安全にまたぐために歩行速度を落とし歩幅を調整する．
(0) 重度の障害：介助なしでは行えない．

7. 狭い支持基底面での歩行
指示：胸の前で腕を組んで，タンデム歩行で3.6m歩いてください．直線上での歩数を最大10歩数える．
(3) 正常：ふらつかずに踵とつま先をつけて10歩歩行できる．
(2) 軽度の障害：7〜9歩歩行できる．
(1) 中等度の障害：4〜7歩歩行できる．
(0) 重度の障害：踵とつま先をつけて4歩未満しか歩けない，もしくは介助なしで行えない．

8. 閉眼での歩行
指示：あなたの普通の速さでここから次の印（6m）まで目を閉じて歩いてください．
(3) 正常：6m歩行可能，歩行補助具不要，良好な歩行速度，バランス不良なし，正常な歩行パターン，30.48cmの歩行路の幅を15.24cm以上逸脱しない，6mを7秒未満で歩行できる．
(2) 軽度の障害：6m歩行可能，歩行補助具使用，遅い歩行速度，軽度の歩行路の逸脱，もしくは30.48cmの歩行路の幅を15.24〜25.4cm逸脱．6mを7秒以上9秒未満で歩行できる．
(1) 中等度の障害：6m歩行可能，遅い歩行速度，異常な歩行パターン，バランス不良あり，30.48cmの歩行路の幅を25.4〜38.1cm逸脱．6mの歩行に9秒以上要する．
(0) 重度の障害：介助なしでは6m歩行不可能，重度の歩行路の逸脱あるいはバランス不良，30.48cmの歩行路の幅を38.1cm以上逸脱もしくは課題を試みない．

9. 後ろ歩き
指示：私が止まれというまで後ろ向きに歩いてください．
(3) 正常：6m歩行可能，歩行補助具不要，良好な歩行速度，バランス不良なし，正常な歩行パターン，30.48cmの歩行路の幅を15.24cm以上逸脱しない．
(2) 軽度の障害：6m歩行可能，歩行補助具使用，遅い歩行速度，軽度の歩行路の逸脱，30.48cmの歩行路の幅を15.24〜25.4cm逸脱．
(1) 中等度の障害：6m歩行可能，遅い歩行速度，異常な歩行パターン，バランス不良あり，30.48cmの歩行路の幅を25.4〜38.1cm逸脱．
(0) 重度の障害：介助なしでは6m歩行できない，重度の歩行路の逸脱あるいはバランス不良，30.48cmの歩行路の幅を38.1cm以上逸脱もしくは課題を試みない．

10. 階段
指示：自宅で行っているようにこの階段を昇ってください（必要であれば手すりを使う）．上に着いたら向きを変え降りてください．
(3) 正常：一足一段，手すりなし
(2) 軽度の障害：一足一段，手すりが必要．
(1) 中等度の障害：二足一段，手すりが必要．
(0) 重度の障害：安全に行うことができない．

トータルスコア：_____/30

（文献28）より引用）

表4 Functional Gait Assessment (FGA) の標準値

年齢（歳）	平均±標準偏差
40～49	28.9±1.5
50～59	28.4±1.6
60～69	27.1±2.3
70～79	24.9±3.6
80～89	20.8±4.7
全体（40～89）	26.1±4.0

（文献29）より引用）

1）日常で行っている歩行を観察する

人に観察されながら歩行することは日常とは異なる特殊な状況であり，少なからず緊張した歩行になる．歩行評価は，通常，患者が日常的に行っている動作を評価することが目的であるため，可能な限りリラックスしやすい環境を作り出すことが重要である．「上手に歩けなくてもよいから楽に歩いてください」など，セラピストの声掛け一つでも患者の動きは日常で行っている動きに近づく．

2）歩行分析におけるビデオの利用

歩行の視覚的評価は，通常，ある一定の距離を複数回往復してもらい観察することが多い．その際，患者の疲労を最小限にするために，ビデオカメラで歩行動作を記録することも多用される．しかし，ビデオ映像による視覚的評価は，撮影のタイミングでのみ生じた偶発的な現象が強調されやすくなり，また，セラピストの手を使った動きの確認なども行うことができない．記録として残したり，患者にフィードバックしたりするためにはビデオ映像は有用であるが，情報としては偏った限定的なものになりやすいことを認識して使用すべきである．

3）歩行分析と問題点の抽出

歩行障害は，種々の機能障害（神経系，筋骨格系，感覚系，呼吸循環系など）の結果としての現れである．そのため，歩行評価の手順で述べたように，歩行評価は，その原因を検索するための検査測定と組み合わせて実施されることで，臨床的意義を生じる．

その際，トップダウン型の評価が一般には推奨される．トップダウン型の評価とは，歩行評価では，歩行分析から機能障害レベルでの問題点を導き，それに関する必要な検査測定のみを実施するものである．この過程が実現できれば効率的であり理想的である．しかし，トップダウン型の評価は，セラピストが有する知識と経験（動作パターンとその原因に関する）に強く依存するものであり，問題点を見落とす可能性も非常に高い．評価の確実性を重視する観点から，筆者は，トップダウン型の評価にこだわらず，検査測定を並行して実施することを推奨したい．歩行分析のみから問題点を決めつけるのではなく，歩行障害と直接的な関連性が明確でない部位についてもスクリーニング的に検査を実施し，包括的な評価の中で確実に問題点を特定していくことが大切である．

文献

1) McGibbon CA：Toward a better understanding of gait changes with age and disablement：Neuromuscular adaptation. Exerc Sport Sci Rev 31：102-108, 2003
2) Kerrigan DC et al：Biomechanical gait alterations independent of speed in the healthy elderly：Evidence for specific limiting impairments. Arch Phys Ther Rehabil 79：317-322, 1998
3) Cofré LE et al：Aging modifies joint power and work when gait speeds are matched. Gait Posture 33：484-489, 2011
4) Mortaza N et al：Are the spatio-temporal parameters of gait capable of distinguishing a faller from a non-faller elderly？ Eur J Phys Rehabil Med 50：677-691, 2014
5) Beurskens R et al：Age-related deficits of dual-task walking：A review. Neural Plast 2012 [Epub]
6) Mills K et al：Biomechanical deviations during level walking associated with knee osteoarthritis：A systematic review and meta-analysis. Arthritis Care Res 65：1643-1665, 2013
7) Constantinou M et al：Spatial-temporal gait characteristics in individuals with hip osteoarthritis：A systematic literature review and meta-analysis. J Orthop Sports Phys Ther 44：291-303, 2014
8) Meyer CAG et al：Biomechanical gait features associated with hip osteoarthritis：Toward a better definition of clinical hallmarks. J Orthop Res 33：1498-1507, 2015
9) Gombatto SP et al：Lumbar spine kinematics during

walking in people with and people without low back pain. Gait Posture 42：539-544, 2015
10) Balaban B et al：Gait disturbances in patients with stroke. PM R 6：635-642, 2014
11) Ebersbach G et al：Clinical syndromens：Parkinsonian gait. Mov Disord 28：1552-1559, 2013
12) 望月仁志ほか：小脳性の歩行障害．Brain Nerve 62：1203-1210, 2010
13) Karpman C et al：Gait speed as a measure of functional status in COPD patients. Int J Chron Obstruct Pulmon Dis 9：1315-1320, 2014
14) Karpman C et al：Determinants of gait speed in COPD. Chest 146：104-110, 2014
15) Wearing SC et al：The biomechanics of restricted movement in adult obesity. Obes Rev 7：13-24, 2006
16) DeVita P et al：Obesity is not associated with increased knee joint torque and power during level walking. J Biomech 36：1355-1362, 2003
17) Branco M et al：Biomechanics of gait during pregnancy. Scientific World Journal 2014 [Epub]
18) 建内宏重：歩行分析について．筋骨格系理学療法を見直す．対馬栄輝編，文光堂，東京，2011
19) Gotz-Neumann K 著（月城慶一ほか訳）：観察による歩行分析．医学書院，東京，2005
20) Barrett RS et al：A systematic review of the effect of aging and faals history on minimum foot clearance characteristics during level walking. Gait Posture 32：429-435, 2010
21) Perry J et al：Gait Analysis. Normal and Pathological Function, 2nd ed, SLACK Incorporated, Thorofare 2010
22) Load S et al：Gait variability in older adults：A structured review of testing protocol and clinimetric properties. Gait Posture 34：443-450, 2011
23) Quach L et al：The nonlinear relationship between gait speed and falls：the Maintenance of Balance, Independent Living, Intellect, and Zest in the Elderly of Boston Study. J Am Geriatr Soc 59：1069-1073, 2011
24) Perry J et al：Classification of walking handicap in the stroke population. Stroke 26：982-989, 1995
25) 安藤守秀：呼吸機能検査の基準値とその使い方，今後の課題．⑥運動耐容能．呼吸 30：1060-1066, 2011
26) Daly JJ et al：Development and testing of the Gait Assessment and Intervention Tool (G.A.I.T.)：A measure of coordinated gait components. J Neurosci Meth 178：334-339, 2009
27) Menant JC et al：Single and dual-task tests of gait speed are equivalent in the prediction of falls in older people：A systematic review and meta-analysis. Aging Res Rev 16：83-104, 2014
28) Wrisley DM et al：Reliability, internal consistency, and validity of data obtained with the functional gait assessment. Phys Ther 84：906-918, 2004
29) Walker ML et al：Reference group data for the functional gait assessment. Phys Ther 87：1468-1477, 2007
30) Wrisley DM et al：Functional gait assessment：concurrent, discriminative, and predictive validity in community-dwelling older adults. Phys Ther 90：761-773, 2010

〈建内宏重〉

10 高次脳機能障害の評価

1. 高次脳機能障害とは

高次脳機能障害とは，脳卒中や頭部外傷などの脳損傷によって，遂行機能，注意機能，記憶などの認知機能が障害された状態のことである．

本稿では，遂行機能障害，注意障害，記憶障害，視覚失認，半側空間無視，半側身体失認，片麻痺に対する病態失認，失行を取り上げる．

a. 遂行機能障害とは

遂行機能は，日常生活を円滑かつ計画的に営む上で重要な機能であり，① 目標の設定，② 行為の計画，③ 計画の実行，④ 効果的な行動，⑤ 結果の検証と修正から構成される．

遂行機能には，注意や言語，記憶などの個々の高次脳機能も必要となるが，遂行機能障害は，その個々の認知機能とは独立して生じる，ワーキングメモリを基盤とした行動や思考の障害である．計画の障害，行動の開始困難，自発性の低下，衝動・感情や行動の抑制障害，行動や思考の切り換え（転換）障害，行動の維持困難，行動の中断，誤りの修正障害などが認められる．また後述する注意障害と深い関わりがある．

遂行機能障害は，日常生活全般に渡り影響を与えるものであり，とりわけ就学や就業など社会参加を困難にする要因となる．

> **メモ　ワーキングメモリ**
> 情報を選択し，一時的に保持し，操作する過程やその構造を意味する．情報保持・操作を行う中央実行系とその対象となる音韻ループ，視空間スケッチパッド，エピソードバッファから構成される．

b. 注意障害とは

注意機能には，覚醒度，持続性，選択性，転導性，分配性がある．

覚醒度は刺激に対する適切な反応が起こせる状態の度合いを指す．覚醒度に問題があると，その他すべての高次脳機能や活動に影響が出てくる．持続性とは，選択した情報に注意を向け続ける，あるいは活動を維持し続ける機能である．持続性に問題があると，活動をたびたび中断してしまう，活動時間が長くなるとミスが出てくるなどの症状がみられる．選択性とは，雑多な情報の中から，ある特定の情報を選択し，その情報に注意を集中させる機能である．選択性に問題があると，最も有効な情報を選択できず，注意の転導が生じやすくなり，いわゆる集中力がない状態に陥る．転導性とは，必要に応じて注意を切り替える能力である．転導性の問題には，一つのことに注意が偏ってしまい，注意を切り替えることができなくなる症状と次々に注意が転導して落ち着かない症状がある．分配性とは，複数の刺激に同時に注意を集中し，維持する機能である．会話をしながらの運転は，その代表的な例であるが，分配性に問題があると，一つの作業に固執したり，同時に複数の作業を行うとミスが増加する症状がみられる．

日常生活および社会生活は，このようなさまざまな注意機能の上に成り立っていることから，注意障害は，日常生活や社会生活の遂行を妨げる．

c. 記憶障害とは

前提として，記憶には時間軸による分類と記憶する内容による分類があり，それに準じた記憶障害がある．

時間軸による分類では，短期記憶（即時記憶），長期記憶（近時記憶，遠隔記憶）に分類される．これらは現在を基準として過去における記憶の状態を表したものである．一方で，現在進行形の記憶としてワーキングメモリがある．また未来の課題達成のための記憶として展望記憶（予定記憶）がある．この時間軸に基づいた記憶障害として，発症以前の記憶が障害された症状を逆向性健忘，発症以後の記憶が形成されない症状を前向性健忘とする（図1）[1]．

また記憶する内容による分類では，陳述記憶と非陳述記憶に分けられる．陳述記憶とは言葉やイ

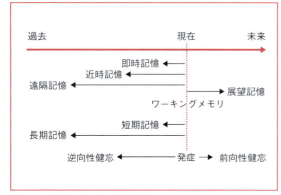

図1　時間軸による記憶の分類
（文献1）より引用）

メージで表現することが可能な記憶であり，エピソード記憶や意味記憶がある．非陳述記憶とは，言葉で表現することは困難であるが，身体で覚えているような記憶であり，手続き記憶やプライミング，条件反射などが含まれる．

> **メモ　プライミング**
> 無意識的な処理によって，先行する刺激の処理が，後続の刺激の処理を促進または抑制する効果のことを指す．

　記憶障害には，健忘症候群，意味記憶障害，手続き記憶障害などがある．健忘症候群は，エピソード記憶のみが障害され，短期記憶，意味記憶，手続き記憶やプライミングなどは保たれており，基本的には知的機能，注意機能，言語機能，ワーキングメモリは正常である．健忘症候群には，前向性健忘と逆向性健忘の両方が認められる．側頭葉性健忘は，重篤な前向性健忘が特徴である．間脳性健忘の代表的な病態であるコルサコフ症候群では，重篤な前向性健忘に加えて，長期間の逆向性健忘，失見当識，作話，病識欠如，人格変化が特徴的である．前脳基底部健忘は，コルサコフ症候群に類似しているが，活発な自発性作話が特徴的である．

> **メモ　作話**
> 過去の出来事・事情・現在の状況についての誤った記憶に基づく発言や行動．通常，本人は嘘を言っているとは思っておらず，自分の情報が誤りであるとは気がついていない．

　意味記憶障害では，カテゴリー特異性が頻繁に伴う．すなわち語や物の意味がカテゴリー毎に別々に失われる症状であり，例えば野菜や果物などの意味記憶は保たれているが，道具や家などの物品に関する記憶は失われているという症状が出現する．

　手続き記憶は，運動技能，知覚技能，認知技能の3タイプに分類されている．例として自転車を運転するのは運動技能，読字は知覚技能，ジグソーパズルは認知技能とされている．これらが障害されるのが手続き記憶障害である．

　記憶障害は，住み慣れた自宅などの環境におけるルーチンな作業では，影響が少ない一方，外出や就業など社会活動を著しく制限する要因となり，また家族の多大な理解と支援を必要とする障害である．

d．視覚失認とは

　単純な視覚障害，知能低下，注意障害，言語障害，意味記憶障害がないにもかかわらず，形態や色などの視覚特徴から対象が何であるか認識できない症状を視覚失認という．

　視覚以外の体性感覚や聴覚を用いて，触れたり，対象から出る音を聞いたりすれば，対象を認識することが可能である．また視覚であっても，対象の特徴的な動きを見れば，対象が何であるか認識可能である．

　視覚失認には，知覚型，統合型，連合型がある．知覚型視覚失認とは，視覚は保たれているが，形態認知処理に問題があるため，対象認知に至らない症状である．統合型視覚失認とは，個々の形態は認知可能であるものの，それをまとめて全体の形態として捉えることが困難な症状である．連合型視覚失認とは，対象の全体像を認識しているにもかかわらず，それを意味と結びつけることができない症状である．

　いずれにしても，日常生活において視覚は最も多用する認識の手段であり，目が見えるにもかかわらず，それが認識できない障害は，日常生活動作の効率性を低下させ，生活の質を低下させる要

図2 行動性無視検査[2]の通常検査を使用した評価例
a 線分抹消試験，b 線分二等分試験

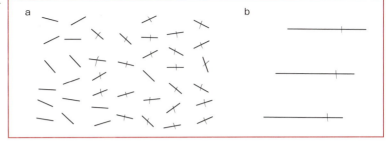

因となる．また就学や就労などの社会参加を困難にする．

e．半側空間無視とは

半側空間無視とは，大脳半球病巣と反対側の刺激に対して，発見して報告したり，反応したり，その方向を向いたりすることが障害される病態と定義される．

右半球損傷後に生じる左半側空間無視が多い．症状としては，机上検査では，線分二等分試験において中心が右に偏る，線分抹消試験や模写試験において左側を見落とす現象が認められる[2]（図2）．日常生活動作では，左空間にある食器に気づかず手をつけない，左空間からの声かけに気がつかない，車椅子駆動や歩行時に左空間の物体や人に気づかずにぶつかるなどの現象が認められる．

また無視のタイプとして，身体中心を基準軸とした自己中心座標での無視と物体中心を基準軸とした物体中心座標での無視がある．また自ら探索的に注意を向けていく能動的注意における無視と知覚された対象に注意を向けていく受動的注意における無視がある．また，それらが混合して存在する場合もある．

f．半側身体失認とは

半側身体失認は，麻痺した上下肢を提示して誰のものかを尋ねても自己のものと認めない症状であり，麻痺した自分の手足に対する身体所有感（sense of ownership）の障害である．

> **メモ　身体所有感と運動主体感**
> 身体所有感は「この身体は自分のものである」という感覚．運動主体感は「この身体の運動を引き起こしたのは自分自身である」という感覚．

身体失認の自分の麻痺肢を自分のものではないとする症状に加えて，他人のものとする妄想性の症状を身体パラフレニアと呼ぶ．いずれにしても右半球損傷による左片麻痺肢に対して生じることがほとんどである．

リハビリテーションにおいては，麻痺肢の積極的な使用が必要であるが，このような症状は，麻痺肢の不使用に繋がり，回復に向けた取り組みを阻害する．また麻痺肢が存在しないかのように振る舞うため，麻痺肢を身体の下敷きにして寝ていたり，車椅子の車輪に擦っていたり，フットサポートから落ちて地面に擦っていても気がつかず，麻痺肢を自己管理できない．

g．片麻痺に対する病態失認とは

片麻痺に対する病態失認とは，病巣の反対側の上下肢が麻痺していることに気が付かない，あるいは麻痺の存在を否認する症状である．

右半球損傷による左片麻痺例で多く認められる．典型例では，麻痺肢が動かないことを目前で提示されても，麻痺の存在を否認する．また両上肢の挙上を指示すると，麻痺肢は動かなくても，両手を挙げていると答える．

リハビリテーションは麻痺の存在を認めた上で，それを克服していく作業であることから，この症状は，半側身体失認と同様にリハビリテーションの導入・進行を阻害する．

h. 失行とは

失行とは，麻痺や感覚障害，失調，不随意運動などの運動障害，失語や失認，認知症などの理解障害，注意や意欲の障害では説明できない，学習された習熟した行為の障害である．

道具使用の障害，道具使用のパントマイムの障害，ジェスチャーの障害，模倣の障害などが認められる．左半球損傷で多く認められ，右片麻痺を合併していることが多いが，失行症状は両側に現れるのが基本である．

また口腔・顔面周辺の意図的な習慣的行為が障害される口腔・顔面失行や衣服を正しく着ることができない着衣障害もある．また，道具を見たり触れたりすると，右手が意思に反して勝手にその道具を使用してしまう道具の強迫的使用や利用行動，他者の運動行動を観察すると意思と関係なくその模倣をしてしまう模倣行動などもある．

これら失行症状は，日常生活動作の直接的な低下を引き起こすだけでなく，患者は出来ないことを自覚できる上に，他者から見ると麻痺や感覚障害がないのに出来ないことは理解しがたく，抑うつなど精神心理面の低下にも繋がりやすい．また失行ではジェスチャーの障害を生じ，失語も合併しやすいために，言語・非言語コミュニケーションの両者が障害されることにより，社会生活のみならず生活の質までをも大きく低下させる要因となる．またリハビリテーションにおいて模倣学習の果たす役割は大きく，模倣障害は，言語指示に従って運動することの障害と合わせて，リハビリテーションの進行を阻害する因子となる．

2. 高次脳機能障害の原因

a. 遂行機能障害の原因

遂行機能障害は，ワーキングメモリ機能を有する背外側前頭前野の損傷に起因する．

また類似した症状である意欲・発動性の低下は前部帯状回の損傷に起因する．対人コミュニケーション障害などの対人技能拙劣を生じる病巣として，心の理論との関連が強い内側前頭前野が挙げられる．また脱抑制や攻撃的傾向，意思決定障害は，社会行動や情動処理，意思決定との関連が強い眼窩前頭前野の損傷に起因する．いずれも病巣は前頭前野であり，合併して生じることが多い．

b. 注意障害の原因

主な病巣は，前頭連合野である．

しかしながら，能動的注意の障害は前頭葉，受動的注意の障害は頭頂葉，空間性の注意障害は右半球，非空間性の注意障害は左半球とされている．局所の損傷のみならず，脳のあらゆる領域の損傷で生じ得る．

c. 記憶障害の原因

記憶の種類によって，担当する脳領域が異なるため，記憶障害の種類によっても病巣が異なる．

エピソード記憶は，側頭葉内側部（海馬，嗅内皮質，嗅周皮質，海馬傍皮質），間脳（視床，乳頭体），前脳基底部によって担われている．そのため，それら領域の損傷が健忘症候群を引き起こす病巣となる．健忘症候群は，原因となる領域ごとに，側頭葉性健忘，間脳性健忘，前脳基底部健忘に分類される．

意味記憶障害は，側頭葉前方の側頭極や底面の損傷に起因する．

手続き記憶障害は，手続き記憶を担う大脳基底核と小脳の損傷により生じる．しかしながら，運動技能→知覚技能→認知技能に至る過程において，大脳基底核と小脳に加えて，前頭前野，補足運動野，運動前野，頭頂葉と広範な皮質領域も関わることから，それらの損傷によっても引き起こされ得る．

d. 視覚失認の原因

視覚失認は，後頭葉の一次視覚野から側頭葉の腹側底面に至る腹側皮質視覚路上の損傷により生じる．

なかでも後頭葉腹外側領域が形態認知に重要とされている．そして，知覚型視覚失認は，腹側皮質視覚路の前半領域（後頭葉側）の完全損傷により生じ，統合型視覚失認は，腹側皮質視覚路の前

半領域の部分損傷により生じ，連合型視覚失認は，腹側皮質視覚路の後半領域（前頭葉側）の損傷により生じる．

また側頭葉にはカテゴリー別の視覚認知に特化した領域が存在するために，カテゴリー特異的な視覚失認が出現する．すなわち，後頭葉腹外側領域の損傷で，さまざまな物体の認識が困難となる典型的な視覚失認が生じ，八次視覚野の損傷で，色の識別が困難となる色彩失認が生じる．側頭葉底面の紡錘状回顔領域の損傷では相貌失認が生じ，海馬傍回場所領域の損傷では，街並み失認や地誌的見当識障害が生じる．五次視覚野の損傷では，物体の動きが認識できなくなる運動盲が生じ，上側頭溝領域の損傷では，人や生物の動きが認識できなくなる症状が生じる．

e. 半側空間無視の原因

半側空間無視の原因として，空間性注意ネットワーク障害説，それに付随する方向性注意障害説，表象障害説などがある．

空間性注意ネットワーク障害説では，反対側空間からの感覚統合を行う後部頭頂葉，運動出力を行う前頭葉，動機づけに関わる帯状回，これらの覚醒に関わる網様体賦活系から成り立つ空間性注意の神経ネットワークのうち，いずれか一つでも損傷を負うことにより空間性注意機能が障害されると考えられている（図3）[3]．

空間性注意ネットワークは，右半球では左右空間への方向性注意機能を持っているが，左半球では右空間への方向性注意機能しか持っていないとされている．そのため，方向性注意障害説では，右半球損傷により左空間への方向性注意機能が障害され，左半球の右空間への方向性注意機能のみ残存することにより左半側空間無視が生じるとしている（図4）[4]．

また半側空間無視患者の中には，記憶した風景を描画する際にも左側を描けない場合があり，記憶やイメージにおいても左側を無視することから表象障害説という考えもある．これに関する研究として，数字の概念は脳内において左側に小さい

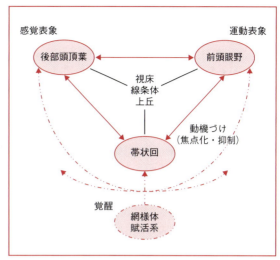

図3 空間性注意のネットワーク
（文献3）より引用）

数字が，右側に大きい数字が，左から右に向かって配列していると考えられており，半側空間無視患者の中には，提示された数字が「5」より大きいか小さいかを判断する課題において，「6」への反応時間より「4」への反応時間が有意に遅延し，「7」より大きいか小さいか判断する課題において，「8」への反応時間より「6」への反応時間が有意に遅延することが報告されている（図5）[5,6]．

無視のタイプと損傷領域との関係では，自己中心座標での受動的注意の障害は右下頭頂葉の損傷で生じ，物体中心座標での無視は右側頭葉の損傷で生じ，自己中心座標での能動的注意の障害は右下前頭回を中心とした右前頭葉の損傷で生じる．白質線維では，下尾側頭頂皮質から背外側前頭前皮質を結ぶ上縦束の損傷が最も無視の重症度と関連する．

無視の慢性化に重要な病巣としては，上側頭回，中側頭回，大脳基底核，上縦束に加えて，前頭葉と後頭葉を結ぶ下後頭前頭束や前頭葉と側頭葉を結ぶ鉤状束の損傷が挙げられている．

f. 半側身体失認の原因

身体所有感は，視覚や体性感覚など異種感覚が時空間的に一致・統合されることにより生起されることが，ラバーハンド錯覚研究からわかってお

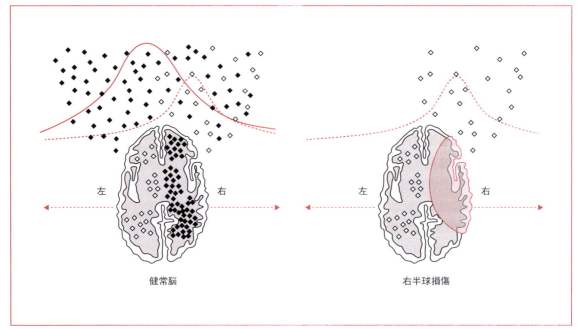

図4 方向性注意障害説
a 健常脳では，右半球は左右方向への注意機能を持っているが，左半球は左方向への注意機能を持たないとされる．
b そのため，右半球損傷では，左半球の右方向への注意機能のみが残存することとなり，左半側空間無視が生じると考えられる．
（文献4）より引用）

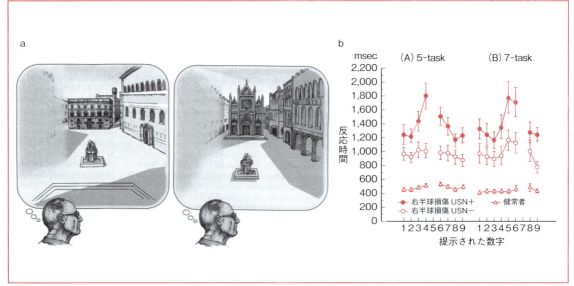

図5 表象障害説
a Bisiachらは，半側空間無視患者に対し，記憶に基づいた描画課題（左図のミラノ大聖堂から眺めた街並みを描画する課題と右図のミラノ大聖堂の方向に向かって眺めた街並みを描画する課題）を実施させた．その結果，両課題において共通して左側を描けない患者の存在を報告し，記憶の中においても左空間を無視する現象があることを示した．
（文献5）より引用）
b （A）5-task：提示される数字が「5」より大きいか小さいかを判断する課題．（B）7-task：提示される数字が「7」より大きいか小さいかを判断する課題．
（A）（B）ともに比較する数字より大きい数字への反応時間と比較して，小さい数字への反応時間が遅延した．このように表象や概念など脳内に貯蔵された空間に対しても，左空間を無視する患者がいることが示されている．
（文献6）より引用）

り，半側身体失認は，その異種感覚の時空間的一致・統合を行っている脳領域の損傷により，身体所有感が障害されるために生じると考えられている．

メモ　ラバーハンド錯覚
実際の手の横に偽物の手（ラバーハンド）を置き（被験者にはラバーハンドは見えるが，衝立によって実際の手は見えない状態），ラバーハンドと実際の手を同時にブラシなどで撫で続けると，ラバーハンドが自分の手のように感じられるという身体所有感の錯覚．

　半側身体失認を持つ患者では，視覚と触覚の同期条件のみならず非同期条件でもラバーハンド錯覚が生じることから，この考えは現時点で最も支持されている．また，この麻痺肢の非所属感に加え，妄想，作話の症状が結びつくことで，身体パラフレニアが生じると考えられる．

　ラバーハンド錯覚研究から身体所有感の生起には，運動前野，頭頂間溝，そして右島皮質や右側頭頭頂接合部が関与していることから，それらが半側身体失認の主な病巣と考えられる．実際の半側身体失認の病巣を調べた研究では，右島皮質後部が最重要領域と考えられている．さらに右前頭葉から右側頭葉，右頭頂葉に至る広範囲の病巣，特に前頭葉内側部を重視する報告もある．

　身体パラフレニアについては，それら領域に加えて右前頭葉眼窩部が関与するとされている．実際の身体パラフレニアの病巣を調べた研究では，右中・下前頭回と右側頭葉内側部が重要視されている．

g. 片麻痺に対する病態失認の原因

　近年，脳の運動制御モデルに基づいた仮説が有力となっている．

　すなわち運動の意図が生じると，その運動の意図を実現する運動指令が形成される．運動指令は実際の運動となって出力されると同時に，運動の結果の予測を形成する．この運動の結果の予測（フィードフォワード情報）と実際の感覚フィードバック情報が比較・照合され，誤差があれば，それに基づき運動指令が修正される．脳はこの誤差を小さくするように，運動を学習していき，感

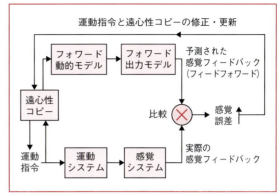

図6　運動制御モデル
運動指令は実際の運動を行うと同時に，予測された感覚フィードバック（フィードフォワード情報）を形成する．このフィードフォワード情報と実際の感覚フィードバック情報が比較され，誤差があれば，それに基づき運動指令を修正・更新する．この働きを担う領域は，主に頭頂葉や小脳とされており，これらの領域はフィードバック誤差学習に基づき，感覚フィードバックに頼らない予測的運動制御モデル（内部モデル）を形成する．
（文献7）より引用）

覚フィードバックに頼らない予測的運動制御モデル（内部モデル）を脳内に作り上げる（**図6**）[7]．

　病態失認患者では，麻痺手を動かす意図を持った条件では，実際には動いていないことを視覚フィードバックされていたにもかかわらず，動いたと誤答することが義手を用いた研究で明らかにされている[8]．また両手干渉課題を用いたいくつかの研究で，病態失認患者では，麻痺手に対する運動の意図やフィードフォワード情報が構築されていることが明らかにされている[9,10]．これらのことから，病態失認では，運動の意図もフィードフォワード情報も構築され，実際の感覚フィードバックも入力されるが，このフィードフォワード情報とフィードバック情報を正しく比較・照合することができなくなっている，あるいはフィードバック情報と比較して，運動の意図やフィードフォワード情報が優勢となり，フィードバック情報が無視されるために生じると考えられている．

　病態失認を引き起こす病巣としては，右島皮質後部とその深部白質，および右島皮質前部と深部白質，尾状核，被殻，弁蓋部が重要領域と指摘さ

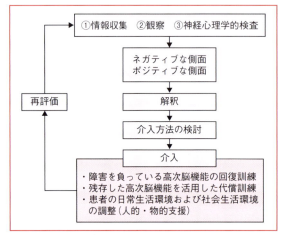

図7 基本的な評価・介入までの流れ

れている．また症状の発現には，右島皮質前部から側脳室周囲深部白質が重要であり，それらに加えて右運動前野，右前部帯状回，右側頭頭頂接合部，右側頭葉内側部などの前頭葉，頭頂葉，側頭葉の広範な領域の損傷の合併が，病態失認の慢性化に関わる．

h. 失行の原因

道具使用には，リアルタイムの知覚に適応的な運動出力を計画する能力と道具の操作に関する知識や道具の構造からその機能や使用法を推測する能力（技術的推論能力），そして道具の機能に関する知識が必要とされており，それらが障害されることにより，さまざまな道具使用障害が生じると考えられている．

リアルタイムの知覚に適応的な運動出力を計画する能力には左上頭頂小葉が，道具の操作に関する知識や技術的推論能力には左下頭頂小葉が，そして道具の機能に関する知識には左側頭葉がそれぞれ関与する．そのため左上頭頂小葉の損傷で視覚性運動失調が，左下頭頂小葉の損傷で失行（拙劣症状，空間性の錯行為，意味性の錯行為）が，左側頭葉の損傷で視覚失認や失行（意味性の錯行為）が生じる．

道具使用のパントマイム障害やジェスチャー障害，模倣障害は，左下前頭回や左中・下側頭回，左下頭頂小葉など広範な障害で生じる．またパントマイムの誤反応の中に物品身体化現象（body part as object：BPO）があるが，この症状は左中・下前頭回と左上縦束を含む白質損傷で生じる．また口腔顔面失行は，左下前頭回の損傷で生じる．着衣失行は，他と異なり右半球の頭頂・側頭連合野で生じる．

また補足運動野などの前頭葉内側面は，自らの意思を反映して，道具観察により自動的に活性化する運動前野や一次運動野を抑制する機能を持っている．そのため補足運動野の単独損傷は，把握反射や本能性把握，利用行動を生じ，補足運動野と脳梁の合併損傷は道具の強迫的使用を生じ，脳梁の単独損傷は拮抗失行を引き起こす．

3. 評価のポイント

いかなる高次脳機能障害であっても，その評価は，① 情報収集，② 観察，③ 神経心理学的検査の順が基本である（図7）．

①と②は前後してもよいが，③がはじめにくることは基本的にない．

①の情報収集には，医師からの情報である医学的情報，他部門（作業療法士，言語聴覚士，臨床心理士，ケースワーカー，ソーシャルワーカー，ケアマネージャー，看護師）からの情報，家族や患者の周囲の人たちからの情報，MRIやCTなどの画像情報が含まれる．なかでも家族や患者の周囲の人たちからの情報には，家族や親類，友人だけでなく，学校や職場などの社会生活を共にしている人たちからの情報が含まれる．この情報は，発症前の性格や生活状況を把握し，発症による影響がどの程度のものかを把握する上で，また回復に向けた介入方法にヒントを与えるものが含まれている場合があり，非常に重要である．

②の観察では，目の動き，表情，態度，言葉，姿勢，運動，バランスなどを注意深く観察することが必要である．また高次脳機能障害では，自動性/意図性の解離が頻発し，環境や文脈によって反応が変化する場合が多い．そのため検査室や訓

練室のような特定の環境のみならず、病棟・在宅での文脈のある ADL 場面の観察を十二分に実施することが重要である.

> **メモ** 自動性／意図性の解離
> 自動性／意図性の解離とは、例えば失行患者において検査場面で言語指示もしくは模倣でさようなら（バイバイ）を要求した場合には誤反応が生じるにもかかわらず、検査が終了して帰る時には自然にバイバイができるというように、自然的状況下（自動性）では可能であるにもかかわらず、意識的（意図性）には困難な現象をいう. こうした解離現象は、その他の高次脳機能障害においても認められる.

そして③の神経心理学的検査は、①②を通じて予想された病状の確認と実施した介入の効果判定のために実施する. 神経心理学的検査の多くは標準化され、高い信頼性、妥当性、感度・特異度を持っており、カットオフポイントが設定されているため、客観的かつ定量的な評価を実現できる.

また高次脳機能とは、ヒトの性格や思考、感情などを反映した認知機能であり、それを評価する上では、検査者と患者との間の信頼ある人間関係ができていなければならず、そのような関係が構築されていない状態での評価結果は患者の正確な病状を反映していない可能性がある. 早期に信頼ある人間関係を成立させるのは困難であることが多いが、基本的なこととして留意しておく必要がある.

また高次脳機能障害のリハビリテーションとして、障害を負っている高次脳機能の回復訓練、残存した高次脳機能を活用した代償訓練、患者の日常生活環境および社会生活環境の調整（人的・物的支援）が挙げられるが、そのような介入方法を検討する上でも、患者の失われた高次脳機能だけでなく、残存している高次脳機能や人的・物的支援体制など患者の日常生活・社会生活復帰にポジティブな要素の把握も重要である.

また評価は、決して患者の症状や障害を見出すことだけが目的となってはならない. 高次脳機能障害では、機能障害の程度と日常生活および社会生活での困難の程度は、必ずしも一致せず、機能障害が軽度であっても、その機能を要する家事や職業を有している場合は、生活復帰が著しく困難になる. そのため評価では、患者が、どのような高次脳機能障害をどの程度有しているかを把握するのに留まらず、そのことが患者の日常生活や社会生活において、どのような場面でどのような影響をどの程度与えているか、あるいは与えるかを把握・予測できるようにしなくてはならない. そうすることで、個々の患者に適切な介入手段が検討できることになる. 日常生活や社会生活の評価においては、既存の標準化された評価法を用いると同時に、退院後生活環境での訪問・外泊訓練を通じての観察、家族や職場関係者、担当医療従事者とのミーティングにより行う.

また評価は、実施した介入方法の効果検証において重要であり、情報収集・観察・神経心理学的検査に基づく評価、評価結果の解釈、介入方法の計画と実行、再評価の循環を絶えず繰り返していく作業が重要である（図7）.

4. 評価の実際

ここでは主に、各高次脳機能障害に対応した神経心理学的検査について記載する.

a. 遂行機能障害の評価

遂行機能障害では、前頭葉機能検査によるスクリーニング検査から遂行機能障害症候群の行動評価法による重症度評価により、機能障害の程度を把握すると同時に、患者の転帰先での日常生活や社会生活を想定した予測的な視点を持った評価が必要である.

1) 前頭葉機能検査（Frontal Assessment Battery：FAB）[11]

FAB は簡易に前頭葉機能をスクリーニングする検査である. 前頭葉機能障害を大まかに把握するのに適しており、概念化（類似性）、柔軟性（語の流暢性）、運動プログラミング（運動系列）、干渉刺激に対する敏感さ（葛藤指示）、抑制コントロール（Go/No-Go）、環境に対する被影響性（把握行動）の6項目から構成されている. 各項目0〜

表1 遂行機能障害症候群の行動評価法（Behavioural Assessment of the Dysexecutive Syndrome；BADS）

	下位検査	概要
1	規則変換カード検査	カードを用いた2施行からなる課題を実施し，注意や概念の変換を評価する
2	行為計画検査	複数の物品を使用して，試験管内にあるコルクを取り出す課題を実施することで，系列動作を計画する能力や管理注意能力を評価する
3	鍵探し検査	最も効率的に鍵を探し出す道筋を記入する課題を実施し，行動計画能力を評価する
4	時間判断検査	明確な答えは存在しないが，日常的なことに要する時間を推測する課題を実施することで，常識的な範囲での推測力を評価する
5	動物園地図検査	地図上でルールに従って，決められた数ヵ所を通過するルートを示す課題を実施することで，行動を計画する能力と失敗のフィードバックから行動を修正する能力を評価する
6	修正6要素検査	ルールに従い，3種類の課題（口述，計算，絵の呼称）を実施することで，行動の計画性，組織化能力，自己監視能力，行動修正能力，展望記憶を評価する

（文献12）より引用）

3点で評価し，18点満点で問題なし，0点が重症である．

2）遂行機能障害症候群の行動評価法（Behavioural Assessment of the Dysexecutive Syndrome：BADS）[12]

BADSは標準化された遂行機能障害の評価法である．実生活の活動に類似した6種類の下位検査（規則変換カード検査，行為計画検査，鍵探し検査，時間判断検査，動物園地図検査，修正6要素検査）（表1）[12]と一つの質問表（Dysexecutive Questionnaire：DEX）（表2）[12]から構成されている．質問表を除く6種類の下位検査は，課題達成度と所要時間から0〜4点の5段階で評価する．6種類の下位検査得点を合計し，総プロフィール得点（24点満点）を求める．この総プロフィール得点を，年齢補正した標準化得点に換算し，さらに「障害あり」「境界」「平均下」「平均」「平均上」「優秀」「きわめて優秀」の7段階に区分して評価する．点数が高いほど，遂行機能が高いと解釈される．質問表であるDEXは20項目で構成され，0〜4点の5段階で自己評定する質問紙である．点数が高いほど，遂行機能が低下していると解釈される．

その他，ウィスコンシンカードソーティングテスト（Wisconsin card sorting test：WCST）[13]やストループテストは，行動や思考の切り換え（概念・セットの転換）障害や行動や思考の抑制障害の評価として使用する．流暢性のテストとして，Fluency Testがある．意欲や発動性の評価には，18項目からなるapathy evaluation scale（AES）[14]，それを14項目に修正した修正版AES[15]，修正版AESの日本語版「やる気スコア」[16,17]がある．また意欲の評価は，標準意欲評価法（Clinical Assessment for Spontaneity：CAS）[18]として標準化されている．

b．注意障害の評価

注意障害は，日常生活の観察から検出し，標準注意検査法により重症度評価を行う．

日常生活の観察では，傾眠傾向，易疲労性，活動性低下，集中力の低下，落ち着きのなさなどから検出できる．しかしながら，注意機能はその他の認知機能の基盤となるため，注意障害はその他の高次脳機能障害と重なって現れることが多い．そのため標準注意検査法のみならず，その他の神経心理学的検査結果と合わせて，総合的に評価すべきである．

1）標準注意検査法（Clinical Assessment for Attention：CAT）（表3）[18]

CATは国内における注意障害の代表的な評価法である．専用の検査用紙とCDを用いた7項目で構成されており，課題の正答率や的中率，所要時間を求める．年齢別に基準値およびカットオフ値が設定されている．

その他，Trail Making Test Part Aでは，注意の持続性と選択性が評価でき，Part Bでは，

表2 DEX (Dysexecutive Questionnaire)

	質問内容	まったくない	たまに	時々	よくある	ほとんどいつも
1	単純にはっきり言われないと、他人の言いたいことの意味が理解できない	0	1	2	3	4
2	考えずに行動し、頭に浮かんだ最初のことをやる	0	1	2	3	4
3	実際には起こっていないできごとやその内容を、本当にあったかのように信じ、話をする	0	1	2	3	4
4	先のことを考えたり、将来の計画を立てたりすることができない	0	1	2	3	4
5	ものごとに夢中になりすぎて、度を越えてしまう	0	1	2	3	4
6	過去のできごとがごちゃまぜになり、実際にはどういう順番で起きたかわからなくなる	0	1	2	3	4
7	自分の問題点がどの程度なのかよくわからず、将来についても現実的でない	0	1	2	3	4
8	ものごとに対して無気力だったり、熱意がなかったりする	0	1	2	3	4
9	人前で他人が困ることを言ったりやったりする	0	1	2	3	4
10	いったん何かをしたいと本当に思っても、すぐに興味が薄れてしまう	0	1	2	3	4
11	感情をうまくあらわすことができない	0	1	2	3	4
12	ごくささいなことに腹をたてる	0	1	2	3	4
13	状況に応じてどう振る舞うべきかを気にかけない	0	1	2	3	4
14	何かをやり始めたり、話し始めると、何度も繰り返して止められない	0	1	2	3	4
15	落ち着きがなく、少しの間でもじっとしていられない	0	1	2	3	4
16	たとえすべきでないとわかっていることでも、ついやってしまう	0	1	2	3	4
17	言うこととやることが違っている	0	1	2	3	4
18	何かに集中することができず、すぐに気が散ってしまう	0	1	2	3	4
19	ものごとを決断できなかったり、何をしたいのか決められなかったりする	0	1	2	3	4
20	自分の行動を他人がどう思っているのか気づかなかったり、関心がなかったりする	0	1	2	3	4

(文献12)より引用)

表3 標準注意検査法 (Clinical Assessment for Attention: CAT)

	項目	概要
1	Span	数唱と視覚性スパンとで構成されており、ワーキングメモリを評価する
2	抹消・検出検査	視覚性抹消課題と聴覚性検出課題で構成されており、注意の持続性と選択性を評価する
3	Symbol Digit Modalities Test (SDMT)	制限時間内に9つの記号に対応する数字をできるだけ多く記入する課題を実施することで、注意の分配性を評価する
4	記憶更新検査	数列の末尾3桁・4桁の復唱課題を実施し、ワーキングメモリを評価する
5	Paced Auditory Serial Addition Test (PASAT)	PASATは、注意の分配性を評価する代表的な課題である
6	上中下検査	漢字の意味に惑わされず、漢字の位置を回答するストループ課題を実施することで、注意の転導性を評価する
7	Continuous Performance Test (CPT)	パソコンを用いた反応時間課題、X課題、AX課題という3課題を実施することで、注意の持続性や選択性を評価する

(日本高次脳機能障害学会(旧日本失語症学会), Brain Function Test 委員会:CAT/CAS 標準注意検査法・標準意欲評価法, 日本高次脳機能障害学会(旧日本失語症学会)編, 新興医学出版, 東京, 2006 より引用)

注意の転導性と分配性が評価できる[19]．また頭部外傷を対象として開発された注意の行動観察評価スケールとしてMoss Attention Rating Scale (MARS)[20]がある．

c．記憶障害の評価

日常生活の観察や会話を通じて記憶障害が疑われる場合は，次に示す種々の記憶検査法を使用して，定量的に評価する．

特にウェクスラー記憶検査は全般的な記憶機能を評価するのに有用であり，リバーミード行動記憶検査は日常生活記憶に特化した評価が行える．

1) ウェクスラー記憶検査（Wechsler Memory Scale-Reviced：WMS-R）[21]

記憶障害の標準化された総合的な評価法として，WMS-Rがある．情報と見当識，精神統制，図形の記憶，論理的記憶Ⅰ，視覚性対連合Ⅰ，言語性対連合Ⅰ，視覚性再生Ⅰ，数唱，視覚性記憶範囲，論理的記憶Ⅱ，視覚性対連合Ⅱ，言語性対連合Ⅱ，視覚性再生Ⅱの13の下位検査で構成されており，記憶のさまざまな側面を評価することが可能で，種々の疾患の記憶障害を評価するのに有用である．

2) リバーミード行動記憶検査（Rivermead Behavioral Memory Test：RBMT）[22]

日常生活に近い場面設定で日常的な記憶を評価できるバッテリーとして，RBMTがある．項目として，姓名の記憶，持ち物の記憶，約束の記憶，絵の記憶，物語の記憶，顔写真の記憶，道順の記憶，用件の記憶，見当識の9項目が用意されており，年齢別のカットオフ値が定められている．

その他，視覚性記憶の評価には，ベントン視覚記銘検査（Benton Visual Retention Test：BVRT）[23]やレイの複雑図形検査（Rey-Osterrieth Complex Figure Test：ROCFT）[24]がある．言語性記憶の評価には，三宅式記銘力検査[25]やRey Auditory Verbal Learning Test（RAVLT）[26]がある．手続き記憶の評価には，運動技能の検査として鏡映描写，知覚技能の検査として鏡像単語判読，認知技能の検査としてハノイの塔などがある．

d．視覚失認の評価

視覚失認では，観察を通じて視覚認知に問題が疑われ，注意障害や半側空間無視，失語などの影響がないことが確認されたら，標準高次視知覚検査を実施し，視覚失認の種類や程度を評価する．

1) 標準高次視知覚検査（Visual Perception Test for Agnosia：VPTA）[27]

高次視知覚機能の代表的な評価法として，VPTAがある．図8[1]に評価の手順を示した．まず視力や視野が保たれているか確認する．その上で，VPTAを使用する．VPTAの絵の呼称，物品の呼称では，注意障害や半側空間無視などの視空間認知障害や失語との鑑別を行う．また物品の使用法の説明や使用法による物品の指示をみることで，視覚失語との鑑別を行う．視覚失認では，視覚以外の触覚による呼称や聴覚による呼称，物品使用は障害されないのに対して，視覚による物品の呼称，物品の使用法の説明や使用法による物品の指示は障害される．図形の模写は，知覚型か統合型か連合型かを鑑別するのに重要である．すなわち知覚型では模写は完全に障害されるが，統合型では模写動作が緩慢で時間を要し，連合型では素早く描くことが可能である．その他，VPTAでは，相貌認知，色彩認知，地誌的見当識を評価できる．

e．半側空間無視の評価

半側空間無視の標準化された評価法にBIT行動性無視検査[2]とCatherine Bergego Scale（CBS）[28]があり，BITによって半側空間無視による機能障害の程度を定量的に評価し，CBSによって半側空間無視による日常生活障害の程度と患者の半側空間無視に対する認識度を定量的に評価する．

1) BIT（behavioural inattention test；行動性無視検査）[2]

無視症状を机上検査と行動検査で総合的に評価できるものとして，BITがある．通常検査として，線分抹消試験，文字抹消試験，星印抹消試験，模写試験，線分二等分試験，描画試験の6項

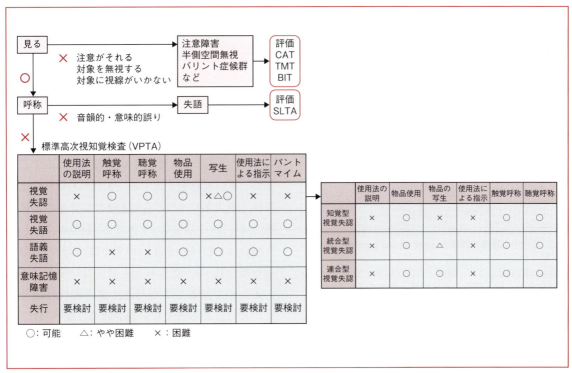

図8 視覚失認の評価手順
（文献1）より引用）

目と日常生活場面を想定した行動検査として，写真課題，電話課題，メニュー課題，音読課題，時計課題，硬貨課題，書写課題，地図課題，トランプ課題の9項目で構成されている．図2)に線分抹消試験と文字抹消試験を実施した例を示した．左図が線分抹消試験であるが，この課題では，用紙にあらかじめ記入してある線分すべてに印をつけるように求める．右図は線分二等分試験であるが，この課題では，用紙に記入してある20cmの3つの直線に対し，それぞれの直線の中央に印をつけることを求める．BITの通常検査の最高得点は141点，カットオフ値は131点であり，行動検査の最高得点は81点，カットオフ値は68点である．

2) CBS (Catherine Bergego Scale：CBS)（表4)[28]

日常生活場面における無視の重症度を評価するものである．10項目からなり，各項目0〜3点で評価する．0点は無視なし，1〜10点は軽度無視，11〜20点は中等度無視，21〜30点は重度無

表4 CBS (Catherine Bergego Scale：CBS) 日本語版

	0	1	2	3
1. 左側の整容を忘れる				
2. 左側の着衣困難				
3. 左側にある料理を食べ忘れる				
4. 左側の歯を磨き忘れる				
5. 左側への注視が困難				
6. 左上下肢への認識が困難				
7. 左側への聴性注意が困難				
8. 移動時の左側への衝突				
9. 左側空間見当識が困難				
10. 左側の身のまわりのものを探せない				

各項目得点 0：困難なし，1：時々あり，2：明らかにあり，3：左側の探求ができない．　　　（文献28）より引用）

視となる．またCBSでは，医療従事者による評定と患者の自己評定をそれぞれ行い，医療従事者評定から患者評定を減算することで，無視に対する病態失認の程度が評価できる．すなわち減算値が正の値の場合は患者が過大評価（病態失認あり）していると判断し，負の値の場合は患者が過小評

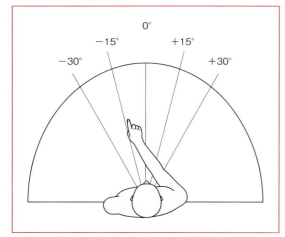

図9 自己中心座標の評価 straight ahead pointing protocol (SAP)
患者に，机を前にして，頭部・体幹が回旋していない正中椅坐位をとらせ，閉眼で非麻痺側上肢を挙上した状態から，自己身体の正中軸（自分の体の真ん中）の延長線上に位置すると思われる机上の点を，非麻痺側上肢で指し示してもらう課題である．すなわち主観的自己中心点をポインティングする課題である．通常，左半側空間無視のある患者では，患者の右側に偏移しやすい．患者の身体に垂直に交わる実際の中点から主観的自己中心点までの角度を計測することにより，偏移量を定量化して評価することも可能である．
（文献29）より引用）

価（病態失認なし）していると判断する．

その他，自己中心座標での無視の評価として，straight ahead pointing protocol (SAP)（図9）[29]が，物体中心座標での無視も合わせて評価できるものに，ダブルデイジー模写課題[30]やOta test[30]がある．

f. 半側身体失認の評価

半側身体失認は，日常生活の観察において，麻痺肢が存在しないかのように振る舞う行動から検出し，次に示す主観的な評価法を使用して，その重症度を評価するのが一般的である．

1) verbal asomatognosia and somatoparaphrenia assessment[31]

半側身体失認の主観的評価法である．まず検者は，患者の非麻痺側（通常は右側）を持ち上げて，「これは何ですか」と質問する．次に検者は「これは左手ですか，右手ですか」と質問する．続いて「奇妙な感触などがありますか」と尋ねる．そして「それはあなたのものですか？」と質問する．その際，患者が肯定反応（自分の手である）を示したならば，半側身体失認ではない（陰性）と判断し，拒否反応（自分の手ではないという反応）を示したならば，半側身体失認である（陽性）と判断する．これと同様の工程を麻痺側（通常は左側）でも実施していく．また陽性・陰性にかかわらず，7件法にて，その主観的強度を聴取することで，重症度を定量化する．すなわち陰性の場合には，最大限に（とても）自分の手であると思う場合は＋3，中等度に（まあまあ）自分の手だと思う場合は＋2，最小限に（わずかに）自分の手だと思う場合は＋1，どちらとも言えない場合は0のいずれかで回答してもらう．また陽性の場合にも，どちらとも言えない場合は0，最小限に（わずかに）自分の手ではないように思う場合は－1，中等度に（まあまあ）自分の手ではないように思う場合は－2，最大限に（とても）自分の手ではないように思う場合は－3のいずれかで回答してもらう．さらに陽性の場合，「それは他の誰かのものですか」と尋ねることにより，ソマトパラフレニアの評価を行う．

g. 病態失認の評価

病態失認の評価には，片麻痺に対する認識を質問する方法，患者自身による評価法，実際に動作を実施してもらい，その動作状況で評価する方法などがある．

片麻痺に対する認識を質問する方法として，次に示すものがある．

1) Bertiらの片麻痺に対する病態失認の評価（表5）[32]

表5に示した流れで実施し，1～3点で採点する．2点と3点が病態失認あり（陽性）となり，2点が軽度，3点が重度となる．

2) Feinbergらの片麻痺に対する病態失認の評価（表6）[33]

表6に示した10項目の質問で構成されており，各質問に対する回答が，片麻痺への完全な無自覚・拒否である場合は1点，片麻痺への部分的な

表5 Bertiらの片麻痺に対する病態失認の評価

麻痺側上肢に対する評価
① 次の質問を順番に実施する 「今，私たちはどこにいますか？」「なぜあなたは入院しているのですか？」「あなたの左手の状態はいかがですか？」「あなたの左手を動かせますか？」 最後の質問に「いいえ」と答え，患者が左上肢の運動麻痺を肯定した場合，「なぜ左手を動かせないのですか？」と質問する 最後の質問に「はい」と答え，患者が左上肢の麻痺を否定した場合は，②の質問を実施する
② ①の質問において，患者が左上肢の運動麻痺を否定した場合，患者の右空間に検者の手を提示して，「あなたの左手で私の手に触れてください」と指示する その後，「触ることができましたか？」と質問する 患者が「いいえ（触ることができなかった）」と答えた場合，「なぜ触ることができなかったのですか？」と質問する 一方，患者が「はい（触ることができた）」と答えたなら，「私は，あなたの手が私の手に触れるのを見ていません．本当に触れましたか？」と質問する
採点基準 　0（正常）：①の質問項目に対して，正しく回答する 　1（軽度）：①において，患者は入院していることや脳卒中になったことを認識しているが，上肢の運動麻痺の存在は否定する．しかしながら，②において，患者は左手で検者の手に触れることができなかったことは正しく認識している 　2（重度）：①において，患者は上肢の運動麻痺の存在を否定し，②において，患者は左手で検者の手に触れたと認識している

麻痺側下肢に対する評価
① 次の質問を順番に実施する 「あなたの左足の状態はいかがですか？」「あなたの左足は動かせますか？」
②「歩くことに問題はありませんか？」
採点基準 　0（正常）：左下肢の運動麻痺の存在を認識している 　1（軽度）：①において，下肢の運動麻痺の存在を否定するが，②において，歩くことには問題があると回答する 　2（重度）：①において，下肢の運動麻痺の存在を否定し，②において，歩くことに問題がないと回答する

（文献32）より引用）

気づきがある場合は0.5点，片麻痺への完全な自覚・気づきがある場合は0点として評価し，その合計で片麻痺に対する病態失認の重症度を表す．

その他，患者自身による評価法には，Bertiら[32]やMarcelら[34]の評価法がある．Bertiら[32]の評価法では，10項目の両手動作，4項目の片手動作，5項目の両下肢動作で構成されており，Marcelら[34]の評価法では，8項目の両手動作，4項目の両下肢動作で構成されている．両評価法とも，それぞれの動作に対して，患者自身がどの程度可能かを0（うまくできない）から10（うまくできる）の11段階で評価するものであり，0〜5は麻痺に対する正しい評価が行えていると判断し，6〜10は病態失認ありと判断するものである．両手動作では「ボートを漕ぐ」，両下肢動作では「はしごを登る」という項目が，感度・特異度ともに高く，病態失認検出に有用な項目とされている．

表6 Feinbergらの片麻痺に対する病態失認の評価

1. どこか力の入りにくいところはありませんか？
2. あなたが腕を使う際に何か問題はありませんか？
3. あなたの腕に何か異常があると感じませんか？
4. 以前と同じように腕を使うことができますか？
5. あなたの腕が使えなくなって何か心配はありませんか？
6. あなたの腕の感覚は，正常ですか？
7. あなたの主治医は，あなたの腕に麻痺があると言っていましたが，あなたはそう思いますか？
8. （左空間で検者が左手を持ち上げてから手を離して下ろす）左手に力が入らないようですが，あなたはそう思いますか？
9. （右空間で検者が左手を持ち上げてから手を離して下ろす）左手に力が入らないようですが，あなたはそう思いますか？
10. 右手で左手を持ち上げてください．あなたの左手に力が入りにくいことはありませんか？

（文献33）より引用）

表7 標準高次動作性検査(Standard Processing Test of Action；SPTA)の構成

大項目	小項目	大項目	小項目
1. 顔面動作	1. 舌を出す 2. 舌打ち 3. 咳	9. 上肢・系列的動作	1. お茶を入れて飲む 2. ローソクに火をつける
2. 物品を使う顔面動作	火を吹き消す	10. 下肢・物品を使う動作	1. ボールをける(右) 2. ボールをける(左)
3. 上肢(片手)慣習的動作	1. 軍隊の敬礼　　(右) 2. おいでおいで　(右) 3. じゃんけんのチョキ(右) 4. 軍隊の敬礼　　(左) 5. おいでおいで　(左) 6. じゃんけんのチョキ(左)	11. 上肢・描画(自発)	1. 三角をかく 2. 日の丸の旗をかく
4. 上肢(片手)手指構成模倣	1. ルリアのあご手 2. ⅠⅢⅣ指輪(ring) 3. ⅠⅤ指輪(ring)(移送)	12. 上肢・描画(模倣)	1. 2.
5. 上肢(両手)客体のない動作	1. 8の字 2. 蝶 3. グーパー交互テスト	13. 積木テスト	
6. 上肢(片手)連続的動作	ルリアの屈曲指輪と伸展こぶし		
7. 上肢・着衣動作	着る	スクリーニング・テスト用項目	
8. 上肢・物品を使う動作 (1)上肢・物品を使う動作(物品なし)	1. 歯を磨くまね　(右) 2. 髪をとかすまね　(右) 3. 鋸で木を切るまね(右) 4. 金槌で釘を打つまね(右) 5. 歯を磨くまね　(左) 6. 髪をとかすまね　(左) 7. 鋸で木を切るまね(左) 8. 金槌で釘を打つまね(左)	1. 顔面動作	1. 舌を出す 2. 舌打ち 3. 咳
		4. 上肢(片手)手指構成模倣	1. ルリアのあご手 2. ⅠⅢⅣ指輪(ring) 3. ⅠⅤ指輪(ring)(移送)
(2)上肢・物品を使う動作(物品あり)	1. 歯を磨く　　(右) 2. 髪をとかす　(右) 3. 鋸で木を切る(右) 4. 金槌で釘を打つ(右) 5. 歯を磨く　　(左) 6. 髪をとかす　(左) 7. 鋸で木を切る(左) 8. 金槌で釘を打つ(左)	12. 上肢・描画(模倣)	1. 2.

(文献36)より引用)

またVisual-Analogue Test for Anosognosia for motor impairment(VATA-m)[35]では，各動作に関して，患者とともに医療従事者も0(問題なし)から3(問題あり)の4段階で評定し，医療従事者の評定値から患者の評定値を減算した際に，正の値の場合は患者が過大評価(病態失認あり)していると判断し，負の値の場合は患者が過小評価(病態失認なし)していると判断する．

h. 失行の評価

日常生活における物品や道具使用時に，感覚障害や運動障害に帰着できない何らかの誤反応が認められた場合に，標準高次動作性検査を用いた評価を行う．

1)標準高次動作性検査(Standard Processing Test of Action：SPTA)(表7)[36]

失行評価において，国内で最も使用されているのは，SPTAである．SPTAには，13の大項目とそれを構成する課題をなす小項目で構成されている．各検査課題の誤反応を点数化し，麻痺と失語の影響を考慮した2つの修正誤反応率を算出で

きるようになっている．またどのような誤反応があったのか反応分類が出来るように構成されている（**表8**）[36]．また口腔顔面失行や着衣障害の評価も可能となっている．

前頭葉内側面の損傷に基づく行為の抑制障害の中の道具の強迫的使用や利用行動の評価では，まず患者に目前に道具を提示されても決して使用しないように指示して，理解が得られた上で，患者の目前のテーブル上に，ペンや櫛，ハサミと紙などを提示し，その反応を観察することで評価する[37]．道具の強迫的使用では，右利き者であれば基本的には右手で道具を使用してしまう現象が出現し，左手でそれを抑止しようとする運動が認められる．使用行動では，道具を使用してしまう行動が両側性に現れ，対側手でそれを抑止しようとする運動は認められない．また，直ぐに使用してしまわなくても，会話など注意が転動する作業を実施していると，いつの間にか使用してしまう現象が出現する場合もある．模倣行動の評価でも，まず決して検者の真似をしないように指示して，理解が得られた上で実施するのが基本である．その上で，検者がバイバイやおいでおいでなどのジェスチャーなどを実施して，患者に観察してもらう．患者が真似をしないという課題の理解が得られているにも関わらず，模倣してしまう現象がみられたら陽性である．

近年作成された新しい失行評価法として，Test of Upper Limb Apraxia（TULIA）[38]がある．TULIAは，合計48項目の課題から構成され，実施時間は約20分であるが，詳細な失行評価を比較的短時間で実施できる．このTULIAの48項目を12項目に縮小したスクリーニング検査にApraxia Screen of TULIA（AST）[39]がある．感度，特異度ともに高く，ASTとTULIAは高い相関を示すことから，ASTの妥当性は高い．しかしながら，実際の道具使用の評価がないため，実際のADL評価と合わせて実施し，失行症状がADLに与える影響を調べる必要がある．

表8 代表的な誤反応

誤反応	内容
空間性の錯行為	運動方向や動かす関節の誤り，身体部位間，身体部位と道具間，道具と対象間の空間的関係性の誤りなど
意味性の錯行為	ある物品を他の物品と取り違えて操作するような違う動作への置き換え
無定形反応	何をしているのかわからない反応
保続	前の動作が繰り返されてしまう
無反応	何も反応しない
拙劣	課題の行為は可能であるが，拙い動作となる
修正行為	目的とする行為に試行錯誤が認められる
開始の遅延	動作が開始されるまで，ためらいなどで遅延する

（日本高次脳機能障害学会（旧日本失語症学会），Brain Function Test委員会：SPTA標準高次動作性検査 改訂版―失行症を中心として―，日本高次脳機能障害学会（旧日本失語症学会）編，新興医学出版，東京，2003より引用）

文献

1) 信迫悟志：記憶・認知機能障害を有する患者への理学療法の関わり．理学療法 31：496-505, 2014
2) BIT行動性無視検査 日本版―Behavioural inattention test―，BIT日本版作製委員会，1999
3) Mesulam MM：A cortical network for directed attention and unilateral neglect. Ann Neurol 10：309-325, 1981
4) Weintraub S et al：Right cerebral dominance in spatial attention. Further evidence based on ipsilateral neglect. Arch Neurol 44：621-625, 1987
5) Bisiach E et al：Unilateral neglect of representational space. Cortex 14：129-133, 1978
6) Vuilleumier P et al：The number space and neglect. Cortex 40：399-410, 2004
7) McCabe CS et al：Simulating sensory-motor incongruence in healthy volunteers：implications for a cortical model of pain. Rheumatology 44：509-516, 2005
8) Fotopoulou A et al：The role of motor intention in motor awareness：an experimental study on anosognosia for hemiplegia. Brain 131：3432-3442, 2008
9) Garbarini F et al：'Moving' a paralysed hand：bimanual coupling effect in patients with anosognosia for hemiplegia. Brain 135：1486-1497, 2012
10) Pia L et al：Temporal coupling due to illusory movements in bimanual actions：evidence from anosognosia for hemiplegia. Cortex 49：1694-1703, 2013
11) URL：http://www.treatneuro.com/wp-content/uploads/fab2.pdf
12) 日本版BADS遂行機能障害症候群の行動評価（Behavioural Assessment of the Dysexecutive Syndrome），鹿島晴雄監訳，三村 將ほか訳，2003

13) URL：http://cvddb.med.shimane-u.ac.jp/cvddb/user/wisconsin.htm
14) Marin RS：Apathy：a neuropsychiatric syndrome. J Neuropsychiatry Clin Neurosci 3：243-254, 1991
15) Starkstein SE et al：Apathy following cerebrovascular lesions. Stroke 24：1625-1630, 1993
16) 岡田和悟ほか：やる気スコアを用いた脳卒中後の意欲低下の評価. 脳卒中 20：318-323, 1998
17) URL：http://cvddb.med.shimane-u.ac.jp/cvddb/
18) 日本高次脳機能障害学会(旧 日本失語症学会), Brain Function Test 委員会：CAT/CAS 標準注意検査法・標準意欲評価法, 日本高次脳機能障害学会(旧日本失語症学会)編, 新興医学出版, 東京, 2006
19) URL：http://doa.alaska.gov/dmv/akol/pdfs/uiowa_trailmaking.pdf
20) URL：http://www.hs.hokudai.ac.jp/nr/wp-content/uploads/2015/09/MARSJ.pdf
21) WMS-R ウェクスラー記憶検査 Wechsler Memory Scale-Reviced. 原著者：David Wechsler, 日本版：杉下守弘, 2001
22) 綿森淑子ほか：日本版 RBMT リバーミード行動記憶検査(The Rivermead Behavioral Memory Test)(Wilson BA et al：Thames Valley Test Company), 1999
23) Benton AL(日本版：高橋剛夫)：BVRT ベントン視覚的記銘検査 Benton Visual Retention Test, 1945
24) URL：http://www.lit.aichi-pu.ac.jp/jk/Wallon05-04-29.pdf
25) 大達清美ほか：三宅式記銘力検査. J Clin Rehabil 18：541-545, 2009
26) Macartney-Filgate MS et al：Intercorrelation of clinical tests of verbal memory. Arch Clin Neuropsychol 3：121-126, 1988
27) 日本高次脳機能障害学会(旧日本失語症学会), Brain Function Test 委員会：VPTA 標準高次視知覚検査改訂版 Visual Perception Test for Agnosia, 日本高次脳機能障害学会(旧日本失語症学会)編, 新興医学出版, 東京, 2003
28) 渡辺 学：半側空間無視. 標準理学療法学 専門分野 神経理学療法学, 医学書院, 東京, 132-140, 2013
29) Chokron S：Right parietal lesions, unilateral spatial neglect, and the egocentric frame of reference. Neuroimage 20：75-81, 2003
30) Ota H et al：Dissociation of body-centered and stimulus-centered representations in unilateral neglect. Neurology 57：2064-2069, 2001
31) Fotopoulou A et al：Mirror-view reverses somatoparaphrenia：dissociation between first- and third-person perspectives on body ownership. Neuropsychologia 49：3946-3955, 2011
32) Berti A et al：Anosognosia for hemiplegia, neglect dyslexia, and drawing neglect：clinical findings and theoretical considerations. J Int Neuropsychol Soc 2：426-440, 1996
33) Feinberg TE et al：Illusory limb movements in anosognosia for hemiplegia. J Neurol Neurosurg Psychiatry 68：511-513, 2000
34) Marcel AJ et al：Anosognosia for plegia：specificity, extension, partiality and disunity of bodily unawareness. Cortex 40：19-40, 2004
35) Della Sala S et al：VATA-m：Visual Analogue Test assessing Anosognosia for motor impairment. Clin Neuropsychol 23：406-427, 2009
36) 日本高次脳機能障害学会(旧日本失語症学会), Brain Function Test 委員会：SPTA 標準高次動作性検査 改訂版—失行症を中心として—, 日本高次脳機能障害学会(旧日本失語症学会)編, 新興医学出版, 東京, 2003
37) Shallice T et al：The origins of utilization behaviour. Brain 112：1587-1598, 1989
38) Vanbellingen T et al：Comprehensive assessment of gesture production：a new test of upper limb apraxia(TULIA). Eur J Neurol 17：59-66, 2010
39) Vanbellingen T et al：A new bedside test of gestures in stroke：the apraxia screen of TULIA(AST). J Neurol Neurosurg Psychiatry 82：389-392, 2011

（信迫悟志）

11 痛みの評価

1. 痛みとは

国際疼痛学会による痛みの定義は "an unpleasant sensory and emotional experience associated with actual or potential tissue damage, or described in terms of such damage" である．すなわち，痛みは実質的あるいは潜在的な組織損傷に伴うか，損傷があるように表現される不快な感覚と情動体験である．

情動による痛みは，第三者からは，なぜ痛いと訴えるかが理解できないような痛みである．慢性痛と呼ばれるものには原因が不明瞭なものもあり，消炎鎮痛薬も無効で治療に難渋するような痛みが含まれるが，近年の研究からさまざまな神経系の機能異常が影響していることが明らかとなってきている．

2. 痛みの原因

痛みの原因はさまざまである．一つには組織の損傷を伴う場合であり，侵害受容性疼痛と呼ばれる．二つ目は，神経系の機能異常が影響している場合であり，神経因性疼痛と呼ばれる．神経が損傷している場合に限らず，明らかな神経の損傷を伴わない場合にも生じうる．三つ目は心理・社会的要因が大きな原因となっている場合である．

> **メモ　神経因性疼痛**
> 侵害受容性疼痛は侵害（痛み）受容器の興奮を伴うものであるが，神経因性疼痛は必ずしも侵害受容器の興奮を伴わない状態で生じる痛みである．例えば末梢神経や中枢神経系のいずれかがどこかで損傷されている場合には，たとえ受容器が興奮したとしても末梢神経や上位ニューロンとの連絡が途絶えており，情報は伝達されない状態である．そのような状態であっても神経系の機能異常により痛みが生じることがあり，それを神経因性疼痛と呼ぶ．

a. 侵害受容性疼痛

侵害受容性疼痛は，いわゆる急性痛を指す．

1) 組織損傷

組織が損傷している場合の痛みは原因が明らかである．すなわち機械的・物理的な侵害刺激，熱刺激，冷侵害刺激はすべて痛みの原因となる[1]．皮膚の損傷は視診で確認可能であるが，筋など深部の損傷は確認しにくいため注意が必要である．筋・筋膜や関節などにおける痛みの原因には，上記の刺激以外に生体内で産生される物質（例えばブラジキニン，インターロイキン1βなど）や生体内に通常から存在している物質（例えば水素イオンやアデノシン三リン酸（ATP）など）が化学刺激となる．

2) 二次障害

組織損傷により炎症が生じると，生体内では多くの炎症メディエーターが産出され，これらが化学的な痛み刺激となる．炎症メディエーターにはブラジキニンのようにそれ自体が発痛作用を示す物質だけでなく，プロスタグランジンのように発痛増強作用を示す物質もあり，これらの物質の相乗効果によって痛みが感作される．これらの物質は受容体と結合すると細胞内情報伝達系を介して各種イオンチャネルの開閉に影響を与え，結果として陽イオンの神経細胞内への流入が高まることで痛みの神経が興奮しやすくなる．

> **メモ　感作**
> 感作とは感受性が増大することである．すなわち同一強度の痛み刺激でも，それが持続することにより痛み神経の興奮性の増大や活動電位の生じる閾値の低下が生じる．これは特異的な化学物質の刺激を受容することによりイオンチャネルの開閉が制御され，活動電位が生じやすくなるためである．結果として，非侵害刺激に対して痛みが生じたり（アロディニア），侵害刺激に対する痛み強度が増す（痛覚過敏）ような変化が引き起こされる．

3) その他

運動中の筋痛などは組織状態の変化によって生じる．例えば代謝産物の蓄積やアシドーシスが痛みを引き起こす原因となる．このような場合は，組織が損傷されておらず痛みも一時的である．し

かし，運動療法の実施において患者から痛みを訴えられる可能性もあるため注意が必要である．また，これとは逆に不活動状態も痛みを起こす原因となる．活動量と痛みの発生の程度には相関が認められている[2]．

b. 神経系の機能異常

一時的な神経系の機能異常は急性痛の場合にも生じるが，その異常が維持・変調をきたしたものが慢性痛である．慢性痛は単なる時間経過が長い痛みではなく，神経系の機能異常が病態として存在している．

1) 末梢神経系

損傷からの再生神経や残存神経に今まで発現していなかった受容体が新たに発現したり，受容体の感受性増大によって痛みが生じる．例えばナトリウムイオンの受容体が増加することにより，神経興奮の機会が高まると考えられている．また感覚神経には発現していなかったノルアドレナリンの受容体が発現することにより交感神経との新たなネットワークが形成されることもある．神経因性疼痛で星状神経節ブロックが鎮痛に有効な場合には，このようなネットワーク形成が痛みの原因の一つと考えられる．

不活動による場合は，神経が損傷されていないものの神経系の活動性増大や機能変化が生じている．不活動によって神経系の活動性が低下することが神経損傷と同様の変化を引き起こしていると考えられる．

> **メモ　星状神経節ブロック**
> 星状神経節ブロックとは，交感神経節の一つである星状神経節に局所麻酔薬を注入する神経ブロックのことである．交感神経の興奮により痛みが生じるような交感神経依存性疼痛の場合に有効な治療手段の一つである．

2) 二次ニューロンやグリア細胞

炎症メディエーターによる末梢神経の感作によって神経の興奮性が増大すると，二次ニューロンの反応性も増大する中枢性感作が認められている．末梢神経の感作が持続することにより，末梢神経の活動性が落ち着いた後も二次ニューロンが興奮性を持続させることによって痛みが生じることがある．見た目の組織損傷は治癒しているにもかかわらず痛みが軽減することなく持続している場合の原因の一つと考えられている．

ミクログリアは神経因性疼痛の発痛に重要な役割を担っていることがわかってきている[3]．すなわち神経が損傷されるとミクログリアが活性化することによる情報伝達系への修飾の結果，抑制性のGABAニューロンの作用を興奮性に変化させる．またアストロサイトは神経因性疼痛の遷延に関与していると考えられている．

3) ペインマトリックス

脳内の痛みの情報伝達系は脊髄-視床--次体性感覚野だけではなく，島，前帯状回，前頭前野，二次体性感覚野，補足運動野，扁桃体，海馬などとも連絡があり脳内の広範囲にまたがって処理されている[4]．これら痛みに関連する脳領域をペインマトリックスと呼ぶ．痛みには，体のどこでどのくらいの強さの痛みが生じたかという感覚-識別的な要素のほか，不快感や不安感が生じるように情動的な要素，さらには過去の痛み経験との照合やどのような痛みであるかなどの判断が行われる認知的な要素も持ち合わせている．我々は痛そうな写真を見るだけであたかも自分に痛みが生じているかのような錯覚を覚えたり，つらい記憶を思い出すと胸が痛むと表現するように，実際に自身の体に痛み刺激が加わっていなくても脳内で痛み感覚を作り出すことが可能である．実際，包丁で手を切った様子の写真を見た場合には，自分は負傷していないが痛みを感じ，損傷時などに痛みを感じる時と同じペインマトリックスに活動が観察されている．このように痛い気がすることが痛みの原因になっていることがある．

また，体性感覚からの入力と視覚情報入力の不一致があると健常人においても感覚の異常や痛みの発生が確認されている[5]．神経損傷や不活動により本来あるべき位置からの情報が入力されないことや認知のズレは脳内の身体図式との間に不一致を生じ，痛みを生む．これが幻肢痛や複合性局

所疼痛症候群（complex regional pain syndrome；CRPS）の発痛メカニズムの一つと考えられている．これら脳内の神経系の不調は，痛みの原因を末梢組織に求めても解決されず，慢性痛の原因の一つと考えられている．

> **メモ　複合性局所疼痛症候群**
> 複合性局所疼痛症候群（CRPS）とは，神経因性疼痛の代表的疾患である．自発痛やアロディニア，痛覚過敏のような異常な痛みが生じるだけでなく，皮膚温異常や発汗異常のような自律神経系の機能異常や振戦，筋萎縮などの運動器の機能異常も認められる．神経の損傷を伴わない場合をTypeⅠ，神経損傷を伴う場合をTypeⅡと呼び，それぞれ従来の反射性交感神経性萎縮症，カウザルギー（Causalgia）と呼ばれていた疾患が一致する．その他，肩手症候群，ズデック（Sudeck）の骨萎縮なども含まれる．

4）下行性疼痛調節系

中脳水道灰白質から吻側延髄腹内側部や背外側橋中脳被蓋を介して脊髄後角まで下行し，痛み情報伝達を抑制性に調節している下行性疼痛抑制系が知られている[6]．一方，炎症による疼痛や神経因性疼痛，さらにはストレスなどにおいて同じ経路を介し疼痛が促進されることが報告され，慢性痛の原因の一つとして知られるようになった[7〜9]．

c. 心理・社会的要因によるもの

心理・社会的要因による痛みは，侵害受容性疼痛や神経因性疼痛と重複することが多く，病態がより複雑化する．

1）心因性疼痛

心因性疼痛とは，器質的，機能的病変がないか，あったとしても痛みの訴えと合わない場合で心理的要因が影響している痛みを指すが，近年，上述の神経系の機能異常も関連していることが指摘されている．

また社会的な疎外感や不平等な待遇などの社会的ストレスによってもペインマトリックスが活性化することが知られている．さらに，痛みが生じたことで家族との関係が改善されたり，仕事を休む理由ができるなど疾病利得が痛みを遷延・増強させる原因になることがある．

> **メモ　疾病利得**
> 疾病利得とは，罹患していることが患者の利益になることをいうが，ここでは疾患に痛みを含む．疾患や痛みが社会的な役割を持つこと．これによって表出される痛み行動が増強される．

2）恐怖回避思考

痛みに対して恐怖を抱いたり，悲観的な解釈や消極的な感情が芽生えると，痛みが生じると思われる行動を避けるようになる．このような恐怖回避思考が強いと痛みの慢性化につながりやすいことが知られている[10]．過剰な疼痛回避による不活動は前述したようにそれ自体が発痛原因となる可能性があるだけでなく，廃用症候群に代表されるような機能障害やうつ傾向を示し，これらがまた痛み発生の一因となる．

3. 評価のポイント

痛みは疾患に付随して生じるものだけではなく，痛み体験を通した情動系の影響や認知のゆがみ，さらには不活動によっても生じるなど複雑である．そのため，痛みは一徴候としてではなく一病気・病態として捉え，ICF（国際生活機能分類）に沿った包括的な評価が必要である．

患者がたとえ耐えられないほどの強い痛みを感じていると訴えたとしても，その程度を我々理学療法士が客観的に理解することはできない．痛みの強度を捉える際の尺度は，あくまでも患者の経験に基づく尺度であることに注意が必要である．

Loeserは痛みの4層構造を提唱している[11]．一番深い層は侵害受容の層，2層目はそれに相応した痛みの層，3層目はペインマトリックスを含む情動・認知の層すなわち苦悩の層，そして4層目が外部へ表出される痛み行動の層である．理学療法士は，患者の訴える痛み，すなわち痛み行動から痛み情報を得ることになる．そのため，深層の痛み刺激の量や神経興奮の大きさは患者の痛み行動と相関しているとは限らない．

深層の痛み刺激となっているものを明らかにす

るためには，身体面の評価をきちんと行うことが大事である．身体面の異常が医療面接による情報と一致するかどうか確認していく．そのためには患者の訴えをしっかりと聴き，痛み刺激となりうる因子の有無を注意深く判断していく必要がある．さらには，2〜3層目にあたる認知・情動面を含んだ神経系の機能異常の有無や訴える痛みに影響を与えうる心理・社会的な背景因子の有無などについて幅広く評価し，包括的に捉えていくことが必要となる．前述のように恐怖回避志向の強い場合は，慢性化に陥りやすいため注意が必要である．慢性痛の疑われる患者においては，抑うつ・不安の増加や家族・社会との関係が影響し，痛み行動をさらに修飾する．そのため精神・心理・社会的な面の評価も行っていく必要がある．しかしこれらは，患者との関係性がきちんと確立されていない状態で実施すると，かえって不信感を覚えさせてしまい，その後の対応にも苦慮することになる．そのため慌てず，必要性を見極めてから実施することが大事である．その意味でも包括的な評価が望まれる．

4. 評価の実際

原因が末梢組織にあるか，あるいは明らかな原因は末梢組織に認められず中枢神経系の関与が強いか，また影響を与えている因子は何かを明らかにしていく意識を持って評価を進めることが大事である．慢性痛が疑われる場合には，より丁寧に多方面から包括的に評価する．

a. 医療面接

痛みに関連した情報の収集だけでなく，個人因子や環境因子の抽出をも意識する．

1) 情報収集

現病歴や既往歴，家族との関係や職業および職場環境などの社会的情報を収集する．慢性痛においては，これらの要因を分析していくと，疾病利得など痛みに影響している要因が抽出できる可能性がある．そのため，入院の場合には家族の見舞い状況や看護師への依存度なども有益な情報である．外来患者であっても，必要以上に細かな現病歴や受診歴を話される場合には慢性痛が疑われる．この場合，これまでの状況が大変であったことは認め，必要な情報と不要な情報を上手に選択するようにする．

投薬情報のなかで，消炎鎮痛薬あるいは中枢神経系への作用が期待されているような鎮痛薬の処方の有無を確認する．抗うつ薬や抗てんかん薬には鎮痛効果を期待して処方されている可能性があるため使用目的を明確にする．

2) 問診

受傷機転の有無を確認し，明らかな受傷機転がある場合には，経過についても尋ねる．痛みの部位，強度，質などは質問紙を活用するとよい．また，しびれなど随伴症状の有無も確認する．投薬情報から消炎鎮痛薬の処方があれば消炎鎮痛薬の効果を確認する．消炎鎮痛薬が効果的であれば急性痛の可能性が高くなる．逆に効果が認められていない場合や中枢神経系への作用が期待される鎮痛薬が処方されている場合には慢性痛を疑い，その効果も確認する．

3) 痛みの強さの評価（図1）

visual analogue scale（VAS）と numerical rating scale（NRS）が一般的によく用いられている．

VASは100 mmのスケールの左端を「痛みなし」0とし，右端の100 mmを今まで経験した中で「最大の痛み」とした場合に，現在の痛みの強度をスケール上に印してもらい，その距離を測定する．NRSはVASのデジタル版であり，0から10までの11段階で回答してもらう．

認知機能が低下している高齢者に対しては，VASやNRSよりも具体的な表現の語を選ぶ verbal rating scale（VRS）が有用である[12]．VRSは「まったく痛みがない」「少し痛い」「痛い」「かなり痛い」「耐えられないくらい痛い」のように4〜6つのカテゴリーで痛みの程度が示され，自分の痛みがどのカテゴリーに当てはまるかを回答してもらう方法である．またこのカテゴリーが顔の表

情になっている face scale も有用である．これらのカテゴリーに数値を当てはめて present pain intensity（PPI）とする方法もある．

　電極を貼り電流を徐々に流し，今感じている痛みに近い刺激だと感じたところで通電を停止させ，その電流値を痛みの強度指標とする客観的評価を試みる機器が市販されている．

　痛みの強度は，どの程度痛いと感じているかを知る目的で検査するが，あくまでも患者の主観によるため，第三者がその痛みの強度を共有することは難しい．急性痛の場合には，併せて部位やどのような場合に痛むかについても確認しておくとよい．

4）痛みの質の評価

　痛みの感じ方を聴取することで，痛みの原因をある程度探ることが可能である．神経障害の場合には電気が走るようなといった言葉で表現され，運動器が原因の場合には動作に伴った表現や局在がはっきりしない痛みの訴えなどがある．McGill pain questionnaire（MPQ）は，痛みを表現する用語を選択する中で感覚，感情などの質的な側面を捉えることが可能になっている．2009 年には神経因性疼痛にも対応可能な revised version である SF-MPQ-2 が開発され，2013 年に圓尾らによって日本語版が作成され，同時に信頼性や妥当性の検討がなされている（図2）[13]．

b．理学所見

　急性痛かどうか判断するためにも炎症の有無を確認することは非常に大事である．視診，触診とともに炎症の徴候を調べ，関節の可動性なども確認する．

1）視診

　表情，皮膚の状態，発赤や腫脹など炎症症状の有無，変形の有無，姿勢や歩容を観察する．画像所見との整合性も確認する．

2）運動検査と触診

　疼痛部が明らかな場合には，熱感や腫脹の有無，圧痛点の有無を確認する．自動・他動運動による疼痛の出現の有無やその部位・状態を確認す

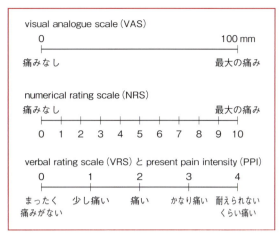

図1　痛みの強さの評価
上段は visual analogue scale であり，患者の感じている痛みの強さを線上の任意のところに印してもらい，長さを測定するものである．中段は numerical rating scale を示す．強さを 11 段階のカテゴリーに分類して回答してもらう．最下段は verbal rating scale を示している．痛みの強さを示すカテゴリーのどれに当てはまるかを回答してもらう．すぐ上に記載している数値は，それぞれのカテゴリーを数値で表記したものであり，present pain intensity ともいう．

る．筋・筋膜性疼痛が疑われる場合には圧迫をトリガーとした放散痛や関連痛が出現するかどうか確認する．圧迫や関節の可動時に痛みが出現するとなれば原因は局所にあることが確認できる．圧迫による痛みに関しては圧痛計を用いることで数値化が可能となる．ただし圧迫部位がトリガーポイントであると圧迫刺激をトリガーとした関連痛が出現することもあるため注意が必要である．

　また運動器疾患など痛みが関節可動域や筋出力に影響を与えている場合には，これら機能障害の程度が痛みの程度の評価にもなる．他動運動時には生じない痛みが自動運動時に出現すれば筋のような収縮組織に原因が考えられ，自動・他動運動に関係なく痛みが生じるとなれば関節や関節包などの原因を疑う．

> **メモ　トリガーポイント**
>
> トリガーポイント（TP）とは，圧迫がトリガー（引き金）となって圧迫部より離れた部位に痛み（関連痛）が生じるようなポイントである．そのポイントを含む筋線維は隣接する筋線維より硬く触知され，弾くと局所的に筋収縮が触知される．鍼電極を用いて TP 部の筋電図を記録すると放電（筋収縮）が認められる．

Short-Form McGill Pain Questionnaire-2 (SF-MPQ-2)

この質問票には異なる種類の痛みや関連する症状を表わす言葉が並んでいます．過去1週間に，それぞれの痛みや症状をどのくらい感じたか，最も当てはまる番号に×印をつけて下さい．あなたの感じた痛みや症状に当てはまらない場合は，0を選んで下さい．

#	症状	なし	0	1	2	3	4	5	6	7	8	9	10	考えられる最悪の状態
1	ずきんずきんする痛み	なし	0	1	2	3	4	5	6	7	8	9	10	考えられる最悪の状態
2	ビーンと走る痛み	なし	0	1	2	3	4	5	6	7	8	9	10	考えられる最悪の状態
3	刃物でつき刺されるような痛み	なし	0	1	2	3	4	5	6	7	8	9	10	考えられる最悪の状態
4	鋭い痛み	なし	0	1	2	3	4	5	6	7	8	9	10	考えられる最悪の状態
5	ひきつるような痛み	なし	0	1	2	3	4	5	6	7	8	9	10	考えられる最悪の状態
6	かじられるような痛み	なし	0	1	2	3	4	5	6	7	8	9	10	考えられる最悪の状態
7	焼けるような痛み	なし	0	1	2	3	4	5	6	7	8	9	10	考えられる最悪の状態
8	うずくような痛み	なし	0	1	2	3	4	5	6	7	8	9	10	考えられる最悪の状態
9	重苦しい痛み	なし	0	1	2	3	4	5	6	7	8	9	10	考えられる最悪の状態
10	さわると痛い	なし	0	1	2	3	4	5	6	7	8	9	10	考えられる最悪の状態
11	割れるような痛み	なし	0	1	2	3	4	5	6	7	8	9	10	考えられる最悪の状態
12	疲れて くたくたになるような	なし	0	1	2	3	4	5	6	7	8	9	10	考えられる最悪の状態
13	気分が悪くなるような	なし	0	1	2	3	4	5	6	7	8	9	10	考えられる最悪の状態
14	恐ろしい	なし	0	1	2	3	4	5	6	7	8	9	10	考えられる最悪の状態
15	拷問のように苦しい	なし	0	1	2	3	4	5	6	7	8	9	10	考えられる最悪の状態
16	電気が走るような痛み	なし	0	1	2	3	4	5	6	7	8	9	10	考えられる最悪の状態
17	冷たく凍てつくような痛み	なし	0	1	2	3	4	5	6	7	8	9	10	考えられる最悪の状態
18	貫くような	なし	0	1	2	3	4	5	6	7	8	9	10	考えられる最悪の状態
19	軽く触れるだけで生じる痛み	なし	0	1	2	3	4	5	6	7	8	9	10	考えられる最悪の状態
20	むずがゆい	なし	0	1	2	3	4	5	6	7	8	9	10	考えられる最悪の状態
21	ちくちくする／ピンや針	なし	0	1	2	3	4	5	6	7	8	9	10	考えられる最悪の状態
22	感覚の麻痺／しびれ	なし	0	1	2	3	4	5	6	7	8	9	10	考えられる最悪の状態

SF-MPQ-2 © R. Melzack and the Initiative on Methods, Measurement, and Pain Assessment in Clinical Trials (IMMPACT), 2009. All Rights Reserved.

Information regarding permission to reproduce the SF-MPQ-2 can be obtained at *www.immpact.org*.

図2 日本語版 Short-Form McGill Pain Questionnaire-2
（文献13）より引用）

c. 痛みによる機能障害の評価

1) 疾患特異的機能評価

各関節障害を伴っている場合には，疾患特異的な機能評価やストレステストなどを行う．

疾患特異的に痛みや活動制限あるいは精神状態などを包括した質問紙が数多く提唱されている（**表1**）．詳細はⅢ．関節の評価の項を参照されたい．

2) 深部感覚検査・身体図式の評価

痛みが長期にわたっている患者では，身体イメージなどの変容の有無を確認する．身体イメージ描写や運動位置覚，二点識別覚の検査などを行う．

a) メンタルローテーション

メンタルローテーションはShepardらによって発見されたが，例えば回転した状態で提示される手の写真を右手か左手か素早く正確に認知することである．Schwoebelらは，CRPSの患者におけるメンタルローテーション課題の実施で，患肢を認知するまでの時間が健肢の認知時間よりも遅延することを報告している[14]．

b) 身体イメージ描写

身体イメージは心の中にある自己の身体像である．LewisらはCRPSの患者で，患肢の大きさなどの心的イメージのゆがみや患肢の位置認知のズレが痛みを重篤化させていることを報告している[15]．またCRPS患者の身体イメージ拡大と二点識別覚の閾値には相関が認められている[16]．これらのことから関節位置覚や二点識別覚の検査を併せて行うとよい．

d. 痛みによる活動制限の評価

痛みによってどの程度活動性が制限されているかについて，質問紙や実際の活動量を把握する評価が有用である．

1) 疼痛生活障害評価尺度 pain disability assessment scale（PDAS）

疼痛生活障害評価尺度は，1997年に有村らによって開発され，信頼性，妥当性が検討されている（**図3**）[17]．痛みにより具体的な日常生活関連活動の遂行にどの程度の困難を伴うかを問う質問紙であり，20種類の活動は0から3点の4段階で

表1 痛みの評価を含めている疾患特異的な評価

疾患部位	評価名
頸部	JOA 頸髄症治療判定基準 neck disability index
腰部	JOA 腰痛疾患治療成績判定基準 JOABPEQ　RDQ　JLEQ　ODI
股関節	JOA 変形性股関節機能判定基準 Harris hip score
膝関節	JOA 変形性膝関節症治療成績判定基準 WOMAC　JKOM

JOA：日本整形外科学会，BPEQ：腰痛質問紙票，back pain evaluation questionnaire, RDQ：Roland-Morris disability questionnire, JLEQ：腰痛特異的尺度 Japan low back pain evaluation questionnaire, ODI：Oswestry disability index, WOMAC：Western Ontario and McMaster University arthritis index, JKOM：疾患特異的・患者立脚型変形性膝関節症患者機能評価尺度 Japanese knee osteoarthritis measure

評価され，合計10点以上は慢性痛と判定される．

2) 活動性に関する評価

不活動は痛みを助長することが報告されており，1日の活動量を知ることは大事である．万歩計や加速度計などは患者自身が運動量を自己管理する際にも利用できる．国際標準化身体活動質問票（IPAQ）も有用である．また，10m歩行速度など一般的な歩行速度や持久力を調べるテストは，痛みによる運動能力の低下の程度を知る指標となる．さらに，日常生活活動の評価も有用である（「日常生活活動（ADL）の評価」の項（44頁）を参照）．

e. 情動・認知的な評価

痛みに関連した行動や感情や認知は，痛みとその治療に影響を及ぼすが，特に慢性痛においては心理・社会的な要素の影響が大きいことが指摘されている[18]．そのため精神・心理学的な評価は痛みの情動・認知的側面の評価の一助となる．

1) 思考の評価

破局的な思考は実験的に起こした筋損傷時の痛みと，恐怖回避思考は能力障害とそれぞれ相関が認められている[19]．

a) 破局的思考の評価

破局とは事態が行き詰まり悲劇的な終焉を迎えることを意味するが，何事もネガティブにとらえ

Pain Disability Assessment Scale (PDAS)

この質問票は，あなたの病気（痛み）が，あなたが日常生活のいろいろな場面で行っている活動にどのような影響を及ぼしているかを調べるためのものです．以下にいろいろな動作や活動が書かれています．それぞれの項目について，最近一週間のあなたの状態を最もよく言い表している数字を○で囲んでください．それぞれの数字は次のような状態のことです．わからないことがあれば遠慮なく担当医におたずねください．

0：この活動を行うのに全く困難（苦痛）はない．
1：この活動を行うのに少し困難（苦痛）を感じる．
2：この活動を行うのにかなり困難（苦痛）を感じる．
3：この活動は苦痛が強くて，私には行えない．

1	掃除機かけ，庭仕事など家の中の雑用をする	:	0	1	2	3
2	ゆっくり走る	:	0	1	2	3
3	腰を曲げて床の上のものを拾う	:	0	1	2	3
4	買い物に行く	:	0	1	2	3
5	階段を登る，降りる	:	0	1	2	3
6	友人を訪れる	:	0	1	2	3
7	バスや電車に乗る	:	0	1	2	3
8	レストランや喫茶店に行く	:	0	1	2	3
9	重いものを持って運ぶ	:	0	1	2	3
10	料理を作る，食器洗いをする	:	0	1	2	3
11	腰を曲げたり，伸ばしたりする	:	0	1	2	3
12	手をのばして棚の上から重いもの（砂糖袋など）を取る	:	0	1	2	3
13	体を洗ったり，ふいたりする	:	0	1	2	3
14	便座にすわる，便座から立ち上がる	:	0	1	2	3
15	ベッド（床）に入る，ベッド（床）から起き上がる	:	0	1	2	3
16	車のドアを開けたり閉めたりする	:	0	1	2	3
17	じっと立っている	:	0	1	2	3
18	平らな地面の上を歩く	:	0	1	2	3
19	趣味の活動を行う	:	0	1	2	3
20	洗髪する	:	0	1	2	3

図3 pain disability assessment scale
（文献17）より引用）

る認知が痛みの強さをより増強し，機能障害にも影響を与える．痛みに関する破局的思考の評価である pain catastrophizing scale（PCS）は，1995年に Sullivan らによって提唱されたが，痛みのことが頭から離れない「反芻」，痛みに対して自分は何もできない「無力感」，痛みの強さやそれによって生じている問題を現実より大きくとらえる「拡大視」の3つの要素からなる．日本語版は2007年松岡らによって作成され，信頼性と妥当性が検討されている（図4）[20]．

b）恐怖回避思考の評価

恐怖回避思考を評価する尺度として Waddell らは，腰痛患者に特異的な fear-avoidance beliefs questionnaire（FABQ）を開発し，日本では松平らが日本語版 FABQ を開発し，妥当性を検討している[21]．また腰痛に限らずに評価することが可能な尺度として Tampa scale for kinesiophobia（TSK）とその短縮版が開発されているが，こ

Pain Catastrophizing Scale (PCS) 日本語版

この質問紙では，痛みを感じている時のあなたの考えや感情についてお聞きします．以下に，痛みに関連したさまざまな考えや感情が13項目あります．痛みを感じている時に，あなたはこれらの考えや感情をどの程度経験していますか．あてはまる数字に○をつけてお答え下さい．

	全くあてはまらない	あまりあてはまらない	どちらともいえない	少しあてはまる	非常にあてはまる
1. 痛みが消えるかどうか，ずっと気にしている．	0	1	2	3	4
2. もう何もできないと感じる．	0	1	2	3	4
3. 痛みはひどく，決して良くならないと思う．	0	1	2	3	4
4. 痛みは恐ろしく，痛みに圧倒されると思う．	0	1	2	3	4
5. これ以上耐えられないと感じる．	0	1	2	3	4
6. 痛みがひどくなるのではないかと怖くなる．	0	1	2	3	4
7. 他の痛みについて考える．	0	1	2	3	4
8. 痛みが消えることを強く望んでいる．	0	1	2	3	4
9. 痛みについて考えないようにすることはできないと思う．	0	1	2	3	4
10. どれほど痛むかということばかり考えてしまう．	0	1	2	3	4
11. 痛みが止まって欲しいということばかり考えてしまう．	0	1	2	3	4
12. 痛みを弱めるために私にできることは何もない．	0	1	2	3	4
13. 何かひどいことが起きるのではないかと思う．	0	1	2	3	4

図4 日本語版 pain catastrophizing scale
（文献20）より引用）

ちらも松平が日本語版TSKを作成している[22]．この思考が強いと負のスパイラルに陥りやすく，早期の対応が求められる．

2) 不安・抑うつの評価

a) State-Trait anxiety inventory（STAI）

不安には人格特性としての不安（特性不安）と，その時点での不安な状態の程度（状態不安）の2種類が含まれる．Spielbergerらはこの両者を評価する質問紙としてState-Trait anxiety inventory（STAI）を作成し，日本では古くは中里らが日本語版を作成している[23]．

b) hospital anxiety and depression scale（HADS）

1983年Zigmondらによって開発された身体症状を持つ患者の不安抑うつテストである．日本語版は八田らによって1998年に作成され，信頼性と妥当性がSTAIなどとの比較の中で検討されており，心理状態のスクリーニング法として有用とされている[24]．高得点ほど抑うつ・不安が強いことを示し，8～10点は「疑診」，11点以上は「確診」と判断される．

3) その他

a) 痛みに対する自己効力感

痛みに対する自己効力感は慢性痛患者における痛みの強さ，能力障害，抑うつなどに影響を与える因子であることが報告されている[25]．

Nicholasによって痛みに対する自己効力感の質問紙 pain self-efficacy questionnaire（PSEQ）が開発されたが，その日本語版はAdachiらによって作成され，妥当性が検討されている（図5）[26]．マイナス思考の強い患者でPCSの評価が困難な場合には，プラスの思考を確認できるPSEQの方

現時点で「痛みはあってもこれらの事柄ができる」という自信の程度を教えて下さい。
0は「まったく自信がない」、6は「完ぺきな自信がある」です。それぞれの項目の下の番号を1つ選んで○をつけてください

記入例

0　　1　　2　　③　　4　　5　　6
全く自信がない　　　　　　　　　　　　完ぺきな自信がある

この質問票は以下の事柄をあなたが今まで実際に行ってきたかどうかではなく、「痛みはあるけれども、現時点でこれらの事柄を行える自信がどの程度あるか」を尋ねるものです。

1　痛みがあっても物事を楽しめる。

　　0　　1　　2　　3　　4　　5　　6
全く自信がない　　　　　　　　　　　　完ぺきな自信がある

2　痛みがあっても家事のほとんど(掃除や皿洗いなど)をこなせる。

　　0　　1　　2　　3　　4　　5　　6
全く自信がない　　　　　　　　　　　　完ぺきな自信がある

3　痛みがあっても友達や家族とこれまで通りに付き合える。

　　0　　1　　2　　3　　4　　5　　6
全く自信がない　　　　　　　　　　　　完ぺきな自信がある

4　ほとんどの場合痛みに対応できる。

　　0　　1　　2　　3　　4　　5　　6
全く自信がない　　　　　　　　　　　　完ぺきな自信がある

5　痛みがあっても何か仕事ができる(仕事には家事も報酬のある仕事もない仕事も含む)。

　　0　　1　　2　　3　　4　　5　　6
全く自信がない　　　　　　　　　　　　完ぺきな自信がある

6　痛みがあっても趣味や気晴らしなどの楽しいことがたくさんできる。

　　0　　1　　2　　3　　4　　5　　6
全く自信がない　　　　　　　　　　　　完ぺきな自信がある

7　薬がなくても痛みに対応できる。

　　0　　1　　2　　3　　4　　5　　6
全く自信がない　　　　　　　　　　　　完ぺきな自信がある

8　痛みがあっても人生の目標のほとんどを達成できる。

　　0　　1　　2　　3　　4　　5　　6
全く自信がない　　　　　　　　　　　　完ぺきな自信がある

9　痛みがあってもふつうに生活できる。

　　0　　1　　2　　3　　4　　5　　6
全く自信がない　　　　　　　　　　　　完ぺきな自信がある

10　痛みがあっても徐々に活動的になれる。

　　0　　1　　2　　3　　4　　5　　6
全く自信がない　　　　　　　　　　　　完ぺきな自信がある

図5　日本語版 pain self-efficacy questionnaire
（文献26）より引用）

が実施しやすい.

b）気分プロフィール検査

気分プロフィール検査 profile of mood state (POMS) は6尺度(不安, 抑うつ, 怒り, 活気, 疲労, 混乱)であったが, 友好を加えた7尺度から気分状態を測定する改訂版POMS2が市販され

ている．改訂版から青少年用（13〜17歳）と成人用（18歳以上）が分けられ，また日本の一般人口を反映する標本で標準化されている．

　c) brief scale psychiatric problem in orthopedic patients（BS-POP）

BS-POPは，整形外科医が運動器疾患患者の精神医学的状態をスクリーニングし他科へ紹介する基準として普及してきている[27]．治療者用と患者用の質問紙からなり，治療者用11点以上，もしくは患者用15点以上かつ治療者用10点以上を紹介適応と判断できるとしている．

f. 社会的評価

Short Form-36（SF-36）やEuroQol 5 dimension（EQ-5D）など健康関連QOL尺度による生活の質の評価も，痛みを持つ患者の健康状態の把握として重要である（「生活の質（QOL）の評価」の項（51頁）を参照）．

文献

1) 肥田朋子：急性痛．機能障害科学入門，千住秀明監，九州神陵文庫，福岡，21-41，2010
2) 山本　綾ほか：ラット足関節不動化による活動制限は痛みを促進する．理学療法学 36：305-311，2009
3) Tsuda M et al：P2X4 receptors induced in spinal microglia gate tactile allodynia after nerve injury. Nature 424：778-783, 2003
4) Apkarian AV et al：Human brain mechanisms of pain perception and regulation in health and disease. Eur J Pain 9：463-484, 2005
5) McCabe CS et al：Stimulating sensory-motor incongruence in healthy volunteers：implications for a cortical model of pain. Rheum 44：509-516, 2005
6) 佐藤昭夫：痛みの受容機構と鎮痛機構．痛みの神経科学，髙倉公朋ほか監，メジカルビュー社，東京，45-58，1997
7) Sugiyo S et al：Trigeminal transition zone/rostral ventromedial medulla connections and facilitation of orofacial hyperalgesia after masseter inflammation in rats. J Comp Neurol 493：510-523, 2005
8) Burgess SE et al：Time-dependent descending facilitation from the rostral ventromedial medulla maintains, but does not initiate, neuropathic pain. J Neurosci 22：5129-5136, 2002
9) Imbe H et al：Involvement of descending facilitation from the rostral ventromedial medulla in the enhancement of formalin-evoked nocifensive behavior following repeated forced swim stress. Brain Res 1329：103-112, 2010
10) Leeuw M et al：The fear-avoidance model of musculoskeletal pain：current state of scientific evidence. J Behav Med 30：77-94, 2007
11) Loeser DJ：Concepts of pain. Chronic Low Back Pain, Stanton-Hicks M et al eds, Raven Press, New York, 145-148, 1982
12) Closs SJ et al：A comparison of five pain assessment scale for nursing home residents with varying degrees of cognitive impairment. J Pain Symptom Manage 27：196-205, 2004
13) 圓尾知之ほか：痛みの評価尺度・日本語版 Short-Form McGill Pain Questionnaire 2（SF-MPQ-2）の作成とその信頼性と妥当性の検討．Pain Res 28：43-53，2013
14) Schwoebel J et al：Pain and body schema-Evidence for peripheral effects on mental representations of movement. Brain 124：2098-2104, 2001
15) Lewis JS et al：Wherever is my arm? Impaired upper limb position accuracy in complex regional pain syndrome. Pain 149：463-439, 2010
16) Peltz E et al：Impaired hand size estimation in CRPS. J Pain 12：1095-1101, 2011
17) 有村達之ほか：疼痛生活障害評価尺度の開発．Jap J Behav Thera 23：7-15，2007
18) Truk DC：The rule of psychological factors in chronic pain. Acta Anaesthesiol Scand 43：885-888, 1999
19) Parr JJ et al：Pain-related fear and catastrophizing predict pain intensity and disability independently using an induced muscle injury model. J Pain 13：370-378, 2012
20) 松岡紘史ほか：痛みの認知面の評価：Pain Catastrophizing Scale 日本語版の作成と信頼性および妥当性の検討．Jpn J Psychosom Med 47：95-102，2007
21) 松平　浩ほか：日本語版 Fear-Avoidance Beliefs Questionnaire（FABQ-J）の開発—言語的妥当性を担保した翻訳版の作成—．整形外科 62：1301-1306，2011
22) 松平　浩ほか：日本語版 Tampa Scale for Kinesiophobia（TSK-J）の開発：言語的妥当性を担保した翻訳版の作成．臨整外 48：13-19，2013
23) 中里克治ほか：新しい不安尺度STAI日本語版の作成—女性を対象とした成績．心身医 22：107-112，1982
24) 八田宏之ほか：Hospital Anxiety and Depression Scale 日本語版の信頼性と妥当性の検討—女性を対象とした成績—．心身医 38：309-315，1998
25) Arnstein P et al：Self efficacy as a mediator of the relationship between pain intensity, disability and depression in chronic pain patients. Pain 80：483-491, 1999
26) Adachi T et al：Validation of the Japanese version of the pain self-efficacy questionnaire in Japanese patients with chronic pain. Pain Med 15：1405-1417, 2014
27) 佐藤勝彦ほか：脊椎・脊髄疾患に対するリエゾン精神医学的アプローチ（第2報）—整形外科患者に対する精神医学的問題評価のための簡易質問票（BS-POP）の作成—．臨整外 35：843-852，2000

〔肥田朋子〕

12 発達障害の評価

1. 発達障害とは

近年日本では,「発達障害」の定義に混乱が生じている.

2005年に発達障害者支援法が制定されて以来,日本で「発達障害」といえば「自閉症,アスペルガー症候群その他の自閉症スペクトラム障害,学習障害,注意欠陥多動性障害,その他これに類する脳機能の障害であって,その症状が通常低年齢において発現するもの」を示すようになっている.しかし,国際的に「発達障害」は,「知的発達害,脳性麻痺などの生得的な運動発達障害(身体障害),自閉症やアスペルガー症候群を含む自閉症スペクトラム障害,注意欠陥多動性障害(ADHD),学習障害(LD),発達性協調運動障害,発達性言語障害,てんかんなどを主体とし,視覚障害,聴覚障害および種々の健康障害(慢性疾患)の発達期に生じる諸問題の一部も含むもの」とされている[1].本項で取り扱う「発達障害」は後者の広範囲の障害群を意味する.

2. 発達障害の原因

「発達障害」は,発達途上で生じるさまざまな種類の障害を含むため,その原因もさまざまである.

ここでは,小児理学療法士が関わることが多い疾患に限って,その原因を簡潔に述べる.

a. 神経系の疾患

脳性麻痺は,受胎から生後4週間以内に生じた脳の非進行性病変が原因で起こる,永続的なしかし変化しうる運動および姿勢の異常であり,その症状は満2歳までに発現する[2].二分脊椎は,胎生期における脊椎および脊髄の先天的異常であり,椎弓の癒合不全の総称である.原因は,遺伝要素と環境要素の多因子遺伝疾患といわれている.近年,母親が葉酸を摂取すると二分脊椎の発生率が低下するという報告がある[3].分娩麻痺は,分娩時の腕神経叢の牽引損傷が原因であり,神経過誤支配,拘縮,関節変形,麻痺性動揺関節が特徴である[4].

b. 骨・関節系の疾患

ペルテス病は,4~7歳時に大腿骨近位骨端核に唯一栄養を送る外側骨端動脈の閉塞により阻血性壊死が生じる疾患であるが,閉塞の原因は解明されていない[4].骨形成不全症は,常染色体優性遺伝(まれに常染色体劣性遺伝)によるⅠ型コラーゲンの遺伝子異常が原因で,易骨折性と骨変形が生じる疾患である[3].軟骨無形成症は,常染色体優性遺伝によって低身長と四肢の短縮が生じる疾患である[3].先天性多発性関節拘縮症は,非進行性の先天的な多関節の拘縮が生じる症候群であり,胎生3~4ヵ月頃の神経原性または筋原性の運動低下が原因であると考えられている[4].

c. 遺伝系の疾患

メンデル遺伝の単因子遺伝病には,常染色体劣性遺伝病として福山型先天性筋ジストロフィーや色素性乾皮症,伴性優性遺伝病としてレット症候群(女児),伴性劣性遺伝病としてデュシェンヌ型筋ジストロフィー(男児)などがある.ゲノム刷り込みの単因子遺伝子病には,プラダー・ウィリー症候群やアンジェルマン症候群のように,遺伝子異常が母親由来か父親由来かにより症状が異なる疾患がある.ミトコンドリア遺伝の単因子遺伝子病には,ミトコンドリア脳筋症がある.染色体異常は,細胞分裂初期に生じる染色体の突然変異で,ダウン症などがある[5].

d. 自閉症系の疾患

自閉症やアスペルガー症候群を含む自閉症スペクトラム,学習障害,注意欠陥多動性障害などがある.自閉症は,一部を除き原因は不明とされているが,脳の機能的,器質的異常が原因となっていると考えられている.自閉症発症の危険因子としては,遺伝的要因,妊娠中の母親の薬物使用,妊娠高血圧症候群,胎児仮死,低出生体重児,過

期産児などが報告されている[6]．

e. 精神遅滞系の疾患

精神遅滞は，米国精神遅滞学会によって「全体的知的能力が明らかに平均よりも低く，同時に適応能力の欠損や障害を伴う状態で，18歳以前に現れるもの」と定義されている．その原因は，単一な疾患ではなくいろいろな原因が含まれており，原因不明が30〜40％である．原因は，染色体異常や周産期障害などの病理的要因によるもの，特定の疾患がない生理的要因によるもの，虐待などの発育環境や離島などの生活環境のような心理的要因によるものに分類される[7]．

3．評価のポイント

a. より客観的な評価

発達障害分野においては，主観的な評価も重要であるが，より一層客観的な評価を行っていくことが必要である．

子どもの評価においては，幼かったり知的な問題があったりするために口頭指示に従うことが難しく，動作観察や遊びのなかのハンドリング（徒手的に身体を誘導すること）の手ごたえなどの主観的な評価が中心になることが多い．しかし，小児分野においてもできる限り運動の基盤となっている感覚・協調運動・眼球運動・姿勢反応・運動企画能力などを系統的に評価する必要がある．幼い子どもにおいてはいろいろな工夫を行うと共に，5〜6歳程度の知的レベルに達すれば十分に口頭指示に従うことができ，成人に行うような評価を行うことが可能である．

b. 評価項目の選択

評価項目の選択は，①評価の目的，②子どもの問題の状態や重症度，③子どもの年齢，④セラピストのアプローチ方法，⑤子どもの環境や背景，⑥評価方法の可用性に依存する．また，内容が固定されており実施方法と採点方法が決められている標準化された評価方法では，種類，目的，対象集団（年齢や疾患），評価分野（神経学的徴候，粗大運動，巧緻運動，日常生活動作など）が決められているため，それらを把握した上で適切な評価方法を選択する必要がある[8]．

> **メモ　評価方法の可用性**
>
> ある評価方法を実際に使用できる状況にあるかどうかということ．例えば，ある評価方法を実施するためには，特別な器具や機器が必要であったり，英語版であった場合は日本語版が必要であったり，事前に講習会を受ける必要があったりする．

c. 発達障害理学療法評価項目チェックリスト

表1は，発達障害児に対して行う理学療法関係の評価項目のチェックリストであり，評価の対象と目的に合わせて適切な評価項目を選択して実施する．

実施予定の項目の◇にチェックを入れ，実施後塗りつぶすことで，取りこぼしのない包括的な評価の実施が可能になる．

4．評価の実際

発達障害児の評価において特有または重要な項目について，一般的評価と疾患特異的評価に分けて解説を行う．

＜一般的評価＞

発達/知能，心身機能/身体構造，活動，参加，環境因子，個人因子，QOLの評価の説明を行う．

●発達/知能[9]

a. 発達検査[10]

1）新生児期から乳児期[11,12]

a) Dubowitz新生児神経学的評価[13]

修正37〜42週の新生児の中枢神経機構を，姿勢，筋緊張，反射などの反応性から捉え，成熟性の評価や神経障害の早期発見のために使用される．所要時間約20分．

b) general movements assessment (GMs)[14]

理論上では在胎8週から修正60週までの新生児の自発的な全身運動の観察から，中枢神経系の機能を把握する検査法で，神経学的予後を予想する指標となる．所要時間は，動画の撮影時間が5〜10分．

表1 発達障害理学療法評価項目チェックリスト

【一般的評価】

1. 発達・知能
a) 発達スクリーニング検査
1) 新生児期から乳児期：◇Dubowitz新生児神経学的評価，◇General Movements Assessment (GMs)，◇新生児行動評価 (NBAS)
2) 乳幼児期から幼児期：◇遠城寺式・乳幼児分析的発達検査，◇デンバーⅡ，◇新版K式発達検査，◇日本版ミラー幼児発達スクリーニング検査 (JMAP)，◇KIDS乳幼児発達スケール
b) 知能検査
◇ウェクスラー児童用知能検査第4版 (WISC-Ⅳ)，◇田中ビネー知能検査Ⅴ

2. 心身機能/身体構造
◇身長・体重，◇バイタルサイン，◇ROM，◇筋力，◇随意運動可能範囲，◇痙縮，◇筋緊張，◇関節運動の分離性，◇協調運動，◇リズム感，◇感覚（◇触圧覚，◇痛覚，◇位置/運動覚，◇振動覚，◇視覚，◇前庭覚），◇姿勢分析，◇姿勢反射/反応，◇バランス反応，◇病的反射，◇深部腱反射，◇連合反応，◇不随意運動，◇眼球運動，◇視知覚認知能力，◇運動企画，◇筋持久力，◇心肺機能，◇呼吸循環持久力，◇体力，◇X線画像，◇MRI画像など

3. 活動
◇自発的な自然動作の姿勢/動作分析，◇特定の操作条件下での動作分析，◇粗大運動 [◇アルバータ乳幼児運動発達検査法 (AIMS)，◇粗大運動発達指標]，◇歩行能力テスト（◇6分間歩行テスト，◇10m快適速度歩行，◇10m最高速度歩行，◇Timed Up and Go Test），◇巧緻運動，◇ADL評価（◇食事，◇更衣，◇排泄，◇入浴，◇移動，◇遊び，◇保育所や通園施設や学校での活動など）[◇リハビリテーションのための子どもの能力低下評価法 (PEDI)，◇子どものための機能的自立度評価法 (WeeFIM)]

4. 参加
◇家庭生活，◇学校生活，◇学外活動，◇地域生活，◇対人関係，◇趣味/レクリエーションなど [◇カナダ作業遂行測定 (COPM)]

実施予定評価項目の◇にチェックを入れてください．実施後は◇を塗りつぶしてください．

5. 環境因子
a) 物理的環境：◇交通機関，◇車椅子，◇杖，◇装具，◇自助具，◇家屋構造など
b) 人的環境：◇家族，◇親族，◇友人，◇支援者，◇学校の先生，◇ヘルパー，◇社会的意識など
c) 社会的環境：◇医療/福祉制度，◇サービス，◇政策など
[◇リハビリテーションのための子どもの能力低下評価法 (PEDI) の「調整頻度」]

6. 個人因子
◇年齢，◇性別，◇生活歴，◇価値観，◇ライフスタイル，◇コーピング・ストラテジーなど [◇カナダ作業遂行測定 (COPM)]

7. QOL
◇身体的健康，◇精神的健康，◇自尊感情，◇家族，◇友達，◇学校生活 [◇日本語版 KINDL®]

【疾患特異的評価】

1. 脳性麻痺
◇脳性麻痺児の手指操作能力分類システム (MACS)，◇粗大運動能力分類システム (GMFCS)，◇粗大運動能力尺度 (GMFM)，◇選択的運動コントロール，◇Cerebral Palsy Quality of Life (CPQOL)

2. 二分脊椎
◇Sharrard の分類，◇Hoffer の分類

3. 重症心身障害
◇大島の分類・横地分類，◇Gold Smith 非対称指数計測法，◇生活機能評価表 (LIFE)，◇ゴール達成スケーリング (GAS)

4. 筋ジストロフィー
◇筋ジストロフィー機能障害度の厚生省研究班の分類

5. ペルテス病
◇Catterall の分類，◇修正 lateral pillar 分類，◇修正 Stulberg 分類，◇Mose 法

6. 自閉症
◇乳幼児期自閉症チェックリスト修正版 (M-CHAT)，◇自閉症スクリーニング質問紙 (ASQ)

---

c) 新生児行動評価 (NBAS)[15)]

修正36～44週の新生児の行動を，自律神経系，運動系，状態系，注意/相互関係系の4つの行動系から捉える．発達診断よりも母子介入の手段として有効な評価法である．所要時間20～30分．

メモ 修正週(月)齢

出産予定日を基準にして，その日からの週数または月数．暦月齢24ヵ月までは，修正月齢を用いることが勧められている．

2) 乳幼児期から幼児期

a) 遠城寺式・乳幼児分析的発達検査[16]

0ヵ月～4歳8ヵ月を対象として，運動（移動運動，手の運動），社会性（基本的習慣，対人関係），言語（発語，言語理解）の3領域6項目について，保護者に質問して測定する．所要時間約15分．

b) デンバーⅡ[17]

生後16日～6歳を対象とする発達の遅れやゆがみの疑いがある子どもを早期に発見することが目的のスクリーニング検査方法．所要時間約20分．

c) 新版K式発達検査[18]

0～14歳を対象とする精神運動発達の全体像をとらえることを目的とした検査法．姿勢/運動，認知/適応，言語/社会の3領域および全体の発達年齢段階を測定する．所要時間60～90分．

d) 日本版ミラー幼児発達スクリーニング検査（JMAP）[19]

2歳9ヵ月～6歳2ヵ月を対象とする知能，運動，感覚系の問題をもった軽度発達障害児の早期発見を目的とした検査法．所要時間30～40分．

e) KIDS乳幼児発達スケール[20]

1ヵ月～6歳11ヵ月を対象とし，日常生活場面の行動項目を発達年齢順に挙げた質問紙を使った検査法．タイプA（1～11ヵ月），タイプB（1～2歳11ヵ月），タイプC（3～6歳11ヵ月），タイプT（発達遅滞児傾向向き，0～6歳）の4タイプがある．所要時間10～15分．

b. 知能検査

1) ウェクスラー児童用知能検査 第4版（WISC-Ⅳ）[21]

5歳0ヵ月～16歳11ヵ月を対象とした世界で広く使用されている児童の知能検査．所要時間45～60分．

2) 田中ビネー知能検査Ⅴ

2歳～成人を対象とした一般知能を包括的に測定する検査法．知能指数（IQ）を算出する．所要時間30～60分．

表2　年齢によるバイタルサインの標準値

	心拍数 （拍/分）	呼吸数 （回/分）	血圧 （mmHg）
新生児	120		
未熟児	120～170	40～70	55～75/35～45
0～3ヵ月	100～150	35～55	65～85/45～55
3～6ヵ月	90～120	30～45	70～90/50～65
6～12ヵ月	80～120	25～40	80～100/55～65
1～3歳	70～110	20～30	90～105/55～70
3～6歳	65～110	20～25	95～110/60～75
6～12歳	60～95	14～22	100～120/60～75
12歳	M85, F90	12～18	110～135/65～85
14歳	M80, F85	16～18	↑
16歳	M75, F80		↑
18歳	M70, F75		120/80

M：男子，F：女子．

●心身機能/身体構造

感覚，姿勢反応，筋力，協調運動，運動企画能力などの運動の基盤となっている項目を系統的に調べ，可能な機能と機能障害を明らかにしていくことが重要である．

a. 身長・体重

厚生労働省が2012年に発行した「乳幼児身体発育評価マニュアル」には，測定方法，評価方法，身長と体重の発育曲線が示されている[22]．

b. バイタルサイン

表2は子どもの呼吸数，心拍数，血圧の標準値である．

c. 感覚

1) 触圧覚[23,24]

a) 身体へのタッチの2点識別

2点識別　顔，腕，脚を同側または対側でテストする（脚＋脚，脚＋腕，脚＋顔，腕＋顔，右脚2ヵ所，左脚2ヵ所，右腕2ヵ所，左腕2ヵ所など）．

4歳：多くの子どもは，一貫して1つの刺激しか知覚できない．

5歳：時々1つの刺激しか知覚できない時がある．

6歳：2つの刺激を知覚できる．

b）手の触覚定位

　4または5歳から，視覚を使わずに正確に触れられた場所を答えることができる．

　c）足底の触覚/圧覚定位

　触られた部位を指で触らせるか，足底の絵を示して触れられた部分を指で示して答えさせる．

2）固有感覚[23,24]

　a）指の位置覚

　　3歳半～5歳：子どもの前方でテストされる手をボードで覆う．検者が実演した簡単な手と指の形をボードでカバーされた手でコピーさせる（視覚入力→固有感覚出力）．

　　5～5歳半：両手をボードで覆う．検者が子どものテストされる指をある形に動かし，子どもはその形を他側の指でコピーする（固有感覚入力→固有感覚出力）．

　　5歳：母指＋示指または小指で作った輪の形をコピーできる．

　　6歳：母指＋中指または環指で作った輪の形をコピーできる．

　　7歳：屈曲した中指と環指の形をコピーできる．

　　8歳：示指と中指を交差した形をコピーできる．

　b）立体覚

　積木を使って手の中の物の形の認知を評価する．視覚を使用できないように，隠すか眼を閉じさせる．同じ形の物の図を指し示させるか，より年齢の高い子どもではその形の名前を答えさせる．物を持ち替える，または両手を使う傾向に注意する．

　c）腕の位置覚

　検者がテストされる腕を特定の肢位に動かし，子どもにもう一方の腕でその肢位をコピーするように要求する．位置覚の非対称性に注意する．

　　2歳半～3歳：2次元の肢位をコピー可能

　　3～4歳：3次元の肢位をコピー可能

　　5歳：3次元で正中線を横切ったコピー可能

　　5～6歳以降：視覚情報なしで腕の肢位をコピー可能．

3）前庭感覚

　a）閉眼での頭の立ち直り反応

　体幹を傾け，開眼と閉眼での頭の立ち直り反応の差を評価する．

　b）回転運動後眼振[23,24]

　幼い子どもの場合は，子どもの頭を垂直から30°前方に傾けて保持して抱いてキャスター付きの椅子に母親または検者が坐る．子どもが一人で椅子に坐って，頭を垂直から30°前方に保持することができれば，一人でキャスター付きの椅子などに坐らせる．一方向に8回回転させる（2歳以下の子どもに対しては回転数を少なくする．または悪影響が誘発された時も回転数を少なくする）．子どもを立たせる，または坐らせて反応を観察する．

　　6ヵ月まで：赤ちゃんの月齢の数だけ回転

　　18ヵ月まで：6回

　　18ヵ月から：8回

（1）姿勢反応：軽度の体幹の伸展と回転と逆の方向に傾く傾向および/または非常に軽度の不安定性は，正常である．明確または著明な不安定性および/または転倒は，普通正常反応の範囲外であると考えられる．

（2）回転運動後眼振：子どもを回転させた直後に観察する．一点を見つめて視覚を固定させないようにする．普通，4またはそれ以上の眼振が観察される．

　正常な回転運動後眼振は，速い相と遅い相から成る眼の方向性のリズミカルな動揺である．その動きは速い相の方向によって呼ばれ，普通回転運動とは逆の方向である．正常範囲を逸脱した反応には以下のようなものがある．

　　眼振が出現しない

　　眼振が20秒以上続く

　　大きな振幅，ぶらぶら揺れるような動き，細かい揺らめき，回転性の眼の動き，間違った方向．

4）感覚情報処理

　感覚情報処理の問題を評価するための行動質問

紙として，日本感覚インベントリー（JSI-R：Japanese Sensory Inventory Revised）があり，ホームページより質問紙と得点を解釈するための要約シートをダウンロードできる[25]．

d. 眼球運動[23,24]

1) 追視

最初に，指人形など子どもの興味を引くものを提示し，子どもが物を最も見やすい眼からの適切な距離を決定する．その距離を保ちながら，物体を水平，垂直，斜めに動かして追視を評価する．生後12ヵ月から斜め方向のテストが可能である．特定の四分円または方向で追視ができないことや追視が途切れること，および特に正中線を越える時の過剰なぎくしゃくした動きに注目する．

2) 頭部と眼球運動の分離

頭を動かさずに物体を追視する能力を評価する．もし子どもが頭を静止できない時は，子どもに手で顎を支えるように要求する．4歳以降テストを実施できる．5歳以降，頭を動かさずに眼を動かすことができなければならない．

3) 輻輳反射

顔の中央で眼から30 cmの距離に置いた小さなおもちゃを，鼻に向かってゆっくりと動かし，それを見続けるように子どもに要求する．非対称性またはどちらかの眼の動きの欠如に注意する．

4) 視覚定位と解放

顔から約30 cm離して静止物を提示し，子どもにそれを3～5秒間見るように要求する（4歳以降，片眼ずつおよび両眼でテストする）．次に，1つの物体からもう1つ別の物体に素早く視線を変える能力をテストする．

5) 眼球運動性眼振（衝動性眼球運動 saccadic eye movement）

反射性視覚性眼振は，生まれた時から存在し一生続く．縦縞を描いたシート（縦15 cm×幅39 cmのシートに3 cm間隔で3 cm幅の黒い縦縞を6本描く）でこのテストを実施する．ゆっくりとシートを右に次に左に動かし眼振（急速に眼球が戻る動きが断続的に生じる）を観察する．子どもは，まっすぐ前を向いたまま，目で黒い縦の縞を数えるように要求する．反射の欠如または1方向でしか誘発されないかどうかを観察する．

6) 単眼視または両眼視

物を見る時に両眼を使用しているのか，一方の眼だけを使用するのかを確認する．

> **メモ　眼球運動評価の重要性**
>
> 運動学習の初期段階において視覚情報は非常に重要であり[26]，適切な視覚情報を得るためにはスムーズな眼球運動が必要である．脳に損傷がある多くの子どもにおいて眼球運動に問題があり，それが運動学習の妨げとなっている．ある方向への追視が難しかったり，遠近感の障害で空間での物の位置の把握が難しかったり，頭部から分離して眼球を動かせないために物を見るために常に頭を動かさなければならなかったりする．その結果，本の行をとばして読んだり，空間で自分と物の位置関係がわかりにくかったり，常に頭を動かすために疲れたり多動に見えたりするなど日常生活に支障が生じる．そのため，運動学習の促通や日常生活動作の改善のために，眼球運動の評価を行い改善に取り組むことが重要である．

e. 視知覚認知能力

フロスティッグ視知覚発達検査[27]（4～7歳11ヵ月対象）を使って，図地判別や奥行き知覚などを評価する．

f. 筋力

乳児期から就学前の子どもの筋力は，新・徒手筋力検査法（原著第8版）第6章「乳幼児，歩行開始時および就学前の児童」[28]の方法で，機能的・弱い機能・機能不全・機能欠如の4段階で評価できる．子どもの運動発達のレベルに合わせた筋力の評価が行えるとともに，ある姿勢や運動に関係のある大きな筋群のチェックリストとしても使用できる．加えて，治療計画に役立つ子どもが次のマイルストーン（発達指標）に向かっていく時に示す姿勢や運動に関連する筋活動も言及されている．5歳以上で口頭指示に従うことができる子どもは，通常の徒手筋力検査が可能である．その場合，上位運動神経症候群のために共同運動パターンを使わないと筋力を発揮できない子どもでは，共同運動パターンを使用した時の筋力とある1つの関節の動きだけを行った時の筋力の両方を検査する必要がある．その他，1RM（repetition max-

表3 5～12歳の子どもの等尺性筋力の標準値および平均身長と平均体重

筋群名	肢位	5歳	6歳	7歳	8歳	9歳	10歳	11歳	12歳	13歳 男児	13歳 女児	14歳 男児	14歳 女児	15歳 男児	15歳 女児
肩関節外転筋	端坐位, 肩関節90°外転, 肘関節屈曲, 対側の手は膝の上	8.8 ±2.8	11.1 ±2.9	14.3± 5.0	18.2 ±3.7	19.3 ±4.4	21.9 ±5.8	23.8 ±4.9	30.5 ±6.3	36.5 ±10.0	33.9 ±4.9	42.8 ±9.8	39.0 ±7.2	42.2 ±8.3	36.6 ±5.0
肘関節伸筋	背臥位, 肩関節内転, 肘関節90°屈曲, 前腕中間位	7.1 ±1.5	10.3 ±2.7	10.0 ±3.0	14.8 ±3.3	15.7 ±3.2	15.9 ±2.4	17.1 ±6.9	20.5 ±3.9	25.4 ±8.9	23.9 ±5.5	33.0 ±6.9	25.3 ±5.0	31.7 ±6.0	23.6 ±4.8
肘関節屈筋	背臥位, 肩関節内転, 肘関節90°屈曲, 前腕回外	8.5 ±2.5	11.7 ±2.3	12.9 ±3.9	16.5 ±3.2	20.0 ±4.6	21.6 ±3.8	24.3 ±6.5	29.4 ±6.3	35.2 ±11.9	33.3 ±7.8	46.0 ±9.2	35.7 ±6.1	47.5 ±12.9	34.0 ±10.6
手関節背屈	背臥位, 肩関節内転, 肘関節伸展, 前腕回内, 手指伸展	1.7 ±0.6	2.4 ±0.5	2.3 ±0.8	3.3 ±1.0	4.0 ±1.3	3.8 ±0.8	4.7 ±1.6	5.1 ±1.0	7.2 ±2.5	6.1 ±2.4	9.1 ±3.5	8.0 ±1.6	11.9 ±2.7	9.4 ±3.2
股関節伸筋	腹臥位	16.1 ±3.7	23.6 ±5.5	31.5 ±11.6	43.7 ±12.4	51.0 ±13.1	61.2 ±19.4	67.4 ±16.9	105.4 ±30.5	105.9 ±30.8	103.9 ±23.4	138.0 ±34.1	127.6 ±24.6	161.6 ±15.8	144.1 ±22.3
股関節屈筋	端坐位	15.8 ±3.9	24.1 ±5.5	27.0 ±8.9	38.6 ±11.5	46.3 ±10.6	54.0 ±13.8	62.6 ±23.2	73.7 ±15.7	85.5 ±18.9	84.4 ±23.1	120.4 ±25.5	101.6 ±22.8	124.6 ±30.5	115.0 ±16.5
股関節外転筋	背臥位, 股関節伸展, 膝関節伸展	16.6 ±4.5	22.1 ±4.4	25.4 ±5.6	40.7 ±11.2	45.0 ±9.4	56.7 ±13.0	62.4 ±18.8	72.1 ±18.3	82.5 ±28.5	82.2 ±19.0	122.3 ±27.9	100.9 ±15.1	120.3 ±38.2	119.0 ±29.6
股関節内転筋	背臥位, 股関節伸展, 膝関節伸展, 膝関節屈曲位では測定しない	15.5 ±3.2	20.7 ±3.8	25.5 ±9.7	33.6 ±9.9	40.9 ±15.3	43.0 ±13.5	57.6 ±17.1	73.2 ±17.4	83.7 ±27.7	85.2 ±28.5	111.9 ±19.8	92.8 ±23.5	130.5 ±36.6	110.8 ±17.0
膝関節伸筋	端坐位	21.0 ±5.8	26.0 ±4.0	30.2 ±8.5	45.5 ±12.1	42.9 ±5.9	61.4 ±14.9	63.3 ±17.0	74.3 ±12.7	82.5 ±18.3	79.9 ±13.4	110.4 ±23.2	97.4 ±18.5	122.1 ±18.6	98.0 ±14.9
膝関節屈筋	端坐位	15.9 ±3.5	20.0 ±3.8	22.7 ±5.6	32.4 ±9.4	33.9 ±5.5	46.8 ±11.6	48.9 ±11.6	62.6 ±17.0	67.9 ±24.9	68.2 ±17.5	89.2 ±22.4	79.3 ±13.2	104.4 ±36.4	82.7 ±9.1
足関節背屈筋	背臥位, 股関節伸展, 膝関節伸展, 足関節底背屈0°	8.1 ±2.8	10.6 ±2.1	11.7 ±3.8	14.4 ±2.4	21.3 ±3.8	19.9 ±3.6	22.5 ±6.9	27.1 ±7.1	31.4 ±8.4	27.7 ±9.1	34.6 ±8.5	32.0 ±6.5	40.3 ±6.9	34.8 ±6.6
足関節底屈筋	長坐位, 膝伸展	17.3 ±5.7	25.8 ±6.0	21.1 ±11.5	31.8 ±5.2	40.2 ±9.6	—	—	—	—	—	—	—	—	—
平均身長 (cm) 男児		113.3 ±5.3	120.1 ±4.5	130.4 ±4.3	129.1 ±3.6	137.8 ±4.7	146.2 ±5.5	148.3 ±10.8	154.9 ±11.6	159.4 ±8.2		172.3 ±5.9*		172.1 ±11.8	
平均身長 (cm) 女児		117.5 ±8.8	120.6 ±2.3	124.2 ±7.6	136.9 ±8.2	135.8 ±6.0	144.7 ±7.0	151.9 ±7.3	154.8 ±4.4		159.7 ±5.0		165.6 ±5.6*		167.2 ±5.4
平均体重 (kg) 男児		20.1 ±2.7	22.6 ±1.5	26.2 ±2.4	28.1 ±2.0	33.0 ±2.9	35.8 ±4.8	37.1 ±9.2	43.9 ±5.8	49.0 ±9.4		59.2 ±8.8		59.3 ±9.3	
平均体重 (kg) 女児		22.4 ±6.5	22.1 ±0.7	23.2 ±4.3	33.1 ±9.0	29.0 ±3.6	38.2 ±7.8	37.9 ±6.1	44.4 ±6.2		47.8 ±8.8		57.1 ±7.6		57.7 ±7.3

単位はNm. 平均値±標準偏差. 足関節底屈筋の10歳以降のデータは, 使用した徒手筋力計では測定不可能 (＞500N). スウェーデンの149名 (男児76名, 女児73名) のデータを基に算出. *男児と女児の間の有意な差を示す.

(文献29) より引用)

imum) や10RMの重さで評価をすることもある. また, 正確な筋力測定にはハンドヘルドダイナモメーターが使用される. 表3は, スウェーデンの149名の5～12歳の子どもの等尺性筋力の標準値である[29]. 重症児で筋力測定が難しい場合は, 超音波による筋の厚さの測定により筋肉の状態を評価することもある[30].

g. 姿勢分析

普段とりやすい姿勢パターンやそのレパートリーを評価する. また, どの姿勢でどのような日常生活活動を行っているのかも評価する. その他, チェイリー姿勢能力発達レベル (Chailey levels of ability)[31] は, 体重負荷・運動・対称性といった要素を基盤として姿勢能力の発達を分類した評価法で, 姿勢能力の評価, 治療計画の立案, 治療効果の判定, 姿勢支持器具および姿勢制御器具の設計, 姿勢ケア器具の処方の目的で使用される.

h. 姿勢反射/反応とバランス反応[32]

陽性支持反射, ガラント反射, 足底把握反射, 非対称性緊張性頸反射 (ATNR), 緊張性迷路反射 (TLR), 対称性緊張性頸反射 (STNR), 連合反応, ランドウ反応などの原始反射/姿勢反射, 立ち直り反応, 保護伸展反応, 傾斜反応, ステッピング反応, 背屈反応, ホッピング反応などの平衡反応を評価する.

> **メモ** 立ち直り反応
>
> 頭に作用する体の立ち直り反応（目隠しをして，空間に持ち上げて体幹を傾けた時とバランスボード上坐位で体幹を傾けた時の頭の立ち直りの差を評価する），体に作用する体の立ち直り反応，体に作用する頸の立ち直り反応，迷路性立ち直り反応，視覚性の頭の立ち直り反応があり，特に各姿勢における動作の中で，頭と体に働く立ち直り反応がどの程度生じるか，また左右差はないか，を分析する．

1) 姿勢反射[23,24]

a) TLR（緊張性迷路反射）

以下の姿勢を保持させることで，TLR が統合されているかどうかを判断する．

(1) 背臥位：手をおなかの上に置いて，10 数える間頭を挙げさせる．

(2) 腹臥位：両手を背中に置いて，10 数える間頭を挙げさせる．

b) ATNR（非対称性緊張性頸反射）と STNR（対称性緊張性頸反射）

四つ這いで，左右や上下を向かせて，ATNR と STNR の影響を評価する．ATNR の影響があれば，左右を向いた時に後頭側の上肢の伸展が維持しにくくなる．STNR の影響があれば，下を向いた時に上肢の伸展を維持しにくくなり，上を向いた時に股関節と膝関節が屈曲しやすくなる．

2) 静止立位保持（上肢伸展テスト）[33]

20 秒間，動かずに立位を保持させる．次の姿勢で開眼と閉眼の両方で検査する．

a) 上肢を体側に力を抜いて降ろして立位．

b) 両上肢を肩関節 90°前方挙上．最初は手掌を下に，次に上に向けて行う．上肢の上下左右への偏位，前腕の回内・回外，手関節，手指の状態を観察する．6 歳までは，手掌を下に向けたときに上肢が上方へ，上に向けたときに正常でも下方に偏位する．

c) 両上肢前方挙上位で，顔を左右に向ける．上肢の偏位を観察する．

3) 片脚立位[23,24]

開眼と閉眼で左右を実施する．

3〜3 歳半：瞬間的に片脚立位可能

4 歳：4〜8 秒

5 歳：8〜12 秒

6 歳：13〜16 秒

4) 立ち直り反応

頭部は，すべての肢位において身体の正中線上に来なければならない．開眼と閉眼でテストする．反応の程度と肢位による反応の乖離に注意する．

5) 保護伸展反応

腕の保護伸展反応をテストする．後方の保護伸展反応をテストする時に，怪我がないように特に注意する．

前方：6 ヵ月，側方：8 ヵ月，後方：10 ヵ月

i. 協調運動

1) 前腕回内回外交互反復運動[23,24]

速い前腕の回内回外交互反復運動を評価する．手を前方に向け，肘関節 90°屈曲し，速く回内回外することを子どもに要求する．まずは両側の前腕で行い，次に一側のみで行う．その後，一側は手掌が上で他側は手背が上になるように，位相を変えて行う．

3 歳：最大限の肩の動き

4 歳：最大限の肘の動き

5 歳：前腕の動きであるが，肘と肩が少し動く（5〜15 cm）

6 歳：一般的に前腕のみの動き．肘と肩は安定している（すなわち，5 cm 未満の動き）

2) 指鼻テスト[6]

自分の鼻と検者の指の間を示指で行き来させる．5 歳以上で，正確に閉眼で行える．

3) 指指テスト[6]

示指で検者の示指を触れさせる．6 歳以降では閉眼で実施する．正確性と振戦の有無を観察する．

4) ボールキャッチ[23,24]

3 歳：腕を伸展して大きなボールをキャッチする

4 歳：肘を曲げて，前腕を回外（胸を使ってチェストキャッチ）

5 歳：肩をリラックスさせ，上腕を体側に置

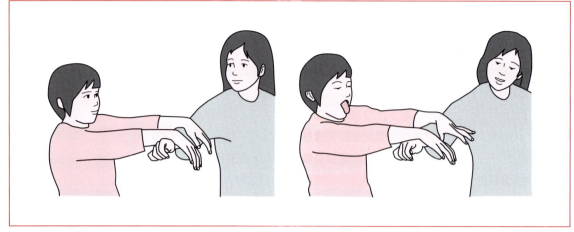

図1 開口-手指伸展テスト

き，両手でキャッチする
6歳：手掌を上に向けて片方の手でテニスボールをキャッチする．集中力が増加する．
7歳：手掌を下に向けて片方の手でテニスボールをキャッチする

徐々に難易度の高いキャッチを要求する．①両手キャッチ，②片手キャッチ，③手を挙げた位置でキャッチ，④じっと立って片手でボールを床でバウンドさせてキャッチ，⑤バウンドさせたボールを手掌を下に向けて片手でキャッチ，⑥ボールを投げ上げて片手でキャッチ

5) ボールキック[23,24]

2歳までに：静止したボールを蹴ることができる．

j. リズム感

リズミカルな運動を行ったり運動の速度や方向を変えたりするために必要なリズム感を，いろいろなリズムを手拍子などで模倣させることで評価する．

1) 聴覚性タップパターン[23,24]

子どもから見えないように，子どもの背中側で検者が行ったタップのパターンを模倣させる．聞くこと，記憶パターン，順番付け，リズム，運動協調を評価する．

4～5歳：このテストを開始

5歳：5タップ
8～9歳まで：単純なリズムの9タップ

k. 連合反応

対側性と同側性の連合反応がある．連合反応の程度を視診と触診から分析する．また，安静時と連合反応時の筋緊張の変化を評価する．連合反応によってどの動作/日常生活活動が行いにくくなっているかを評価することが重要である．

1) 開口-手指伸展現象[6,33]

両上肢を前方に伸ばし，検者の腕に力を抜いて乗せ，手指，手関節を弛緩させた後，閉眼して口を大きく開けて舌を挺出させると，手指が伸展開扇する現象（図1）の有無と程度を観察する．3～4歳には普通にみられ，7～8歳で大部分が消失する．8歳をすぎても残存すれば，神経機構の成熟の遅れの一徴候である．

l. 不随意運動の評価[33]

両足を揃えて，両上肢を前方に伸ばし，指をできるだけ開き，立位を20秒間保持する．6歳までは開眼で，6歳以上では閉眼して舌を出させる．体幹，四肢，顔面，上肢の不随意運動を観察する．

m. 運動企画[23,24]

運動企画（motor planning）は，ある行為を行う時に子どもが状況に合わせて運動を企画する能

力である．

　3～4ヵ月：顔に掛けられた布を外す
　6～7ヵ月：ぶら下がった鐘をつかむ，音を出すために繰り返しおもちゃを動かす
　8ヵ月：物と物を打ち合わせる
　8～9ヵ月：おもちゃをつかむために紐を引っ張る
　9～11ヵ月：やりたい目的を達成するために空間の中で身体の位置を調整する
　12ヵ月：伝い歩き，空間を横切って移動する
　13ヵ月：小さな台または椅子に登り上がる
　14ヵ月：独歩する
　15ヵ月：階段を昇る，おもちゃを押す
　18ヵ月：問題に対する解決策を推論する
　18ヵ月までに：建設的な遊びが始まる
　18ヵ月以降：今までやったことのない身体の使い方が必要な粗大運動活動をテストする

1）視覚性コピー

検者がある姿勢をとり，それを子どもに模倣させる．

　2～4歳：a）脚を組む，b）長座位，c）四つ這い位
　4歳以降：a）長座位で両手を一側の床の上に置く，b）長座位で一側下肢を屈曲し，腕を組む，c）横座りで，一方の手を床に置き，他方の手を頭の上に置く

2）言語性コピー

検者が言葉で説明した姿勢を子どもにとらせる．

　2歳または2歳半から：a）床に座る，b）膝をつかむ，c）一側の手を椅子の上に置き，他側の手をテーブルの上に置く
　4歳以降：a）一側の膝と一側の肘を床に付ける，b）一側の足を手に付ける，c）一側の手で耳をつかみ，他側の手で膝を触る
　5歳以降：より想像力のいる指示を与える．普通幼稚園や保育所で習う活動は使用しない．

3）正中線交差

床上に好みの座位姿勢で座らせる．片手を胸の上に置き，他側の手だけを使って，転がってきたボールを検者に戻すように要求する．手と同側および正中線を越えて反対側にボールを転がす．正中線を越えた反対側の空間で手をスムーズに使用できるかを評価する．お絵書きの中で正中線を越える動きを評価することもできる．

n. 体力

文部科学省が作成した新体力テスト実施要項（12～19歳対象）[34]には，握力，上体起こし，長座体前屈，反復横とび，持久走，20mシャトルラン（往復持久走），50m走，立ち幅とび，ハンドボール投げの測定方法，評価方法が記載されているとともに，20mシャトルラン結果から最大酸素摂取量を推定するための表が掲載されている．

●活動

a. 粗大運動[35]

1）1歳6ヵ月までの乳幼児

乳幼児の運動発達をイラストを見ながら簡便に評価できる検査法であるアルバータ乳幼児運動発達検査法（AIMS：Alberta infant motor scale）[36]を使用する．

2）歩行[33]

　a）直線歩行

直線上を20歩歩いて戻る．何回直線から外れるかを観察する．5～7歳では3回は外れる．直線上を3歩以上続けて歩けない，または何回もずれるのは異常である．随伴運動の有無もチェックする．

　b）つま先歩行

3歳過ぎより可能である．つま先歩きで20歩歩いて戻る．踵が上がるか，随伴運動の有無と程度を観察する．随伴運動は年齢とともに減少し，7～8歳頃に消失する．

　c）踵歩行

3歳過ぎより可能である．踵歩きで20歩歩いて戻る．つま先が上がっているか，歩くときの姿

表4 4～11歳の6分間歩行テストの標準値

年齢（歳）	4	5	6	7	8	9	10	11
体重（kg）	18±2	21±4	24±5	26±4	30±6	34±7	38±9	41±9
身長（cm）	107±4	115±6	121±6	128±5	133±8	139±7	145±8	149±7
6分間歩行距離（m）	383±41	420±39	463±40	488±35	483±40	496±53	506±45	512±41
パーセンタイル（m）								
10th	322	367	415	449	440	424	450	453
25th	357	404	434	453	454	454	480	490
50th	390	428	456	479	480	500	515	518
75th	404	450	479	518	508	537	537	540
90th	438	462	502	538	525	562	560	562

イギリスの328名（男児178名，女児150名，白人83％，アジア系10％，アフリカ系7％）の健常児のデータを基に作成．
（文献37）より引用）

勢，随伴運動を観察する．9～10歳頃まで随伴運動がみられる．

3）側方ステップ[23,24]

側方ステップを評価する．次に踵を上げてつま先立ちになり，膝を曲げて，静かに側方にステップできるかを評価する．体重移動や随伴運動およびスムーズさを観察する．

4）走行[23,24]

18ヵ月まで：早足

2歳まで：大きな身体の動き，足が床からあまり上がらない

2歳半：身体の動きが小さくなり，足が床から上がりやすくなるが，速く走ると転倒するかもしれない

3歳：室内で速く走る

4歳：どこでも走れるようになり，動きがスムーズになり効率的になる

5）ジャンプ[23,24]

18ヵ月まで：検者に手を持ってもらうと，両足を一緒にしてジャンプできる

24ヵ月まで：一側の足が先行するが1人でジャンプできる

3歳まで：両足を揃えてジャンプできる

4歳まで：幅跳びができる

その他，ラインジャンプ，シザースジャンプ，体側の膝を叩きながらのジャンプなどを評価する．

6）ホップ[23,24]

3歳まで：多くの子どもは，一側のやりやすい脚で3回跳べる

4歳：どちらかの脚で5～8回跳べる

5歳：どちらかの脚で同じ場所で（あまり動かずに）9～10回跳べる

6歳：どちらの脚でもうまく13～16回跳べる

7歳以降：20回以上跳べる

7）スキップ[23,24]

5歳までに：足を交互にしてスキップできる

b. 歩行能力テスト

6分間歩行テスト（歩行持久力）・10m快適速度歩行や10m最高速度歩行（歩行スピード）・Timed Up and Go Test（TUG，歩行能力や動的バランスや敏捷性などを総合した機能的移動能力）などを使用して評価を行う．**表4**は，イギリスの健常児の6分間歩行テストの標準値である[37]．また，南ブラジルの3歳から18歳の459名（男児227名，女児232名，平均年齢10歳8ヵ月±4歳4ヵ月）の平均のTUG時間は，5.61±1.06（秒）で，以下の回帰式が発表されている[38]．

TUG（秒）＝6.837－［年齢（歳）×0.166］＋［体重（kg）×0.014］（R^2＝0.25）

c. 巧緻運動[39]

1）母指と他指の交互タッチ[23,24]

4歳から，見ながら可能．5歳から，視覚なしで可能．示指から小指に向かって順番に母指と他

指を合わせる．5歳以降，小指から示指に戻ってくることを要求する．分離と協調と指の位置覚を観察する．動かしていない手の連合運動に注意する．

2) 虫様筋握り（図2）[23, 24]

手掌を下に向けて机の上に手を置き，手関節背屈，MP関節屈曲，IP関節伸展の虫様筋握りの肢位を取れるかを評価する．次にその肢位を保持しながら，指を1本ずつ分離的に動かすことができるかを評価する．

 4歳以降：MP関節が屈曲し始める
 6歳：成熟した形になる

3) 指ドラム[23, 24]

順番に母指から小指を使ってテーブルを打つ動作を評価する．

 5歳：ゆっくりと可能
 6歳から6歳半：より容易に可能

4) 書字と描画[23, 24]

 2～3歳：たくさんの肩の動きを使用する
 3～4歳：肩はよりリラックスし，より明らかに肘の動きを使用する．
 5歳：手関節の動きのコントロールが明らかになるが，多くの子どもたちは安定した手関節背屈を達成できない
 6歳：書いている間，手関節背屈を保持できる．

5) 図のコピー[33]

丸，四角，三角，菱形，丸に長方形が付着した図形を真似して描かせる．

 3歳：丸を真似して描ける．
 4歳：四角を真似して描ける．
 5歳：三角を真似して描ける．
 6～7歳：菱形と丸に長方形が付着した図形を真似して描ける．

d. ADL評価

食事・更衣・排泄・入浴・移動・遊び・保育所や通園施設および学校での活動・コミュニケーション・睡眠などについてインタビューを行う．また，標準化された評価法として，以下の評価法がある．

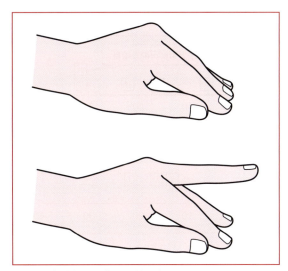

図2 虫様筋握りと指の分離運動

1) リハビリテーションのための子どもの能力低下評価法（PEDI）[40]

6ヵ月から7.5歳までに相当する身体または身体/認知機能に障害を持つ子どもの日常生活動作の評価法である．セルフケア・移動・社会的機能における，子どもの能力（機能的スキル）・援助の必要量・環境調整と補助具の使用の頻度を，インタビューを通して評価する．マニュアルの表を使用して算出される基準値標準スコアによって同年齢の健常児の能力との相対的な比較が行えると共に，尺度化スコアによってセルフケアと移動と社会的機能における各子どもの能力の絶対的な変化を評価できる．また，item map（項目難易度マップ）を作成でき，評価結果を効率的に治療に反映できる[41]．

> **メモ 基準値標準スコア**
> IQ（知能指数）のような，子どもの暦年齢を考慮に入れ，年齢から予想される機能的スキルや遂行状態と実際の能力との相対的な関係を示す得点であり，健常児集団との比較が行える．

> **メモ 尺度化スコア**
> 移動能力やセルフケアなどの特定の領域で，相対的に簡単なものから難しいものへと項目を並べたなかでの，子どもの能力の位置づけを示す指標であり，同年代の子どもとの比較ではなく，その子ども自身のある特定の領域での達成度を経時的に評価できる．

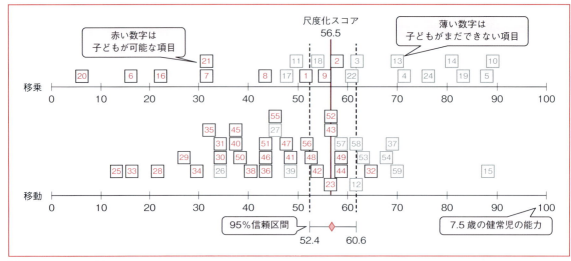

図3　item map の例

> **メモ** item map（項目難易度マップ）[42]
>
> あるテストの特定の領域の項目を難易度に従って通常0～100の間に並べたものである．子どもが行うことができた項目と，子どもの能力（尺度化スコア）と95％信頼区間（その子どもの真の尺度化スコアが含まれる確率が95％の区間）が示される．図3は，3歳9ヵ月の痙直型両麻痺脳性麻痺児の移動領域の item map である．数字は，PEDI の項目番号である．項目は難易度順に並んでおり，横軸の100が7.5歳の健常児の能力を表している．移動では，項目25「床の上で寝返りをする，ずる，はう」が最も簡単な項目で，項目15「車に出入りし，車のドアを開閉する」が最も難しい項目である．この子どもの能力は，56.5点を中心に52.4点から60.6点（95％信頼区間）の間にあると推定される．そのため，56.5点よりも難易度の低い11，17，18，26，27，39の項目がなぜできないのかを考える必要がある．また，56.5点よりも少し難易度の高い3，12，22，53，57，58の項目が次の目標になる可能性のある項目である．

2) 子どものための機能的自立度評価法（WeeFIM）[41,43]

成人用の FIM をモデルとして作られた6ヵ月から7歳の子どもの日常生活活動の評価法である．セルフケア・排泄・移乗・移動・コミュニケーション・社会認知の領域の18項目を7段階の尺度で評価する．

● 参加

家庭生活，学校生活，学外活動，地域生活，対人関係，趣味／レクリエーションなどの評価を行う．カナダ作業遂行測定（Canadian occupational performance measure：COPM）[41,44]［セルフケア・仕事・レジャーの中から本人あるいは代理人（母親など）が重要だと考える活動を選び優先順位を付け，上位5つの活動についてその満足度と達成度を評価する評価法］を使用すると，子どもおよび家族が重要と考える活動項目や参加項目を特定し，介入結果を評価することができる．

● 環境因子

物理的環境（交通機関，車椅子，杖，装具，自助具，家屋構造など），人的環境（家族，親族，友人，支援者，学校の先生，ヘルパー，社会的意識など），社会的環境（医療／福祉制度，サービス，政策など）を評価する．環境調整の程度を，PEDI[43]の「調整頻度」で評価することができる．

● 個人因子

年齢，性別，生活歴，価値観，ライフスタイル，コーピング・ストラテジーなどについて評価を行う．質問を工夫して COPM[44]を実施すると，生活活動の優先順位などを把握できる．

● QOL

日本語版 KINDL® は，6下位領域（身体的健康，精神的健康，自尊感情，家族，友達，学校生活）で構成された24項目（＋患児用モジュール6

項目)の質問紙であり，健康な子どもと疾患をもつ子どもの両方に使用可能である子どものQOL尺度である．幼児版(子ども用と親用)，小学生版(子ども用)，中学生版(子ども用)，小・中学生版(親用)の5種類がある[45]．

<疾患特異的評価>
●脳性麻痺
a. 脳性麻痺児の手指操作能力分類システム(manual ability classification system：MACS)

4〜18歳の脳性麻痺児の日常生活活動における物・道具などの手指操作能力を5つのレベルに分類するためのシステムである．MACSを使用することで，日常生活場面で年齢相応の物や道具を扱う能力を知ることができると共に，どんな場面ならば自立しているのか，そしてある動作をする時にどの程度どのような援助や環境調整が必要かを知ることができる[46]．

b. 粗大運動能力分類システム(gross motor function classification system：GMFCS)[47]

18歳までの脳性麻痺児の粗大運動能力障害の重症度を分類するシステムである．基本的な全身運動の能力と必要な援助量と使用する器具類(杖や車いすなど)の違いによって5つのレベルに分類する．GMFCSを使用すると，18歳までの粗大運動能力の予後予想を行うことができる[48]．

c. 粗大運動能力尺度(GMFM)[41,49,50]

脳性麻痺児のための標準化された粗大運動の評価的尺度である．順序尺度であるGMFM-88と間隔尺度として使用できるGMFM-66に分類される．GMFM-88は，健常5歳児であれば達成可能な粗大運動課題88項目から構成されている．GMFM-88の中の66項目の結果をGross Motor Ability Estimatorと呼ばれるコンピュータソフトに入力すると，各子どもの総合的な粗大運動能力を表すGMFM-66得点とitem mapを獲得できる[51]．

表5 選択的運動コントロールテスト(足関節背屈)

等級	定義
0	足関節背屈が随意的に行えない
1	主に長母趾伸筋および/または長趾伸筋を使って背屈できるが運動範囲は制限されている
2	長母趾伸筋と長趾伸筋と多少の前脛骨筋の活動を使って背屈できる
3	主に前脛骨筋を使って背屈できるが股関節および/または膝関節の屈曲を伴う
4	股関節と膝関節の屈曲を伴わずにバランスのとれた前脛骨筋の活動を使って動かすことができる関節可動域全域で分離的で選択的な足関節背屈ができる

(文献52)より日本語訳して引用)

d. 選択的運動コントロール

表5は，足関節背屈の選択的運動コントロールを評価する基準である[52]．また，英語版ではあるが下肢(股関節，膝関節，足関節，距骨下関節，足趾)の選択的運動コントロールの評価表がある[53]．

e. cerebral palsy quality of life(CPQOL)

質問紙による脳性麻痺児のQOL評価尺度であるCPQOLが開発されているが，まだ日本語版は作成されていない．9〜12歳(子ども用)，4〜12歳(親用)，13〜18歳(子ども用と親用)がある[54]．

●二分脊椎[3]
移動能力をHofferの分類[55]で，麻痺レベルをSharrardの分類[56]で評価する．

●重症心身障害
a. 大島の分類[57]，横地分類

大島の分類では，知能指数(IQ)と運動機能により25の枠を作り，分類区分1〜4を定義上の重症心身障害児者と定義している．横地分類(改訂大島分類)では，移動機能と知能に特記事項を加えて分類を行う[58]．

b. Gold Smith 非対称指数計測法[59]

ウインドスエプト変形の測定を，Gold Smith 非対称指数計測法で評価する．

メモ　ウインドスエプト変形
風に吹かれた股関節変形とも呼ばれる．上半身が仰臥位で股関節以下の下半身が横に倒れた姿勢で変形している状態のことである．

c. 生活機能評価表（life inventory to functional evaluation：LIFE）

LIFE は，重度重複障児者の生活機能を包括的に評価する経時的評価尺度である．pilot version のスコアリングマニュアルと LIFE 評価用紙が，「重症心身障害理学療法研究会」の「お知らせ」ページ上で公開されている[60]．

d. ゴール達成スケーリング（goal attainment scaling：GAS）[41,61]

各子どもの各目標に対して評価基準を独自に作成するので，個別的な反応性の良い評価を行うことができる．そのため，重度の子どもの評価にも使用することができる．

●筋ジストロフィー[5]

筋ジストロフィー機能障害度の厚生省研究班の分類は，機能障害の程度を階段昇降可能から座位保持不可能の8つのステージに分ける分類法である．

●ペルテス病[4]

壊死範囲の分類として，Catterall の分類，修正 lateral pillar 分類，修正 Stulberg 分類，Mose 法が使用される．

●自閉症

自閉症のスクリーニング検査として，1歳半から2歳用の乳幼児期自閉症チェックリスト修正版（modified checklist for autism in toddlers：M-CHAT），4～5歳用と6歳以上用に自閉症スクリーニング質問紙（autism screening questionnaire：ASQ）[62]という簡便な検査法がある．M-CHAT に関しては，独立行政法人国立精神・神経医療研究センター児童・思春期精神保健研究部のホームページで，日本語版 M-CHAT，面接マニュアル，活用方法の情報を入手できる[63]．

文献

1) 菅野 敦：特別支援教育についての理解「発達障害の子どもたち―発達障害とは―」．チャイルドヘルス 11：802-803，2008
2) 藪中良彦：脳性麻痺・脳性麻痺の概略．イラストでわかる小児理学療法，上杉雅之編，医歯薬出版，東京，42，51-54，2013
3) 横井裕一郎：子どもの整形外科的疾患．小児理学療法学テキスト，改訂第2版，田原弘幸ほか編，南江堂，東京，164-165，167，174-175，2014
4) 吉田勇一：小児整形疾患．イラストでわかる小児理学療法，上杉雅之編，医歯薬出版，東京，160-163，170-172，2013
5) 中 徹：子どもの遺伝子疾患．小児理学療法学テキスト，田原弘幸ほか編，南江堂，東京，166-171，175，2010
6) 新田 収：発達障害の運動療法 ASD・ADHD・LD の障害構造とアプローチ，三輪書店，東京，5-9，89-131，2015
7) 押木利英子：知的障害児．小児理学療法学テキスト，改訂第2版，田原弘幸ほか編，南江堂，東京，176-177，2014
8) Burns Y et al：The process of physiotherapy assessment for children. Physiotherapy and the Growing Child, Burns Y et al eds, WB Saunders Co, London, 91-111, 1996
9) 樋室信顕：発達検査．イラストでわかる人間発達，上杉雅之編，医歯薬出版，東京，41-60，2015
10) 杉浦さやか：発達スクリーニング検査．理学療法 30：1065-1073，2013
11) 大城昌平ほか：新生児理学療法，メディカルプレス，東京，111-157，2008
12) 木原秀樹：新生児発達ケア実践マニュアル，メディカ出版，116-140，210-225，2009
13) Dubowitz L et al：早産児と満期産児のためのデュボヴィッツ新生児神経学的評価法，原著第2版，奈良勲監訳，医歯薬出版，東京，2015
14) Einspieler C et al：Prechtl's Method on the Qualitative Assessment of General Movements in Preterm, Term and Young Infants, Mac Keith Press, London, 2008
15) Brazelton TB：ブラゼルトン新生児行動評価，原著第3版，穐山富太郎監訳，医歯薬出版，東京，1998
16) 遠城寺宗徳：遠城寺式・乳幼児分析的発達検査法．慶應義塾大学出版会，2009
17) Frankenburg WK：DENVER Ⅱ－デンバー発達判定法，日本小児保健協会編，日本小児医事出版社，東京，2009
18) 生澤雅夫：新版 K 式発達検査 2001 実施手引書，京都国際社会福祉センター，京都，2002
19) 日本感覚統合障害研究会・MAP 標準化委員会編訳：日本版ミラー幼児発達スクリーニング検査マニュアル，HBJ 出版局，東京，1989
20) 三宅和夫監修：KIDS 乳幼児発達スケール，発達科学研究教育センター，東京，1991
21) Wechsler D：日本版 WISC-Ⅳ知能検査理論・解釈マニュアル，日本語版 WISC-Ⅳ刊行委員会編，日本文化科学社，東京，2010
22) 厚生労働省：乳幼児身体発育評価マニュアル．http://www.niph.go.jp/soshiki/07shougai/hatsuiku/index.files/katsuyou.pdf（2015年9月閲覧）
23) Burns Y：Guide to the physiotherapy, Neuro-developmental assessment of children. Department of Physiotherapy, University of Queensland（Master's degree course text）

24) Burns Y：Physiotherapy assessment for infants & young children, 2nd ed, CopyRight Publishing Co Pty Ltd, 2014
25) 日本感覚インベントリー：http://www.atsushi.info/jsi/index.html）（2015年9月閲覧）
26) O'Sullivan SB：Strategies to improve motor learning. Physical Rehabilitation, 5th ed, O'Sullivan SB et al eds, F. A. Davis Co, Philadelphia, 475-480, 2007
27) 飯鉢和子ほか：日本版フロスティッグ視知覚発達検査，日本文化科学社，東京，1995
28) Hislop HJ ほか著，津山直一ほか訳：新・徒手筋力検査法，原著第8版，協同医書出版社，東京，255-292，2008
29) Erk MN et al：Isometric muscle torque in children 5 to 15 years of age：Normative Data. Arch Phys Med Rehabil 87：1091-1099, 2006
30) Ohata K et al：Measurement of muscle thickness as quantitative muscle evaluation for adults with severe cerebral palsy. Phys Ther 86：1231-1239, 2006
31) 今川忠男監訳：脳性麻痺児の24時間姿勢ケア，三輪書店，東京，2006
32) 横井裕一郎：姿勢反射/反応．イラストでわかる人間発達，上杉雅之編，医歯薬出版，東京，61-76，2015
33) 前川喜平：小児リハビリテーションのための神経と発達の診かた，新興医学出版社，65-74，2002
34) 文部科学省：新体力テスト実施要項．http://www.mext.go.jp/a_menu/sports/stamina/05030101/002.pdf）（2015年9月閲覧）
35) 上杉雅之監修：イラストでわかる人間発達，医歯薬出版，東京，77-161，2015
36) 上杉雅之ほか監訳：乳幼児の運動発達検査 AIMS アルバータ乳幼児運動発達検査法，医歯薬出版，東京，2010
37) Lammers AE et al：The 6-minute walk test：normal values for children of 4-11 years of age. Arch Dis Child 93：464-468, 2008
38) Nicolini-Panisson RD et al：Normative values for the Time Up and Go test in children and adolescents and validation for individuals with Down syndrome. Dev Med Child Neurol 56：490-497, 2014
39) 押野修司：上肢機能の発達．イラストでわかる人間発達，上杉雅之編，医歯薬出版，東京，163-175，2015
40) 里宇明元ほか監訳：PEDI—リハビリテーションのための子どもの能力低下評価法，医歯薬出版，東京，2003
41) 中 徹：子供のADL評価．理学療法 30：1108-1116, 2013
42) 藪中良彦：粗大運動能力尺度（GMFM）．作業ジャーナル 38：603-612, 2004
43) 里宇明元ほか：こどものための機能的自立度評価法（WeeFIM）．総合リハ 21：963-966, 1993
44) 吉川ひろみ訳：COPM—カナダ作業遂行測定，第4版，大学教育出版，岡山，2006
45) 古荘純一ほか：子どものQOL尺度 その理解と活用，診断と治療社，東京，2014
46) http://www.macs.nu/files/MACS_Japanese_2010.pdf（2015年9月閲覧）
47) 藪中良彦：粗大運動能力分類システム（GMFCS）レビュー 信頼性，妥当性，有効性．総合リハ 38：779-783, 2010
48) http://motorgrowth.canchild.ca/en/GMFCS/resources/GMFCSER_J.pdf）（2015年9月閲覧）
49) 近藤和泉ほか監訳：GMFM 粗大運動能力尺度，医学書院，東京，2000
50) Russell DJ et al：Gross Motor Function Measure（GMFM-66 & GMFM-88）User's Manual, 2nd ed, Mac Keith Press, London, 2013
51) http://www.motorgrowth.canchild.ca/en/GMFM/gmae.asp（2015年9月閲覧）
52) Boyd RN et al：Objective measurement of clinical findings in the use of botulinum toxin type A for the management of children with CP. Eur J Neurol 6（Suppl 4）：s23-s35, 1999
53) selective control assessment of the lower extremity score sheet：SCALE：http://uclaccp.org/images/ResearchPapers/SCALE%20Validity_appendix_%2009.pdf（2015年9月閲覧）
54) http://www.cpqol.org.au/index.html（2015年9月閲覧）
55) Hoffer MM et al：Functional ambulation in patients with myelomeningocele. J Bone Joint Surg Am 55：137-148, 1973
56) Sharrard WJ：Posterior iliopsoas transplantation in the treatment of paralytic dislocation of the hip. J Bone Joint Surg Br 46：426-444, 1964
57) 大島一良：重症心身障害の基本的問題．公衆衛生 35：648-655, 1971
58) http://www.zyuusin1512.or.jp/gakkai/yokochian.htm（2015年9月閲覧）
59) 今川忠男：発達障害児の新しい療育 こどもと家族とその未来のために，三輪書店，東京，159-162，2000
60) http://jusin-pt.net/index.htm（2015年9月閲覧）
61) 原田千佳子：ゴール達成スケーリング．作業ジャーナル 38：591-595, 2004
62) 大六一志ほか：自閉症スクリーニング質問紙（ASQ）日本語版の開発．国立特殊教育総合研究所分室一般研究報告書平成16年3月，19-34，2004
63) http://www.ncnp.go.jp/nimh/jidou/aboutus/aboutus.html（2015年9月閲覧）

（藪中良彦）

13 内部障害の評価

1. 内部障害とは

内部障害の定義は世界保健機関によるものや身体障害者福祉法に基づいて定められる.

表1に世界保健機関が提唱する内臓障害の定義を示す[1].

また,本邦における身体障害者福祉法[3]においては内部障害を心臓機能障害,腎臓機能障害,呼吸機能障害,膀胱・直腸機能障害,小腸機能障害,ヒト免疫不全ウイルスによる免疫機能障害,肝臓機能障害の7つと規定し,これらの機能において「一定の機能障害があり,その障害が永続することが見込まれる状態であって,日常生活に支障をきたしているもの」としている.これらの定義は徐々に拡大され現状の位置づけがなされてきており,内部障害が取り扱う範疇も広範囲にわたるものとなりつつある.

本項目においては日常臨床で遭遇する機会が多く,かつ自己恒常性ならびに生命維持の枢要器官である循環器および呼吸器の機能障害についての理学療法評価と,各評価項目との生理学的結びつきや適切な解釈のあり方について述べる.

2. 内部障害の原因

あらゆる心血管疾患および呼吸器疾患が内部障害を招来する可能性がある.

心疾患においては虚血性心疾患や弁膜症,心筋症などの原疾患により発症した心不全が主な対象疾患となる.血管疾患においては末梢閉塞性動脈疾患や大動脈瘤,大動脈解離症例が多数を占める.呼吸器疾患では肺炎,慢性閉塞性肺疾患および間質性肺炎が主たる対象となる.

<循環不全の原因>

循環は血液を駆出する心臓と全身に網羅されて

表1 世界保健機関の機能障害の分類

6. 内臓障害
内部臓器の障害(内部障害)
60. 内蔵の機械的障害と運動障害
61. 心臓・呼吸機能の障害
62. 胃腸機能の障害
63. 尿路機能の障害
64. 生殖機能の障害
65. 内臓器官の欠損
66. 内臓器官のその他の障害
その他の特殊機能の障害
67. 生殖器の障害
68. そしゃくと嚥下の障害
69. 嗅覚とその他の特殊機能に関連する障害

(文献2)より引用)

いる血管系から成り立つ.したがって,循環不全を考える場合もこれらの要素ごとに異常の有無や病態について考える必要がある.ここでは心疾患および血管疾患について述べる.

a. 心疾患

1) 虚血性心疾患

虚血性心疾患の成因は冠状動脈の動脈硬化である.動脈硬化とは,動脈壁の内膜・中膜・外膜のうち内膜への平滑筋細胞の遊走やコレステロールの蓄積によるプラーク形成によって血管内腔の狭窄や閉塞が生じる病態である.

これらの動脈硬化病変が冠状動脈(冠動脈)に生じた場合,虚血性心疾患が発症する.

狭心症は心筋が一過性に虚血状態に陥ることにより発症し,持続時間が数分から15分程度の前胸部,特に胸骨下中央部の圧迫感,締めつけ感が特徴である.器質的狭窄病変を有する労作性狭心症に比べ冠攣縮性狭心症発作は症状の持続時間が長く,冷汗や意識消失を伴うことがある.

心筋梗塞は病理学的に遷延する心筋虚血に起因する心筋細胞の壊死と定義される.心筋虚血の原因は冠動脈内の不安定プラークの破綻による血栓性閉塞である.不安定狭心症においても同様の機序がみられ,これらを総称して急性冠症候群と呼ぶ.急性心筋梗塞の症状は30分以上持続する激烈な胸痛でしばしば冷汗を伴う.悪心,嘔吐,意

識消失を伴うこともある．また，急激に発症する胸痛が主症状の疾患に肺血栓塞栓症がある．肺血栓塞栓症は前駆症状を伴わず突然発症し数分でショックに陥り心肺停止に至ることもある．

いずれの疾患であっても，まず患者に現れるのは身体所見，理学的所見であり，理学療法士には所見の迅速な評価と適切な解釈が求められる．

2）心不全

心不全とは「原因のいかんを問わず，その心臓のポンプとしての構造，機能が障害され，その結果，全身への血流の供給が損なわれている状態」と定義される[4]．

急性心不全は心臓に器質的および/あるいは機能的異常が生じて急速に心ポンプ機能の代償機転が破綻し，心室拡張末期圧の上昇や主要臓器への灌流不全をきたし，それに基づく症状や徴候が急速に出現，あるいは悪化した病態と定義される[5]．

慢性心不全は慢性の心筋障害により心臓のポンプ機能が低下し，末梢主要臓器の酸素需要量に見合うだけの血液量を絶対的にまた相対的に拍出できない状態であり，肺，体静脈系または両系にうっ血をきたし日常生活に障害を生じた病態と定義される[6]．慢性心不全は心肥大や心拡大などの心形態異常，心筋の線維化，心収縮障害や拡張障害に加え，交感神経系や神経内分泌系因子の著しい亢進などが複雑に関連しあった一つの症候群と考えられており，この点において急性心不全と大きな違いがある．心不全を引き起こす個々の原疾患は記載しないが，慢性心不全はほぼすべての心疾患が辿る終末像と理解される．

b. 血管疾患

1）大動脈疾患

大動脈解離は大動脈壁が中膜のレベルで二層に剝離し，動脈走行に沿ってある長さを持ち二腔になった状態で大動脈壁内に血流もしくは血腫が存在する病態と定義される[7]．

大動脈瘤は大動脈の一部の壁が，全周性，または局所性に拡大または突出した状態と定義される[7]．

表2 肺炎の分類

分類	呼称
傷害部位	肺胞性/間質性
起炎原因	細菌性/ウイルス性
罹患場所	市中/院内
その他	誤嚥性肺炎/人工呼吸器関連肺炎

大動脈が全体にわたって拡大したものは，大動脈拡張症，上行大動脈根部が拡張したものは大動脈弁輪拡張症と称される．大動脈の正常径は胸部で30 mm，腹部で20 mmとされており，これらが胸部で45 mm，腹部で30 mmを超えて拡大した場合に「瘤」と称する．

2）末梢動脈疾患

末梢動脈の定義は四肢の動脈・頸動脈・内臓動脈とする．末梢動脈疾患には大きく分けて末梢閉塞性動脈疾患と末梢動脈炎症候群がある．閉塞性病態は動脈硬化や血管炎，慢性的反復外傷，解剖学的走行異常，形成異常などさまざまであり，閉塞様式も急性，慢性を有している[8]．末梢閉塞性動脈疾患はその閉塞部位によって全く異なる症状を呈する．

＜呼吸不全の原因＞

a. 急性呼吸不全

1）肺炎

肺炎は罹患場所や傷害部位などによりさまざまに分類される（表2）．間質性肺炎については後述するため，ここでは肺胞性肺炎について述べる．

肺胞性肺炎は肺胞を主座とする炎症の総称であり，肺胞腔内に炎症性浸出物が生じる．これが治癒過程において除去，再吸収されれば肺胞組織は傷害されない．しかし除去・吸収が不完全であれば肺胞腔内や末梢気道（呼吸細気管支，肺胞管）が狭窄，閉塞し腔内気質化が生じる．

気質化した組織ではガス交換が行われない．

> **メモ　肺胞腔内の器質化**
> 肺胞腔における炎症が遷延することにより肺胞の線維化や肺胞間質への炎症細胞の浸潤などにより肺胞嚢，肺胞管，呼吸細気管支などの末梢組織が線維化を生じ，ガス交換機能が損なわれる状態に至る．

表3　特発性間質性肺炎の7分類

- 特発性肺線維症
- 非特異性間質性肺炎
- 特発性気質化肺炎
- 急性間質性肺炎
- 剝離性間質性肺炎
- 呼吸細気管支炎を伴う間質性肺疾患
- リンパ球性間質性肺炎

表4　間質

狭義の間質	広義の間質
・毛細血管 ・肺胞構造を支持する弾性線維網 ・膠原線維 ・線維芽細胞 ・平滑筋細胞	・狭義の間質に含まれる組織 ・気管支血管周囲組織 ・小葉間隔壁 ・胸膜 ・リンパ管

2) 無気肺

無気肺は肺胞が虚脱し含気を有さない状態のことをいう．無気肺はその発生機序により閉塞性と圧迫性に分類される．

閉塞性無気肺は気道内分泌物や気道内腫瘍により気道が閉塞し，閉塞部位より末梢部分の含気が消失し虚脱することをいう．圧迫性無気肺は胸水や血胸により肺胞が圧迫を受け，その部位の含気が消失し虚脱する状態のことである．

3) 外科術後

外科術後患者においては術中術後の臥床管理，人工呼吸器管理，麻酔・鎮静薬投与や疼痛に伴う呼吸抑制，術中術後における輸液管理などの影響により呼吸障害を呈する．

代表的な術後合併症には無気肺，人工呼吸器関連肺炎，胸水などが挙げられる．

b. 慢性呼吸不全

1) 慢性閉塞性肺疾患

タバコ煙を主とする有害物質を長期に吸入曝露することで生じた肺の炎症性疾患であり，呼吸機能検査で正常に復すことのない気流閉塞を示す．

気流閉塞は末梢気道病変と気腫性病変がさまざまな割合で複合的に作用することにより起こり，通常は進行性である．臨床的には徐々に生じる労作時の呼吸困難や慢性の咳，痰を特徴とするが，これらの症状に乏しいこともある[9]．

> **メモ　気流閉塞**
> 慢性閉塞性肺疾患では正常な肺胞組織が破綻し気腫性変化をきたす．この気腫性変化により隣接の気管支が圧排され，気管に閉塞をもたらす．これにより呼気流量制限が伴うことを気流制限と称する．

2) 喘息

成人喘息は気道の慢性炎症と種々の程度の気道狭窄と気道過敏性の亢進，そして，臨床的には繰り返し起こる咳，喘鳴，呼吸困難で特徴づけられる．

気道狭窄は，自然に，あるいは治療により可逆性を示す．気道炎症には好酸球，T細胞などの炎症性細胞や気道上皮細胞などの気道構成細胞や種々の液性因子が関与する．持続する気道炎症は気道傷害と続発する気道構造変化を引き起こし，気道過敏性を亢進させる．このように，喘息には気道の慢性的な炎症が大きく関与している[10]．

3) 間質性肺炎

間質性肺炎は「肺の間質を病変の主座としてびまん性に炎症が広がる病態をいい，しばしば肺線維症を起こす」，と定義される[11]．

原因が特定できるものも特定できないものも含めて間質性肺疾患というが，原因が特定できないものを特発性間質性肺炎と呼ぶ．特発性間質性肺炎は表3に示すとおりの7分類に分けられる[11]．間質に含まれる構成要素を表4に示す．

4) 呼吸障害により日常生活動作に障害を有しているもの

神経筋疾患，脊髄損傷，脳卒中患者などにおいても，常に呼吸障害が発生する可能性を有している．

呼吸筋および呼吸補助筋の麻痺や機能不全からくる換気能の低下や，舌口腔・咽喉頭機能の低下に伴う誤嚥や痰の喀出能力の低下に伴い，CO_2ナルコーシスや肺炎の罹患およびその遷延化が生じやすい．

> **メモ　CO_2 ナルコーシス**
>
> CO_2 ナルコーシスとは「高二酸化炭素血症により重度の呼吸性アシドーシスとなり中枢神経系の異常（意識障害）を呈することであり，原因は肺胞低換気である」と定義されている[12]．

3. 評価のポイント

内部障害における評価では身体所見から呼吸器や循環器の機能や性状を常に推察し，評価や理学療法に伴いその性状がどのように変わっていくかを判断・予見することが大切である．

循環器・呼吸器疾患における主要症状には呼吸困難，咳嗽，喀痰，胸痛，動悸，失神，浮腫がある．

a. 呼吸困難

呼吸困難は呼吸運動に際して不快感や苦痛を自覚する状態をいい，息切れと同義語である．心不全患者における呼吸困難は低下した左室ポンプ機能の影響で肺循環に血液うっ滞が生じ肺うっ血となることで生じる．心不全による呼吸困難の特徴として発作性呼吸困難や起座呼吸がある．NYHA分類は活動度と呼吸困難を関連づけた重症度分類であり理学療法を行うに際し重要となる．

呼吸器疾患における主な呼吸困難評価スケールはmMRCスケール，Borg CR-10スケール，VASなどである．

> **メモ　発作性夜間呼吸困難と起座呼吸**
>
> 低左心機能の場合，臥床において増加する静脈還流を駆出することができず，肺うっ血が徐々に進行する．この肺うっ血により夜間に急激に発症する呼吸困難を発作性夜間呼吸困難という．喘鳴，咳嗽，冷感などを伴うことも多い．仰臥位にて肺うっ血による呼吸困難が増悪し座位にて呼吸困難が軽減することを起座呼吸という．

b. 咳嗽

咳嗽は乾性か湿性か，急性に発症したものか慢性持続しているものかにより原因が異なるため病歴の聴取が欠かせない．乾性咳嗽は胸膜や間質病変に多く湿性咳嗽は肺病変に多い．臨床上頻回に接するのは湿性咳嗽であり急性のものは肺炎や肺水腫が考えられ，慢性的なものは喘息や気管支炎が原因とされる．

c. 喀痰

喀痰は気道粘膜からの分泌物であり原因により色調や粘稠度が異なる．細菌感染由来の痰は黄色，緑色を呈し粘稠度も高い．一方，気管支喘息に伴う痰は透明で漿液性である．肺水腫ではピンク泡沫状痰が特徴的である．

d. 胸痛・胸部不快感

急性冠症候群や大動脈解離，肺塞栓などで胸痛が発症する．胸痛は発症時の詳細な状況把握（痛みの性質，部位，持続時間，誘因，経時的変化や随伴症状など）が必須である[13]（非ST上昇型急性冠症候群の診療に関するガイドライン）．気胸や胸膜炎などの呼吸器疾患においても胸痛は出現することから，常に他の所見を統合し適切に解釈する必要がある．

患者が胸痛を訴える，あるいは苦痛様表情を伴いながら呻きうずくまる様子があれば即座に意識と脈拍の確認を行うと同時に応援要請が必須である．意識の低下を伴う場合は速やかな救急搬送が必要と判断する．

e. 動悸

動悸とは心拍の異常を自覚した状態をいう．動悸の原因の多くは不整脈によるものである．本来は心電計による評価が望ましいが，臨床的には動悸の訴えに即応した脈拍評価を実施する．ここで，脈拍に不整や触知不良，意識低下などの随伴症状が伴う場合は心電計を用いた評価を行う．

f. 失神

失神とは一時的な脳血流の低下に伴う一過性，可逆性の意識消失発作のことである．徐脈性不整脈や心室頻拍（図13），心室細動（図15）が主な要因となる．不整脈の持続時間が短い（図10, 12, 14）とふらつきや「ボーッ」とする程度の症状としてみられる場合もある．この場合も即座に脈拍の確認を行う必要がある．療法を継続する場合は重症不整脈に移行した場合の対策を考慮しておくことが必須である．

g. 浮腫

心不全に伴う浮腫は全身性であり，肺のむくみ（＝肺うっ血）も同時に生じている可能性を考える．顔面頸部，上下肢の浮腫評価は，体重増や尿量の減少，労作時呼吸困難の増大など随伴症状の評価を並行して行うことが大切である．

4. 評価の実際

＜身体機能評価＞

a. 視診・触診・打診・聴診（表5, 6）

循環器，呼吸器疾患を有する患者においては常にこれらの評価を行う．

b. 意識評価

意識は脳幹機能から大脳皮質に至る脳機能が階層的に保たれることで正常に機能する．

意識は通常 Japan coma scale（JCS）や Glasgow coma scale（GCS）にて評価される．JCS や GCS において我々が確認すべき所見は，眼差し，言語応答，運動応答の3種であるが，これら各項目において，脳幹から皮質までの機能がチェックできる．意識評価を行う際には，発話や運動などの表現形のみでなく機能している脳部位を考えながら実施することが肝要である．

1）開閉眼

開閉眼は顔面神経の中枢である橋の機能を，視焦点の調整は瞳孔調整の中枢である中脳などを反映する．したがって眼差しの評価では，単に目が開いているか，閉じているかといったことだけでなく，開いているその目は何かを捉えているのか，話しかける人と視線が合っているか，視焦点は適切に対象物に定まっているか，という点を観察する．

2）言語応答

言語応答では音声表出があるか，こちらの指示に応答する意思が現れているかについて評価する．応答する意思の発現の評価は，何かを発声しようと深い吸気が行われるなどの動きである．意識清明であれば氏名，見当識が保たれ，表出でき

表5 呼吸状態異常を示唆する理学所見（視診）

呼吸困難	mMRC 息切れスケール，Borg CR-10 スケール，VAS，NYHA 分類などで評価
咳	湿性　乾性
痰	色調，粘稠度，量
喘鳴	吸気時の気道狭窄音
呻吟	呼気時の気道狭窄音
チアノーゼ	口唇，四肢
呼吸数	12～15 正常　24回以上で頻呼吸　少ない場合は徐呼吸
呼吸パターン	呼吸の深さ　深い：過呼吸　浅い：低呼吸　回数と深さ：多呼吸　少呼吸
胸郭の可動部位	上部胸郭　下部胸郭　腹部　左右対称性　胸部腹部の位相差（パラドキシカル（相反性）パターン）
異常呼吸所見	下顎呼吸　鼻翼呼吸　肩呼吸　リトラクション　Hoover 徴候

表6 呼吸状態異常を示唆する理学所見（触診・打診・聴診）

触診	呼吸筋・呼吸補助筋活動	横隔膜，胸鎖乳突筋，斜角筋，大胸筋，広背筋，僧帽筋上部線維，脊柱起立筋，腰方形筋　触診にて同定：顎舌骨筋，胸骨舌骨筋，肩甲舌骨筋，中殿筋，殿部深層筋群
	胸郭の可動性	上部胸郭，下部胸郭，腹部，左右対称性，胸部腹部の位相差から障害肺野の同定，呼吸補助筋収縮の過少を評価する
打診	清音	健常肺野で聴取
	濁音	健常肺野よりも含気が少ない場合
	鼓音	健常肺野よりも含気が多い場合
	隣接臓器との境界	下部胸郭右側の清濁境界は肺肝境界　下部胸郭左側の清鼓境界は胃肺境界
	異常肺野の同定	仰臥位での腋窩中線より背側での濁音は下側肺障害や胸水貯留を示唆する
聴診	正常音	気管音，気管支音，気管支肺胞音，肺胞音
	異常音（ラ音）	笛声音，いびき様音，水泡音，捻髪音の4種

るが，失語を呈していればこれは無理となる．したがって，発話が得られないから意識レベルが低い，とは解釈できない．

一方で構音や言語領域の脳機能が保たれている

場合であっても意識混濁であれば「うわ言」のように，こちらの話しかけとは無関係に表出する．この場合は脳幹，中脳や間脳などの生命維持に関与する中枢機能は保持されているが，より皮質，皮質下領域の脳機能が低下していることが示唆される．

3）運動応答

運動応答は，反射，共同運動，分離運動の段階づけで低位からより高次の脳機能の異常性が評価される．「手を握れますか？」の問いかけに適切に応じるには聴覚刺激を言語として捉えその意味を解釈し，起こすべき行動を前頭前野にて構築し動かすべき関節箇所を決定し，運動野から錐体路を下行して動作発現に至る．これらのすべての脳機能が健全でなければ運動応答は得られない．その障害部位によって痙攣，反射，共同運動，連合反応など運動の質が変化するが，JCS や GCS においてはこれらの段階づけがなされている．

呼吸循環動態については多数のモニタリング機器が臨床場面に導入されている．しかし一方，意識状態のモニタリング機器はない．意識状態をモニタリングすることは医療従事者に任ぜられており，患者に接する理学療法士が果たす役割である．心血管呼吸器疾患を有する患者を対象にする場合，日々の療法の開始時点でのみ評価するのではなく，継続した観察や声かけにより「モニタリング」することが必要である．また，意識に急激な低下が生じた場合，まず考えなければならないのは脳の低灌流の結果だということである．脳低灌流の原因として，脳実質の異常に加え心血管系の異常を即時に推察する必要がある．

c．スパイロメトリー（肺機能検査）

スパイロメトリー（spirometry）は時間軸で換気を捉える検査であり，主たる指標に肺活量，努力性肺活量，1秒量がある．肺活量（vital capacity：VC）は最大吸気位と最大呼気位の間の肺容量でありゆっくりとした吸気，呼気により測定される[14]．肺活量には健常者により求められた予測式があり，身長，年齢，性別により規定され

表7　1秒率と％1秒量の定義

1秒率	$FEV_{1\%}$＝1秒量（FEV_1）／努力性肺活量（FVC）×100	＜70％で閉塞性障害
％1秒量	％FEV_1＝FEV_1実測値／FEV_1予測値×100	COPDの病期分類の指標

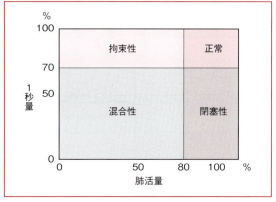

図1　スパイログラムにおける肺機能4分画

ることがわかる．

男性：VC（l）＝0.045×身長（cm）－0.023×年齢－2.258

女性：VC（l）＝0.032×身長（cm）－0.018×年齢－1.178

努力性肺活量（forced vital capacity：FVC）は機能的残気量から最大吸気位まで吸気を行い，そこから一気に努力性呼気にて最大呼気位まで呼出することによって測定される．FVCの測定からは呼気開始からの1秒間で呼出する量（FEV_1：1秒量）を求めることができる．1秒量は閉塞性肺疾患の指標として用いられる（表7）．

スパイロメトリーは図1のごとく，$FEV_{1\%}$と％VCとで閉塞性，拘束性，混合性肺機能障害に分類されるため，$FEV_{1\%}$や％VCは臨床でよく参照される．しかしながら図2に示すように正常との結果であっても気道閉塞を示唆する曲線が得られることなどがあり，術侵襲後の長期呼吸器管理に至るリスクの予見などに役立つため実波形を確認することが重要である．

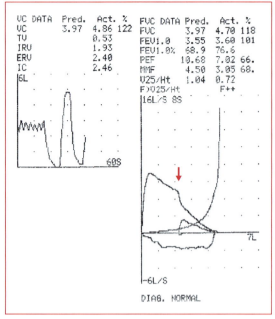

図2 正常スパイログラムの1例
FVC測定時に上気道狭窄を示唆する変曲点（矢印）が存在している．

d. 運動耐容能評価

1) 運動負荷試験の禁忌および中止基準

運動負荷試験の禁忌および中止基準については，循環器疾患に関しては詳細に記されている[15]．一方，呼吸器疾患の運動療法に関しては明確に示されてはいないが，運動療法の基準は明示されている．運動耐容能評価の中止基準もこれに準じるものと考えられるため，呼吸器疾患に関しては運動療法の禁忌事項について**表8**に示す．

2) 6分間歩行テスト

呼吸循環器系の疾患を有する患者に対し疾患重症度や理学療法介入の効果判定を行う目的で用いられ，主たる評価項目は歩行距離である．米国胸部疾患学会のステートメントにおいて実施方法が規定されており，本邦においてもこれに準拠して実施されている[14]．ステートメントでは30 mの歩行路の両端に小さなコーンを置き，3 mごとにマーキングをすることが推奨されている．心疾患患者では最高酸素摂取量との正相関を示す．

表8 運動療法の禁忌

1) 不安定狭心症，発症から間もない心筋梗塞，コントロール不良の不整脈，重篤な大動脈弁狭窄症，活動性の心筋炎，心膜炎などの心疾患の合併
2) コントロール不良の高血圧症
3) 急性全身性疾患または発熱
4) 最近の肺塞栓症，急性肺性心，重度の肺高血圧症の合併
5) 重篤な肝，腎機能障害の合併
6) 運動を妨げる重篤な整形外科的疾患の合併
7) 高度の認知障害，重症の精神疾患の合併
8) 他の代謝異常（急性甲状腺炎など）

（文献14）より作表）

3) 心肺運動負荷試験（表9）

心肺運動負荷試験ではトレッドミルやサイクルエルゴメーターを用いて症候限界性に漸増負荷を加え，負荷上昇に伴う換気応答，循環応答を計測する．吸気ガス中にあるO_2量（$\dot{V}O_2$）（ml）と呼気ガス中にあるCO_2量（$\dot{V}CO_2$）（ml），一回換気量と呼吸数（分時換気量：$\dot{V}E$）および心拍数を経時的に測定し嫌気性代謝閾値や最高酸素摂取量を求める．心肺運動負荷試験では多くの指標が求められるが，AT時の$\dot{V}O_2$/体重，peakもしくはmax時の$\dot{V}O_2$/体重，$\dot{V}E/\dot{V}CO_2$ slope，$\Delta\dot{V}O_2/\Delta WR$（仕事量 work rate：WR）は患者の身体機能の解釈や理学療法プログラムに反映させるのに有用である．

> **メモ** $\dot{V}O_2$ や $\dot{V}CO_2$ の表記について
>
> 通常，運動負荷量に関係なく$\dot{V}E$が増加すると$\dot{V}O_2$や$\dot{V}CO_2$も自ずと増加する．このため運動負荷量が$\dot{V}O_2$や$\dot{V}CO_2$に及ぼす影響を測定するには$\dot{V}E$に対する割合で考える必要がある．したがって呼気ガス分析装置では$\dot{V}O_2$や$\dot{V}CO_2$は$\dot{V}E$で正規化され，さらに測定値＞1として示すために$\dot{V}E/\dot{V}O_2$，$\dot{V}E/\dot{V}CO_2$の値が表示される．

e. 筋力評価

1) 呼吸筋力評価

呼吸筋力は通常，努力性に発生される口腔内圧を測定することで評価する．最大吸気筋力は最大吸気圧（maximum inspiratory pressure：PImax），最大呼気筋力は最大呼気圧（maximum expiratory

表9 心肺運動負荷試験で有用な指標と臨床的意義

項目	臨床的意義
AT時の $\dot{V}O_2$/体重（ml/min/kg）	AT時点における酸素摂取量であり，この値を超えた負荷が加わると心臓交感神経活動が顕著に亢進する．17.5以上が復職やスポーツ参加などの指標となる
peakもしくはmax時の $\dot{V}O_2$/体重（ml/min/kg）	最高酸素摂取量もしくは最大酸素摂取量は患者の最大の心肺機能を表す指標である．14.0以下は生命予後不良を示唆する値となっている
$\dot{V}E/\dot{V}CO_2$ slope（－）	単位体積の CO_2 を呼出するのに必要な換気量を示す．この値の高値は換気効率の低下を表し，肺胞での拡散能の低下を示す．肺気腫病変やうっ血にて値が低値をとる．おおよそ25を下回ると拡散能は正常と評価される
$\Delta \dot{V}O_2/\Delta WR$（m$l$/watt）	運動負荷量の増加度に対する酸素摂取量の増加の指標であり，これは末梢骨格筋における酸素消費量と等価と考えられることから，骨格筋機能の指標として用いられる．おおよそ10.0を超え，大きいほど骨格筋機能が良好であることを示す

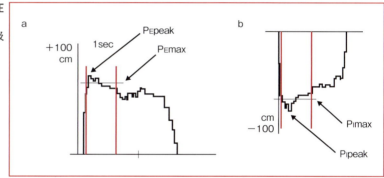

図3 PEmaxおよびPImaxの口腔内圧曲線および算出方法
a 最大呼気口腔内圧曲線，b 最大吸気口腔内圧曲線

pressure：PEmax）として表される．PImaxは最大呼気位からの最大吸気努力を行い，PEmaxは最大吸気位からの最大呼気努力を行い計測する．マウスピース周囲からの空気の漏れに注意し，少なくとも1.5秒間は最大努力を維持する．口腔内圧はピーク値（PEpeakおよびPIpeak）を記録した後，絶対値は徐々に減少する．PEmax，PImaxは少なくとも3回測定し，得られたデータの中で1秒間の積分値が最大となる圧（PImaxは最小値）とする（図3）．

最大呼気位（残気量位），最大吸気位（全肺気量位）での測定であることから，得られた値は吸気筋，呼気筋全体の筋収縮力と肺・胸郭の弾性収縮力の和となる[14]．

2）四肢筋力評価

a）握力：肘関節を伸展位で測定する場合と屈曲位で測定する場合とがある．測定肢位を一定にしておくことが必要である．

b）膝伸展筋力：徒手筋力計を用いた膝関節伸展筋力が汎用されている．体幹や大腿の固定などの実施方法を統一しておく必要がある．

c）1RM：1RM（1 repetition maximum）の測定に先立ち，ウォーミングアップとして予測最大重量の50％の重量を用いて数回の挙上運動を行う．数分間の休憩の後に1RM評価のため最高5回の試行を行う．試行は予測1RMより少し低い重量から開始し，重さを漸増させていく．

膝伸展筋力の予測1RMは

$$1RM = 0.187 \times MVC + 0.188 \text{（kg）}$$

とされている[16]．

表10　MRC-sumscoreにおける評価，測定される筋群（左右とも施行）

・肩関節外転
・肘関節屈曲
・手関節背屈
・股関節屈曲
・膝関節伸展
・足関節背屈

（文献20）より邦訳引用）

表11　MRC-scale

0＝視認される筋収縮なし
1＝関節運動を伴わない視認される筋収縮がある（股関節屈曲には該当しない）
2＝関節運動は可能だが重力に抗することはできない
3＝重力に抗した運動が（ほとんど）全可動域にわたり可能である
4＝重力に抗しかつ抵抗に抗した動きが可能である
5＝ノーマル

MRC-scaleは表に示す数値のみを使用．測定姿勢は座位かつ/または仰臥位とする．　　（文献20）より邦訳引用）

表12　standardized 5 questions (S5Q) における質問項目

・目を開けて（閉じて）ください
・私を見てください
・口を開けて舌を前へ突き出してください
・頷いてください
・私が5まで数えたら，眉毛が上がるように目を大きく開いてください

（文献18）より引用）

d) MRC-summary score[16]：近年，ICUなどの急性期領域で用いられるようになってきている筋力評価である．おおまかな測定方法や判断基準はMMTに準じているが，四肢への最小測定部位の総合スコアとして得点化される．MRC-summary score＜48がICU acquired weaknessの基準であり，機能予後や生命予後の因子であることが示されている[17,18]（表10, 11）．

MRC-summary scoreの測定を行うためには，せん妄や鎮静，意識障害などの影響を排除するためにstandardized 5 questions (S5Q)（表12）による言語指示理解の判定を行い，5つの問いかけのうち連続する3つの正当が，6時間の間隔をおいて2度達成されることを条件としている[18,19]．

＜循環器・呼吸器疾患における検査所見＞

a. 胸部X線

胸部X線は肺，心臓，縦隔および胸腔病変などのスクリーニングに用いられる（図4）．

肺野に映し出される白い影や横隔膜陰影の明瞭度に着目しがちであるが，異物や骨の同定から行うことが大切である．以下に読影手順を示す．

胸部X線読影手順

① 異物の同定（各種カテーテル・ドレーン類，人工弁，ペースメーカーなど）
② 骨の評価（鎖骨，上腕骨頭などでX線量を確認，肩甲骨の位置，左右差，椎体と棘突起の位置関係から脊柱の回旋程度を確認，肋骨走行の左右差など）
③ 縦隔（右二弓，左四弓の同定，CTRの確認）
④ 横隔膜走行（右横隔膜は椎体右縁まで，左横隔膜は下行大動脈までの同定が可能か，外側では横隔肋間洞の確認）
⑤ 気道の確認（縦隔では気管は黒く抜けて見える：気管は椎体上を正中に下行するか，気管分岐部の確認，肺野内は血管走行に沿って白く見える（肺紋理）：肺動静脈や気管支動脈などの血管走行に沿って気管支の走行を確認，網状影や蜂巣影の同定）

特に縦隔と横隔膜の重なる箇所では無気肺の存在を示唆するシルエットサインの確認が大切である．

> **メモ　シルエットサイン**
> 同じ密度のものが境界を接して存在するときにはその境界が見えなくなる（これをシルエットサイン陽性という）．

b. CT画像

縦隔モード：縦隔や心腔病変，心囊液貯留などの確認に有用．胸水は濃い灰色として映り，無気肺は淡い灰色として映し出される．造影早期相および後期相では大動脈解離の血栓化，非血栓化の判別に用いられる．大動脈解離や大動脈瘤の症例

図4 胸部 X 線の概要
通常では縦隔右側に二弓，左側に四弓が撮像される．気管・気管支，肺，肺動脈，大動脈，心臓陰影など生命維持に重要な諸器官が確認できる．

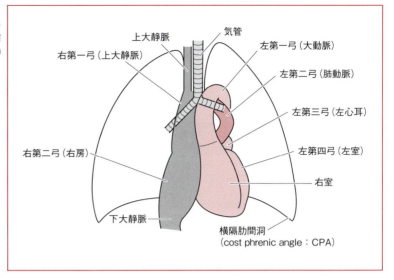

図5 下行大動脈解離症例にみられた ULP
a 胸部造影 CT 肺門部レベル，b 下行大動脈の近接像

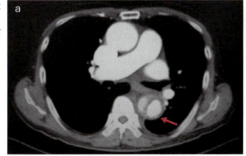
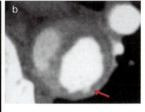

における造影撮像では ulcer like projection (ULP) の存在が予後不良の因子となる（図5）．ULP は瘤の拡大や偽腔開存型への移行，破裂などの原因となるため慎重な対応が必要となる．

肺野モード：肺実質の結節陰影，浸潤影，気管支透亮像（air bronchogram）などの評価に用いられる．

> **メモ　気管支透亮像（air bronchogram）**
> 肺胞に浸出液などが溜まり肺野モードで白く映し出される部分に，黒く抜け落ちた気管支像が明瞭に見えること（図6）．

c. 生化学検査所見

CK：クレアチンキナーゼの体内での分布の多くは骨格筋にみられる CK-MM 型である．検査値としては血中への逸脱分が測定され，血中値では CK-MM 型が95％を占める．通常，CK 値としては BB 型，MM 型，MB 型の総量として測定される．上昇：横紋筋融解症，皮膚筋炎，多発性筋炎，重症筋無力症．

CK-MB：心筋では MM 型が80％，MB 型が20％を占める．血中への逸脱量のうち5％は心筋由来の CK-MB 型である．上昇：急性心筋梗塞．

Trop T（TnT）：トロポニン T は CK-MB では判断できなかった不安定狭心症による微細な心筋傷害の30％を診断可能とする蛋白である．上昇：急性心筋梗塞，不安定狭心症，心筋炎．

BNP：脳性ナトリウム利尿ペプチドはブタの脳から発見されたが，ヒトでは心室筋から分泌される．心室筋に伸展ストレスが加わると分泌されるため，心室内圧の上昇や壁運動異常などに影響を受ける．心不全の臨床的指標として有用である．上昇：うっ血性心不全．

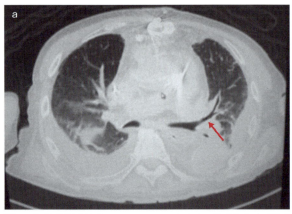
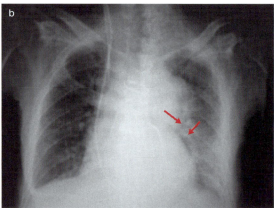

図6 気管支透亮像 (air bronchogram) のCT像 (a) および胸部X線像 (b)

NT-proBNP：BNP前駆体がBNPとNT-proBNPとに切断，分離されることで血中に分泌される．心室筋の伸展ストレスにより分泌量が増加することはBNPと同じである．一方，腎での代謝に大きく依存するため，腎機能が低下している症例では顕著に値が上昇し，心不全マーカーとしての有用性は低下する．上昇：うっ血性心不全，腎不全．

d．血液ガス

pH：動脈血液ガスにおいてpHは7.35〜7.45の範囲内に留まるよう迅速な調整がなされている．pHの調節系には細胞外液，細胞内液での緩衝，呼吸による二酸化炭素分圧の調節および腎臓でのH^+排泄量調節である．

$PaCO_2$：肺胞低換気がある場合に$PaCO_2$は高値となる．高炭酸ガス血症は神経筋疾患や中枢性に自発呼吸が低下している症例において生じる．

PaO_2：肺胞や肺間質病変により拡散能が低下した場合にPaO_2が低値となり低酸素血症を呈する．肺炎や無気肺などの肺病変を伴う疾患において生じる．

HCO_3^-：重炭酸塩は腎皮質集合管で産生されると同時に，近位尿細管で概ね全量が回収され血中内に留まる．この重炭酸塩は細胞外液で行われる重炭酸イオン緩衝系においてH^+の排泄に用いられる．

e．心電図

理学療法士が心電図波形を確認することで，意識障害や致死性不整脈のリスクの予見，運動種別や運動負荷量の多寡の調整に役立てることが可能となる．

心電図の基本波形を図7に示す．

心電図における正常調律は洞調律であり，洞調律以外の波形はすべて不整脈と考えられる．

1) 洞調律 (図8)

洞調律は次のように定義される．

- すべてのP波に続くQRS波がある．
- すべてのQRS波に先行するP波がある．
- Ⅰ，Ⅱ，Ⅲ誘導でP波が陽性である．

洞調律における各部位の時間成分を表13に示す．

2) 心室性期外収縮

心室性期外収縮は心室で発生する異所性興奮により生じる．Lown分類により重症度が段階づけられ（表14），4b以上であれば運動療法は禁忌である．図9, 10には単発の心室性期外収縮および4連発以上で呼称されるshort runについて例示している．

3) 心房性期外収縮

図11に示す．

4) 房室ブロック

房室ブロック (atrioventricular block) は心房と心室間伝導の遅延もしくは途絶により発症し，房室結節，His束および脚の伝導障害により発生する．ゆっくりであるが必ず伝わる状態がⅠ度，徐々に伝導時間が延長 (PQ間隔の漸増) する，も

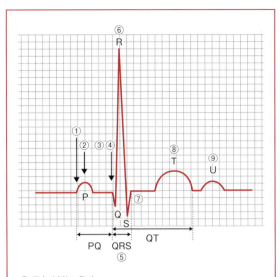

① 電気刺激の発生
② 心房興奮（P 波）
③ His 束・心室中隔の興奮
④ プルキンエ線維の興奮
⑤ 心室筋の興奮（QRS 波）
⑥ 心室筋の収縮開始
⑦ 心室筋の興奮過程が終了（ST 波）
⑧ 心室の再分極（T 波）
⑨ 心室内プルキンエ線維の再分極の遅延（U 波）

図7　心電図の基本波形
横軸：1mm＝0.04sec，縦軸：1mm＝0.1mV，通常 1 秒＝25mm，1mV＝1cm で記録．

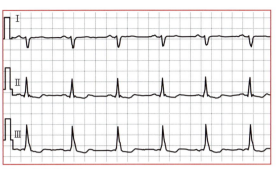

図8　洞調律波形

表13　洞調律における各部位の時間成分

部位	時間 (sec)	目盛り (mm)
PQ 間隔	0.12〜0.20	3.0〜5.0
QRS 間隔	0.06〜0.10	1.5〜2.5
Q 波	正常：深さ<1/4R，幅<0.04sec (1mm)	
QT 時間 (QTc)	$0.36 \leq QTc \leq 0.44$　QTc＝実測 QT 間隔／$\sqrt{RR}$ 間隔	

表14　心室性期外収縮の重症度（Lown 分類）

Grade	特徴
0	期外収縮なし
1	散発性（30/時間未満）
2	多発性（30/時間以上）
3	多形成
4a	2 連発
4b	3 連発以上
5	R on T

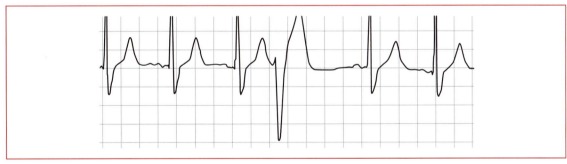

図9　心室性期外収縮（単発）

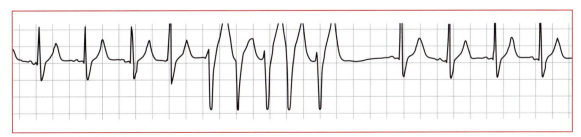

図10　心室性期外収縮（short run）

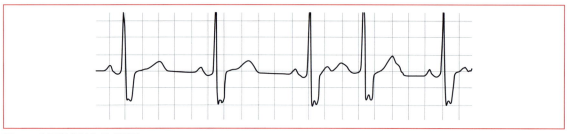

図 11　心房性期外収縮（単発）

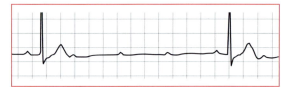

図 12　Ⅲ度房室ブロックの1例

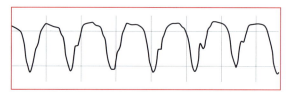

図 13　心室頻拍

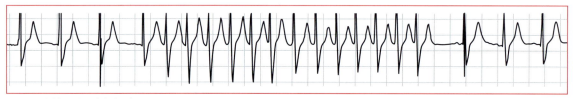

図 14　非持続性心室頻拍（NSVT：non sustained ventricular tachycardia）

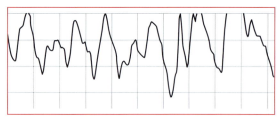

図 15　心室細動

しくは伝導したりしなかったりする（PQ間隔は一定であるが突然途絶する）場合がⅡ度，心房と心室の伝導が全くつながっていない状態をⅢ度（P波とQRS波が独立して出現）とする（図12）．

5）心室頻拍（図13，14）

　心室に発生したリエントリーや自動能亢進により頻拍発作が発生する．リエントリーとは心臓全体に伝わった活動電位が心筋異常により消失することなく心筋内を旋回して拍動が連続する状態をいう．拡張期が短く左室充満圧が上昇する前に次の心室収縮が生じるため，有効な心拍出量は得られない．

6）心室細動

　心室筋の興奮性が異常に亢進し，心室内の複数の箇所で電気的興奮が生じている状態（図15）．有効心拍出量は得られない．

f. 心エコー

壁運動や弁開閉の状態，心腔内容積など心臓の働きが可視化される検査である．

　可能な限り心エコー図の動画を見て心臓の活動度を確認しておくことが望ましい．以下に壁運動や弁開閉の動きが確認しやすい基本的な評価像を記載する．

> **メモ　心エコー図動画の確認**
>
> 心エコー図検査で先ず確認できるのは心臓の動きの映像である．心エコー図と同時に記される左室駆出率などの数値パラメータは，動画映像を客観的に他者へ伝達するために編み出された指標に過ぎない．これはあたかも歩行評価において歩行速度やケイデンスなどのパラメータを並べるよりも実際の歩行を観察することが大切なのと同様である．心エコー図においても，駆出率や内腔径などの数値を並べるよりも実際の壁運動を見るほうが患者の心臓の状態把握に有用であり，実際の動きを確認することで数値パラメータの的確な解釈につながる．

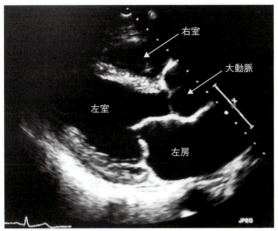

図16 傍胸骨左縁長軸像
僧帽弁閉鎖不全症を有する症例であり，左房径が大動脈径の1.5倍程度となっている．

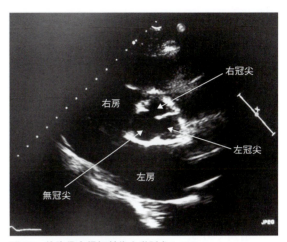

図17 傍胸骨左縁短軸像大動脈弁レベル
画像中央に大動脈弁が確認できる．

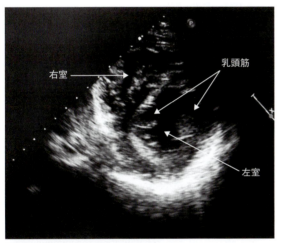

図18 傍胸骨左縁短軸像乳頭筋レベル
大動脈弁レベルから，尾側へ移動した部分での輪切り像である．左室壁において乳頭筋が膨隆していることが確認できる．

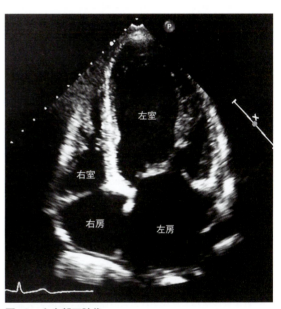

図19 心尖部四腔像
心尖部分から心腔長軸方向へプローブを傾けることで撮像される．四腔の拡大の様子や心室中隔を境に右室と左室が互いに影響しあう様子などが確認できる．

<基本的な壁運動評価像>

1) 傍胸骨左縁長軸像：心内構造が大まかに把握できる．正常であれば左房径：大動脈径＝1：1で観察される．図16〜19は腱索断裂症例であり左房径の拡大がある．
2) 傍胸骨左縁短軸像：左室を輪切りにした像で大動脈レベル，僧帽弁レベル，乳頭筋レベル，心尖部レベルがある．左室全周性に壁運動異常を把握するのに有用である（図17, 18）．
3) 心尖部四腔像：心臓の四つの心腔を描出し，左室と右室の壁運動の比較や心室間相互作用，各心腔の大きさなどの把握に有用である（図19）．

上記に示したような壁運動や弁可動性を実際に確認した後にレポートの数値を読むことで数値と

実際の動きが結びつき，より的確な心機能の解釈につながる．

理学療法士においてルーチンな確認が望ましい数値は下記の四点である．

① 左室拡張末期径：心拡大の指標であり左室リモデリングの存在などの考慮につながる．
② 左房径あるいは左房容積：左房への容量負荷・圧負荷を示唆し肺うっ血，左室拡張能の低下，心房細動への考慮につながる．
③ 左室駆出率：左室心筋収縮能の指標として有用である．
④ 上大静脈の呼吸性変動：水分の多寡や容量負荷の指標として有用である．

文献

1) WHO：International Classification of Impairments, Disabilities, and Handicaps, Geneva, 1980
2) 日本障害者リハビリテーション協会：リハビリテーション研究第71号：38-42, 1992
3) 身体障害者福祉法 http://law.e-gov.go.jp/htmldata/S25/S25F03601000015.html（2015年10月1日閲覧）
4) McMurray JJ et al：ESC Guidelines for the diagnosis and treatment of acute and chronic heart failure 2012：The Task Force for the Diagnosis and Treatment of Acute and Chronic Heart Failure 2012 of the European Society of Cardiology. Developed in collaboration with the Heart Failure Association (HFA) of the ESC. Eur Heart J 33：1787-1847, 2012
5) 日本循環器学会学術委員会合同研究班：急性心不全治療ガイドライン（2011年改訂版）http://www.j-circ.or.jp/guideline/pdf/JCS2011_izumi_h.pdf（2016年1月閲覧）
6) 日本循環器学会学術委員会合同研究班：慢性心不全治療ガイドライン（2010年改訂版）http://www.j-circ.or.jp/guideline/pdf/JCS2010_matsuzaki_h.pdf（2016年1月閲覧）
7) 日本循環器学会学術委員会合同研究班：大動脈瘤・大動脈解離診療ガイドライン（2011年改訂版）http://www.j-circ.or.jp/guideline/pdf/JCS2011_takamoto_h.pdf（2016年1月閲覧）
8) 日本循環器学会学術委員会合同研究班：末梢閉塞性動脈疾患の治療ガイドライン http://www.j-circ.or.jp/guideline/pdf/JCS2010_shigematsu_h.pdf（2016年1月閲覧）
9) 日本呼吸器学会COPDガイドライン第4版作成委員会編：COPD（慢性閉塞性肺疾患）診断と治療のためのガイドライン，第4版，メディカルレビュー社，大阪，2013
10) 一般社団法人日本アレルギー学会喘息ガイドライン専門部会：診断・治療ガイドライン 喘息予防・管理ガイドライン，協和企画，東京，2015
11) 日本呼吸器学会びまん性肺疾患診断・治療ガイドライン作成委員会編：特発性間質性肺炎 診断と治療の手引き，改訂第2版，南江堂，東京，2011
12) 吉尾雅春ほか編：標準理学療法学 内部障害理学療法学，医学書院，東京，2013
13) 日本循環器学会学術委員会合同研究班：非ST上昇型急性冠症候群の診療ガイドライン（2012年改訂版）http://www.j-circ.or.jp/guideline/pdf/JCS2012_kimura_h.pdf（2016年1月閲覧）
14) 日本呼吸ケア・リハビリテーション学会呼吸リハビリテーション委員会ワーキンググループほか編：呼吸リハビリテーションマニュアル―運動療法―，第2版，照林社，東京，2012
15) 日本循環器学会学術委員会合同研究班：心血管疾患におけるリハビリテーションに関するガイドライン（2012年改訂版）http://www.j-circ.or.jp/guideline/pdf/JCS2012_nohara_h.pdf（2016年1月閲覧）
16) 武市尚也ほか：Hand-Held Dynamometer 測定値からの1 repetition maximum（膝伸展筋）の予測．総合リハ 40：1005-1009, 2002
17) Hermans G et al：Acute outcomes and 1-year mortality of intensive care unit-acquired weakness. A cohort study and propensity-matched analysis. Am J Respir Crit Care Med 190：410-420, 2014
18) De Jonghe B et al：Paresis acquired in the intensive care unit：a prospective multicenter study. JAMA 288：2859-2867, 2002
19) Sommers J et al：Physiotherapy in the intensive care unit：an evidence-based, expert driven, practical statement and rehabilitation recommendations. Clin Rehabil 29：1051-1063, 2015
20) Kleyweg RP et al：Interobserver agreement in the assessment of muscle strength and functional abilities in Guillain-Barré syndrome. Muscle Nerve 14：1103-1109, 1991

〈笹沼直樹〉

14 加齢による機能障害の評価

1. 加齢による機能障害とは

高齢化が進むわが国において，高齢者の健康寿命の延伸のためには，単に疾病予防だけでなく，加齢による機能障害に対する積極的な対策を講じる必要がある．

加齢に伴い，筋骨格系，呼吸・循環器系，神経系など多くの器官に形態的・機能的変化が生じる．加齢に伴う退行性変化は個人によって程度の差が大きく，また身体機能の諸要素によりその加齢変化の過程はさまざまである．高齢者の機能評価にあたっては，まずこのような加齢に伴う身体機能の変化の特徴を把握しておかなければならない．

2. 加齢による機能障害の原因

a. 加齢に伴う筋量の低下―サルコペニア

加齢に伴う筋量の低下をサルコペニア sarcopenia と呼ぶ．

サルコペニアの発症には筋線維における蛋白合成と蛋白分解のアンバランスや筋サテライト細胞の機能低下など，さまざまな要因が関与していると考えられている（表1）．

2010年に European Working Group on Sarcopenia in Older People（EWGSOP）[1]が公表したサルコペニアの診断基準によると，筋量の減少に加えて，筋力の低下（例；握力 男性＜26kg，女性＜18kg）あるいは身体機能の低下（例；通常歩行速度＜0.8m/秒）を併せ持つ場合をサルコペニアと判断するとしている．また，筋量の減少のみであれば「プレサルコペニア」，筋量減少，筋力低下，身体機能低下のすべてに該当する場合は「重度サルコペニア」としている（表2）．

表1 サルコペニアの発症機序

- 筋線維の蛋白合成と蛋白分解のアンバランス
- 筋サテライト細胞の数および増殖能力の低下
- 内分泌環境の変化（成長ホルモンやテストステロンの減少など）
- 神経筋機能の減少
- ミトコンドリアの機能低下
- 成長因子の減少（インスリン様成長因子Ⅰ；IGF-Ⅰの低下など）
- 遺伝子発現の変化
- アポトーシス
- 身体活動の低下
- 栄養不足

表2 サルコペニアの診断基準とステージ分類

	筋量	筋力	身体機能
プレサルコペニア	↓		
サルコペニア	↓	↓ or ↓	
重度サルコペニア	↓	↓	↓

メモ skeletal muscle index（SMI）

SMIとは四肢の筋量（kg）を身長（m）の2乗で除した筋量の指標[2]である．生体インピーダンス法から推定された筋量により算出されたSMIを用いた日本人対象のサルコペニアのカットオフ値は男性で $7.0\,kg/m^2$，女性で $5.8\,kg/m^2$ とされている[3]．

b. 加齢に伴う筋力の低下

一般的に筋力は20～30歳代をピークとして以後減少し，50歳代から低下の割合が高くなっていき，80歳代までに約30～50％低下する[4]．

加齢による筋力の低下は上肢より下肢筋で大きく[5]，この高齢者の下肢筋力低下は立ち上がりや歩行・階段昇降などの起居移動動作能力の低下をもたらす．

高齢者では若年者に比して最大収縮時における主動筋の活動の減少[6,7]や拮抗筋の共収縮の増加[8,9]がみられることが報告されている．加齢に伴う筋量減少のみならず，このような神経的メカニズムも高齢者の筋力が低下している主原因と考えられている．

c. 加齢によるバランス機能の変化

高齢者では筋骨格系，神経系，感覚系の退行性変化によるバランス機能低下がみられる（表3）．

表3　高齢者の筋骨格系・神経系・感覚系機能低下

筋骨格系	筋線維数の減少 筋線維（特にType II 線維）の萎縮 関節の構造の退行性変化 腱や靱帯の短縮 糖分解酵素能力，酸化酵素能力の低下 組織の弾性の低下 骨構造の脆弱化，骨塩量の減少 脊柱の変形（胸椎後彎の増加，腰椎前彎の減少）
神経系	脳の体積・質量の減少 中枢神経細胞数の減少 末梢神経の線維数減少，Waller 変性 自律神経系機能の低下 神経伝達物質とその受容体の減少 α運動単位数の減少 樹状突起の数の減少 リクルートメントの障害 神経伝導速度の遅延 反応時間の遅延
感覚系	視力の低下 聴力低下（老人性難聴） 固有受容感覚の低下

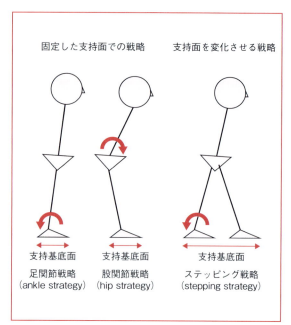

図1　立位時の姿勢制御戦略

　加齢に伴うバランス機能低下について，静止立位保持させたときの重心動揺面積のような静的バランス機能よりも，立位姿勢で随意的に最大限重心移動させたときの重心移動範囲のような動的バランス機能の方が，加齢による低下が著しい．

　また高齢者は姿勢制御において深部受容器からの情報不足を補うために視覚入力がより必要となるため，開眼よりも閉眼時のバランス機能の方が加齢に伴い低下する[10]．

メモ　随意的重心移動能力の加齢変化

高齢者の随意的重心移動能力は前後左右方向いずれも若年者より小さいが，特に後傾姿勢では重力に抗しながら姿勢制御することが難しいことから，高齢者では後方への重心移動能力が急激に低下する[11]．

d. 立位姿勢制御能力の加齢変化

　高齢者の立位姿勢制御の特徴として，足関節を中心とした運動で反応する足関節戦略よりも股関節の運動で反応する股関節戦略を用いる傾向が認められる[12]（図1）．

　股関節戦略では股関節を中心として上下で反対の回転運動をすることによって身体の重みで釣り合いをとるのに対して，足関節戦略は主として足関節周りの筋力を発揮させて足部を固定すること

が必要で，股関節戦略よりも運動制御に強い筋力を必要とする高度で複雑な反応である．このようなことから，高齢者では足関節戦略よりもあまり筋力を必要としない股関節の動きを中心とした姿勢制御を行うようになると考えられる．

e. 加齢による敏捷能力・筋パワーの低下

　敏捷能力には反応時間，運動切り替えの素早さ，筋の収縮速度の3つの要因が含まれており，加齢によっていずれの要因も低下する．

　加齢によって敏捷能力が低下する理由として，1）ある刺激に対して出力（反応）に至るまでの反応時間の遅延，2）加齢による筋萎縮はType I 線維（遅筋線維）よりもType II 線維（速筋線維）の方が著しいこと，3）拮抗筋の共収縮の増加が挙げられる．高齢者における拮抗筋の共収縮の増加は協調的な関節運動を阻害し，敏捷性を低下させる因子となる．

メモ　筋パワー

筋パワーとは瞬発的に最大筋力を発揮する能力である．高齢者の筋パワー低下には，Type II 線維の選択的萎縮や神経筋の協調性の低下，腱スティフネスの減少などが関連していると考えられている．

表4 高齢者の心肺機能の低下

心血管系	最大心拍数の減少 心拍出量の低下 血流量の減少 運動に対する過大な血圧反応 末梢血管抵抗の増加 動脈スティフネスの増加（動脈硬化） 心筋や刺激伝導系の線維化 血管壁の肥厚 圧受容器反射機構の低下	呼吸器系	最大酸素摂取量の減少 換気量，換気応答の低下 肺活量，一秒量，最大呼気流量の低下 残気量，クロージングボリュームの増加 呼吸筋力の低下 動脈血酸素分圧の低下 肺弾性力の低下

表5 最大酸素摂取量の年齢別基準値

年齢（歳）	性別	トレッドミル ($ml \cdot kg^{-1} \cdot min^{-1}$)		自転車エルゴメーター ($ml \cdot kg^{-1} \cdot min^{-1}$)	
		平均	標準偏差	平均	標準偏差
20～29	男性（n=36） 女性（n=38）	40.1 33.1	7.5 5.1	33.5 25.7	6.7 5.9
30～39	男性（n=37） 女性（n=25）	37.7 34.5	8.1 4.5	29.7 27.3	6.8 6.1
40～49	男性（n=54） 女性（n=17）	33.2 29.0	6.5 5.7	27.4 23.6	5.4 4.7
50～59	男性（n=31） 女性（n=29）	32.2 27.0	6.6 4.0	25.9 23.8	4.7 4.3
60～69	男性（n=21） 女性（n=22）	37.6 30.7	5.1 3.8	29.5 22.7	4.5 4.5

（文献13）より引用改変）

f. 加齢による全身持久力の低下

全身持久力は呼吸循環系機能，骨格筋での酸素利用能力，心臓や肺の疾患の罹患，身体活動量の低下など複数の要因によって規定される．

加齢による心血管系・呼吸器系の機能低下を表4に示した．全身持久力の指標とされる最大酸素摂取量は加齢とともにほぼ直線的に減少し，20歳から60歳までの40年間で約40％低下するとされている．日本循環器学会・運動に関する診療基準委員会が示す日本人の最大酸素摂取量の基準値を表5に示した[13]．

g. 加齢による歩行能力の変化

加齢による歩行速度低下は，通常歩行よりも，できるだけ速く歩いたときの最大歩行速度の方が低下率が大きい（図2）[14]．

加齢による歩行速度の低下は，主に歩幅の減少で生じているとされている[15]．そのため速い速度での歩行を指示すると，若年者では歩幅を大きくする対応ができるのに対して，高齢者では歩幅を大きくするのが困難で歩調（ケーデンス）をあげて対応する傾向がみられる．

また，高齢者における歩行パターンの変化の中で，特に歩行周期や歩幅の変動性が大きい高齢者は，転倒発生リスクが高いことが報告されている[16,17]．

> **メモ　歩行パターンの変動率**
> 歩行パターンの変動率は，歩行の安定性の指標として有効とされている．変動率の評価には標準偏差あるいは変動係数（CV＝標準偏差/平均値×100）を用いることが多い．

3. 評価のポイント

a. 高齢者の生活機能・活動性向上を目指した評価

高齢者の機能評価にあたっては，日常生活動作

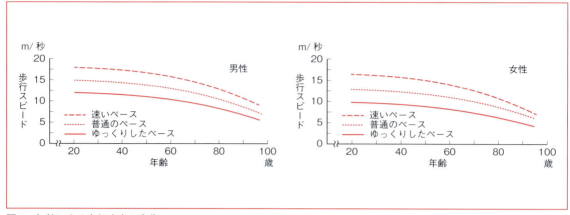

図2 加齢による歩行速度の変化
普段歩いているときの歩行速度よりも,できるだけ速く歩いたときの歩行速度の方が加齢による低下率が大きい.
(文献14) より引用改変)

能力や生活活動量と関連の深い機能を中心に評価する.

高齢者を対象とした評価・介入を行う場合は,単に筋力やバランス機能といった運動機能向上を最終的な目標とするのではなく,あくまでも高齢者の生活機能や活動性向上を目指した評価・介入を行わなければならない.そのため,特に高齢者の日常生活動作能力や活動量と関連の深い機能を中心に評価することが重要である.

b. 多面的な運動機能評価の重要性

健康寿命の延伸を目指した理学療法を実践するためには,多面的な要因について評価することが重要である.

コクランシステマティックレビュー[18]において,転倒予防効果のエビデンスが認められているのは,多面的な転倒危険因子について詳細なアセスメントを行い,転倒に至る可能性が高いと考えられる転倒要因を予測し,多角的アプローチを実践することである.

また,高齢者における日常生活動作の自立度改善のためには,筋力に対する介入だけでは不十分であり,多様な運動機能要素について評価・介入することが重要であることがエビデンスで示されている[19,20].

c. 個別性を考慮した評価・介入

高齢者は複数のさまざまな機能障害をもち,加齢に伴う退行性機能低下の個人差が大きくなるため,個別性を考慮した評価・介入が必要である.

高齢者の転倒予防効果に関するコクランシステマティックレビュー[18]において,個々の機能に合わせて処方された複合的な運動機能要素を含んだトレーニングは転倒予防に有効であるが,個別処方されていない集団で行う運動効果に関するエビデンスは不十分とされている.

個別の介入プログラムを処方するためには,年代別の運動機能基準値を参考にして年齢相応の機能を有しているか,あるいは転倒リスクが高まる運動機能カットオフ値を参考にして転倒予防のために十分な運動機能レベルを有しているかなどを考慮して機能評価を行うことが重要である.

4. 評価の実際

a. 筋力の評価

全身的な筋力の指標としては,測定が簡便である握力が一般的によく用いられている.

握力は将来的な機能低下や生命予後の長期予測の指標として有効であるとされている[21].握力の年齢別基準値を**表6**に示す[22].

加齢に伴う筋力低下は上肢筋より下肢筋の方が著しく，高齢者の下肢筋力低下は移動動作能力の低下や転倒の危険性をもたらす大きな要因である．そのため，下肢筋力評価は高齢者の運動機能アセスメントとして必要な項目の一つである．下肢筋力の代表としては膝関節屈曲90°位での等尺性膝伸展筋力がよく測定されている．

臨床において，最も普及している筋力測定法は徒手筋力検査（manual muscle testing：MMT）である．しかし，MMTは正確性や客観性に欠けることから，等速性筋力測定機器や徒手筋力測定器（hand-held dynamometer：HHD）を用いた筋力測定を実施することが望ましい．

メモ　徒手筋力測定器（hand-held dynamometer；HHD）の信頼性
HHDは操作が簡便で安価で可搬性に優れており，特に固定用ベルトを使用したHHDは計測値の信頼性・再現性が高く，推奨される[23]．

メモ　筋トルク値の算出
筋力測定時には関節運動中心から測定器センサーまでの距離（レバーアーム長）によって検出される力の大きさは異なるため，特に体格差のある対象者間で筋力を比較するためには，レバーアーム長を乗じた筋トルク（Nm）を求める必要がある．

b. バランス能力の評価

バランス・歩行能力に関するアセスメントについて，特殊な機器を使わずに実施可能なフィールドテストとしてよく用いられている代表的な評価法を以下に紹介する．

1）片脚立位保持

片脚立位保持の測定は，一方の足を床から離し，支持足の位置がずれたとき，あるいは支持足以外の身体の一部が床に触れたときまでの時間を計測する．測定上限時間は60秒に設定するものが多いが，120秒程度確保する方がより的確な体力評価につながる[24]．

高齢者では開眼よりも閉眼時のバランス機能の低下の方が大きくなることから，閉眼で片脚立位保持を行うと後期高齢者になると測定不能者が多くなるため，特に後期高齢者では開眼片足立ちを選択するのが望ましい[24]．開眼での片脚立位保持時間を120秒を上限として測定した年齢別基準値を**表7**に示す[22]．

表6　握力の年齢別基準値

年齢（歳）	男性		女性	
	平均値	標準偏差	平均値	標準偏差
20～24	47.31	7.09	28.22	4.64
25～29	47.50	7.41	28.47	4.87
30～34	48.00	7.02	28.61	4.58
35～39	47.86	7.10	29.37	4.61
40～44	47.31	6.51	29.47	4.50
45～49	47.12	6.55	29.31	4.60
50～54	46.57	6.30	28.06	4.49
55～59	45.18	6.33	27.10	4.19
60～64	42.67	6.20	26.17	4.21
65～69	39.73	6.19	24.77	3.78
70～74	37.67	5.68	23.75	3.79
75～79	35.07	5.86	22.27	3.96

（文献22）より引用改変）

表7　開眼片脚立位保持時間の年齢別基準値

年齢（歳）	男性		女性	
	平均値	標準偏差	平均値	標準偏差
65～69	84.20	41.40	88.26	39.01
70～74	74.61	42.90	75.69	43.14
75～79	56.78	42.48	52.93	41.94

120秒を上限として，2回測定した最大値を示している．
（文献22）より引用改変）

メモ　片脚立位保持と転倒リスク
片脚立位保持と転倒リスクとの関連について，開眼での片脚立位保持時間が5秒以内の者は転倒ハイリスク者とされている[25]．

2）ファンクショナルリーチ

ファンクショナルリーチ（functional reach：FR）は簡便に短時間に測定可能なバランステストであり，高い信頼性・再現性が確認されている[26]．ファンクショナルリーチの方法は開脚立位で利き手側の上肢を肩関節90°屈曲し，そこから上肢をそのまま水平に最大限前方に伸ばすことのできる距離を測る（**図3**）．開始姿勢において体幹屈曲や回旋などが生じていると，大きな誤差を生じるので注意が必要である．

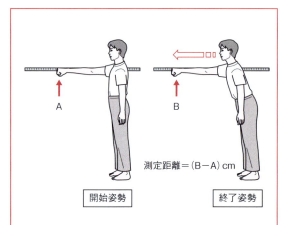

図3 ファンクショナルリーチの測定方法
利き手上肢を肩屈曲90°挙上した姿勢から，上肢を水平になるべく前方へ到達させ，上肢の移動距離を測定する．

> **メモ　足圧中心移動距離を反映させたファンクショナルリーチの測定方法**
> 高齢者を対象にファンクショナルリーチを測定するときには，手の高さを規定しないで自由にリーチさせるよりも，手の高さを水平に規定してリーチさせる方が足圧中心移動距離と関連する，つまり前方への重心移動範囲を反映する[27]．

3）ラテラルリーチ

ファンクショナルリーチが前方への最大リーチ距離を測定するのに対して，ラテラルリーチ（lateral reach：LR）では側方への最大リーチ距離を測定する．具体的な測定方法は両踵間距離を10cm程度開いた開脚立位で，測定側の上肢を肩関節90°外転した開始肢位から，最大限側方に上肢を伸ばすことのできる距離を測定する．左右方向の安定性低下は高齢者の動作能力や転倒との関連が強いことから，ラテラルリーチのような左右方向のバランス能力の評価は重要である．

ファンクショナルリーチおよびラテラルリーチの年齢別基準値を**表8**に示した[28]．

c. 敏捷能力の評価

筋の収縮速度・運動切り替えの素早さや反応時間を評価する敏捷能力テストとして，高齢者に対して安全・簡便に実施できるフィールドテストを以下に紹介する．

1）ステッピングテスト

ステッピングテストは椅座位でも立位でも実施できる非常に簡便な下肢敏捷性テストである．ステッピングテストは5秒間できるだけ早く左右交互の足踏みをさせたときの回数を測定する．具体的には，肩幅程度に両足を開いてステッピング測定器のセンサーマット上に両足底を接地した椅座位あるいは立位姿勢を開始肢位として，全速力で足踏みを5秒間行わせる．非支持脚の足底は完全にセンサーマットから離した状態で左右交互にステッピングできた回数を測定する．若年者と高齢者を対象に座位および立位でのステッピングテストを測定し，座位ステッピング値に対する立位ステッピング値の低下率を比較すると，若年者より高齢者のほうが有意に大きく，立位で足を踏み換えるときのスピードが加齢に伴い著明に遅くなる（**図4**）[29]．

2）開閉ステップテスト

開閉ステップテストは木村ら[30]によって考案された下肢の敏捷性テストである．椅座位で足元の30cm間隔の2本の線の内側に両足を置いた姿勢を開始肢位とし，20秒間でできるだけ速く線を踏まないように両足を開閉できた回数を測定する．前述の左右交互に足踏みさせるステッピングテストよりも両下肢を同時に内外転させる協調的

表8 ファンクショナルリーチおよびラテラルリーチの年齢別基準値

年齢（歳）	ファンクショナルリーチ（右）(cm)	ラテラルリーチ（右）(cm)
20〜29 (n=40)	42.71±0.78	22.95±0.70
30〜39 (n=47)	41.01±0.73	23.09±0.66
40〜49 (n=95)	40.37±0.53	18.96±0.47
50〜59 (n=93)	38.08±0.53	18.37±0.48
60〜69 (n=90)	36.85±0.53	17.11±0.48
70〜79 (n=91)	34.13±0.54	15.71±0.49

（文献28）より引用改変）

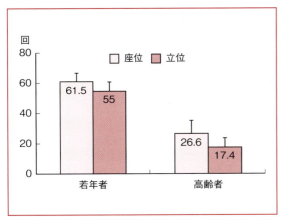

図4 若年者および高齢者における座位・立位ステッピングテスト
(文献29)より引用改変)

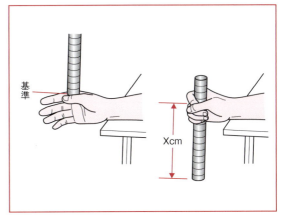

図5 棒反応テスト

表9 開閉ステップテストの年齢別基準値

年齢(歳)	男性 平均値(標準誤差)(回)	女性 平均値(標準誤差)(回)
65〜69	30.6 (0.7)	29.1 (0.4)
70〜74	28.3 (0.6)	27.7 (0.4)
75〜79	27.0 (1.0)	26.3 (1.0)
80〜84	24.9 (2.0)	23.3 (2.6)

(文献30)より引用)

表10 5回立ち座りテストの年齢別基準値

年齢(歳)	サンプル数	平均値(sec)	95%信頼区間
60〜69	4,184	11.4	11.4〜11.4
70〜79	8,450	12.6	12.6〜12.6
80〜89	344	12.7	10.7〜14.8
計	20,617	12.1	12.1〜12.1

13の研究のメタアナリシスにより算出.(文献35)より引用)

な動きが必要となる.開閉ステップテストの高齢者の基準値を**表9**に示す.

3) 棒反応テスト

棒反応テストとは,瞬間的な棒の落下に対してどれだけ素早く把握するかを測定するテストで反応時間をみる指標として用いられ,反応が遅いほど落下距離が長くなる.具体的な方法は,目盛りのついた棒(長さ55 cm,直径2 cm)を用い,拇指と示指を軽く開かせた間に棒の下端がくるようにし,瞬間的に落下させた棒をできるだけ速く握らせて,その落下距離を測定する(**図5**).5回試行した中で最高値と最低値を除外した3回の平均を採用する.棒反応テストの基準値として,20歳代前半の男性では20.2±3.0 cmに対して,70歳代男性になると25.8±6.8 cmとなることが報告されている[31].

d. 筋パワーの評価

一般的な筋パワーテストとしては垂直跳や立幅跳などが用いられているが,高齢者では困難な場合が多いため,立ち座りテストがよく用いられる.

高齢者に対する立ち座りテストの信頼性・妥当性については,多くの研究で検証されている[32〜34].高齢者の筋パワーの指標に用いる立ち座りテストとして,椅座位を開始肢位として立ち座り動作をできるだけ速く5回反復したときの時間を測定する5回立ち座りテストがある.5回立ち座りテストの高齢者の基準値を**表10**に示す[35].

> **メモ　30秒立ち座りテスト**
> 30秒立ち座りテストでは立ち座り動作を何回も反復することから,筋持久力の要素が大きく影響し,筋持久力低下による測定不能者が多くなる.そのため,筋パワーテストよりも筋持久力テストとして推奨される.

e. 高齢者の持久力の評価

高齢者における全身持久力評価では,安全性や簡便性を考慮し,歩行を運動課題として作業能力を評価するフィールドウォーキングテストがよく

表11 6分間歩行テストにおける年齢別基準値

年齢（歳）	性別	平均値（m）	標準偏差
65〜69	男性（n=886） 女性（n=866）	623.14 590.90	88.73 69.09
70〜74	男性（n=870） 女性（n=863）	610.29 568.96	90.51 71.91
75〜79	男性（n=856） 女性（n=854）	573.84 531.43	94.86 80.37

（文献22）より引用改変）

表12 シャトルスタミナウォークテストにおける年齢別基準値

年齢（歳）	性別	平均値（m）	標準偏差
40〜49	男性（n=58） 女性（n=197）	320.3 306.7	40.4 24.6
50〜59	男性（n=36） 女性（n=170）	300.0 285.9	33.5 28.9
60〜69	男性（n=67） 女性（n=214）	262.4 244.9	33.1 23.9
70〜79	男性（n=69） 女性（n=163）	238.2 221.8	33.4 30.4
80〜92	男性（n=20） 女性（n=44）	212.9 184.6	28.7 33.8

（文献39）より引用改変）

表13 健常女性における歩行速度の年代別基準値

年代	通常歩行速度（m/sec）	最大歩行速度（m/sec）
20歳代（n=22）	1.41±0.18	2.47±0.25
30歳代（n=23）	1.42±0.13	2.34±0.34
40歳代（n=21）	1.39±0.16	2.12±0.28
50歳代（n=21）	1.40±0.15	2.01±0.26
60歳代（n=18）	1.30±0.21	1.77±0.25
70歳代（n=20）	1.27±0.21	1.75±0.28

（文献40）より引用改変）

用いられている．

6分間でどのくらい歩行できるかの距離を測定する6分間歩行テスト（6 minutes walk test：6MWT）は最大酸素摂取量との相関が高く，高齢者の測定においても安全性や再現性が確認されており[36〜38]，高齢者の全身持久力を評価する実用性の高いテストである．高齢者の6MWTの年齢別基準値を表11に示す[22]．

また，3分間での歩行距離を測定するシャトルスタミナウォークテスト（shuttle stamina walk test：SSTw）も高齢者にとって安全かつ簡便に測定可能な持久力テストである[39]．SSTwについても最大酸素摂取量との高い相関が認められており，信頼性・妥当性が確認されている[39]．SSTwの年齢別基準値を表12に示す[39]．

f. 高齢者の移動能力の評価

1）歩行速度

歩行速度の計測には通常5〜10mの歩行路を用い，歩行路の前後両端にはそれぞれ数mの予備路を設けて測定を行う．

加齢による歩行速度低下はケーデンスよりも歩幅の減少で生じている．歩行速度の評価にあたっては時間計測と同時に，歩幅の目安として歩数を計測しておくことも有用である．健常女性における通常歩行速度および最大歩行速度の年代別基準値を表13に示す[40]．

> **メモ　高齢者の転倒と歩行速度との関連**
> 高齢者の転倒と歩行速度との関連について，通常歩行速度0.7m/秒，最大歩行速度1m/秒以上あるかどうかが転倒の危険性を予測する指標とされている[41]．

2）timed up and go（TUG）テスト

TUG[42]は立ち上がりや歩行・方向転換を含めた一連の移動能力を評価するテストであり，動的バランス能力の評価としても用いられることがある．

TUGは椅座位を開始肢位として，そこから立ち上がって3m歩いた後でターンして戻り，再び座るまでの所要時間を測定する．非常に短時間で評価ができ，高齢者において高い検者間信頼性・再検査信頼性が報告されている[42]．所要時間10秒以内が正常である[42]．

TUGテストの原法では被験者各自の安全で快適な速度で実施すると規定されているが，できるだけ速く動作を行わせる変法のほうが再現性は高く，より機能低下を明確化できる．TUG変法の健常女性における年齢別基準値を表14に示す[28]．

> **メモ　TUGと転倒リスク**
> 転倒ハイリスク者を予測するカットオフ値は最大努力下でのTUGテスト（TUG変法）において13.5秒と報告されている[43]．

g. 高齢者の活動能力の評価

1) 老研式活動能力指標

老研式活動能力指標（TMIG index of competence）[44,45]は，日常生活活動の評価ではとらえられない，より高次の生活機能を評価することを目的として開発された尺度である．

老研式活動能力指標は13の質問項目により構成され，「手段的自立（IADL）」「知的能動性」「社会的役割」の3つの下位尺度について評価するものである．**表15**にわが国の地域在住高齢者の年齢別得点を示す[46]．

2) life-space assessment（LSA）

life-space assessment（LSA）は個人の生活の空間的な広がり（生活空間）を評価する指標である[47]．

LSAにおける生活空間は個人が活動を実施するために外出した距離によって5段階で規定され，各生活空間レベルについて頻度と自立度を評価する．LSAの総合得点の算出方法は，それぞれ生活空間レベル1〜5に対応して1〜5の重み付けの得点を乗じて点数を掛け合わせて合計点を算出する（**表16**）．満点は120点であり，合計得点が高い値ほど，生活空間が広いことを示す．

h. 身体機能評価バッテリー（short physical performance battery：SPPB）

SPPB[48]はバランステスト，歩行テスト，椅子からの立ち上がりテストの3つのテストから構成される身体機能評価バッテリーである．

SPPBのバランステストは閉脚・セミタンデム・タンデム立位で10秒保持できるかどうか，歩行テストは4mの通常歩行時間，椅子からの立ち上がりテストは5回立ち座り時間で評価される．バランステスト，歩行テスト，椅子からの立ち上がりテストの成績はそれぞれ0〜4点でスコア化され，満点は12点となる（**表17**）．いずれのテストも短時間で簡便に実施できるため，簡易身体機能評価バッテリーとして多くの研究で利用されている．

表14　健常女性における timed up and go の年齢別基準値

年齢（歳）	timed up and go（sec）
20〜29（n=40）	5.31±0.25
30〜39（n=47）	5.39±0.23
40〜49（n=95）	6.24±0.67
50〜59（n=93）	6.44±0.17
60〜69（n=90）	7.24±0.17
70〜79（n=91）	8.54±0.17

*椅子から立ち上がり，3m歩行してから方向転換して戻り，再び椅子に座るまでの動作をできるだけ速く行ったときの時間を測定．
（文献28）より引用改変）

表15　老研式活動能力指標の性・年齢別得点

年齢（歳）	男性	女性	計
65〜69	11.8±1.9 (316)	11.8±2.0 (352)	11.8±2.0 (668)
70〜74	11.1±2.8 (236)	11.0±2.4 (301)	11.0±2.6 (537)
75〜79	10.4±3.2 (134)	10.5±2.9 (211)	10.5±3.0 (345)
80〜	8.7±4.2 (96)	7.6±4.2 (163)	8.0±4.2 (259)
計	11.0±3.0 (782)	10.6±3.1 (1,027)	10.8±3.0 (1,809)

（　）は標本数．　　　　　　（文献46）より引用）

SPPBは European Working Group on Sarcopenia in Older People（EWGSOP）[1]におけるサルコペニアの診断基準の一つの身体機能を評価する指標にも用いられており，SPPBスコア8点が身体機能低下のカットオフ値とされている．また，SPPBは将来的な機能低下や生命予後の予測指標として有効であるとされている[49〜53]．4年後に活動能力が低下してしまう危険性はSPPBスコア10〜12点の群と比較して，4〜6点の群で4.2倍，7〜9点の群で1.6倍に高まるとされている[49]．

i. 虚弱高齢者の転倒リスクを予測するための運動機能スクリーニング法

転倒の危険性の高い者を予測するためには，まず最初に転倒との関連が強いとされている運動機能について調べるとよい．

筆者らは施設入所高齢者の転倒と運動機能（握力，膝伸展筋力，片脚立位保持，ファンクショナ

表 16　life-space assessment（LSA）

		この 4 週間の活動範囲について，項目ごとにそれぞれ一つだけお選びください．		
生活空間レベル 1	a.	この 4 週間で，あなたは自宅で寝室以外の部屋（台所，トイレ，リビングなど）に行きましたか	①はい	②いいえ
	b.	この 4 週間で，上記生活空間に何回行きましたか	①週 1 回未満　②週 1～3 回 ③週 4～6 回　④毎日	
	c.	上記生活空間に行くのに，補助具または特別な器具を使いましたか	①はい	②いいえ
	d.	上記生活空間に行くのに，他者の助けが必要でしたか	①はい	②いいえ
生活空間レベル 2	a.	この 4 週間，玄関外，ベランダ，中庭，（マンションの）廊下，車庫，庭または敷地内の通路などの屋外に出ましたか	①はい	②いいえ
	b.	この 4 週間で，上記生活空間に何回行きましたか	①週 1 回未満　②週 1～3 回 ③週 4～6 回　④毎日	
	c.	上記生活空間に行くのに，補助具または特別な器具を使いましたか	①はい	②いいえ
	d.	上記生活空間に行くのに，他者の助けが必要でしたか	①はい	②いいえ
生活空間レベル 3	a.	この 4 週間，自宅の庭またはマンションの建物以外の近隣の場所に外出しましたか	①はい	②いいえ
	b.	この 4 週間で，上記生活空間に何回行きましたか	①週 1 回未満　②週 1～3 回 ③週 4～6 回　④毎日	
	c.	上記生活空間に行くのに，補助具または特別な器具を使いましたか	①はい	②いいえ
	d.	上記生活空間に行くのに，他者の助けが必要でしたか	①はい	②いいえ
生活空間レベル 4	a.	この 4 週間，近隣よりも離れた場所（ただし町内）に外出しましたか	①はい	②いいえ
	b.	この 4 週間で，上記生活空間に何回行きましたか	①週 1 回未満　②週 1～3 回 ③週 4～6 回　④毎日	
	c.	上記生活空間に行くのに，補助具または特別な器具を使いましたか	①はい	②いいえ
	d.	上記生活空間に行くのに，他者の助けが必要でしたか	①はい	②いいえ
生活空間レベル 5	a.	この 4 週間，町外に外出しましたか	①はい	②いいえ
	b.	この 4 週間で，上記生活空間に何回行きましたか	①週 1 回未満　②週 1～3 回 ③週 4～6 回　④毎日	
	c.	上記生活空間に行くのに，補助具または特別な器具を使いましたか	①はい	②いいえ
	d.	上記生活空間に行くのに，他者の助けが必要でしたか	①はい	②いいえ

採点法
- 生活空間レベル
  1　住居内（部屋以外の場所）
  2　住居近隣：敷地内で建物の外：駐車場，庭，玄関前
  3　居住している近隣地区（住居から 800 m 未満）
  4　居住している地区町内（住居から 16 km 未満）
  5　居住している地区町外（住居から 16 km 以上）
- 各生活空間レベルにおいて
  自立の程度：
　　2：自立，1.5：物的介助（杖や歩行車），1：人的介助
  達成頻度：
　　4：毎日，3：週 4～6 日，2：週 1～3 日，1：週 1 日未満

生活空間レベル	×	自立の程度	×	1 週間の達成頻度	=	合計
1	×	2 or 1.5 or 1	×	4 or 3 or 2 or 1	=	
2	×	2 or 1.5 or 1	×	4 or 3 or 2 or 1	=	
3	×	2 or 1.5 or 1	×	4 or 3 or 2 or 1	=	
4	×	2 or 1.5 or 1	×	4 or 3 or 2 or 1	=	
5	×	2 or 1.5 or 1	×	4 or 3 or 2 or 1	=	
					合計の和 =	

ルリーチ，TUG，長座体前屈，開閉ステップ，座位・立位ステッピング，5 回立ち座りテスト）との関連について調べた[54]．その結果，転倒の危険性（オッズ比）は膝伸展筋力が 0.84 Nm/kg（体重比 35%）を下回ると 5.7 倍，ファンクショナルリーチが 26 cm を下回ると 3.8 倍，立位ステッピングが 17 回を下回ると 6.5 倍，5 回立ち座りテストが 14 秒を上回ると 6.7 倍高まることが示された（**表 18**）．このような運動機能チェックに該当する高齢者は転倒ハイリスク者であり，転倒危険因子についてさらに詳細なアセスメントが必要となる．

表17 short physical performance battery (SPPB)

1. バランステスト ＊歩行補助具（杖・歩行器）は使用しない		
1) 閉脚立位	測定結果	秒
	10秒可能	□1点
	10秒未満	□0点
	実施困難	□0点
2) セミタンデム立位	測定結果	秒
	10秒可能	□1点
	10秒未満	□0点
	実施困難	□0点
3) タンデム立位	測定結果	秒
	10秒可能	□2点
	3～10秒未満	□1点
	3秒未満	□0点
	実施困難	□0点
2. 歩行テスト ＊歩行補助具（杖・歩行器）は使用しても良い ＊4m（加速路なし）の通常歩行時間を2回測定し，良い方の結果を用いる		
	測定結果 ①	秒
	②	秒
	4.82秒未満	□4点
	4.82～6.20秒	□3点
	6.21～8.69秒	□2点
	8.70秒以上	□1点
	実施困難	□0点
3. 椅子からの立ち上がりテスト ＊腕を組んで椅子からの立ち座り動作をできるだけ速く5回行ったときの時間		
	測定結果	秒
	11.19秒未満	□4点
	11.20～13.69秒	□3点
	13.70～16.69秒	□2点
	16.70秒以上	□1点
	実施困難	□0点
	合計点数	点/12点

表18 虚弱高齢者の転倒リスクを予測するためのスクリーニング

スクリーニング項目	カットオフ値	オッズ比	95%信頼区間	p-value
膝伸展筋力	<0.84Nm/kg（体重比35%）	5.7	1.41～22.8	0.014
ファンクショナルリーチ	<26cm	3.8	1.06～13.4	0.040
立位ステッピングテスト	<17 steps	6.5	1.43～29.7	0.015
5回立ち座りテスト	>14 sec	6.7	1.75～25.4	0.006

文献

1) Cruz-Jentoft AJ et al：European Working Group on Sarcopenia in Older People. Sarcopenia：European consensus on definition and diagnosis：Report of the European Working Group on Sarcopenia in Older People.Age Ageing 39：412-423, 2010
2) Baumgartner RN et al：Epidemiology of sarcopenia among the elderly in New Mexico. Am J Epidemiol 147：755-763, 1998
3) Tanimoto Y et al：Association between muscle mass and disability in performing instrumental activities of daily living（IADL）in community-dwelling elderly in Japan. Arch Gerontol Geriatr 54：e230-233, 2012
4) Doherty TJ：Invited review：Aging and sarcopenia. J Appl Physiol 95：1717-1727, 2003
5) Janssen I et al：Skeletal muscle mass and distribution in 468 men and women aged 18-88 yr. J Appl Physiol 89：81-88, 2000
6) Harridge SD et al：Knee extensor strength, activation, and size in very elderly people following strength training. Muscle Nerve 22：831-839, 1999
7) Winegard KJ et al：A 12-year follow-up study of ankle muscle function in older adults. J Gerontol A Biol Sci Med Sci 51：B202-207, 1996
8) Klein CS et al：Normalized force, activation, and co-activation in the arm muscles of young and old men. J Appl Physiol 91：1341-1349, 2001
9) Macaluso A et al：Contractile muscle volume and agonist-antagonist coactivation account for differences in torque between young and older women. Muscle Nerve 25：858-863, 2002
10) 山本博司：運動障害 重心動揺. Geriatric Medicine 36：859-863, 1998
11) 小野 晃ほか：静的・動的姿勢制御能の若年者と高齢者の比較. 日生理人類会誌 4：165-171, 1999
12) Manchester D et al：Visual, vestibular and somatosensory contributions to balance control in the older adult. J Gerontol 44：M118-127, 1989
13) 村山正博ほか：日本人の運動時呼吸循環指標の標準値. Jpn Circ J 56（suppl V）：1514-1523, 1992
14) Himann JE et al：Age-related changes in speed of walking. Med Sci Sports Exerc 20：161-166, 1988
15) Kaneko M et al：A kinematic analysis of walking and physical fitness testing in elderly women. Can J Sport Sci 16：223-228, 1991
16) Maki BE et al：Gait changes in older adults：Predictors of falls or indicators of fear？ J Am Geriatr Soc 45：313-320, 1997
17) Hausdorff et al：Gait variability and fall risk in community-living older adults：A 1-year prospective study. Arch Phys Med Rehabil 82 1050-1056, 2001
18) Gillespie LD et al：Interventions for preventing falls in elderly people. Cochrane Database Syst Rev（4）：CD000340, 2003
19) Latham NK et al：Systematic review of progressive resistance strength training in older adults. J Gerontol A Biol Sci Med Sci 59：48-61, 2004

20) Liu CJ et al：Progressive resistance strength training for physical disability in older people. Cochrane Database Syst Rev（3）：CD002759, 2009
21) Bohannon RW：Hand-grip dynamometry predicts future outcomes in aging adults. J Geriatr Phys Ther 31：3-10, 2008
22) 文部科学省：平成25年度体力・運動能力調査の概要 hhttp://www.mext.go.jp/b_menu/toukei/chousa04/tairyoku/kekka/k_detail/1352496.htm
23) 加藤宗規ほか：ハンドヘルドダイナモメーターによる等尺性膝伸展筋力の測定—固定用ベルトの使用が検者間再現性に与える影響．総合リハ 29：1047-1050, 2001
24) 木村みさか：転倒・骨折を惹起する高齢者の体力．Med Reha 31：15-24, 2003
25) Vellas BJ et al：One-leg balance is an important predictor of injurious falls in older persons. J Am Geriatr Soc 45：735-738, 1997
26) Duncan PW et al：Functional reach：predictive validity in a sample of elderly male veterans. J Gerontol 47：M93-98, 1992
27) 池添冬芽ほか：重心移動能力を反映させた functional reach テストの適切な方法とは．体力科学 61：740, 2012
28) Isles RC et al：Normal values of balance tests in women aged 20-80. J Am Geriatr Soc 52：1367-1372, 2004
29) 池添冬芽ほか：高齢者の転倒を予測するためのステッピングテストの有効性．PTジャーナル 43：989-995, 2009
30) 木村みさかほか：高齢者を対象にした体力測定の試み 1．65歳以上高齢者体力の現状．日公衛誌 37：33-40, 1987
31) 東京都立大学体力標準値研究会編：新・日本人の体力標準値，不昧堂出版，東京，257-267, 2000
32) Netz Y et al：Assessment of functional fitness among independent older adults：a preliminary report. Percept Mot Skills 84（3 Pt 1）：1059-1074, 1997
33) Jones CJ et al：A 30-s chair-stand test as a measure of lower body strength in community-residing older adults. Res Q Exerc Sport 70：113-119, 1999
34) 中谷敏昭ほか：日本人高齢者の下肢筋力を簡便に評価する30秒椅子立ち上がりテストの妥当性．体育研 47：451-461, 2002
35) Bohannon RW：Reference values for the five-repetition sit-to-stand test：a descriptive meta-analysis of data from elders. Percept Mot Skills 103：215-222, 2006
36) King MB et al：Reliability and responsiveness of two physical performance measures examined in the context of a functional training intervention. Phys Ther 80：8-16, 2000
37) Harada ND et al：Mobility-related function in older adults：assessment with a 6-minute walk test. Arch Phys Med Rehabil 80：837-841, 1999
38) Enright PL et al：Cardiovascular Health Study. The 6-min walk test：a quick measure of functional status in elderly adults. Chest 123：387-398, 2003
39) 木村みさかほか：高齢者のための簡便な持久性評価法の提案 シャトル・スタミナ・ウォークテストの有用性について．体力科学 47：401-410, 1998
40) Bohannon RW：Comfortable and maximum walking speed of adults aged 20-79 years：reference values and determinants. Age Ageing 26：15-19, 1997
41) Shimada H et al：Which neuromuscular or cognitive test is the optimal screening tool to predict falls in frail community dwelling older people? Gerontology 55：532-538, 2009
42) Podsiadlo D et al：The timed 'Up & Go'：A test of basic functional mobility for frail elderly persons. J Am Geriatr Soc 39：142-148, 1991
43) Shumway-Cook A et al：Predicting the probability for falls in community-dwelling adults using the timed-up & go test. Phys Ther 80：896-903, 2000
44) Koyano W et al：Measurement of competence：reliability and validity of the TMIG Index of Competence. Arch Gerontol Geriatr 13：103-116, 1991
45) 古谷野亘ほか：老研式活動能力指標の交差妥当性—因子構造の不変性と予測的妥当性—．老年社会科学 14：34-42, 1992
46) 古谷野亘ほか：地域老人の生活機能：老研式活動能力指標による測定値の分布．日公衛誌 40：468-474, 1993
47) Baker PS et al：Measuring life-space mobility in community-dwelling older adults. J Am Geriatr Soc 51：1610-1614, 2003
48) Guralnik JM et al：A short physical performance battery assessing lower extremity function：association with self-reported disability and prediction of mortality and nursing home admission. J Gerontol 49：M85-94, 1994
49) Guralnik JM et al：Lower-extremity function in persons over the age of 70 years as a predictor of subsequent disability. N Engl J Med 332：556-561, 1995
50) Guralnik JM et al：Lower extremity function and subsequent disability：consistency across studies, predictive models, and value of gait speed alone compared with the short physical performance battery. J Gerontol A Biol Sci Med Sci 55：M221-231, 2000
51) Penninx BW et al：Lower extremity performance in nondisabled older persons as a predictor of subsequent hospitalization. J Gerontol A Biol Sci Med Sci 55：M691-697, 2000
52) Onder G et al：Measures of physical performance and risk for progressive and catastrophic disability：Results from the Women's Health and Aging Study. J Gerontol A Biol Sci Med Sci 60A：74-79, 2005
53) Ostir GV et al：Lower body functioning as a predictor of subsequent disability among older Mexican Americans. J Gerontol A Biol Sci Med Sci 53：M491-495, 1998
54) Ikezoe T et al：Physical function screening of institutionalized elderly women to predict their risk of falling. Jpn J Phys Fit Sport 58：489-498, 2009

（池添冬芽）

Ⅲ．関節の評価

1 股関節

1. 視診・触診

a. 視診

股関節局所の炎症や筋の萎縮・肥大，脚長差や拘縮などによる股関節や骨盤，腰椎の変位などを観察する．

股関節は深部にあり多くの軟部組織に覆われているため，軽度の腫脹を体表から観察することは困難である．炎症が強いと全周性に腫脹や発赤を認めることがあり，腸恥滑液包炎では鼠径部に，大転子滑液包炎では大転子周囲に，それぞれ局所的な腫脹を認めることがある．

筋萎縮・肥大については，股関節周囲筋とともに大腿四頭筋やハムストリングスなど大腿部の筋のボリュームも観察する．

大腿骨頭の変形や亜脱臼，脱臼などにより構築的な脚長差を生じ，また，骨盤傾斜や股関節の拘縮などにより機能的な（見かけの）脚長差を生じる．股関節の拘縮は，骨盤や腰椎のアライメントにも影響する．背臥位では，股関節屈曲拘縮に伴う骨盤前傾・腰椎前弯の増強に注意する．股関節周囲の靱帯や関節包の弛緩があると，股関節が外旋変位しやすい．

加えて，解剖学的に身体の中央付近に位置する股関節が障害されると，全身の姿勢や歩行に大きな問題を生じる．そのため，初見でまず姿勢や歩行，椅子からの立ち上がり動作など種々の動作に異常を認めることが多い．姿勢や動作の評価の詳細については後述する．

> **メモ　脚長差の評価**
> 脚長差の評価では，転子果長（大転子-外果間距離），棘果長（上前腸骨棘-内果間距離），臍果長（臍-内果間距離）をセットで評価し，脚長差を生じている原因を明らかにする．転子果長では大腿と下腿の長さの評価，棘果長では股関節部の変形を含む脚長差の評価，臍果長では骨盤の傾斜を含んだ機能的な脚長差の評価がそれぞれ可能である．また，立位で足底に5mm程の板を挿入し，骨盤が水平になる補高の高さによって脚長差を評価する方法もある．

b. 触診

炎症による腫脹や熱感の他，股関節周囲で疼痛を生じやすい部位を中心に圧痛を確認する．

股関節周囲では，腸骨稜，上前腸骨棘，上後腸骨棘，大転子，坐骨結節などの触知しやすい骨突起部を指標にして，圧痛を確認する（図1）．鼠径靱帯と縫工筋，長内転筋に囲まれたスカルパ三角部は，種々の股関節疾患で疼痛を生じやすい部位であるが，腸腰筋のすぐ内側には，大腿神経，大腿動脈，大腿静脈が並んで走行しており，触診には注意を要する．

> **メモ　梨状筋症候群**
> 坐骨神経が梨状筋に絞扼されて神経刺激症状を呈する疾患である．原因としては，過度な運動による梨状筋の過緊張や肥大，仙腸関節炎に伴う過緊張，外傷，下殿動脈の偽動脈瘤，または梨状筋と坐骨神経の解剖学的変異が指摘されている[1]．

> **メモ　弾発股**
> 股関節の運動に伴い，緊張した腸脛靱帯（または大殿筋前縁）と大転子との間で弾発現象をきたす疾患である．大転子部の滑液包炎を伴う場合は疼痛を伴う．この他，腸腰筋腱と周辺組織との間での弾発現象もある[1]．

2. 可動性の評価

a. 股関節の適合曲面とインピンジメント

可動性については，6方向への可動域制限とその制限因子を評価することが基本であるが，股関節の形態的特徴および異なる肢位での寛骨臼と大腿骨頭との位置関係をよく理解して，適合曲面を基準として評価を進めるとよい．

寛骨臼に対して大腿骨頭が真に軸回旋すると，大腿骨は図2のような軌道を描く．筆者は，この際に大腿骨が描く軌道を股関節の適合曲面と呼んでいる．屈曲位では外転・外旋位，伸展位では外転・内旋位となる．適合曲面上において，軽度屈曲域（屈曲・外転・外旋位）は関節周囲軟部組織の緊張が低下する肢位（緩みの肢位）であり，一方，深い屈曲域および過伸展域は軟部組織の緊

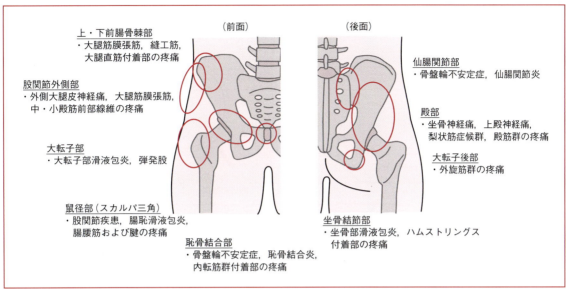

図1 股関節周辺の圧痛部位
股関節周囲で,圧痛を認めることが多い部位を示す(剝離骨折などは除く).

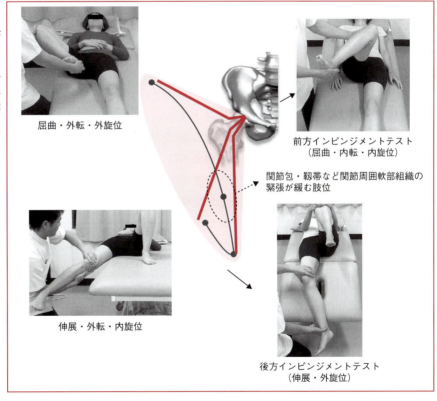

図2 股関節の適合曲面とインピンジメントテスト
寛骨臼に対して大腿骨頭が軸回旋すると,屈曲位では外転・外旋位,伸展位では外転・内旋位となる(適合曲面).その曲面から外れた肢位(屈曲・内転・内旋位や伸展・外旋位)では,インピンジメントを生じやすくなる.

張が高まる肢位である.特に伸展・外転・内旋位は関節周囲靱帯の全体的な緊張が最も高まる肢位(締まりの肢位)である.股関節伸展制限があっても,伸展・外転・内旋位での制限がなければ,靱帯による制限とは考えにくい.

インピンジメントを生じやすい肢位も適合曲面

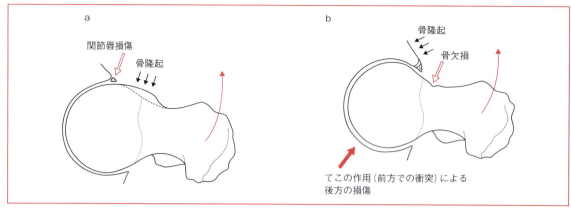

図3 femoroacetabular impingement (FAI)
a Camタイプ：大腿骨頭-頸部移行部の骨隆起によりインピンジメントを生じ，関節唇損傷をきたす．
b Pincerタイプ：寛骨臼縁の隆起により大腿骨頸部との間でインピンジメントを生じ，関節唇損傷や骨欠損を生じる．
（文献12）より引用）

との関係で理解するとわかりやすい（図2）．適合曲面上の運動では，大腿骨頸部と寛骨臼縁でのインピンジメントは生じにくい．しかし，適合曲面から外れる肢位，すなわち，屈曲・内転・内旋位は前方インピンジメントテスト（anterior impingement test）の肢位であり，伸展・外旋位は後方インピンジメントテスト（posterior impingement test）の肢位となる．インピンジメントテストは，それぞれの肢位で疼痛の訴えがあれば陽性となる．

股関節でのインピンジメントテストの検者間信頼性は比較的高いとされているが[2,3]，感度や特異度は報告によりさまざまであり一致した見解は得られていない[4〜6]．しかし，前方インピンジメントテストの陽性的中率は高いと報告されており，結果が陽性であれば何らかの関節唇損傷を有している可能性が高いと考えられる[6]．また一般に，前方インピンジメントは寛骨臼の前上方部で生じるとされているが[7,8]，接触部位は関節辺縁の上方から後方にかけて広範囲にわたるという報告[9]もある．前方インピンジメントテスト陽性例では，疼痛は鼠径部に限局することが圧倒的に多いが，これは，痛みを感じる自由神経終末が関節唇の前上方部に多く存在することと関係があるかもしれない．

> **メモ　感度，特異度と陽性・陰性的中率**
> ある検査を行った際に，実際に異常がある人のうち陽性と出る割合を感度，異常がない人のうち陰性と出る割合を特異度という．また，検査で陽性と出た人のうち実際に異常がある人の割合を陽性的中率，陰性と出た人のうち実際に異常がない人の割合を陰性的中率と呼ぶ．

> **メモ　関節唇損傷**
> 寛骨臼の辺縁に位置する関節唇は，インピンジメントや関節不安定性により圧迫や剪断ストレスを受けやすく，損傷されやすい組織である．変形性股関節症では，前股関節症でも約8割，初期股関節症ではほとんどの症例で何らかの関節唇損傷が存在するとされている[10]．

b. 骨形態の異常と可動性

股関節では，骨の過剰形成と形成不全の双方が問題となる．

骨の過剰形成は，大腿骨寛骨臼インピンジメント（femoroacetabular impingement：FAI）の病態と関連することが多く，寛骨臼の一部または全体の過被覆（Pincerタイプ）や大腿骨頭-頸部移行部が膨隆し非球形である状態（Camタイプ），およびそれらの複合タイプがあるとされている[11]（図3）．いずれのタイプでも，前述のインピンジメントテストは陽性になることが多く，関節可動域は低下しやすい．一方，形成不全は寛骨臼形成不全においてみられ，寛骨臼の傾きが急峻化し骨頭の被覆も低下する．そのため，関節拘縮や骨棘などの代償的変化が生じる以前は，関節は不安定

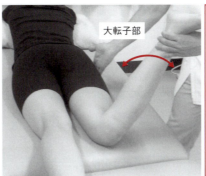
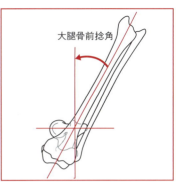

図4 大腿骨前捻角の評価(Craigテスト)
股関節屈伸0°位で他動的に股関節回旋運動を行い，大転子が最も外側に張り出す肢位を決める．その肢位では大腿骨頸部が床面と平行になるため，見た目の股関節回旋角度を測定すれば大腿骨前捻角の評価となる．8～15°が正常範囲とされている．
(文献13)より引用)

性を呈し過剰可動性を認めることが多い．これら寛骨臼および大腿骨の骨形態異常は，X線像やCT画像により評価される．

また，大腿骨の形態異常として，大腿骨前捻角の評価も重要である．寛骨臼形成不全では，大腿骨前捻角が正常よりも大きいことが多い．大腿骨前捻角の評価は，画像により行うことも可能であるが，臨床においてはCraigテスト(図4)[13]が有用である．大腿骨前捻角の増大は，股関節内旋可動域の増大および外旋可動域の減少と関連しやすい．さらに，回旋可動域の中間位(内旋と外旋の可動域の総和の中央)が内旋方向に変位しやすく，また，運動時に股関節が内転・内旋方向に変位しやすくなる[14]．

> **メモ** 股関節インピンジメント(FAI)
> 2003年にGanzら[11]により提唱された概念である．現在まで一次性と考えられていた変形性股関節症の中にFAIが原因であるものが含まれることがわかり，注目されている．しかし本邦では，欧米に比べて形成不全が多くFAIの頻度は少ないとも考えられている[15]．

c. 軟部組織の緊張バランス

可動性評価の一つとして，可動範囲内での動きの傾向性を注意深く評価することが重要である．

例えば，矢状面での他動屈曲運動を行う際にその他の面で変位しやすい方向(内外転，内外旋)を評価する(図5)．他動運動ではあるものの，関節周囲軟部組織の緊張バランスに不均衡があると，関節運動として偏りが生じる．後述する自動運動時の動きの傾向性とともに，実際の運動時のアライメント異常と関連していることが多い．筋

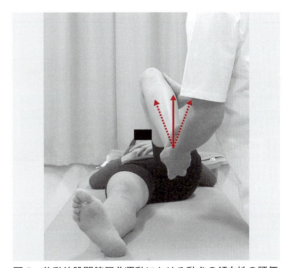

図5 他動的股関節屈曲運動における動きの傾向性の評価
注意深くゆっくりと他動的屈曲運動を行った際に，内外転および内外旋方向への関節運動の偏りを評価する．自動運動や動作時のアライメント異常と関連することも多い．

を中心とした軟部組織の緊張バランスは，屈曲60°付近を基準として同心円状に大腿骨を他動的に動かし抵抗感の強い(弱い)方向を評価する(例：外転方向よりも内転方向に抵抗が強ければ内側よりも外側の軟部組織の緊張が高い状態と判断する)．

d. 筋短縮に対する評価

筋短縮については，触診による硬さや緊張の評価のみではなく可能な限り客観的に評価できる方法を用いる．

一般的な評価方法として，股関節の拘縮および股関節屈筋群の短縮に対してThomasテスト(図6)，大腿直筋の短縮に対してElyテスト(図7)，

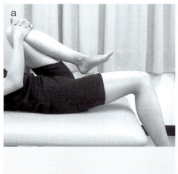
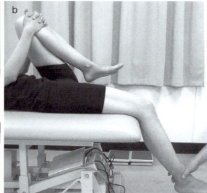
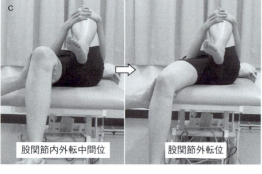
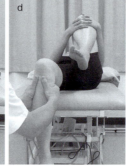

図6 Thomasテストおよび股関節屈筋群の短縮の評価
a 腰椎を平坦にするために検査側と反対側下肢を屈曲位とする．検者は検査側下肢を把持しゆっくりと下降させる．ベッド面に大腿部が接触しなければThomasテスト陽性（股関節屈曲拘縮もしくは股関節単関節屈筋の短縮あり）と判断する．大腿部がベッド面まで下降すれば，股関節は約10°伸展していることになる．
b 同テストにて，膝関節が他動的に80°以上屈曲しなければ，大腿直筋の短縮が疑われる．
c 同テストにて，下降させる大腿部の動きを観察することで，股関節屈筋の中でもより短縮が強い筋を特定することができる．図は，股関節屈筋の中でも外転作用を有する筋（大腿筋膜張筋など）が短縮している場合である．
d 腸脛靱帯の張力が強すぎると，脛骨粗面を母指で軽く挟んで把持し大腿を下降させた際に，脛骨の外旋が確認される場合がある．

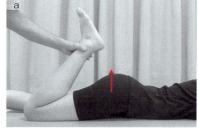
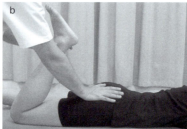
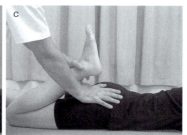

図7 Elyテストおよび大腿直筋と腰椎の相対的な可動性の評価
a 腹臥位で検者は患者の膝関節を他動的に屈曲する．同側の股関節屈曲（骨盤前傾）が生じれば陽性（大腿直筋の短縮あり）と判断する．
b 大腿直筋の短縮があれば，骨盤を固定すると膝関節屈曲角度が減少する．
c 骨盤を固定しても膝関節屈曲が制限されていなければ，大腿直筋に対する腰椎の柔軟性が相対的に高い状態と判断できる．

梨状筋の短縮に対して梨状筋テスト（piriformis test：図8），大腿筋膜張筋および腸脛靱帯の短縮に対してOberテスト（図9）などがあげられる[13, 16]．

Thomasテストは，股関節の屈曲拘縮および単関節屈筋の短縮を評価するテストであるが，同肢位にて膝関節の角度や股関節の内外転変位，膝関節の回旋変位などを観察することにより，大腿筋膜張筋および腸脛靱帯や股関節内転筋群などの短縮を評価することもできる[16, 19]（図5）．筋個別の評価ではなく複数の筋を同時に評価するため，股関節屈筋群の中で最も股関節伸展制限に寄与している筋を特定したい場合には有用である．

Elyテストでは，必ずしも大腿直筋の短縮がなくても，腰椎の伸展や回旋方向の過剰な柔軟性があると大腿直筋の伸張に伴う正常範囲内の張力でも容易に骨盤が前傾や回旋してしまい，Elyテス

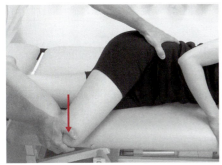

図8 梨状筋テスト
側臥位で検者は上側（検査側）の股関節を60°屈曲位，膝関節屈曲位とする．骨盤を固定し，股関節内転方向への抵抗を加える．梨状筋に短縮があれば疼痛が生じる（陽性）．殿部痛や坐骨神経由来の疼痛が出現することもある．また，梨状筋の短縮をみるために，股関節屈伸0°位で股関節を内旋するテストもある．

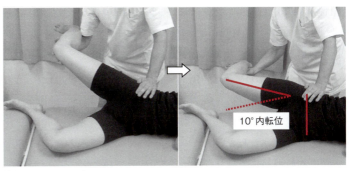

図9 Oberテスト
患者は側臥位で下側の下肢を屈曲し腰椎が平坦になるようにする．検者は上側の下肢（検査側）の膝関節を90°屈曲位として骨盤を固定し股関節を他動的に外転伸展位にする．その肢位からゆっくりと手を離して重力で下肢を下降させる．股関節内転が10°未満であれば陽性（大腿筋膜張筋-腸脛靱帯の短縮あり）と判断する．なお，本テスト肢位で大腿直筋による制限があったり大腿神経の刺激があるようなら，Oberテスト変法（modified Ober test；上側下肢の膝関節を伸展位とする）を用いるとよい．一般に，Oberテスト変法の方がOberテストよりも股関節内転角度は大きくなる．
（文献17,18）より引用）

ト陽性と判断されてしまう場合があるため注意を要する（図7）．一見，Elyテスト陽性であっても，骨盤を他動的に固定して膝関節が十分に屈曲する場合は，大腿直筋の短縮ではなく相対的に腰椎の柔軟性が高過ぎる状態と判断できる[19]．

梨状筋を含む外旋筋群の短縮の評価としては，股関節屈伸角度に応じて回旋作用が変化する筋が存在するため[20]，股関節屈伸角度を変えて評価することも重要である．例えば，股関節屈伸0°位の内旋制限は，大殿筋，中殿筋後部線維，および深層外旋筋群すべての短縮の可能性があるが，股関節屈曲90°位では大殿筋上部線維や中・小殿筋後部線維，梨状筋は内旋作用へと変化するため，その肢位で内旋制限があれば，筋による制限としては主に大殿筋下部線維や内外閉鎖筋，大腿方形筋の短縮が疑われる．

Oberテストには，膝関節を屈曲位で行う方法と伸展位で行う方法（変法）がある．Oberテスト変法の方が，股関節内転角度は減少しやすい．いずれの方法でも，骨盤の傾斜が生じないように検者が骨盤をしっかりと固定することが重要である．これらのテストでは，陰性か陽性かを判断するのみならず，抵抗感や症状，代償運動の種類と程度など，関連する細かな現象にも注意を向けて情報収集することが大切である．

> **メモ　相対的柔軟性（relative flexibility）**
> 複数の関節が関与する運動において，その中で相対的により柔軟性が高い部位がそうでない部位よりも先に動き始め，代償的な動きが大きくなる現象がみられる．このような現象は，相対的柔軟性による代償運動と呼ばれている[19]．Elyテストにおける，大腿直筋と腰椎との動きの関係性もその一例である．

3. 安定性の評価

安定性については，関節局所の安定性（寛骨臼に対する大腿骨頭の安定性）と，関節運動の安定性（運動時の筋バランスや運動の偏りなど）の両観点からの評価が必要である．

a. 股関節安定性の評価

寛骨臼に対する大腿骨頭の安定性は，力学的観点から評価するとよい．

脱臼の頻度が他関節に比べて少ないことからもわかるように，股関節は比較的安定性の高い関節である．しかし，変形性股関節症の原因ともなる寛骨臼形成不全では，正常に比べて骨頭の変位量が大きいこと[21]，また，実験的に関節唇・靱帯の切離や関節内圧低下などの処置をすることで骨頭

の変位量が大きくなること[22,23]などが報告されている．ただし，病的な状態でも，大腿骨頭の変位量は2mm程度である．これは，大腿骨頭の前方約1/3，後方約1/2が寛骨臼に覆われた構造をしているためであり，重度の寛骨臼形成不全でなければ，寛骨臼に覆われた範囲を超えた骨頭の変位は起こらない．したがって，深層の大腿骨頭の変位量を体表から正確に評価することは極めて困難である．

ただし，関節の安定性とは，目に見える変位量が小さいということだけではなく，関節の機能的可動域すべてにわたり関節表面の間の接触力を適切な最小値に維持できることとも定義されている[24]．すなわち，変位量は小さくても，大腿骨頭に大きな剪断力が生じ関節唇やその他軟部組織に過剰なストレスが生じている状態は，股関節の安定性に問題があるといえる．筆者は，その観点から，股関節の不安定性としての主たる問題は関節内での力学的環境の不良であると考え，力学的観点から評価を行っている．

具体的には，大転子部あるいは鼠径部（大腿骨頭部）からセラピストがわずかな外力を加えて，股関節運動の変化や症状の変化を観察する[25]（図10）．関節内の力学的環境が改善する力が補助的に加えられた場合は運動や症状の改善が観察され，逆にさらに力学的環境が悪化する力を加えた場合は運動や症状の悪化がみられる．望ましい反応がみられれば，その操作により加えている外力を患者の身体内部で作り出すように治療を行う．大腿骨頭に腹側へ向かう剪断力が増大している場合は鼠径部からの圧迫により，背側へ向かう剪断力が増大している場合は大腿骨近位後方からの圧迫により，それぞれ剪断力が抑制され運動や症状の改善が観察される．また，寛骨臼形成不全などで多方向に不安定な場合や回旋変位を伴う場合，大転子部で骨頭に向かう圧迫を加える，あるいは大転子部で回旋を制御することで，関節が安定し運動や症状の改善が観察される．また，変形性股関節症などに伴う拘縮などで関節内圧が上昇している場合は，大腿骨の長軸方向への牽引を加えてから運動を観察する．熟練が必要であるが，画像などを使わない臨床評価としては有用である．

b．筋力の評価

筋力に関しては，股関節肢位や骨形態の違い，骨盤・腰椎の安定性による影響などを考慮して評価することが重要である．

1）股関節肢位と股関節筋力

関節の安定性にとって，ある程度の筋力が必要であることは言を俟たない．個々の筋の筋力評価に関しては，成書を参照されたい[16]．

股関節は，自由度が高く可動範囲も大きい．関節の肢位が大きく変わると，筋長の変化に加え，股関節周囲筋の走行と股関節中心との位置関係が大きく変化する．そのため，関節肢位により個々の筋が発揮する筋力が増減し，時には作用が逆転する現象が起こる．明らかに筋の作用が逆転するのは，股関節外旋筋群と内転筋群である．

前述のとおり，外旋筋群のうち，大殿筋上部線維，中・小殿筋後部線維，梨状筋は，股関節伸展位（0°位）では外旋作用を有するが屈曲位（90°位）では内旋作用へと変化する[20]．そのため，股関節伸展位と屈曲位とでは回旋の筋力が異なり，また各肢位で回旋の筋力を作り出す筋が異なる．回旋筋力の評価は股関節の肢位を変えて行う必要がある．一般に，内旋筋力は股関節屈曲位の方が伸展位よりも強い．ただし，外旋筋力は屈曲位と伸展位とではほぼ差がない[26,27]．これは，屈曲位では外旋筋が伸張位となり筋力発揮に有利であるためと考えられている．

内転筋群では，股関節屈曲角度に応じて股関節屈伸の作用が変化する．伸展位（0°位）では大内転筋の線維の多くは伸展作用を有するが，長・短内転筋などその他の内転筋群は主に屈曲作用を有する．しかし，屈曲角度が増すにつれて屈曲作用から伸展作用へと変化する内転筋群が増加し，60°屈曲位以上ではほぼすべての内転筋群は伸展作用を有する[28]．したがって，屈曲筋力への内転筋群の貢献を考慮すると，屈曲筋力は股関節伸展位と

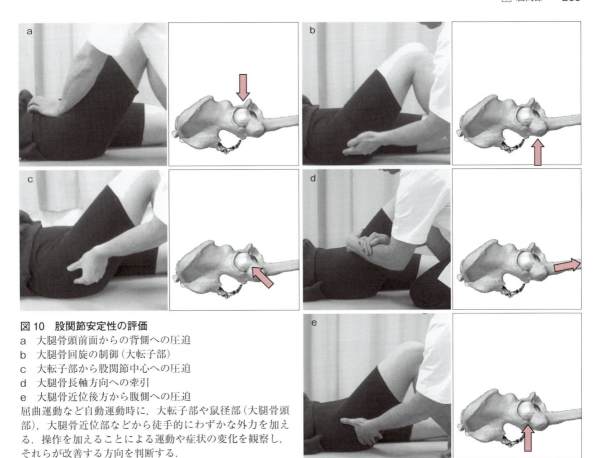

図 10 股関節安定性の評価
a 大腿骨頭前面からの背側への圧迫
b 大腿骨回旋の制御（大転子部）
c 大転子部から股関節中心への圧迫
d 大腿骨長軸方向への牽引
e 大腿骨近位後方から腹側への圧迫
屈曲運動など自動運動時に，大転子部や鼠径部（大腿骨頭部），大腿骨近位部などから徒手的にわずかな外力を加える．操作を加えることによる運動や症状の変化を観察し，それらが改善する方向を判断する．

屈曲位（60°以上）とで評価をする必要がある．

2）骨形態と股関節筋力

骨形態の異常も筋力に影響を及ぼす．股関節については，大腿骨頸部や骨頭の形態異常と大腿骨前捻角に特に注意が必要である．

大腿骨頸部や骨頭の形態異常により大転子が通常よりも高位に位置すると，股関節外転筋など大転子に付着する筋の緊張が短縮され，発揮される筋力が低下しやすい．さらに，頸体角が正常よりも大きい外反股を呈すると，股関節外転筋のモーメントアームが低下し筋力発揮には不利である[29]．

大腿骨前捻角の異常は，股関節回旋筋力に影響を及ぼす．前述のとおり，大腿骨前捻角が大きいと回旋中間位が内旋変位しやすい．そのため，空間座標における回旋0°位（見た目の0°位）は，大腿骨前捻角が大きい患者にとっては回旋可動域の中でより外旋位に変位した肢位となる．その結果，空間座標における0°位で筋力を測定すると，外旋筋力を過小評価しやすい[30]．真の筋力低下か大腿骨前捻角の影響かを見分けるためには，患者にとっての回旋中間位でも筋力を評価する必要がある（図11）．

3）骨盤・腰椎の安定性と股関節筋力

股関節周囲筋は骨盤もしくは腰椎に付着するため，股関節周囲筋による筋力発揮にとって骨盤・腰椎の安定性は必須である．骨盤・腰椎の安定性は，下肢の自動運動や抵抗運動に伴う骨盤・腰椎の運動で評価するとよい（図12）．また，骨盤・腰椎の不安定な運動が観察された場合は，骨盤・腰椎を他動的に固定するか，あるいは患者自身に体幹筋を収縮させて股関節周囲筋の筋力発揮が増加するかを確認する．筋力が増加する場合は，骨盤・腰椎の不安定性を優先的に改善する必要がある．

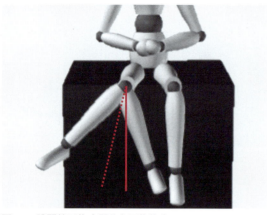

図11 股関節回旋中間位と回旋筋力
大腿骨前捻角の影響などで内旋可動域が外旋可動域よりも大きい場合，見た目の内外旋0°位（実線）と患者の回旋中間位（点線）とが乖離し，見た目の0°位（実線）では，回旋中間位（点線）よりも内旋筋力は強くなり外旋筋力は弱くなる傾向にある．

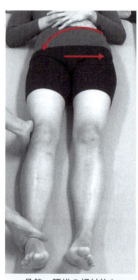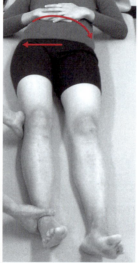

骨盤・腰椎の相対的な　　　骨盤・腰椎での代償
安定性低下

例：股関節外転運動

骨盤・腰椎の相対的な安定性低下を示唆する動き
股関節　屈曲……骨盤前傾・同側回旋 　　　　伸展……骨盤後傾・対側回旋 　　　　外転……骨盤下制・対側変位 　　　　内転……骨盤挙上・同側変位 　　　　外旋……骨盤対側回旋 　　　　内旋……骨盤同側回旋
＊上記と反対の動きは骨盤・腰椎での代償を示唆する動き

図12 股関節運動に伴う骨盤・腰椎の安定性
各方向へ股関節自動運動を行うように指示し，その運動をセラピストが徒手的に静止させた時の骨盤の運動を観察し，安定性や代償運動を評価する．

c. 安定化機構のバランスの評価

関節の安定性は，骨形態や関節唇，関節包・靱帯，筋などさまざまな組織の貢献により成り立っており，それらの要素間のバランスを評価することが大切である．

1) 受動的制御と能動的制御

姿勢保持や動作時に加わる外的負荷に対して，身体はそれに拮抗する力を発揮する必要がある．筋を含む軟部組織による力発揮は，筋収縮による能動的な力発揮と筋およびその他の軟部組織が伸張されることによる受動的な力発揮に大別される．実際のヒトの動作においては両者が協調して作用しており，両方の力発揮を状況に応じて使い分けられることが大切である．

股関節外側の安定化機構を例にとると，中殿筋などの股関節外転筋の収縮による能動的な制御と筋および腸脛靱帯などの伸張による受動的な制御がある．骨盤水平位での片脚立位に比べて，股関節内転位での支持では主に受動的な力発揮が用いられ筋活動はわずかしか認めない[31]．一方，股関節外転位での保持では，腸脛靱帯の張力は弱まり外転筋群の筋活動は顕著に増加する[31]．股関節の肢位を変えて姿勢保持や動作の能力を評価することで，受動的，能動的制御のどちらの側面に問題があるか，評価することができる（図13）．

> **メモ　腸脛靱帯の張力増加に伴う問題**
> 腸脛靱帯の過剰な張力は，大腿骨外側上顆部における腸脛靱帯炎の一因となる．さらに，腸脛靱帯の張力増加は，脛骨の外旋や後方変位，膝蓋骨の外側変位や外側傾斜を生じる[32,33]．なお，腸脛靱帯は，股関節内転のみならず伸展，外旋位での片脚荷重においても，張力が増加する[31]．

2) 筋バランス

通常，一つの関節運動に複数の筋が関与するため，それらの筋間の力発揮のバランスが不均衡になると，代償作用としてその他の多くの筋の張力が増加しやすいため，運動の効率が低下し，関節への力学的負荷も増加しやすい[34]．各運動方向について，以下の方法で筋バランスを評価する．

a）屈曲・伸展筋群

屈曲筋群については，腸腰筋が他の屈曲筋群よりも優位に筋力発揮しやすい股関節屈曲位での屈曲運動[35]を自動運動もしくは弱い抵抗運動で行い，鼠径部周辺で股関節屈筋群を触診し優位に活動している筋を特定する（図14）．弱い抵抗にもかかわらず，腱の浮き上がりや筋緊張の高まりが他の筋よりも顕著な筋がある場合は，筋バランス不均衡の状態と判断する．

伸展筋群では，大殿筋の伸展筋力への貢献度が相対的に高くなる股関節伸展位での伸展運動[35]を評価する．ハムストリングスや大殿筋，大内転筋の収縮を触診する．なお，ハムストリングスが優位であると，股関節伸展位での伸展筋力が著明に低下しやすい．

b）内転・外転筋群

内転筋群は，前述のとおり屈曲角度により屈伸の作用が変化することを利用して，内転運動に屈曲あるいは伸展運動を組み合わせて筋力を評価する．大内転筋の機能が低下すると，健側との比較において，股関節伸展位では内転・屈曲運動よりも内転・伸展運動で筋力が低下しやすい．

外転筋群は，股関節外側で腹側から背側まで広く筋が位置しているため，筋個々の作用にバリエーションが多い．そのため，筋個々の作用に応じて外転運動に屈伸や内外旋の作用を加えて評価すればよい（例：中殿筋後部線維；股関節外転，伸展，外旋）．

c）内旋・外旋筋群

内旋・外旋筋群は，股関節屈曲位と伸展位とで内旋・外旋筋力を評価する．筋力評価において，伸展位よりも屈曲位で外旋筋力の低下が明らかな場合，大殿筋下部線維や内・外閉鎖筋，大腿方形筋などの外旋筋群の機能が低下している可能性が高い．半腱様筋などハムストリングスによる代償が生じる場合もあるが，半腱様筋は股関節内旋位では外旋作用，外旋位では内旋作用を有するという報告[20]があるため，半腱様筋による代償を避けるためには，外旋位での外旋運動，内旋位での内

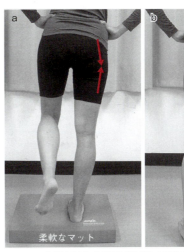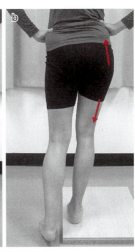

図13　受動的制御と能動的制御の評価
a　股関節外転位での支持，b　股関節内転位での支持
股関節外側の安定化機構において，体幹正中位で股関節外転位で支持する場合は，主に股関節外転筋の収縮による能動的制御が必要であり，股関節内転位で支持する場合は，主に腸脛靱帯や筋の伸張による受動的な制御が必要である．両肢位で関節や姿勢の安定性を評価し，どちらの制御に問題があるかを判断する．なお，股関節外転位での支持は，硬い床面で行うと下肢挙上側の骨盤を引き上げることで支持側股関節を外転位とする代償が生じやすいため，柔らかい床面で行い支持側の骨盤が下制することで股関節外転位となるようにするとよい．

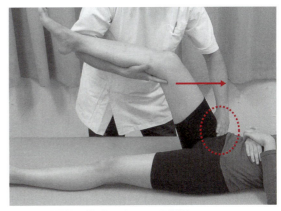

図14　股関節屈筋群のバランスの評価
自動屈曲運動あるいはわずかな抵抗運動時に，鼠径部周辺で股関節屈筋群を触診し，腸腰筋以外に過剰に働いている筋がないか確認する．

旋運動を評価するとよい．さらに，縫工筋や大腿筋膜張筋など屈筋群による代償をできるだけ少なくして評価するためには，座位でボールなどを軽く踏み伸展方向に力を入れた状態で回旋運動を評

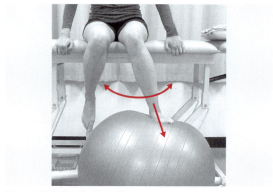

図15 股関節回旋筋の評価
股関節屈筋群による回旋運動の代償がみられる場合は，ボールなどを軽く踏むようにして股関節伸展方向へ力を入れさせた状態で，回旋運動を評価するとよい．

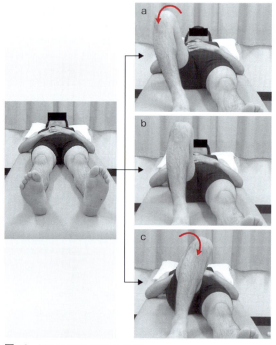

図16 hip motion image test
a 股関節外転・外旋位での屈曲
b 股関節中間位での屈曲
c 股関節内転・内旋位での屈曲
患者に背臥位閉眼で股関節内外転・内外旋中間位での自動屈曲運動を指示する．空間座標における中間位（0°位）と実際の肢位との乖離を評価する．

価するとよい（図15）．

d. 自動運動の傾向性の評価

自動運動における患者自身のイメージと実際の肢位との乖離にも注意が必要である．

関節運動や動作において関節肢位の偏りを認めた場合，患者自身のイメージと実際の肢位が乖離していることがある．評価としては，背臥位閉眼での股関節自動屈曲運動（hip motion image test；図16）を行う．患者には，股関節内外転・内外旋中間位での股関節屈曲運動を指示し，空間座標における内外転・内外旋中間位（0°位）との乖離を評価する．大腿骨前捻角の異常や可動域制限，筋バランスの異常，感覚障害などの問題を背景として乖離が生じることもあるが，それらの問題がなくても偏りが観察されることがある．

このような現象を認める場合は，動作練習などにおいて患者自身は適切なアライメントで行っているつもりでもそれが客観的には偏った肢位になるため，適切なアライメントが学習されにくい．まず，視覚的フィードバックなどを用いながら繰り返し関節運動や姿勢・動作の練習を行い，乖離を少なくする必要がある．

4. 疼痛の評価

疼痛の評価は，適切な問診とともに前述の股関節機能の評価や後述の姿勢や動作の評価の中で行っていくことが実際的である．

問診では，疼痛の部位や性質，誘因，誘発動作などを聴取することが特に重要である．股関節は深部に位置するため，疼痛の部位を患者自身が曖昧にしか指し示せないことが多い．疼痛が股関節由来か腰椎由来かを鑑別するためにも，圧痛の確認を行う（図1）．

疼痛の性質としては，鈍痛では変形性股関節症，刺すような痛みでは骨折，燃えるような痛みでは神経性疾患，拍動する痛みでは炎症性疾患を考慮する．また，詰まるような，あるいは挟まったような感じは，関節唇損傷や関節内遊離体が考えられる[1]．

疼痛の誘因の聴取は，診断としても意味合いが強いが，理学療法に伴うリスク管理の観点で重要である．高齢者の転倒では骨折を，膠原病など基

礎疾患を有する青壮年者での疼痛は大腿骨頭壊死を，発熱を伴う場合には化膿性股関節炎を，スポーツ中に生じた疼痛では剥離骨折を，それぞれ疑う．また，変形性股関節症では，特に誘因はなく徐々に症状が進行することが特徴である[1]．

股関節病変により股関節以外の部位で疼痛を生じることがあり，注意を要する．例えば，変形性股関節症では，股関節に限局した痛みだけを訴えることは少なく，殿部や大腿前面，膝関節部あるいは膝より遠位部に疼痛を生じることが少なくない[36]．これらは，股関節が大腿神経や閉鎖神経，坐骨神経の支配を受けることと関連しているとされており，それらによる関連痛と考えられる[37]．

このように，股関節病変に関して疼痛の部位が多岐にわたることは，症状のみから問題の原因を探ることが困難であることを意味している．理学療法で対応することができる疼痛は，ほとんどの場合，関節の可動性や安定性の問題と関連して生じている．そのため，股関節の可動性や安定性の評価および姿勢や動作の評価と併せて実施し，問題の原因を絞り込むことが重要である．

> **メモ　Patrickテスト**
>
> 股関節病変の一般的なテストとしてPatrickテスト（FABEREテスト；flexion, abduction, external rotation, extension, もしくはfigure 4 test）が用いられる．患側股関節を屈曲，外転，外旋位とし反対側膝上に乗せ大腿を床方向に押し股関節部に疼痛を訴えると股関節病変が疑われる．

5. 姿勢の評価

a. 姿勢の評価

姿勢評価において関節の機能障害との関連性を評価するためには，アライメントの評価に加えて力学的観点からの評価も重要である．姿勢の詳細な評価方法は「姿勢障害の評価」の項（177頁）も参照されたい．

1）アライメントの評価

股関節は大腿骨頭と寛骨臼とで形成されるため，股関節のアライメントは大腿骨と骨盤との相対的な変位により評価する．大腿骨の変位は，大転子の位置や大腿骨内外側上顆の位置を指標とする．骨盤の変位は，上前・上後腸骨棘の位置や仙骨傾斜を指標とする．股関節が伸展，内転，外旋位となる肢位は，股関節の接触面積が小さくなる肢位である．

また，立位姿勢において，股関節の変位は骨盤・仙骨および腰椎の変位と強く関連する．股関節屈曲は骨盤前傾，腰椎前彎と関連し，股関節内転は骨盤対側下制，腰椎同側側屈と関連し，股関節内旋は骨盤対側前方回旋と腰椎対側回旋と関連しやすい[38]．時に，このようなアライメント間の関連性は，股関節と腰部の障害が互いに関連して生じることにもつながり，hip-spine syndrome[39]の様相を呈する．

> **メモ　hip-spine syndrome**
>
> 股関節と腰椎は隣接関節として密接に関連し，一方の病態が他方にも影響しやすい．股関節痛と腰痛との関連性は，hip-spine syndromeとして以下の4つに分類される．
> 1) simple hip-spine syndrome：病変は股関節と脊柱の両方に認めるが，いずれか一方が症状の主原因であるもの．
> 2) complex hip-spine syndrome：病変を股関節と脊柱の両方に認め，症状の主原因が不明瞭であるもの．
> 3) secondary hip-spine syndrome：股関節，脊柱のいずれかに主病変があり，他方に影響を与えるもの．主病変の適切な治療で他方の症状も軽快する．
> 4) misdiagnosed hip-spine syndrome：股関節，脊柱の主原因を誤診したもの．

2）力学的観点での評価

関節への力学的負荷を評価する場合，外力の大きさとそれを受ける関節の接触面積の大きさを評価し，関節への圧力の増減を推測することが基本である．接触面積は上記のアライメント評価により，また，外力の大きさは主に重心線あるいは床反力と関節中心との位置関係から評価する．

健常者の平均的な姿勢では，矢状面において重心線は股関節中心とほぼ一致する．そのため，この姿勢では，矢状面において股関節に加わる外的モーメントはゼロに近い状態であり，それに拮抗する軟部組織の張力なども小さく，関節への力学的負荷は低く抑えられている．したがって，股関節に対して重心線が前方あるいは後方に偏ると，

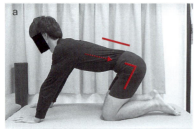 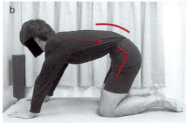 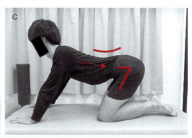

図17　四つ這い位での骨盤後方移動
a　股関節屈曲を主体とした運動，b　股関節屈曲の不足と腰椎の過屈曲，c　股関節の過屈曲と腰椎の過前彎
四つ這い位から骨盤を後方に移動させる．股関節の屈曲に過不足がないか，早期から腰椎の過剰な運動が生じていないかを確認する．

外的モーメントが増加し関節への力学的負荷も増加する．評価としては，上半身が下半身の直上に位置しているか，あるいは前方・後方に変位しているかを観察するとよい（「姿勢障害の評価」の項を参照）．上半身の後方変位は骨盤の前方変位と関連するため，股関節中心が重心線よりも前方に変位しやすい．さらに，上半身の後方変位に伴う骨盤の前方変位は，骨盤後傾（股関節伸展）も伴いやすい．骨盤後傾は股関節の接触面積を減少させるため，圧力がさらに増大しやすい．

前額面では，平均的な姿勢で重心線が股関節中心よりも内側を通過するが，評価の視点は矢状面と同様である．上半身の対側への変位は下半身の同側変位と関連し，重心線と股関節中心との距離が拡大しやすい．さらに，骨盤の同側変位は股関節の内転を伴いやすいため，接触面積も減少し力学的負荷が増大しやすい．

b．基本的動作の評価

静的姿勢の評価に加えて，股関節機能が特に関連しやすい基本的運動の評価を行う．

動作の評価においては，歩行など日常生活での動作や患者個別の活動（スポーツなど）で必要な動作の評価を行うが，それだけでは動作障害と股関節機能障害との関連性が明確になりにくい．そのため，動作障害の評価と機能障害の評価の中間に位置する基本的運動の評価を加えるとよい．

1）股関節機能と関連する基本的運動
　a）主に可動性が関連する基本的運動（四つ這い，座位，立位での運動）

四つ這いを保持した姿勢，あるいは四つ這いから骨盤を後方へ移動させる運動を観察し，股関節屈曲（骨盤前傾）と腰椎屈曲・伸展あるいは回旋の相対的な大きさを評価する（図17）．より運動が大きく生じる部位は，四つ這いでの運動のみならず立位から屈むような動作やスクワットを行う際にも，より運動が大きくなりやすい．股関節可動域制限があれば，股関節での運動は制限される．

座位で上半身重心を前方へ移動させる運動（体幹の前傾運動）を評価する（図18）．股関節の運動が少なければ腰椎の屈曲が大きくなる．腰椎の伸展が大きく骨盤前傾が大きい運動は，股関節での過剰な屈曲を引き起こすため，インピンジメントと関連しやすい．

その他，立位では，左右の体重移動，前屈，後屈，側屈，回旋運動などを必要に応じて評価する．いずれも，股関節の内転・外転や屈曲，伸展，回旋が必要な運動であり，運動中の股関節の可動範囲とそれ以外の部位（腰椎や膝関節など）の代償的な動きを評価する．

　b）可動性と安定性が関連する基本的運動（スクワット，レッグランジなど）

スクワットは，股・膝・足関節が協調して身体重心の上下動を行う運動である．重心線と股・膝・足関節との位置関係を評価することで，各関

図18 座位での上半身重心前方移動
座位で体幹を前傾させるように指示する．股関節の屈曲に過不足がないか，腰椎の過剰な運動が生じていないかを確認する．

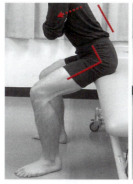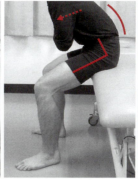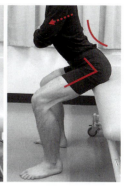

図19 一歩前荷重肢位での股関節運動
a 股関節内転（骨盤対側下制）
b 股関節外転（骨盤対側挙上）
c 股関節内・外旋（骨盤対側前方・後方回旋）
一歩前で荷重した肢位で，大腿以遠および頭部・体幹のアライメントは変化させずに股関節の内外転，内外旋運動を行うように指示する．荷重位での股関節の可動性と安定性が評価できる．股関節での制御が困難な場合，膝関節を一定の肢位で保持しにくい．

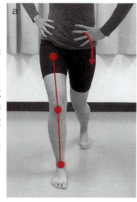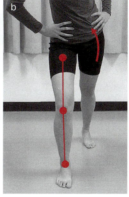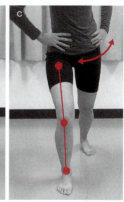

節の関節モーメントの割合を推測することができる．股関節が適切に力発揮をするためには，股関節を適度に屈曲させ（大腿骨の後傾と骨盤・体幹の前傾），重心線よりも股関節を後方に位置させる必要がある．片脚スクワットでは，矢状面に加えて前額面，水平面での股関節の変位にも注意して評価する．腰椎の過剰な動きを伴う過剰な骨盤前傾（股関節屈曲）や，骨盤の対側下制（股関節内転），対側前方回旋（股関節内旋）は，インピンジメントと関連しやすい．

レッグランジも，スクワットと同様に，股・膝・足関節での協調した運動を評価する．一歩前に踏み出した下肢において，前額面で床面に対して下腿が垂直で膝関節内外反中間位で荷重するためには，前方に回旋した骨盤に対して股関節はやや外転位で支持する必要がある．一歩前で荷重した肢位で，床面と足部，下腿，膝関節のアライメントを変えずに股関節を内外転，内外旋させる動作を観察することで，荷重位での股関節での制御能力を評価することができる（図19）．

6. 代表的な関節機能評価表

股関節の機能評価表として，日本整形外科学会股関節機能判定基準（JOA hip score）やHarris hip scoreもしくはmodified Harris hip scoreがよく用いられる．これらはいずれも医療者側による評価法である．

これらに対して，患者自身が自己評価する評価法として，日本整形外科学会股関節疾患評価質問票（Japanese orthopaedic association hip-disease evaluation questionnaire；JHEQ）がある．股関節の状態，および，痛み，動作，メンタルの因子から構成される．最低0点，最高84点となる．日本股関節学会のホームページよりダウンロードして使用することができる（http://hip-society.jp/jheq.html）．

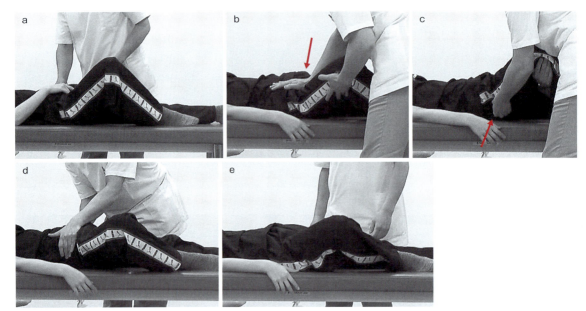

図20　右股関節開排動作における鼠径部痛
a　背臥位での股関節外転・外旋運動により鼠径部付近に疼痛が生じた．
b　大腿骨頭前面から後方に向かう軽い圧迫で，症状の軽減と運動範囲の拡大を認めた．
c　大腿骨近位後方から前方に向かう軽い圧迫で，症状の増悪と運動範囲の減少を認めた．
d　セラピストが骨盤を他動的に固定することにより，症状の軽減と運動範囲の拡大を認めた．
e　腰椎安定化運動と腸腰筋の選択的運動後の即時的変化として，症状の軽減と運動範囲の拡大を認めた．

7. 症例提示

症例1　腰痛後に生じた右股関節痛（20歳代女性）

1）病歴

約3ヵ月前にアルバイト（飲食店）中に明らかな誘因なく腰痛（右腰背部）を発症した．その後，徐々に腰痛は軽減したものの，少し遅れて右股関節痛が出現した．1ヵ月前くらいから，以前から趣味で行っているバスケットボールの練習（2〜3回/週）や試合に参加し始めているが，試合後に右股関節に疼痛を感じることが多い．腰痛はほぼ軽快している．バスケットボールは高校より行っており，高校の頃に一度強い腰痛を経験している．整形外科では，腰椎・股関節ともに画像上明らかな異常は指摘されていない．

2）主観的情報

右股関節を開排する動作で開排制限と右股関節付近の疼痛を自覚する（NRS：3〜4）．同時に，股関節が外れるような感覚と不安感がある．安静時の症状はない．通常の立位や歩行では右股関節痛は生じない．バスケットボール時にも疼痛を感じるときがある．疼痛なく運動できるようになることを希望している．

3）客観的情報

疼痛に関する評価として，右股関節周囲に圧痛や腫脹は認めなかった．右股関節屈曲位での外転・外旋運動（背臥位）にて，他動・自動ともに開排制限とともに鼠径部から股関節外側に疼痛が出現した（**図20a**）．Patrickテスト陽性．股関節屈曲0°位での外転や外旋では疼痛を認めなかった．矢状面での股関節過屈曲・過伸展では疼痛は出現しない．前方・後方インピンジメントテストは陰性．感覚障害やしびれ感は認めなかった．

可動性に関しては，右股関節の全方向について可動域制限は認めなかった．むしろ外転や屈曲方向には過剰可動性を認めた．全身関節弛緩性は認めなかった．大腿骨前捻角も正常範囲内であり異

常は認めなかった．左股関節もやや過剰可動性を有し，また両膝関節も他動伸展で過伸展（5°）を認めるが，いずれも症状はない．股関節後外側組織（外旋筋群や後外側の関節包・靱帯）の短縮は認めなかった．

安定性に関する評価として，患者が症状を自覚する右股関節屈曲位での外転・外旋運動時に，大腿骨頭部に腹側から背側に向かう圧迫を加えると疼痛・不安感の軽減とともに運動範囲は拡大し，大腿骨近位後方から腹側に向かう圧迫を加えると症状は増悪し運動範囲は減少した（図20b, c）．また，同肢位で大腿骨長軸方向へ牽引を加えると疼痛・不安感が増悪し，長軸方向への圧迫で疼痛・不安感は軽減した．股関節周囲筋の粗大筋力としては，左側と比べて右側では屈曲で筋力の低下（MMT 4レベル）を認めたものの，それ以外では明らかな低下を認めなかった．筋活動バランスに関しては，股関節屈筋群において右側では腸腰筋の活動低下と大腿直筋の顕著な活動増加，縫工筋のわずかな活動増加を認め，主観的にも右股関節屈曲運動時には右大腿前面の鈍重感が自覚された．

さらに，股関節の機能障害と関連する他部位の評価として，骨盤・腰椎の可動性と安定性の評価を実施した．その結果，右股関節屈曲位での外転・外旋運動時のみならず，右自動SLRテストや右股関節伸展位での外旋運動などでも，顕著な骨盤の右回旋と前傾，腰椎（L3・4間，L4・5間）の前彎増大を認め，運動時の腹横筋，内腹斜筋群の触診による収縮確認は困難であった．セラピストによる骨盤の固定あるいは右内腹斜筋と左外腹斜筋の徒手的圧迫により，右股関節屈曲位での外転・外旋運動時の症状は軽減し運動範囲の拡大も認めた（図20d）．

立位での姿勢・動作においては，股関節屈曲位での骨盤・体幹の左回旋動作（右股関節屈曲位での外旋）で上記と同様の疼痛が出現した．スクワット動作や股関節伸展位での回旋では疼痛を認めなかった．

4）解釈

医学的情報および機能障害の評価において，運動療法を実施する上での危険性は低い．ただし，後述する仮説に基づき，腰椎および股関節の不安定性を助長する動きには注意を要する．

可動性の評価により，症例は元来，下肢関節は過剰可動性を有する傾向にあったと考えられる．また，特に股関節伸展位では症状の発現がなく股関節軽度屈曲位で症状を認めたことは，股関節周囲の関節包・靱帯の緊張が低下しやすい肢位で股関節の不安定性が顕著となり症状につながっていると解釈できる．安定性の評価から，骨頭の前方剪断ストレスが増大すると症状が増悪する傾向にあり，筋活動バランスの評価からも股関節屈筋群の筋活動バランスの異常（本質的には腸腰筋の機能低下）が関連している可能性が考えられた．さらに，骨盤・腰椎の安定性をセラピストが補助するのみでも股関節の症状が軽減したことから，腸腰筋の機能低下が当該筋の起始部である骨盤・腰椎の不安定性により助長されていることも疑われた．腰椎の不安定性は，過去の腰痛とも関連していると考えられた．

これらの仮説を検証するために，評価の一環として腰椎安定化運動，腸腰筋の選択的運動を実施すると，即時的変化として股関節屈曲位での外転・外旋運動時の症状が軽減し，運動範囲の拡大も認めた（図20e）．

5）治療計画

優先順位としては，まず腰椎の安定化運動（随意的な腹横筋や腹斜筋の収縮練習や軽負荷での体幹安定化運動など）を行い，その上で股関節屈筋群の筋活動バランスの改善運動（腸腰筋の選択的運動）を実施する．徐々に負荷を上げ，腰椎の安定性と股関節の安定性が同時に要求される課題（座位での体幹側方・後方傾斜運動や腹臥位ブリッジ運動など）で運動を行う．右股関節のROM練習は積極的には実施せず，安定性の向上とともに可動域が拡大することを目指す．

症例2 寛骨臼形成不全を伴う左股関節痛（50歳代女性）

1）病歴

10年ほど前から特に誘因なく左股関節痛が出現した．半年ほど前にフルマラソンに参加しその後から疼痛が強くなった．最近はランニングは行っていないが，仕事（医療機関：5日/週）での長時間の立位や歩行で疼痛が出現する．症状には日差変動がある．整形外科では，左股関節の寛骨臼形成不全（Sharp角の増大およびCE角の減少）および関節裂隙のわずかな狭小化を指摘されている．

2）主観的情報

安静時の症状はほぼ認めない．長時間の立位や歩行後，あるいは日によっては短時間でも歩行している最中に股関節痛を生じる．疼痛の部位は主に股関節外側部に全体的に認め，疼痛の程度はNRSで平均1〜2程度であるが日によっては5程度のこともある．深く股関節を屈曲しても疼痛が出る．その他，起き上がりや寝返りをするときに左腰部から股関節部に時々つっぱり感を感じる．整形外科医師からの指導もあり，本格的なマラソンへの復帰は望んでいないが，疼痛の軽減と変形性股関節症の進行予防，そして可能であればレクリエーションレベルでのスポーツの継続を希望している．

3）客観的情報

疼痛に関する評価として，左鼠径部（特に腸腰筋）と大腿筋膜張筋，および殿部と大転子後方（特に中殿筋後部線維と梨状筋）に圧痛を認めた．股関節屈曲では鼠径部に疼痛を認め，疼痛の部位は明確ではないが股関節外転，内転，内旋，および外転・外旋複合運動においても股関節部の疼痛を認めた．その他，股関節の外側への離開により股関節部にわずかな疼痛と違和感を生じた．Patrickテストは陽性，前方・後方インピンジメントテストは陰性．

可動性に関して，全方向においてわずかながら可動域制限を認め，特に屈曲，外転，内転，内旋，外旋の最終域付近で疼痛を伴った．Thomasテストは陽性．また，他動的屈曲運動に際して，股関節内転・内旋方向への変位を認めた（中間位や外転・外旋方向への屈曲よりも抵抗感が少ない）．Craigテストにおいて，左大腿骨前捻角の増大（35°）を認めた．Oberテストおよび梨状筋テストは陰性であった．

安定性に関して，筋力としては特に左殿筋に筋力低下を認め（大殿筋MMT3+，中小殿筋MMT4レベル），左片脚でのブリッジ動作は完全には不可能であった．筋活動バランスとしては，左股関節伸展筋群において殿筋群よりもハムストリングスの相対的な活動増大が顕著であり，その際に骨盤の前傾および左回旋を認めた．自動SLR運動や座位での股関節屈曲運動では左側で筋力低下，大腿筋膜張筋の優位な活動を認めるとともに，腰部のつっぱり感が再現された（左大腰筋由来の疼痛）．また，hip motion image testにおいて，左側では内転・内旋方向への変位が顕著であった（図21a〜c）．

他の身体部位に関して特筆すべき点としては，腰椎の柔軟性低下（右側屈方向）および胸郭と胸椎の全体的な柔軟性低下を認めた．

背臥位姿勢では，左骨盤挙上位，左股関節内転・内旋位がみられた．股関節をさらに内転位あるいは外転位としても，骨盤の左挙上位にはほとんど変化がなかった．立位姿勢でも，左骨盤挙上位，左股関節内転・内旋位は同様に認められ，骨盤前傾・腰椎前彎の増大もみられた．また，両脚立位から片脚立位への移行時には，左下肢に荷重が完全に移行する瞬間にわずかながらTrendelenburg徴候を認めた．さらに，歩行時には，左遊脚期から荷重応答期において左股関節の内転変位を認めた（図21d, e）．

4）解釈

医学的情報および機能障害の評価において，危険性の高い疾患である可能性は低く，運動療法の適応と考えられた．ただし，左股関節の形態的異常を有するため，疼痛の増悪や運動療法による関

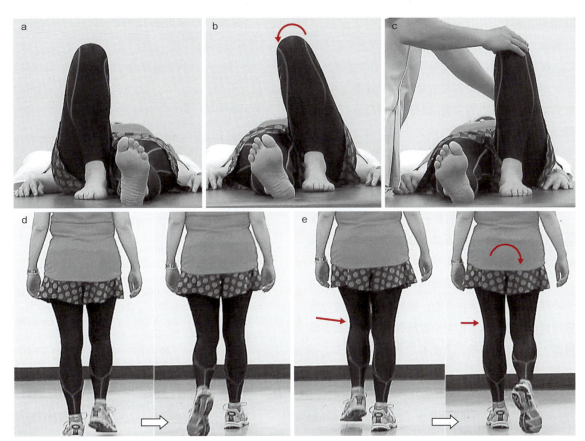

図 21　hip motion image test と歩行時の股関節肢位
a　右下肢での自動股関節屈曲運動（閉眼）
b　左下肢での自動股関節屈曲運動（閉眼）
c　患者自身がイメージする内外転・内外旋中間位での股関節屈曲肢位（開眼）
d, e　歩行時にも右下肢の遊脚期から荷重応答期（d）に対して左下肢の遊脚期から荷重応答期（e）に左側股関節過内転位が観察される．

節への過剰なストレスには注意を要する．また，現在の症状への対応だけでなく，疾患の進行予防も重要な治療目的となる．

本症例の機能障害として特に重要なのは，他動・自動運動時の股関節内転・内旋変位および殿筋群の機能低下，そして腰椎の柔軟性低下（特に右側屈方向）であると考えられた．臥位・立位の姿勢や片脚立位，歩行の観察から，特に日常生活において繰り返されるストレスとしては，股関節過内転位での荷重により，寛骨臼形成不全に伴う急峻な寛骨臼の外上方部および股関節外側部の筋群（殿筋群や梨状筋など）へのストレスが増大している可能性が高い．大腿骨前捻角が増大していると，見た目の回旋中間位が内旋変位しやすく，それ自体は骨形態への適応であると考えられるが，殿筋群の機能が低下していると，股関節内転・内旋変位が徐々に増大しさらに殿筋群の機能が低下するという悪循環に陥ることが多い．また，背臥位や立位での左骨盤挙上位や腰椎の右側屈方向への柔軟性低下は，荷重位での左股関節内転傾向を助長する要因となる．腰椎のアライメント異常には，左大腰筋の筋緊張亢進および短縮も影響している可能性がある．さらに，本症例では本人がイメージしている空間座標における0°位と実際の運動時の股関節肢位とに乖離が大きい．これにより，立位や歩行時の股関節内転変位が自覚されにくく，アライメント異常が継続しやすい状況になっていると考えられる．

5）治療計画

　腰椎，骨盤のアライメント異常を改善するために，腰椎の柔軟性改善運動（側臥位での腰椎ストレッチングや座位での左右骨盤の交互挙上など）や胸椎の柔軟性改善運動（屈伸，側屈，回旋の自動運動など），左腸腰筋のストレッチングを行う．さらに，疼痛や強い疲労感の生じない範囲から，殿筋群の機能改善運動（クラム（側臥位股関節屈曲位での股関節外転・外旋運動）や片脚ブリッジなど）を行う．患者がイメージする股関節肢位と実際の肢位との乖離の修正については，自転車エルゴメータなどを用いて，視覚的フィードバックを用いながら股関節内外転・内外旋中間位での運動を繰り返す．また，股関節外転位での荷重練習を行い，荷重位での殿筋群の機能改善と股関節・骨盤・腰椎のアライメント改善を図る．

文献

1) 久保俊一編：股関節外科の要点と盲点，文光堂，東京，2005
2) Ratzlaff C et al：Reliability of hip examination tests for femoroacetabular impingement. Arthritis Care Res 65：1690-1696, 2013
3) Martin RL et al：The interrater reliability of 4 clinical tests used to assess individuals with musculoskeletal hip pain. J Orthop Sports Phys Ther 38：71-77, 2008
4) Narvani AA et al：A preliminary report on prevalence of acetabular labrum tears in sports patients with groin pain. Knee Surg Sports Traumatol Arthrosc 11：403-408, 2003
5) Burnett RS et al：Clinical presentation of patients with tears of the acetabular labrum. J Bone Joint Surg Am 88：1448-1457, 2006
6) Hananouchi T et al：Anterior impingement test for labral lesions has high positive predictive value. Clin Orthop Relat Res 470：3524-3529, 2012
7) Safran MR et al：Strains across the acetabular labrum during hip motion：a cadaveric model. Am J Sports Med 39：92S-102S, 2011
8) Bedi A et al：Assessment of range of motion and contact zones with commonly performed physical exam manoeuvers for femoroacetabular impingement (FAI)：what do these tests mean? Hip Int 23：S27-S34, 2013
9) Signorelli C et al：Relationship between femoroacetabular contact areas and hip position in the normal joint：an in vitro evaluation. Knee Surg Sports Traumatol Arthrosc 21：408-414, 2013
10) 坂本武郎ほか：股関節臼蓋唇の MR arthrography. Hip Joint 26：284-286, 2000
11) Ganz R et al：Femoroacetabular impingement：a cause for osteoarthritis of the hip. Clin Orthop 465：46-52, 2007
12) Espinosa N et al：Treatment of femoro-acetabular impingement：preliminary results of labrul refixation. J Bone Joint Surg 88：925-935, 2006
13) Magee, DJ：Hip. Orthopedic Physical Assessment, 4ed, Elsevier, St. Louis, 607-659, 2006
14) 建内宏重ほか：股関節可動域および大腿骨前捻角と骨盤3次元アライメントとの関連性. Hip Joint 36：110-113, 2010
15) 和田孝彦ほか：FAI(femoroacetabular impingement)とは. 臨スポーツ医 29：367-371, 2012
16) Kendall FP et al：Lower extremity. Muscles：Testing and Function with Posture and Pain, 5th ed, Lippincott Williams & Wilkins, Baltimore, 359-464, 2010
17) Gajdosik RL et al：Influence of knee potitions and gender on the Ober test for length of the iliotibial band. Clin Biomech 18：77-79, 2003
18) Reese NB et al：Use of an inclinometer to measure flexibility of the iliotibial band using the Ober test and the modified Ober test：differences in magnitude and reliability of measurements. J Orthop Sports Phys Ther 33：326-330, 2003
19) Sahrmann SA：Movement impairment syndrome of the hip. Diagnosis and Treatment of Movement Impairment Syndromes, Mosby, St Louis, 121-191, 2002
20) Delp SL et al：Variation of rotation moment arms with hip flexion. J Biomech 32：493-501, 1999
21) 信田進吾ほか：成人臼蓋形成不全における不安定性の股関節造影像による検討. 東北整災紀要 34：52-58, 1990
22) Crawford MJ et al：The biomechanics of hip labrum and the stability of the hip. Clin Orthop Relat Res 465：16-22, 2007
23) Myers CA et al：Role of the acetabular labrum and the iliofemoral ligament in hip stability：an in vitro biplane fluoroscopy study. Am J Sports Med 39：85S-91S, 2011
24) Burstein AH：整形外科基礎バイオメカニクス，黒沢秀樹ほか訳，南江堂，東京，1997
25) 建内宏重：股関節の機能解剖と臨床応用．PT ジャーナル 46：451-460, 2012
26) Johnson S et al：Isometric hip-rotator torque production at varying degrees of hip flexion. J Sport Rehabil 19：12-20, 2010
27) Bloom N et al：Hip rotator strength in healthy young adults measured in hip flexion and extension by using a hand-held dynamometer. PM R 6：1137-1142, 2014
28) Dostal WF et al：Actions of hip muscles. Phys Ther 66：351-359, 1986
29) Neumann DA：Kinesiology of the Musculoskeletal System：Foundations for Physical Rehabilitation, Mosby, St. Louis, 2002
30) Cibulka MT et al：Symmetrical and asymmetrical hip rotation and its relationship to hip rotator mus-

cle strength. Clin Biomech 25 : 56-62, 2010
31) Tateuchi H et al : The effect of angle and moment of the hip and knee joint on iliotibial band hardness. Gait Posture 41 : 522-528, 2015
32) Kwak SD et al : Hamstrings and iliotibial band forces affect knee kinematics and contact pattern. J Orthop Res 18 : 101-108, 2000
33) Merican AM et al : Iliotibial band tension affects patellofemoral and tibiofemoral kinematics. J Biomech 42 : 1539-1546, 2009
34) Lewis CL et al : Effect of position and alteration in synergist muscle force contribution on hip forces when performing hip strengthening exercises. Clin Biomech 24 : 35-42, 2009
35) 小栢進也ほか：関節角度の違いによる股関節周囲筋の発揮筋力の変化．数学的モデルを用いた解析．理学療法学 38 : 97-104, 2011
36) Kawada T et al : Clinical study of hip joint referred pain. Pain Research 21 : 127-132, 2006
37) Lesher JM et al : Hip joint pain referral patterns : A descriptive study. Pain Med 9 : 22-25, 2008
38) 福井　勉：姿勢障害に対する運動療法．運動療法学障害別アプローチの理論と実際，市橋則明編，文光堂，東京，288-301, 2008
39) Offierski CM et al : Hip-spine syndrome. Spine 8 : 316-321, 1983

（建内宏重）

2 膝関節

1. 視診・触診

視診・触診の目的は，目の前にある患者に対して理学療法の適応判断を行うための最初の評価である．炎症や組織損傷が存在する場合，理学療法の適応については慎重に検討しなければならない．

日本の医療では膝関節に疼痛があり，X線画像にて変形性関節症（OA）変化が認められると膝OAと診断される．日本の理学療法士は医師の処方箋によって理学療法を行うことが必要であるため，理学療法の適応および不適応についてはあまり考慮していなかった．しかし，理学療法の適応か否かについての鑑別判断を行う必要がある．そのため炎症などの病態が存在するか否かを判断するためには視診・触診を行う必要がある．

a. 炎症の存在

視診によって発赤や腫脹，膝関節の全体的な触診（図1）によって熱感が確認できる場合は，炎症の存在を疑う．炎症が存在する場合は，急性関節炎，結晶沈着性膝関節炎，化膿性膝関節炎，色素絨毛結節性滑膜炎などの病態の存在が推測され，理学療法の適応範囲か否か判断が必要となる．また，軟部組織，特に鵞足，腸脛靱帯，膝蓋支帯，膝蓋下脂肪体周辺組織などに限局して熱感が感じられることもある．原則として，炎症が存在する場合は理学療法を積極的に行うことは禁忌である．

b. 関節水症の存在

膝関節水症が認められる患者は多い．関節水症の存在自体は，炎症の存在を示唆するものではない．しかし，膝関節水症が存在すると関節原性抑制によって大腿四頭筋筋力低下や萎縮を引き起こす．膝関節水症の有無を判断するために膝蓋跳動テストを行う（図2）．膝関節水症が存在し，運動時の違和感と疼痛の訴えを有する患者は，医師と相談し関節穿刺などを検討する必要がある．

> **メモ　結晶沈着性膝関節炎**
> 関節内に結晶（ピロリン酸カルシウムなど）が沈着することによって急性炎症が生じ，激しい疼痛，膝関節の発熱，腫脹を伴う．

> **メモ　色素絨毛結節性滑膜炎**
> 滑膜の非癌性（良性）の腫瘍であり，進行性の疾患である．特徴的な所見として，疼痛と膝関節の関節血症を伴う．

2. 可動性の評価

関節可動域の角度を測定することではなく，関節可動性の異常を判断することが可動性の評価である．関節可動性の異常とは，以下のことである．①関節可動性が減少している，②関節可動性が増加している，③関節可動範囲において疼痛，違和感，不安定感などが存在する．

a. 骨運動学に基づく評価

骨運動学に基づく関節可動性の検査は，自動運動→他動運動の順に行う．それぞれの検査所見から関節可動性の異常を判断し，その原因を推測する．

関節可動性の評価とは，単に関節可動域を測定するのではなく，異常の存在を見つけて判断することである．関節可動性の異常とは，以下の3つである．すなわち，①関節可動性が減少している，②関節可動性が増加している，③関節可動範囲において疼痛，違和感などが存在する．関節可動性は正常なのか，それとも上記の問題を有しているのかを判断するために，自動運動，他動運動の順で検査する．他動的膝関節の可動性検査は最終可動域までの可動性を評価する（図3）．最終域にて関節可動性の減少，または疼痛などの主観的症状が誘発されることが多い．また，膝関節の伸展可動性の減少（伸展制限）は特に注意する必要がある．

b. 関節運動学に基づく評価[1]

関節運動学に基づく関節可動性の評価として関節面の形状に対し，並進運動と回転運動を加えな

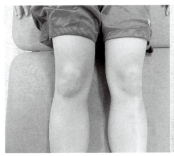

図1　視診・触診
視診・触診は膝関節の炎症の存在を判断するために行う．視診によって膝関節の発赤および腫脹を確認する．触診は手背で膝関節を全体的に触って行う．局所に集中しているのか，びまん性に熱があるのかを判断する．

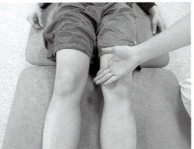

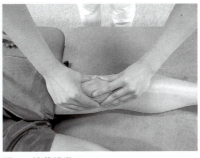

図2　膝蓋跳動テスト
膝蓋跳動テストは膝関節水症の存在を判断するために行う．検者は一方の手掌を膝蓋骨に広く押し当てる．それから膝蓋上包部に貯留した液を集めると，関節水症が存在すると膝蓋骨は浮上する．他方の指で軽く膝蓋骨を下に押すと膝蓋骨が浮き沈みするのを指で感じ取ることができる．

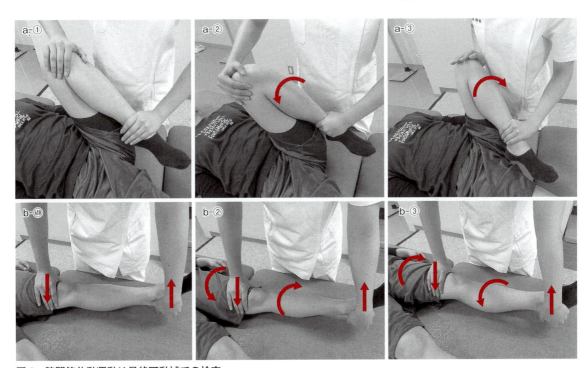

図3　膝関節他動運動は最終可動域での検査
膝関節他動運動は最終可動域での制限の存在，またはその可動範囲にて疼痛，違和感などの症状が出現するか否かを判断することが重要である．
a-① 脛骨回旋・内外反ニュートラル肢位での膝関節屈曲最終可動性の確認
a-② 脛骨外旋・内反肢位での膝関節屈曲最終可動性の確認
a-③ 脛骨内旋・外反肢位での膝関節屈曲最終可動性の確認
b-① 脛骨回旋・内外反ニュートラル肢位での膝関節伸展最終可動性の確認
b-② 脛骨外旋・外反肢位での膝関節伸展最終可動性の確認
b-③ 脛骨内旋・内反肢位での膝関節伸展最終可動性の確認

いと正確な評価はむずかしくなる．
　膝蓋大腿関節と脛骨大腿関節に対して，関節面に対する並進運動の量および質を評価する．

　膝蓋骨滑走性は，膝関節伸展と屈曲制限や膝関節前面の違和感や疼痛に関与する因子である．大腿骨膝蓋面に対する膝蓋骨の並進運動を評価する

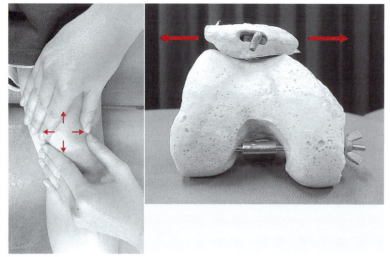

図4 膝蓋骨可動性の検査
膝蓋骨の可動性は膝蓋骨の回転運動を少なくし，並進運動での膝蓋骨可動性によって制限因子を推測する．

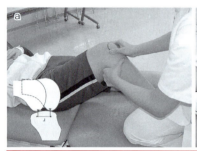
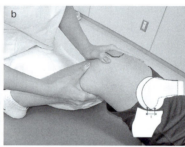

図5 膝関節の関節運動学に基づく検査
a 膝関節外側コンパートメントは脛骨前後方向の関節の遊びは大きい
b 膝関節内側コンパートメントは脛骨前後方向の関節の遊びは小さい
c 膝関節屈曲伸展運動の膝関節各コンパートメントの運動

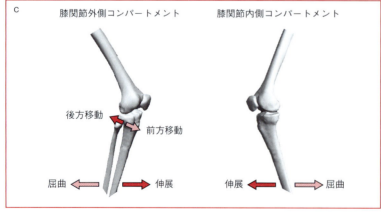

（図4）．膝蓋骨の回転運動が起こると膝蓋骨周囲の軟部組織の硬さが正確に判断できないため，並進運動を起こす技術を習得する必要がある．膝蓋骨の上方運動が制限されている場合は，膝蓋上嚢の癒着が部分的に起こっている可能性が高い．

膝関節内側コンパートメントは，内側半月板と関節包との結びつきが強く，関節の遊びは少ない．よって，脛骨内側プラトーの他動的前後運動はほとんど起きない（図5b）．これが起きることはそのコンパートメントが異常な弛緩性を有していると判断できる．一方，膝関節外側コンパートメントは，外側半月板は可動性が大きく，関節の遊びは大きい．よって，正常では脛骨外側プラトーの他動的前後運動が起きる（図5a）．つまり，内側コンパートメントでは膝関節伸展と屈曲運動ともに，調和のとれた滑り運動と転がり運動

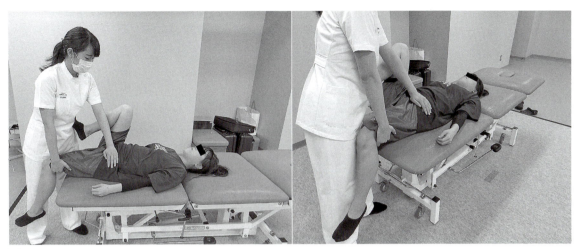

図6 Thomasテスト
このテストによって，腸腰筋，大腿直筋，大腿筋膜腸筋の長さの確認ができる．

によって，回転運動が行われる．外側コンパートメントでは転がり運動を主とし，伸展運動時は回転運動と脛骨の後方並進運動（外旋運動），屈曲運動時は回転運動と脛骨前方並進運動（内旋運動）が起こる（図5c）．

これらのことから膝関節の内側と外側コンパートメントの脛骨の他動的前後移動の程度を検査し，どのコンパートメントの，どの方向の運動が制限されているのか，または異常可動性を有しているかを明らかにする．

c. 筋短縮に対する評価[2]

筋長テストは筋緊張状態を評価するうえでも重要である．また，筋長テストは客観的な方法でもある．

筋短縮に対する評価として，筋長テストを用いて，筋長が正常の長さを有しているか否かを判断するために行う．

1) Thomasテスト（図6）

被検者は下腿をベッドから降ろした背臥位の姿勢となり，被検肢の大腿を胸部に向けて股関節を屈曲して抱え込む．検者は検肢の大腿部を下方に押し，抵抗を与える．腸腰筋の短縮が存在する場合，検肢の大腿がベッドから離れる，骨盤が前傾するなどの徴候が観察される．大腿直筋の短縮が存在する場合，上記の徴候に膝関節伸展が同時に起こる．縫工筋の短縮が存在する場合，大腿が外旋すると同時に，下腿内反が同時に起こることが多い．大腿筋膜張筋の短縮や大腿前外側筋膜の伸張性低下が存在する場合，大腿外転と内旋が同時に起こる．また，膝関節伸展，下腿外反，下腿外旋が起こることもある．

2) 下肢伸展挙上テスト

被検者は背臥位となり，検者は一側の下肢を膝関節伸展位の状態で，腰椎前彎が減少するまで挙上する．内側と外側ハムストリングスの短縮や大腿の後外側筋膜の伸張性低下が存在する場合，挙上角度の減少，早期に骨盤後傾や腰椎前彎減少が起こる．腰背部筋，腰方形筋，後鋸筋下部線維の短縮が存在する場合は，骨盤前傾や腰椎前彎の増強，胸椎後彎減少（伸展）が起こる．内側ハムストリングと薄筋の短縮が存在する場合，大腿骨の内転と内旋が起こる．外側ハムストリングの短縮が存在する場合，大腿骨の外旋が起こる．大腿二頭筋の短縮が存在する場合，腓骨頭の後方移動が起こる．

3) Oberテスト（図7）

被検者を側臥位にし，下方にある下肢は股関節と膝関節を屈曲位とする．検者は上にある下肢を持ち上げ，股関節伸展と外転位，膝関節屈曲位に保持する．もう一方の手で骨盤と大転子を保持す

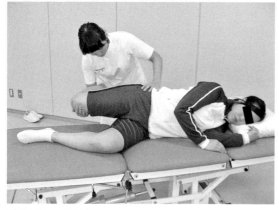

図7 Oberテスト
この検査によって，大腿筋膜腸筋と腸脛靱帯の長さの確認ができる．

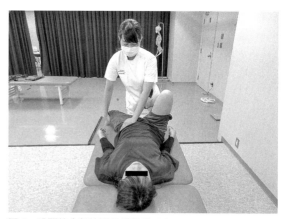

図8 股関節内転筋群の筋長テスト

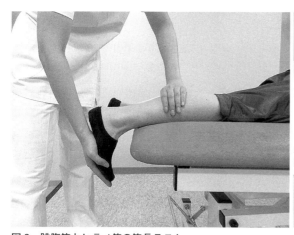

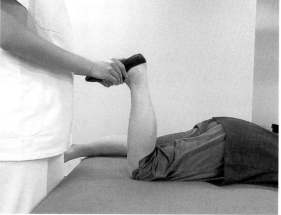

図9 腓腹筋とヒラメ筋の筋長テスト
膝関節伸展位と約90°屈曲位の足関節背屈角度を比較する．伸展位での背屈角度が著しく減少した場合は，腓腹筋の長さが不足している可能性が大きい．

る．検者は大腿を落下させる．腸脛靱帯と大腿筋膜張筋の筋緊張亢進と短縮が存在する場合は，大腿の落下は起こらないか，大腿落下が減少する．

4) 股関節内転筋群（長内転筋，短内転筋，大内転筋）の筋長テスト（図8）

股関節内転筋群の股関節屈曲伸展中間位もしくは伸展位における作用は，股関節を屈曲・内旋する．筋長検査は，被検者は背臥位となり，検者は検肢をベッドから出し，股関節軽度伸展・内外旋中間位で外転させる．股関節内転筋群の短縮が存在する場合は，外転制限もしくは大腿骨屈曲と内旋が起こる．

5) 腓腹筋とヒラメ筋の筋長テスト（図9）

膝関節屈曲位と伸展位にて足関節背屈角度の比較を行う．腓腹筋とヒラメ筋の短縮が存在する場合は，膝関節屈曲位と伸展位ともに足関節背屈角度が減少する．腓腹筋の短縮が存在する場合は，膝関節伸展位にて足関節背屈角度が減少する．アキレス腱の伸張性検査は，被検者は腹臥位となり，腓腹筋とヒラメ筋の筋腹を下腿近位側に移動する．その状態で足関節を背屈させ，アキレス腱の伸張度合いを検査する（図10）．

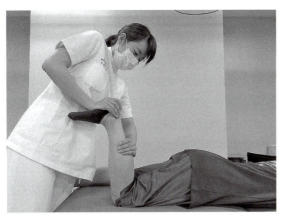

図10 アキレス腱の長さテスト
腓腹筋を近位に移動させ，その状態にて足関節背屈を他動的に行う．アキレス腱の長さが不足している場合は，背屈が制限されるか，早期に抵抗を感じる．

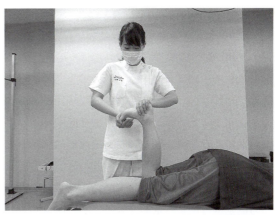

図11 足部外在筋（長指屈筋，長母指屈筋）の筋長検査
膝関節屈曲約90°，足関節背屈位の肢位から足指を伸展させる．足部外在筋（長指屈筋，長母指屈筋）の長さが不足している場合は，足指の伸展が制限される．

6）足部外在筋（長指屈筋，長母指屈筋，後脛骨筋，長腓骨筋）の筋長テスト（図11）

　踵骨を外がえし・内がえし中間位に保持して，検者は前足部も持ち足関節背屈を行い，その時の踵骨と前中足部の運動を観察する．長指屈筋，長母指屈筋，後脛骨筋の短縮が存在する場合は，踵骨内がえしもしくは前足部内がえしが起こる．長腓骨筋の短縮が存在する場合は，踵骨外がえしもしくは前足部外がえしが起こる．また，長指屈筋の短縮が存在する場合は，足関節底背屈0°の状態で，踵骨と前足部をneutral positionに位置させると，足指は屈曲しcrow toeの状態となる．

d. 結合組織の柔軟性

　膝関節周囲には多くの結合組織が存在する．また，結合組織には多くの感覚神経受容器が存在する．結合組織の状態の評価は，疼痛を誘発しないように慎重に行う．

　膝関節周辺の結合組織と軟部組織である膝蓋支帯の柔軟性低下は，膝関節運動や膝関節前面痛などの症状および膝関節運動に影響を与える．触診によって膝蓋支帯と膝蓋下脂肪体周辺組織の伸張性および柔軟性を評価する．内側と外側膝蓋支帯の伸張性と柔軟性は，関節運動学に基づく評価の項目で述べた膝蓋骨の並進運動の量と質にて評価

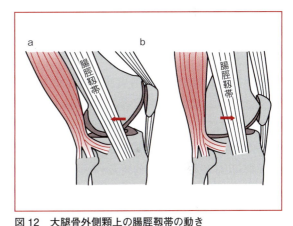

図12 大腿骨外側顆上の腸脛靱帯の動き
大腿骨外側顆上で腸脛靱帯が屈曲時に大腿骨外側顆後方に（a），伸展時は大腿骨外側顆前方（b）に移動する．

する．膝蓋下脂肪体周囲組織の柔軟性は触診によって評価するが，疼痛などを引き起こしやすいため，刺激は軽くして検査する．

　筋間の滑走性も重要である．外側広筋の上における外側大腿筋膜の滑走性が十分に存在するか否かを確認する．また，大腿骨外側顆上における腸脛靱帯の滑走性も症状や膝関節異常運動に関係するため評価する．大腿骨外側顆上で腸脛靱帯が屈曲時に大腿骨外側顆後方に，伸展時は大腿骨外側顆前方に移動するか否かを確認する（図12）．

3. 安定性の評価

膝関節の弛緩性検査は，靱帯損傷を診断する検査でもある．理学療法士が下記の検査を用いる目的は，診断ではなく，膝関節運動機能に与える影響を推測するために量および質を評価する．

膝関節の安定性は動的な要素の機能的側面が大きく関与する．そのため，筋機能の評価は重要である．徒手筋力検査での段階付け，徒手筋力計や筋力測定機器による量的なもののみに注目するのではなく，筋機能の力の発揮に関する機能障害が存在するか否かの判断が重要である．

静的安定性（関節弛緩性）の評価は，膝関節の軟部組織と靱帯が膝関節に安定性に寄与しているか否かを評価するために前後および内外反の弛緩性を確認する．前方の弛緩性はLachmanテスト，サジングの存在，内外反動揺性は内反・外反ストレステストを行う．

膝関節の動的安定性は筋機能が重要である．筋機能は，徒手筋力検査（manual muscle test：MMT）に代表される筋力の側面のみ検査されることが多いが，力の要素（筋力，パワー），時間的要素（反応時間），空間的要素（運動に参画する筋の組み合わせ）について，総合的に検査を行い評価しなければならない．また，収縮様式（求心性収縮，遠心性収縮，等尺性収縮）と運動様式（閉鎖運動，開放運動）も考慮しながら，総合的に筋機能を評価する必要がある[3]．さらに筋機能は，筋長と関節可動域の影響を受けやすいため，それらの評価と照らし合わせながら結果の解釈を行う必要がある．

> **メモ** Lachmanテスト，サジング
> Lachmanテストは膝関節前十字靱帯損傷の診断に有用なテストである．サジングは脛骨が大腿骨に対して後方に落ち込む現象であり，後十字靱帯損傷を疑う．

a. 膝関節周囲筋

膝周囲筋の機能障害として大腿四頭筋の萎縮，筋力低下，そして膝関節自動伸展不全が認められることが多い．膝関節0～30°屈曲位，45～60°屈曲位，90°屈曲位での等尺性収縮時の大腿四頭筋各筋の硬さや大きさを確認する．大腿直筋の影響を評価するためには，股関節屈曲角度や骨盤の前後傾を変化させ，膝関節伸展運動を行いその出力される力の差から判断する．より股関節屈曲位での膝関節伸展筋力が低下した場合は，大腿直筋が膝関節伸展トルクの産出により貢献していることが推測できる．過度の大腿骨内旋運動が生じる場合は大腿筋膜張筋の過剰活動によって腸脛靱帯を介して膝関節伸展を起こしている可能性が高い（図13）．

ハムストリングは，内側と外側の協調的働きによって膝関節屈曲をすることで膝関節回旋運動の制御を行う．患者ばかりでなく健常者も，内側と外側ハムストリングの協調的な働きができず，等尺性膝関節屈曲運動時にどちらかのハムストリングのみ有意に用いる傾向がある．過度の足関節底屈を伴いながら膝関節屈曲運動を行う患者は，腓腹筋，ハムストリングが異常な収縮パターンとなっている場合が多い（図14）．

b. 股関節周囲筋

変形性膝関節症，膝蓋大腿関節症候群など膝関節に問題を有する者は，股関節周囲筋の筋機能が低下していることが報告されている[4]．股関節周囲筋は骨盤の安定性に機能する筋が多く，その機能低下は姿勢の変化につながる．

大殿筋は股関節伸展の主運動筋である．大殿筋の筋機能は股関節屈曲伸展中間位と伸展位での等尺性収縮時の筋の固さと大きさ，伸展不全の存在を確認する．膝関節に問題を有する者は，股関節自動伸展不全が認められることが多く，下部脊椎の伸展または骨盤の過度の前傾で代償する（図15）．股関節自動伸展不全や下部脊椎の伸展が認められる場合は，同側や反対側の脊柱起立筋が早期に活動し，その後に大殿筋の筋活動が認められることが多い．また，股関節伸展運動時に膝関節屈曲が過度に起こる者は，ハムストリングの活動が過度に起こっている可能性がある．

股関節外転の主動作筋は，中殿筋，大殿筋，大

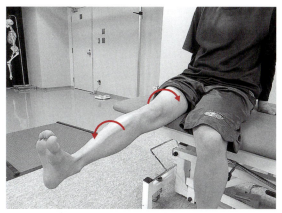

図13　腸脛靱帯を介した大腿筋膜腸筋の過活動による大腿骨内旋を伴う膝関節伸展運動

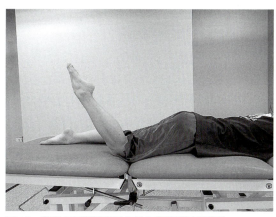

図14　過度の足関節底屈を伴う膝関節屈曲運動

腿筋膜張筋である．これらの筋は，立位動作や歩行においては，等尺性もしくは遠心性収縮によって股関節の前額面運動を制御している．よって外転15°から内転15°の範囲で，股関節20～30°屈曲位（大腿筋膜張筋，中殿筋前部線維），屈曲伸展0°（中殿筋），股関節伸展10°（中殿筋後部線維，大殿筋上部線維）での等尺性収縮時の筋の固さと大きさ，肢位によるそれらの変化を確認する．問題を有する者は，腰方形筋の筋活動が先行することが多い（**図16**）．また，側臥位にて股関節外転20°からゆっくりと下肢を降ろし，股関節外転筋群の遠心性収縮で制御する能力も確認する．これができない場合は骨盤傾斜や回旋によって代償される．

　腸腰筋は股関節屈曲の主運動筋であるとともに，骨盤の矢状面の安定性や腰椎の安定性にも寄与している．これらの筋の機能が低下すると，股関節屈曲位や骨盤前後傾中間位での股関節屈曲が困難となる（**図17**）．このことは骨盤や腰椎の安定化が得られていないことを示唆する．

c．足関節と足部周囲筋

　前脛骨筋は足関節背屈の主動作筋であり，足関節内反筋でもある．よってこの筋が正常に機能すると足関節背屈と内反が起こる（**図18**）．臨床において，膝関節に問題を有する者の場合，単関節筋である前脛骨筋による距骨や足根骨の背屈運動

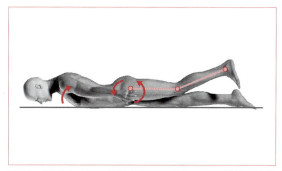

図15　腹臥位での股関節伸展運動時の，下部脊椎の伸展または骨盤の過度の前傾を用いた代償運動
ハムストリングの過活動による腹臥位での股関節伸展運動．

は不足し，総指伸筋や長母子伸筋を過度に用いた足指の過剰伸展と足関節外反を伴った背屈運動が認められることがある（**図19**）．

　足関節底屈の主動作筋は腓腹筋，ヒラメ筋であるが，共働筋として長指屈筋，長母指屈筋，後脛骨筋，長・短腓骨筋がある．立位で踵挙上時は，本来ならば前足部が地面に安定し，踵骨内がえし運動を伴い踵は挙上される（**図20a**）．長指屈筋，長母指屈筋，後脛骨筋の筋活動を有意にして踵挙上を行うと，足底内側面が地面から離れ，足根骨の内がえし，踵骨の過剰な内がえし運動を伴う踵挙上となる（**図20b**）．長腓骨筋を過度に用いて踵挙上を行うと，足底内側面が地面に押しつけ，第1中足骨と内側楔状骨の地面への押しつけ，中

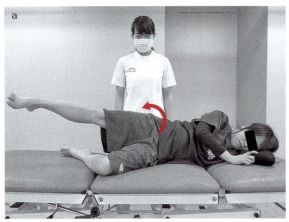

図16 股関節外転運動時に観察される代償運動
a 骨盤の後方回旋運動を伴う股関節外転運動
b 骨盤挙上に伴う見せかけの股関節外転運動

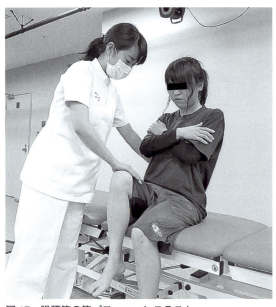

図17 腸腰筋の筋パフォーマンステスト
腸腰筋の筋パフォーマンスが良好であれば，股関節屈曲位や骨盤前後傾中間位での股関節屈曲が保持できる．

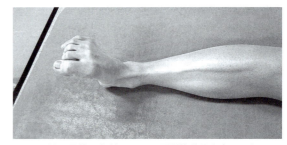

図18 前脛骨筋の収縮によって足関節背屈と内反が起こる

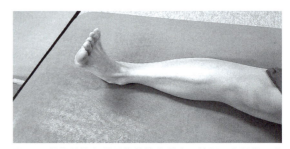

図19 長指伸筋と長母指伸筋を過度に使用した足指の過剰伸展と足関節外反を伴った背屈運動

足部の外がえしを伴う踵挙上となる（足横アーチと内側縦アーチの低下を伴う踵挙上）（図20c）．ヒラメ筋を主とする機能を評価する場合は，立位膝関節軽度屈曲位にて足関節を軸に身体全体を前方に移動して，その時の足部の状態を評価する．ヒラメ筋の筋機能が低下している場合は，共同筋を過剰に用いるため，踵挙上運動時に認められる異常な現象が観察される．

4. 疼痛の評価

疼痛は原因でもあり，結果でもある．多くの疼痛に関する質問紙法が存在するが，それらは患者が有する疼痛の一部分を表現しているにすぎない．患者の苦痛を visual analogue scale ですべて表現できると考えてはならない．疼痛の性情を詳細に知るためには，患者自身に疼痛を理解さ

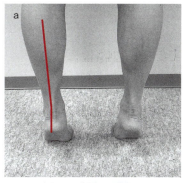
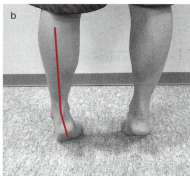
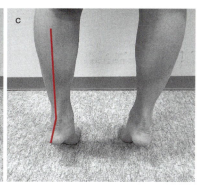

図 20 立位での踵挙上運動
a 正常な立位での踵挙上運動
b 足底内側面が地面から離れ,足根骨の内がえし,踵骨の過剰な内がえし運動を伴う踵挙上運動
c 足底内側面を地面に押しつけ,第1中足骨と内側楔状骨の地面への押しつけ,中足部の外がえしを伴う踵挙上運動

せ,患者が表現できるように支援することが重要である.

膝関節周囲の主観的疼痛は,骨軟骨の病理学的変化と疼痛の強さは必ずしも一致せず,訴えは多彩である.膝関節は,侵害受容性疼痛(組織損傷や炎症),神経障害性疼痛,心因性疼痛が複雑に絡み合っている場合が多い.そのため,いつ(when),どこが(where),どのように(how)疼痛が出現するかを詳細に確認し,痛みの源(pain source)を探ることが重要となる.疼痛評価はボディチャート(**図 21**)を用いた主観的評価を中心に行って,構造障害,病態,そして組織損傷を確かめるために圧痛検査を行う.また,疼痛の状態が把握できない場合は,疼痛誘発検査を用いることもある.

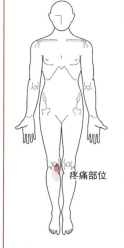

図 21 ボディチャートと痛みマップ
患者が有する痛みを,ボディチャートを用いて詳細にマッピングしていく.

a. 主観的疼痛性情の評価

疼痛性情を評価するため,問診表への記入,ボディチャートでの痛みマップ(図 21)の作成を行う.これらの情報から疼痛性情を評価し,理学療法の適応,病態または組織損傷が疑われる場合は病期の判断,疼痛の源の特定への判断材料,アウトカムの指標として利用する.

1) 慢性痛と急性痛

痛みが急激に出現したのか,それとも以前からその痛みは存在していたのかを確認する.また,以前から自制可能な膝関節痛は存在しており,急激に痛みが増強したなどの場合もある.急性痛や慢性痛からの急性増悪の場合は,膝関節内組織損傷,感染症,関節水症による関節内圧亢進などを疑う必要がある.

2) 組織損傷による侵害受容性疼痛と炎症性侵害受容性疼痛

組織損傷による侵害受容性疼痛は,特定の運動や肢位にて鋭痛や膝関節のロッキング現象が起こることが多い.また,疼痛部位はピンポイントで指せることが多く,限局的な疼痛であり,疼痛発

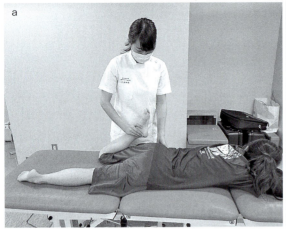
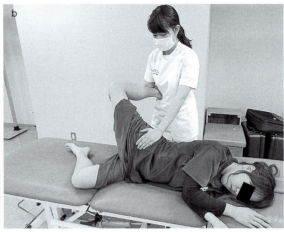

図22 神経伸張テスト
a 大腿神経の神経伸張テスト
b 伏在神経の神経伸張テスト

生時間も短い．感染性膝関節炎，膝関節結核，石灰沈着性膝関節炎などの急性炎症を伴う場合は，安静時および夜間時痛とも強く訴え，自制することがむずかしい．膝OA患者の中には，膝関節全体のびまん性腫脹と熱感を伴うことが多く，膝関節全体または広範囲の漠然とした鈍痛として訴えることが多い．また，夜間痛も存在することが多い．膝関節水症を伴う関節内圧亢進による疼痛は，膝関節屈曲などで関節内圧の変化が関与しているため，関節運動時に疼痛の状態の変化が観察される．

3) 神経障害性疼痛[5]

神経障害性疼痛は，侵害受容器からの刺激ではなく，末梢神経系あるいは中枢神経系における損傷または機能障害に起因するものである．組織損傷や病理学的変化と不釣合いな疼痛，異常感覚の徴候から神経障害性疼痛の存在を疑う．大腿神経や伏在神経の末梢神経感作，第2，3，4腰髄後根神経による感作などが関与し，膝関節前内側部から近位下腿前内側に疼痛閾値の低下や感受性の亢進が起こることもある．これらの末梢神経や腰髄神経根の感作は，神経伸張テストを用いて疼痛との関係を確認する（図22）．これらのテストが陽性であれば，L2，3，4神経根や末梢神経感作の存在を疑う．歩行や段差昇降時に激痛および夜間痛を経験した患者は，大脳を中心とする中枢神経系が疼痛を記憶することによって起こる中枢神経系感作の存在を疑う必要がある．

> **メモ　末梢神経感作**
>
> 末梢神経感作が生じている状態では，神経の伸張刺激に対し，異常感覚，疼痛などの症状が起こる．しかし，腱反射の低下，関節運動を起こせないほどの筋力の低下は起きない．末梢神経感作のメカニズムは，未だ一致した見解は得られていないが，神経活動を過敏にする自律神経の影響や神経内分泌系の変化などが関与すると推測されている．

b．圧痛

圧痛検査は侵害刺激に対する組織の反応を反映し，病態（炎症を含む），組織損傷があれば，かなりの強い痛みを訴える．圧痛検査は，膝関節構成体の解剖学的位置を参考に行い，どの組織の刺激に対する反応が過度に強いのかを評価する（図23）．疼痛に関する主観的評価にて，疼痛が強く，一度疼痛が出現するとその後の活動に影響を与える場合は，あえて行わないこともある．

5. 姿勢とアライメントの評価[6]

膝関節は姿勢の変化によってメカニカルストレスの影響を受けやすい関節である．姿勢とアライメント検査を行うときは，それが症状の原因なのか，それとも外傷，疾病によって起こっているか

を判断する．前者の場合は，姿勢とアライメントの改善が症状改善につながる．しかし，後者の場合は損傷組織のケアと疾病からの回復が優先される．

膝関節は空間定位が優先される体幹と地面と接触し安定する足部に挟まれる関節である．よって，膝関節に加わるメカニカルストレスは姿勢に影響を受けやすい．著者が用いている姿勢・アライメント検査用紙を提示する（図24）．下肢内反と外反について説明する．

変形性膝関節症患者の見かけ上の下肢内反は大腿部と下腿部の水平面・矢状面・前額面でさまざまに対応した結果であり，画一的な法則はないことを念頭に入れる必要がある．見かけ上の下肢内反を生じさせる組み合わせは，骨盤後傾・後方回旋・後方移動の運動連鎖から大腿骨外旋・後方傾斜（股関節屈曲）を起こし，それを打ち消すために踵骨外がえしと前足部外転と第一列の背屈・内反の運動連鎖から距骨の内転・背屈・前方移動→下腿の内旋と外側傾斜を起こし下肢内反を呈する場合がある．また，骨盤前傾・前方移動の運動連鎖から大腿骨内旋を起こし，それを打ち消すために踵骨内がえしと前足部内転と第一列の底屈・外反の運動連鎖から距骨の外転・底屈・後方移動→下腿の外旋と外側傾斜を起こし下肢内反を呈する場合がある．いずれにしても半月板，関節軟骨などの膝関節構成体に非生理的負荷を生じさせるだけではなく，内反による内側への荷重増大，関節接触面の変化に伴う応力増大を招く危険性が高くなる．

膝蓋大腿関節に問題を有する者は，下肢外反を生じさせる者が多い．これらの患者は骨盤前傾の運動連鎖に伴い，さらに骨盤に対し大腿骨の動的安定に問題を有している場合が多く，過度の大腿骨内旋・内転・股関節屈曲→下腿内側傾斜を起こし，それを打ち消すために踵骨内がえしと第一列の背屈・内反の運動連鎖から距骨の外転・底屈・後方移動→下腿の外旋を起こし下肢外反を呈する場合がある．この場合，下肢外反と下腿外旋に伴いQ-angleは増加し，膝蓋大腿関節の関節

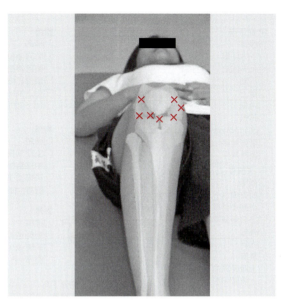

図23　膝関節構成体の圧痛検査の部位
膝関節の解剖をイメージしながら痛みの評価を行う．

面の適合性不良，外側関節面への応力増大，膝蓋骨に対する外側牽引力の増加に伴う膝蓋骨滑走障害を招く危険性が高まる．

下肢の内反・外反変形の評価には，大腿骨頭中心と足関節中心（距骨中心）を結んだ線である立位荷重線（Mikulicz線）と大腿脛骨角（FTA）が使用される．Mikulicz線は，下肢機能軸と呼ばれることもあり，荷重線が膝関節面を通過する位置を表すことができる（図25）．膝OAでは立位荷重線は，膝関節内側を通過する．FTAは大腿骨と脛骨骨幹部の長軸のなす膝外側角であり，正常成人のFTAの正常値は男子で175〜178°，女子で172〜176°の範囲である（図26）．膝OAでは大腿脛骨角は大きくなる．

6. 代表的な関節機能評価表

WOMAC（The Western Ontario and McMaster Universities Arthritis Index）とJKOM（Japanese Knee Osteoarthritis Measure）は変形性膝関節症患者に用いられることが多い．また，スポーツ外傷には，膝外傷と変形性関節症評価点数；J-

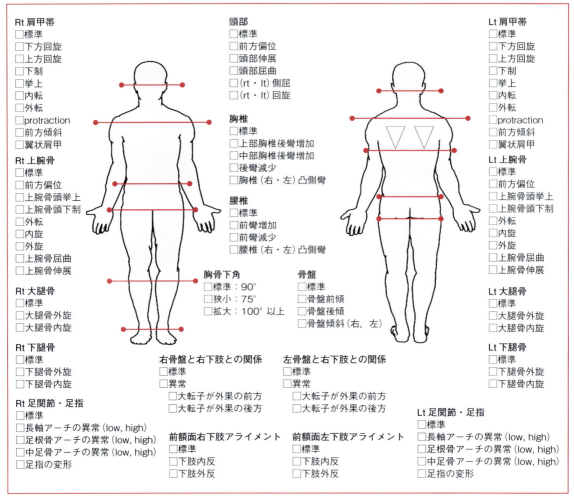

図24 姿勢・アライメント検査表

KOOS (Japanese-Knee injury and Osteoarthritis Outcome Score) が適している.

疾患特異的・患者立脚型QOL評価の代表的なものとして, WOMAC (The Western Ontario and McMaster Universities Arthritis Index)[7], 日本人を対象としたものとして変形性膝関節症患者機能評価尺度; JKOM (Japanese Knee Osteoarthritis Measure)[8], 膝外傷と変形性関節症評価点数; J-KOOS (Japanese-Knee injury and Osteoarthritis Outcome Score)[9] がある. パフォーマンスの測定は, 30秒椅子からの立ち上がりテストと40mの努力性歩行をコアセットとし, さらに必要に応じて timed up and go test, 6分間歩行テストが推奨されている[10].

7. 症例提示

2症例を提示する[11].

症例1

40歳代後半の女性でウォーキングを開始して1ヵ月後に膝関節外側の疼痛を訴えていた. X線的には特に膝OA所見は認められず, MRIにおいても半月板損傷, 骨髄浮腫などの所見はなかった.

1) 客観的情報

動作テストは, 片足立ち (one leg standing: OLS) テストにて10秒も保持することができず, Duchenne徴候陽性, 骨盤のTrendelenburg徴候陽性, 大腿骨内旋に伴う膝関節外反が観察され

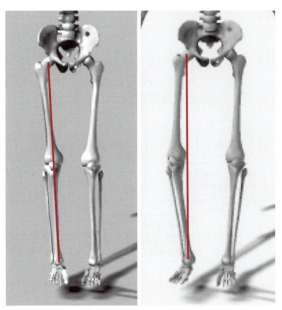
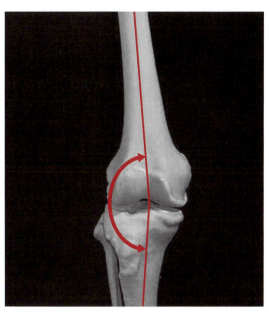

図25 Mikulicz線
左：正常なアライメントでのMikulicz線
右：下肢内反アライメントでのMikulicz線．膝の内側を通る．

図26 大腿脛骨角（FTA）

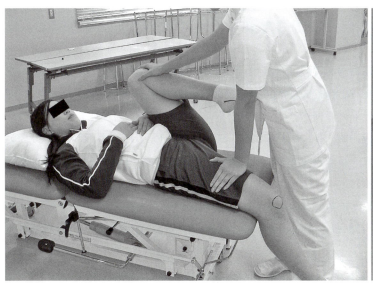
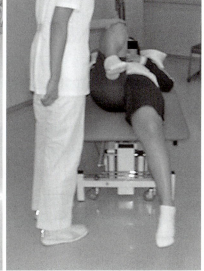

図27 Thomasテストにて下腿の外反・外旋を確認

た．また，側臥位での下肢外転テストでは，骨盤の過度な挙上運動と後方回旋および遠心性運動時のコントロール不全が観察された．圧痛は腸脛靱帯，外側広筋，大腿筋膜張筋，外側膝蓋支帯に認められ痛覚過敏の存在が推測された．膝蓋骨の他動運動，特に内側への運動にて膝関節外側の疼痛が再現され，それは本人の自覚症状と一致した．

身体機能障害として膝蓋骨の可動性障害，股関節屈曲伸展中間位および伸展域での股関節外転筋力の著明な低下（徒手筋力検査にて3マイナスレベル），Oberテストおよびその変法で陽性，Thomasテストにて下腿の内反・内旋（図27）が認められ

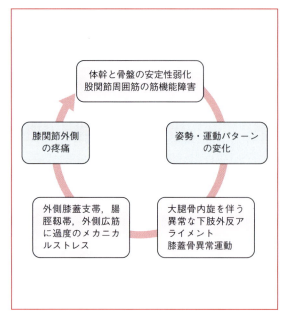

図28 症例1の疼痛発現に至るまでの診断的リーズニング

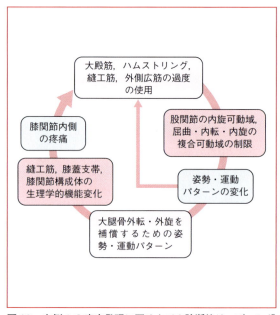

図29 症例2の疼痛発現に至るまでの診断的リーズニング

ため，大腿筋膜張筋および腸脛靱帯の長さに問題があることが推測された．

2) 解釈

以上のことより，本症例の膝関節痛発症の過程は，ウォーキングに適応するための体幹と骨盤の安定性弱化と中殿筋や大殿筋を中心とした股関節周囲筋の筋機能障害が原因で，大腿骨内旋を伴う異常な下肢外反アライメントと膝蓋骨異常運動を生じていた．その結果，外側膝蓋支帯や腸脛靱帯，外側広筋に過度のメカニカルストレスが繰り返し加わり，それらの組織の生理学的機能変化が膝関節痛の源 (pain source) であるという推測を立てた (図28)．

症例2

60歳代後半の女性であった．スポーツジムでエアロビックエクササイズを始めて膝関節内側の疼痛が生じていた．疼痛はエアロビックエクササイズ時と30分以上の立位または歩行時に認められた．立位膝関節前後X線像にてK-L分類でgrade 2であり，膝内側関節裂隙の減少が認められた．内科的合併症として，糖尿病，高血圧を有していた．エアロビックエクササイズを始めてから膝関節痛が出現したこと，膝関節水症や熱感などの炎症所見はないこと，安静時痛・夜間の疼痛はないことより，構造障害や病態が原因と考えるよりも，運動機能障害が原因であると推測した．

1) 客観的情報

動作テストでは，スクワット動作と20cm台降段動作にて膝関節内側の疼痛と違和感，OLSテストは保持困難であった．スクワット動作と降段動作では，大腿骨外旋に伴う膝関節の内反が観察された．圧痛は大殿筋，ハムストリング，縫工筋，外側広筋，大腿直筋，腸脛靱帯，膝蓋靱帯，膝蓋支帯に全体的にあり，痛覚過敏の存在が推測された．しかし，圧痛と本人の自覚的疼痛の特徴は一致しないということであった．身体機能障害として，膝関節屈曲・伸展最終可動域での膝内側部の疼痛と違和感の訴え，および可動域制限が認められた．股関節は屈曲可動域，屈曲・内転・内旋の複合可動域と内旋可動域の強い制限が認められた．Oberテストは陽性，Thomasテストにて下腿の内反・内旋が認められたため，腸脛靱帯と縫工筋の長さに問題があることが推測された．筋力は股関節伸展と外転のわずかな低下 (MMT 4)

が認められた．SLR運動，腹臥位での股関節伸展運動，側臥位での股関節外転運動時に，すべてにおいて股関節外転・外旋運動が伴っていた．

2) 解釈

以上のことより，本症例の膝関節痛発症の過程は，立位や歩行の着地時に大腿骨外転・外旋を補償するために，下腿と足部での前額面・回旋運動で行うために，内反下肢アライメントが強いられる．さらに後足部の外反運動と前足部外がえし運動の増加が，下腿の過度な回旋運動を生じさせ，膝関節回旋運動を強めたことが原因であると推測した．その結果，縫工筋，膝蓋支帯，膝関節構成体の生理学的機能変化につながり，それが膝関節痛の源（pain source）であるという推測を立てた（図29）．

メモ　Duchenne徴候
片足立ちをした時に，支持側に体幹を傾斜して，重心を支持基底面内に収束させるための運動学的現象である．

メモ　Trendelenburg徴候陽性
片足立ちをした時に，股関節・骨盤の外側に位置する筋の機能低下によって骨盤を水平に保てず，非支持側の骨盤が落ちる運動学的現象である．

文献

1) 木藤伸宏：膝関節の運動障害．標準理学療法学　病態運動学，星　文彦ほか編，医学書院，東京，253-266，2014
2) Page P：Assessment and Treatment of Muscle Imbalance. The Janda Approach, Human Kinetics, Champaign, 43-55, 2010
3) 加藤　浩：多関節運動連鎖からみた骨関節疾患の筋機能．多関節運動連鎖からみた変形性関節症の保存療法刷新的理学療法，井原秀俊ほか編，全日本病院出版会，東京，26-47，2008
4) Powers CM：The influence of abnormal hip mechanics on knee injury：a biomechanical perspective. J Orthop Sports Phys Ther 40：42-51. 2010
5) Buttler D et al：Peripheral nerve：structure, function, and physiology. Scientific Foundations and Principles of Practice in Musculoskeletal Rehabilitation, Magee DJ eds, Saunders, Philadelphia, 175-189, 2007
6) 荒木　茂：理学療法士列伝　EBMの確立に向けて　荒木茂　マッスルインバランスの考え方による腰痛症の評価と治療，三輪書店，東京，2012
7) Bellamy N et al：Validation study of WOMAC：a health status instrument for measuring clinically important patient relevant outcomes to antirheumatic drug therapy in patients with osteoarthritis of the hip or knee. J Rheumatol 15：1833-1840, 1988
8) Akai M et al：An outcome measure for Japanese people with knee osteoarthritis. J Rheumatol 32：1524-1532, 2005
9) Nakamura N et al：Cross-cultural adaptation and validation of the Japanese Knee Injury and Osteoarthritis Outcome Score（KOOS）. J Orthop Sci 16：516-523, 2011
10) Dobson F et al：OARSI recommended performance-based tests to assess physical function in people diagnosed with hip or knee osteoarthritis. Osteoarthritis Cartilage 21：1042-1052, 2013
11) 木藤伸宏：中高年膝スポーツ障害に対するリハビリテーション．MB Med Reha 182（4）：45-53，2015

（木藤伸宏）

③ 足関節

1. 視診・触診

a. 足部の外形状のみかたとその評価

足部の形状や外観から足部・足関節にかかる負荷を運動学的に細かくみていく必要がある.

　足部の骨，軟部組織に異常がないかどうかを観察する.

　足部の外観上の形状（外形状）は，足部の骨・関節の変形，周囲の筋の緊張度合，皮膚の性質を反映して，症状と関連している．まずは，局所の発赤や腫脹の存在とその程度はよく見極めるべきである（図1）.

　足部で目に付きやすいのは足部アーチであり，それと関連して後足部のアライメント，次に足趾の変形と長さである．足部の内側縦アーチの高低は，足部の他の部位の特徴との関連がある．内側縦アーチが低い扁平足では，前足部の外反母趾や内反小趾，開帳足，後足部の外反位を伴っていることが多いので観察しておく．また，足底部の中足骨頭に胼胝を形成していることが多い．内側縦アーチが高い凹足（ハイアーチともいう）では，ハンマートゥや後足部の内反位を伴っているかどうかを観察しておく.

　このようにみていくと足部に荷重が偏りやすい箇所がわかる．それを反映しているのが皮膚の厚さや硬さである．荷重刺激を頻繁に受けている箇所の皮膚は分厚く，硬い性質となる．そして，そのような部位は表在感覚閾値が高く，鈍感である．一方，荷重刺激をあまり受けていないアーチの高い部分の皮膚は比較的薄く，柔らかい性質であり，表在感覚閾値が低く，敏感である.

> **メモ　足部の形状分類[1]**
> a) 正方形型：第1足趾の長さと第2足趾の長さとが同じ.
> b) ギリシャ型（Morton型）：第1足趾の長さが第2足趾より短い.
> c) エジプト型：第1足趾の長さが第2足趾より長い.

> **メモ　足趾の屈曲変形の分類[1]**
> a) 鉤爪趾（claw toe）：遠位趾節間関節（DIP）と近位趾節間関節（PIP）は過屈曲，中足趾節間関節（MP）は過伸展（背側脱臼）.
> b) 槌趾（hammer toe）：DIPは中間位か軽度屈曲，PIPは屈曲位，MPは伸展位.
> c) マレット趾（mallet toe）：DIPは屈曲位，PIPとMPは中間位.

> **メモ　中足骨の長さの分類[1]**
> a) Index plus-minus型：第1中足骨の長さと第2中足骨の長さとが同じ（足の分類では正方形型）.
> b) Index minus型：第1中足骨の長さが第2中足骨の長さより短い（足の分類ではギリシャ型）.
> c) Index plus型：第1中足骨の長さが第2中足骨より長い（足の分類ではエジプト型）.

b. 骨・関節・靱帯の触診

足部・足関節は28個の骨で構成され，それらの位置や靱帯を触知し，圧痛の確認をしていく.

1）足部・足関節の内側部の触診

　脛骨内果，三角靱帯，載距突起の傷害を確認するためには，まず内果をその最下端も含めて触知する．内果だけでなくそこに付着している三角靱帯の脛踵線維部の圧痛の有無を評価する．内果の下端からさらに遠位（下方）に指を滑らせながら三角靱帯を触知し，載距突起も触知してそれらの圧痛の有無を評価する（図2）．三角靱帯は内果の下方から扇形状に3部分に分かれて走行している．脛踵線維部の前方で舟状骨と連結している脛舟靱帯を触知して圧痛の有無を評価する．脛踵線維部の後方で距骨と連結している後脛距靱帯を触知して圧痛の有無を評価する.

　舟状骨・距舟関節と楔舟関節の関節裂隙の傷害を確認するためには，内果前縁から遠位に向かって順に距舟関節の関節裂隙，舟状骨，楔舟関節の関節裂隙を触知し，それらの圧痛の有無を評価する（図3）．また，外反母趾がある場合には，第1中足骨頭や第1中足趾節関節も触知してそれらの

図1 右足足関節内反捻挫後の局所の発赤や腫脹
a 内外果周囲の腫脹
b 踵部外側での内出血斑
c 前足部の腫脹
d 踵部内側の内出血斑

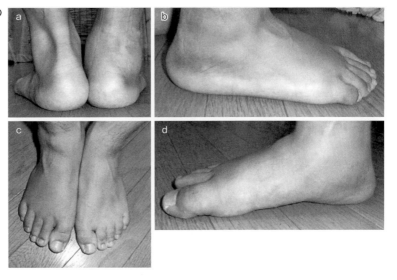

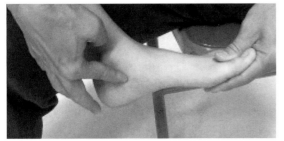

図2 脛骨内果，三角靱帯（脛踵線維），載距突起の触診
脛骨内果を触知している指を遠位へと辿り最下端を触知する．内果の下端からさらに遠位（下方）に三角靱帯（脛踵線維）を触知しながら指を滑らせ載距突起を触知する．

圧痛の有無も評価する．

2) 足部・足関節の外側部の触診

　腓骨外果，前距腓靱帯，足根洞，立方骨，二分靱帯の傷害を確認するためには，まず外果をその最下端も含めて触知して圧痛の有無を評価する．外果に付着している前距腓靱帯を触知して圧痛の有無を評価する．前距腓靱帯の下方にある足根洞，踵立方靱帯と踵舟靱帯（二分靱帯）も触知して圧痛の有無を評価する（図4）．

　踵腓靱帯と第5中足骨粗面の傷害を確認するためには，腓骨外果の下端の後方から踵腓靱帯が踵骨外側部の腓骨筋滑車に向けて走行しているのを触知して圧痛の有無を評価する．踵腓靱帯から踵骨外側面を前方へ進めて辿ると足部外側部に突出している第5中足骨粗面を触知して圧痛の有無を

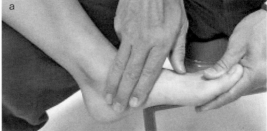

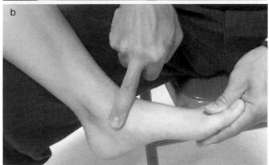

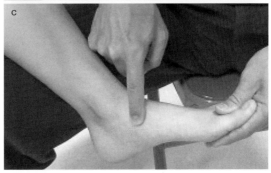

図3 舟状骨・距舟関節と楔舟関節の関節裂隙の触診
a 内果前縁に3横指を当てる．
b 近位から遠位に向かって順に距骨頸部内側部，
c 舟状骨，内側楔状骨が位置しておりその順に触知できる．舟状骨・距舟関節と楔舟関節の関節裂隙も触知して，圧痛を確認してこれらの損傷の有無を評価する．

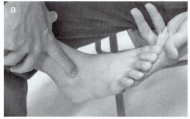
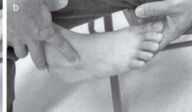
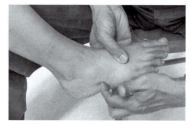
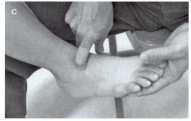
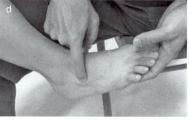

図5 第5中足骨粗面の触診
足部外側部に突出している第5中足骨粗面を触知して圧痛の有無を評価する.

図4 腓骨外果,前距腓靱帯,足根洞,立方骨,二分靱帯の触診
a 腓骨外果,b 外果前縁に指を立て指腹部で距骨滑車前外側縁との関節裂隙,
c 前距腓靱帯,d 前距腓靱帯の下へと指を進めると足根洞を触知し,圧痛の有無を評価する.立てた指の指先は踵骨と立方骨との関節裂隙も触知している.背側面の踵立方靱帯とその内側の踵舟靱帯(二分靱帯)も触知して圧痛の有無を評価する.

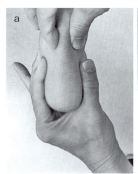
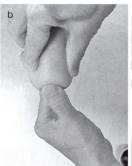
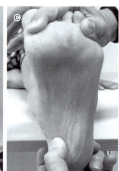

図6 踵骨後面と踵骨隆起の触診
踵骨の後面(a)では踵骨の近位部からアキレス腱の付着部,さらに遠位へ辿り踵骨後面の下端を触知(b)して圧痛の有無を評価する.踵骨の底面では,2つの踵骨隆起を触知する.足底の筋群や足底腱膜を弛緩させた状態で足底腱膜内側縁を踵骨に向かって辿っていくと踵骨隆起内側結節(c)を触知する.そのまま底面を外側に辿って踵骨隆起外側結節を触知して圧痛の有無を評価する.

評価する(図5).

3) 踵部と足底腱膜および種子骨の触診

アキレス腱付着部,踵骨隆起,足底腱膜の傷害を確認するためには,まず踵骨の後面からアキレス腱付着部へと触知して圧痛の有無を評価する(図6).

踵骨の底面では2つの踵骨隆起の圧痛の有無を評価し,足底面では足趾を背屈されることによって足底腱膜の緊張と疼痛の有無を評価する.足底腱膜の緊張は内側部が高く,外側部に移動するほど緊張は低くなるので,その程度と疼痛との関係を評価する(図7).

また,母趾底側面では,第1中足趾節間関節の関節裂隙の底側面と第1中足骨頭底面の2つの種子骨を触知して圧痛の有無を評価する(図8).

2. 可動性の評価

a. 距腿関節可動域のみかたとその評価

<u>距腿関節の運動軸と関節面の凹凸をイメージして回旋運動をみていく.</u>

距腿関節底背屈の可動域を非荷重位でみる場合,下腿下垂位の座位で下肢筋群が緊張していない状態でみることが重要である.徒手で距骨を触

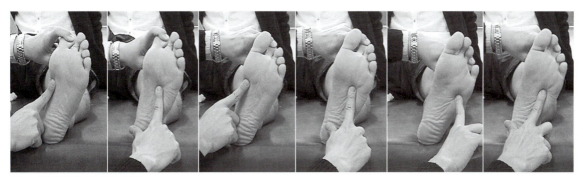

図7 足底腱膜の緊張の触診
足底腱膜は，足趾を背屈させることによってその全体を触知していく．遠位部は幅が広く，近位部は狭くなっている．内側部および外側部を足の長軸方向に沿って触知し，足趾の背屈角度の違いによる足底腱膜の緊張の変化を触知して疼痛の有無を評価する．内側部の方は緊張度が高く，外側部に移動するほど緊張は低くなることも触知でき，足趾の背屈角度との関連を評価する．

知しながら可動範囲を見極めるときにも，底屈運動での距骨の前方回転と，背屈運動での距骨の後方回転を判定する（図9）．これによって，可動性の良くないところはそれを制限している軟部組織を探索し判別して治療することになり，不安定な動きをするところはその動きを制動する筋の機能をみていくことになる．

また，脛骨に対する腓骨のわずかな運動を見逃さないようにする必要がある．背屈時には腓骨は上方・外側・外旋（後方）変位，底屈時にはその逆の動きがみられるが，距骨の動きが制限されている場合にはこの脛腓関節の運動制限の影響をみておくことも重要である．

> **メモ** 距腿関節の運動軸の傾斜[2]
> 距腿関節の運動軸は，水平面に対して平均10°（外側下方），前額面に対して平均6°（外側後方）．

b. 距骨下関節の可動域のみかたとその評価

距骨下関節の運動は，隣接する関節にも強く影響するので非常に重要である．距骨下関節の運動軸をイメージして踵骨の可動範囲をみていく．

距骨下関節中間位のみかたの方法はいくつかあるが，臨床的には腓骨外果を含めた後足部後面（前額面）から観察する方法がある．腓骨外果より近位と遠位の上下ラインが延長線で一致する場合の踵骨の位置が中間位と判定するみかたが簡便である（後述 the foot posture index，2)参照）．

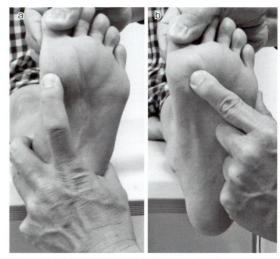

図8 第1中足骨頭底面（a）と種子骨の触診（b）
第1中足趾節間関節の関節裂隙の底側面と第1中足骨頭底面の2つの種子骨を触知して圧痛の有無を評価する．

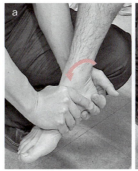 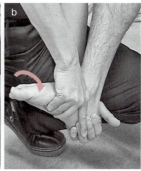

図9 距腿関節の底屈運動と背屈運動での距骨の回転運動
a 底屈運動での距骨の前方回転
b 背屈運動での距骨の後方回転

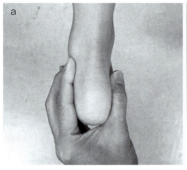
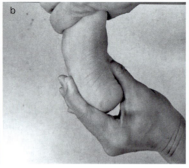
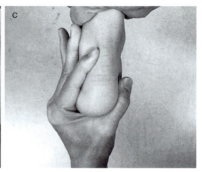

図10 距骨下関節の可動域のみかた（左足の場合）
a 中間位, b 内反可動域, c 外反可動域

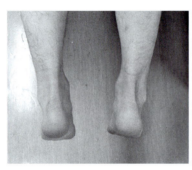
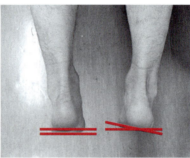

図11 横足根関節肢位
左足は，踵底面と前足部底面とが平行な位置関係にあり，横足根関節肢位は中間位である．右足は，踵底面に対して前足部底面が内反位にあり，横足根関節肢位は前足部内反位と判定する．

距骨下関節の可動域は，後面から見た踵骨の動きで評価できる．踵骨を下腿骨に対して内外反方向に動かす．特に外反の可動範囲は狭いので注意してみておく（図10）．

メモ　距骨下関節の運動軸の傾斜[2,3]
距骨下関節の運動軸は，水平面に対して平均42°（前上方），矢状面に対して平均16°（前内方）．

c. 横足根関節の可動域のみかたとその評価

横足根関節の運動軸と関節面をイメージして回旋運動をみていく．

横足根関節の可動域をみる場合には，まず，距骨下関節を中間位に保持しておく．この時の踵底面に対して前足部底面が回外位か，回内位か，ほぼ平行の中間位かを確認しておく（横足根関節肢位の確認）．次に，横足根関節で前足部をいったん，最大回外させ，また，最大回内方向に動かし，再び横足根関節肢位を確認する．この時，前足部を回外・回内した可動範囲も評価しておく（図11, 12）．

メモ　横足根関節の運動軸の傾斜[2,3]
a) 横足根関節の運動軸（縦軸）は，水平面に対して平均15°（前上方），矢状面に対して平均9°（前内方）．
b) 横足根関節の運動軸（斜軸）は，水平面に対して平均52°（前上方），矢状面に対して平均57°（前内方）．

d. その他の足部のみかた

足部各関節の関節面をイメージして回旋運動をみていく．

1) 足趾のMP関節の伸展可動域のみかた

歩行時の立脚後期のMP関節伸展角度は30～60°が標準である[4]．伸展60°以上の可動性があり，その時の他動的抵抗感も低いと歩行立脚後期の推進力が弱い可能性があり，それに伴う底屈・内反筋の過剰収縮や代償運動が症状や動作障害につながる．一方，伸展30°以下で可動域が狭く，その時の他動的抵抗感が強いと歩行立脚後期の推進力が高まりやすいが，立脚中の衝撃吸収能が乏しく母趾球や小趾球，踵部などに応力が集中し足底部の疼痛の原因になることがある．

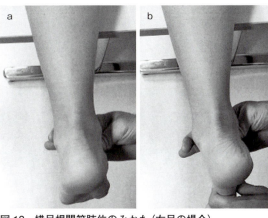
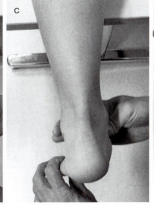
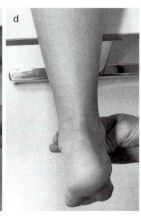

図12 横足根関節肢位のみかた（左足の場合）
a 距骨下関節を中間位に保持しておく．踵底面に対して前足部底面が回外位か，回内位か，ほぼ平行の中間位かを確認しておく（横足根関節肢位の確認）．
b 次に横足根関節で前足部をいったん最大回外させる．
c 最後に最大回内方向に動かす．
d 再び，横足根関節肢位を確認する．

2) 第1趾列と第5趾列の位置と可動性のみかた

第1趾列は，内側楔状骨と第1中足骨から構成されている．第1趾列の運動軸は，第4中足骨基部外側から後内側に向かって前額面および矢状面に対してほぼ45°の角度をなし，水平面とはかなり近接している．運動方向は底屈・外反と背屈・内反の複合運動である．

第5趾列は第5中足骨のみである．第5趾列の運動軸は，立方骨外側から前内側上方に向かっている[5]．運動方向は底屈・内反と背屈・外反の複合運動であり，わずかであるが内外転の運動域がある．

第1趾列も第5趾列も可動性のみかたの基準は同じで，他の4趾を同一平面（水平面）で把持して，その面に対して背側方向と底側方向への移動距離で評価する．一般的にどちらの方向にもほぼ同じ移動量で，正常は背側・底側ともにそれぞれ5mm程度とされている（図13）．

3) 足根骨可動性のみかた

足根骨の可動性は，主に関節滑り運動を以下のようにしてみることによって，剛性・柔軟性を判別する．

① 第2，3楔状骨に対する第2中足骨の可動性
② 第2，3楔状骨に対する第3中足骨の可動性
③ 第1楔状骨に対する第1中足骨の可動性
④ 舟状骨に対する第1，2，3楔状骨の可動性
⑤ 距骨に対する舟状骨の可動性
⑥ 立方骨に対する第4，5中足骨の可動性
⑦ 舟状骨と第3楔状骨に対する立方骨の可動性
⑧ 踵骨に対する立方骨の可動性

3. 安定性の評価

a. 足関節前方不安定性評価

靱帯の機能不全をみる場合，関節肢位を考えてみていく．前方不安定性の評価は主に前距腓靱帯の機能不全をみるためのテストである．

1) 下腿下垂位の端座位（あるいはベッド上背臥位）でのテスト（図14）

下腿遠位部に対して距骨を含めた中足部を徒手にて前方に引き出し，距骨の前方過剰移動の有無を判定する．以下のように足関節角度別に評価し，前方移動の特徴も判定する．

a) 足関節底屈約20°位，中間位，背屈位である
主に前距腓靱帯が不全状態であると底屈角度で

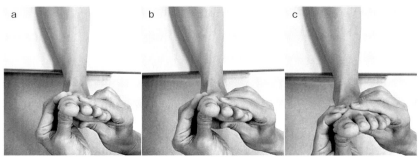

図 13-① 第1趾列の位置と可動性のみかた
a 横アーチを1列に中間位とする．
b 第1列の背側への可動性．
c 第1列の底側への可動性

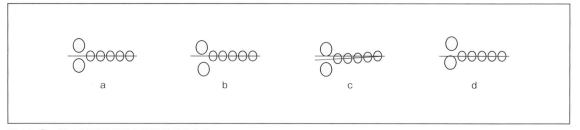

図 13-② 第1趾列の位置と可動性のみかた
a 正常
b 第1列底屈変形．第1列は背屈よりも底屈の方が大きい．
c 前足部外反．第1列は正常な可動域をもつ．
d 第1中足骨挙上．第1列は底屈よりも背屈の方が大きい．

距腿関節・距骨下関節を中間位に保持する．他の4趾を同一平面（水平面）で把持して，背側方向と底側方向への移動距離を観察する．どちらの方向にもほぼ同じ移動量で，正常は背側・底側ともに5mm程度とされている．背側運動に内反，底側運動に外反が伴っている．

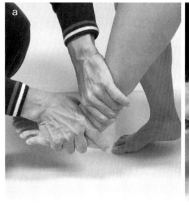 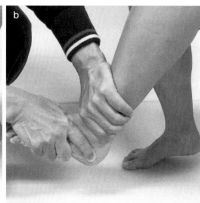

図14 足関節前方不安定性評価（端座位）
a 下腿下垂位の端座位（あるいはベッド上背臥位）で，徒手にて一方の手で下腿遠位部を固定し，他方の手で距骨を含めた中足部を把持する．
b 距骨を前方に引き出す．

の不安定性が大きくなる．踵腓靱帯や後距腓靱帯の不全が混在すると，背屈位での不安定性もみられる．後距腓靱帯の不全が大きいと下腿に対する足部の外転（外旋）不安定性が大きくなる．

b）距骨の移動方向を観察する

距骨の前外側のみの変位が大きく不安定の場合は，前距腓靱帯不全の影響が大きいことになるが，距骨内外側共に前方への変位が大きい場合には内側の三角靱帯の不全も混在していることになる．

2）crook-lying（屈膝臥位）でのテスト（図15）

距骨に対して下腿遠位部を徒手にて後方に押し込み，下腿骨の後方過剰移動の有無を判定する．

ベッド上背臥位で股・膝関節屈曲位をとり，足

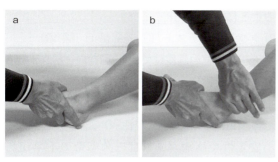
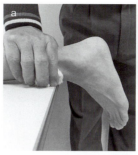
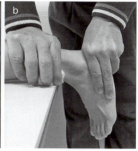

図15 足関節前方不安定性評価（crook-lying（屈膝臥位））
a 一方の手で距骨を含めた中足部を把持する．
b 他方の手で下腿骨遠位端を把持し，ベッド上の踵骨を支点にして下腿骨遠位端を後方へ押し込む．

図16 足関節前方不安定性評価（腹臥位）
a ベッド上腹臥位で足関節前面をベッド端辺縁に合わせて足部を出しておく．徒手にて一方の手で下腿遠位部を後方から固定する．
b 他方の手で踵骨を把持し，後方から前方に押し出す．

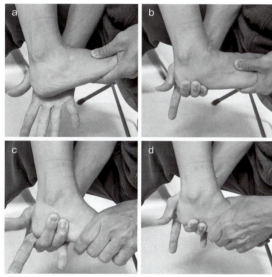
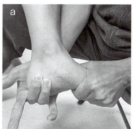
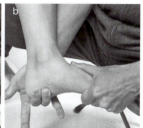

図18 足関節側方不安定性評価（外反：左足の場合）
a 下腿下垂位の端座位（あるいはベッド上背臥位もしくは側臥位）で検査する．膝関節軽度屈曲位をとり，三角靱帯（脛踵線維）が脛骨長軸の延長線になるように足関節底背屈中間位（やや背屈位）を保持する．
b 踵骨を外反方向に強制した場合の不安定性をみる．

図17 足関節側方不安定性評価（距骨側方傾斜テスト：右足の場合）
a, b 下腿下垂位の端座位（あるいはベッド上背臥位もしくは側臥位）で検査する．膝関節軽度屈曲位をとり，踵腓靱帯が腓骨長軸の延長線になるように足関節底背屈中間位（やや背屈位）を保持する．踵骨を内反方向に強制した場合の不安定性をみる．
c, d 底屈可動域を変えてもみる．足関節を底屈位にして内反方向に誘導した場合の不安定性は，前距腓靱帯の機能不全をみている．

3）腹臥位でのテスト（図16）

下腿遠位部に対して距骨を含めた後足部を徒手にて前方に引き出し，距骨の前方過剰移動の有無を判定する．

ベッド上腹臥位で足関節前面をベッド端辺縁に合わせて足部を出しておく．徒手にて一方の手で下腿遠位部を後方から固定し，他方の手で踵骨を後方から前方に押し出す．

b．足関節側方不安定性評価

側方不安定性の評価は主に踵腓靱帯や三角靱帯の機能不全をみるためのテストである．

1）距骨側方傾斜テスト（図17, 18）

下腿遠位部に対して距骨を含めた後足部を徒手にて内反方向にストレスをかけ，距骨の過剰な傾斜の有無を判定する（図17）．

底面はベッドに密着させて徒手にて一方の手で足部を固定する．他方の手で下腿骨遠位部を後方に押し込み，相対的な距骨の前方引き出しを誘導する．腓骨外果の後方移動と脛骨内果の後方移動の程度やその差もみておく．

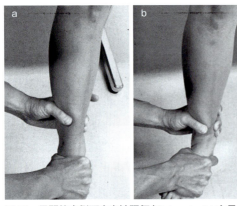

図19 足関節内側不安定性評価（Kleiger test：右足の場合）
a 下腿下垂位の端座位（あるいはベッド上背臥位もしくは側臥位）で検査する．膝関節軽度屈曲位をとり，足関節底背屈中間位を保持する．
b 横足根関節より遠位部（中足部）を外転・回内ストレスを加えて不安定性をみる．三角靱帯（脛舟線維）の機能不全をみている．

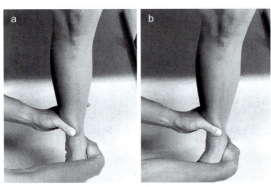

図20 脛腓関節不安定性評価（外旋ストレステスト：右足の場合）
a 下腿下垂位の端座位（あるいはベッド上背臥位もしくは側臥位）で検査する．膝関節軽度屈曲位をとり，足関節底背屈中間位を保持する．
b 後足部を外旋（外転）方向に脛腓関節を離開するようにストレスを加えて不安定性をみる．

ベッド上背臥位もしくは側臥位で検査する．膝関節軽度屈曲位をとり，踵腓靱帯が腓骨長軸の延長線になるように足関節底背屈中間位（やや背屈位）を保持する．踵骨を内反方向に強制した場合の不安定性をみる．足関節を底屈位にして内反方向に誘導した場合の不安定性は，前距腓靱帯の機能不全をみている．

同様に踵骨を外反方向に強制した場合は，三角靱帯（脛踵線維）の機能不全による不安定性をみ

ることになる（図18）．

2）クライガーテスト（Kleiger test）（図19）

下腿下垂位の端座位で，徒手にて一方の手で下腿遠位部を固定し，他方の手で前足部・中足部を把持し，外転方向にストレスを加える．内果下端部の脛距部の離開（不安定性）の有無を確認する．不安定性や疼痛があれば三角靱帯の不全がある[6]．

c. 脛腓関節不安定性評価（外旋ストレステスト）（図20）

脛腓関節不安定性の評価は主に遠位脛腓靱帯や三角靱帯の機能不全をみるためのテストである．

下腿下垂位の端座位で，徒手にて一方の手で下腿遠位部を固定し，他方の手で踵骨を把持し，脛腓関節を離開するように後足部を外旋（外転）方向にストレスを加えて不安定性の有無をみる[6]．

d. 筋力・筋機能の評価

筋力が弱化したり，筋の作用が不十分であると不安定性が生じる．筋・腱は，収縮・弛緩を利用して触知しやすい部位から触診し，筋の作用と筋力をみていくとよい．

前脛骨筋の機能障害を確認するためには，まず下腿の脛骨稜の外側部にある筋腹から遠位部の前脛骨筋腱までを触知する（図21）．足部内がえし位で筋の収縮により距腿関節の背屈が最終域まで運動しているのかどうかを評価する．不十分な場合は，筋力の低下だけでなく腱の滑走が障害されていることもあるので注意して観察する．長趾伸筋や長趾伸筋腱も同様であるが，距腿関節背屈位だけでなく底屈位でも評価しておく．

長腓骨筋と短腓骨筋の機能障害を確認するためには，まず短腓骨筋をみる（図22）．短腓骨筋は，足指屈曲位・距腿関節底屈位にして足部の外転運動で評価する．一方，長腓骨筋は，距腿関節中間位・足指屈曲位・足部外転位にして足部の底屈運動で評価する．

後脛骨筋腱，長趾屈筋腱，長母趾屈筋腱の機能障害を確認するためには，まず後脛骨筋をみる．後脛骨筋腱は，足関節底屈位で足部の内がえし運

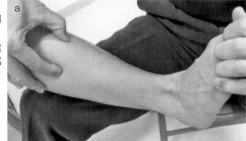
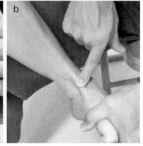

図21 前脛骨筋とその腱の触診
a 前脛骨筋は，下腿の脛骨稜の外側部に大きな筋腹を触知できる．
b その遠位部へと辿ると前脛骨筋腱まで触知でき，内側楔状骨への付着部まで触知することができる．

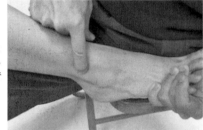
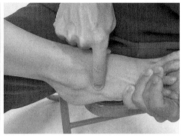

図22 短腓骨筋腱の触診
短腓骨筋腱は長腓骨筋腱と重なるようにして，腓骨外果後面で触知される．長腓骨筋腱は立方骨の底面を横切るところまで，短腓骨筋腱も腓骨外果から第5中足骨粗面に付着するところまで触知できる．

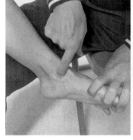
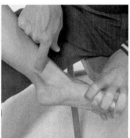
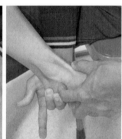

図23 後脛骨筋腱の触診
下腿の遠位内側部で後脛骨筋腱を触知する．後脛骨筋腱は，足関節底屈位で足部の内がえし運動をすると内果後方近位部で腱の膨隆を触知できる．長趾屈筋腱は，後脛骨筋腱を触知した際に，足趾の屈伸運動のみをさせることによって後脛骨筋腱の後方で触知できる．さらに後方では長母趾屈筋腱を触知できる．

動をすると内果後方近位部で腱の膨隆を触知できる（図23）．長趾屈筋腱は，後脛骨筋腱を触知した際に，足趾の屈伸運動のみをさせることによって後脛骨筋腱の後方で触知できる．さらに後方では長母趾屈筋腱を触知できる．

　足趾の内在筋の機能障害を確認するためには，足趾が可動範囲全域まで運動可能かどうかで評価する．母趾外転筋，小趾外転筋，長・短母趾屈筋の機能が良好な場合，母趾と小趾は十分に外転でき，足趾の屈曲は距腿関節底屈位で十分な屈曲ができる（図24）．

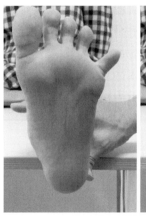
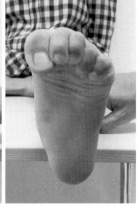

図24 小趾外転筋，長・短母趾屈筋，長・短趾屈筋の機能が良好
小趾の外転が十分に可能であれば，小趾外転筋の機能は良好である．また，IP関節の屈曲が十分に運動できれば，長・短母趾屈筋，長・短趾屈筋は良好に機能している．

> **メモ** 長母趾屈筋（FHL）と長趾屈筋（FDL）の交叉：master knot of Henry[7]
> - FHLは，脛骨と腓骨の後面から距骨後突起の溝に向かって斜走し，載距突起の下を通って足底に入る．
> - FDLは，脛骨と腓骨の後面でFHLと後脛骨筋（TP）より内側から距骨後面に向かって縦走し，TPの後下方を並走して足底に入る．
> - FHLとFDLは，舟状骨の底面でmaster knot of Henryと呼ばれる線維性の洞の中で交叉して，FHLは母趾へ，FDLは他の4趾へ向かう．

4．疼痛の評価

足関節・足部に問題のある対象者の訴える症状は比較的局所の疼痛に限局されている場合が多い．疼痛評価部位は，触診によって圧痛を確認し，運動時痛や荷重痛を確認していく．筋・腱の疼痛部位は，筋肉・腱・筋腱移行部をできるだけ区別して評価していく．

a．疼痛評価で確認しておくべきこと

1）急性の痛みと慢性の痛み

急性期の炎症症状としての痛みかどうか，慢性の経過を辿った痛みかどうかは問診で評価する．

2）安静時の痛みの有無と運動時の痛みの有無

安静時に痛い場合には，炎症が活発化していることと神経系や血管系の病態による疼痛を視野に入れて，感覚検査による評価が必要となる．

運動時では荷重位時か非荷重位時かの区別をして評価することと，関節運動の方向によって痛みの部位が異なるので，関節運動方向とその時の疼痛部位を評価する必要がある．運動によって損傷された組織に張力が加わり痛みが生じると解釈していく．

> **メモ** 運動による痛みの評価
> a) 関節肢位が中間位での筋の等尺性収縮による痛み
>   筋腹や腱が伸張される痛み．
> b) 他動運動やストレステストによる痛み
>   靱帯，筋膜，滑液包，関節包，硬膜，神経根が伸張される痛み．
> c) 自動運動による痛み
>   上記a), b) による痛み．

3）痛みの部位

圧痛部位と運動時痛の部位とが同じかどうかも含めて評価する．

4）痛みの種類

損傷された組織（筋腱・靱帯，神経，血管）によって痛みの感覚が異なるので問診にて評価する．足部・足関節・下腿部の痛みは，腰仙髄神経由来の関連痛の有無も確認する．

b．足関節前面と足背部の疼痛の確認（触診参照）

1）荷重位での疼痛評価（前後開脚立位で前方の下腿を前傾させた場合）

- 足関節前面に疼痛があれば，距骨と脛骨との衝突による疼痛や短趾伸筋腱，第3腓骨筋腱の炎症などによる疼痛を疑う．
- 足背部に疼痛があれば，横足根関節，舟状骨，楔状骨，立方骨個々の骨の炎症もしくはその直上を通る伸筋腱の炎症などによる疼痛を疑う．

2）運動時の疼痛評価

- 前脛骨筋，長・短母趾伸筋，長・短趾伸筋の収縮，伸張によって疼痛が誘発されるかどうかを評価する．

c．足関節外側部の疼痛の確認（触診参照）

1）荷重位での疼痛評価（前後開脚立位でtoe-inで前方の下腿を前傾させた場合）

- 足関節外側部に疼痛があれば，前距腓靱帯，踵腓靱帯，距腿関節前外側部，腓骨外果下端部，脛腓関節，足根洞などの炎症による疼痛を疑う．
- 後外側荷重に誘導することにより，後距腓靱帯やアキレス腱外側部などの炎症による疼痛を疑う．

2）運動時の疼痛評価

- 長・短腓骨筋の収縮，伸張によって疼痛が誘発されるかどうかを評価する．

3）外果周辺の圧痛の確認

4）遠位脛腓関節圧迫テスト（下腿スクイーズテスト）（図25）

ベッド上背臥位で検査する．下腿中央部から遠位方向に内外果まで脛骨と腓骨を寄せるように圧迫していく．脛腓関節部での疼痛の有無を

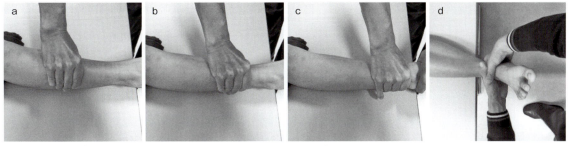

図25 遠位脛腓関節圧迫テスト（下腿スクイーズテスト：右足の場合）
ベッド上背臥位で検査する．下腿中央部から遠位方向に内外果a〜dまで脛骨と腓骨を寄せるように圧迫していく．脛腓関節部での疼痛の有無を確認する．

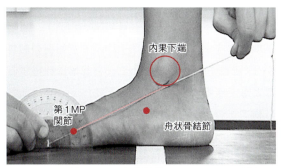

図26 Feiss線による足部内側縦アーチのみかた（右足の場合）
脛骨内果下端と第1中足骨頭中央を結んだ線のことである．床から脛骨内果下端までの距離を3等分した場合に，舟状骨がこの線からどの程度下方に位置しているかでアーチの高さを評価する．

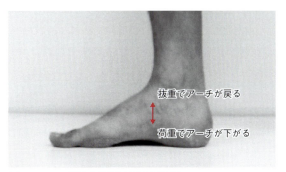

図27 truss機能の評価（右足の場合）
足部への荷重と抜重によるアーチの上下動をみる．

確認する[6]．

d. 足関節内側部の疼痛の確認（触診参照）

1) 荷重位での疼痛評価（前後開脚立位でtoe-outで前方の下腿を前傾させた場合）
   - 足関節内側部に疼痛があれば，三角靱帯，距腿関節前内側部，舟状骨，載距突起などの炎症による疼痛を疑う．
   - 後内側荷重に誘導することにより，アキレス腱内側部などの炎症による疼痛を疑う．
2) 運動時の疼痛評価
   - 後脛骨筋，長母趾屈筋，長趾屈筋の収縮，伸張によって疼痛が誘発されるかどうかを評価する．

5. 姿勢の評価

a. 足部アーチ機能のみかた

　足部・足関節の機能のうちアーチの機能をみることは，非常に重要である．簡便な方法として，Feiss線での判定，truss機能，windlass機能から足底腱膜や筋・腱の緊張の影響をみていく．

1) Feiss線からみた評価（図26）

　足部のアーチでは，内側縦アーチに着目して評価することが多い．多くの評価方法があるが簡便な方法の一つとしてFeiss線を指標とした評価が簡便である．Feiss線とは脛骨内果下端と第1中足骨頭中央を結んだ線のことである．床から脛骨内果下端までの距離を3等分した場合に，舟状骨

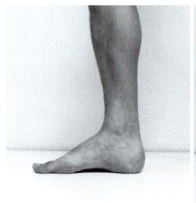
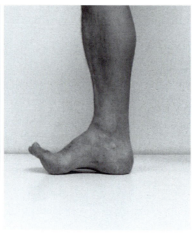

図28 windlass機能の評価（右足の場合）
各足趾MP関節の背屈（自動運動および他動運動）によって足部縦アーチの挙上運動を評価する．趾MP関節の背屈可動域をみるときに，足底腱膜の緊張もみておく．

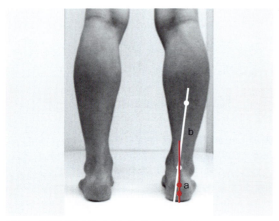

図29 下腿-踵アライメント（leg-heel alignment）
立位（あるいは腹臥位）で踵後面と下腿後面に以下のような線を描く．
a 踵部後面：アキレス腱付着部およびそれより1cm遠位部の2ヵ所にそれぞれの踵幅の中点をマークし，その2点を線で結ぶ（踵線）．
b 下腿後面：下腿遠位1/3部で腓間部幅の中点とそれより数cm近位部の下腿幅中点をマークし，その2点を線で結ぶ（下腿線）．
距骨下関節を中間位に保持した時の踵線と下腿線のなす角から，外反方向に角度をなすのか，内反方向に角度をなすのかを判別する．

がこの線からどの程度下方に位置しているかでアーチの高さを判定する．上1/3の区間の場合をⅠ度（アーチが良好な高さ），中1/3の区間の場合をⅡ度（アーチ下降が軽度），下1/3の区間の場合をⅢ度（アーチが低い）と判定する[6]．

また，舟状骨の底面の高さは床面（足底面）より15〜18mmが標準とされているので，これを基準に判定する．また，第1中足骨背側面の傾斜が25°とされているので，これを基準に判定することもできる[7,8]．

横アーチに関しては，第1趾列と第5趾列の評価の際に同時にみておく．

2）truss機能とwindlass機能と足底腱膜の緊張度の評価

truss機能の評価では，足部への荷重と抜重によるアーチの上下動をみる（図27）．

windlass機能による評価は，足趾のMP関節背屈を自動運動および他動運動によって足部縦アーチの挙上運動をみて良否を判定する（図28）．また，足趾MP関節の背屈可動域をみるときに，足底腱膜の緊張もみておく必要がある．これによって足部アーチの緩衝機能やwindlass機能による推進性を判別することができる．足底腱膜は第1趾だけでなく他の4趾のMP関節背屈時にも緊張度をみることも重要である．

b. 下腿-踵アライメント（leg-heel alignment）（図29）

距骨下関節中間位の評価には，leg-heel alignmentも同時に見ておく必要がある．

腹臥位で踵後面と下腿後面に以下のようにそれぞれ線を描く．

・踵部後面：アキレス腱付着部およびそれより1cm遠位部の2ヵ所にそれぞれの踵幅の中点をマークし，その2点を線で結ぶ（踵線）．

・下腿後面：下腿遠位1/3部で果間部幅の中点とそれより数cm近位部の下腿幅中点をマークし，その2点を線で結ぶ（下腿線）．

距骨下関節を中間位に保持した時の踵線と下腿線のなす角から，外反方向に角度をなすのか，内反方向に角度をなすのかを判別する．

メモ　下腿-踵アライメント（角度）の正常値[1]
腹臥位では，2〜8°の内反位が正常値であるが，立位で計測すると軽度の外反位となる．

c. その他

脛骨の捻転や過剰足趾徴候は下肢のアライメントと関連しており，後足部のアライメントは脚長にも影響するので，みておく必要がある．

1）脛骨の捻転

端座位の下腿下垂位でみる．大腿骨外側上顆，内側上顆を触知して膝軸を観察し，内果と外果を触知して足関節軸を観察して，この2つの軸のなす水平面での角度をみる．概ね12〜18°外捻とされている．

2）過剰足趾徴候

自然立位で下腿後面から足部を観察する．前足部外側の足趾が後方からも見える場合，踵-下腿アライメントの過度の外反，前足部の過度の外転，脛骨の過度の外捻の影響がある．

3）脚長差

静止立位で脚長差を確認する．骨盤の高さで左右差を比較するが，立位での脚長は，大腿長・下腿長，脛骨彎曲・捻転，膝関節内外反・屈伸角度，股関節内外転・内外旋・屈伸角度や筋の緊張の影響を受ける．足部・足関節のアライメントも脚長に影響することがある．

まず，自然な立位を観察する．左右の骨盤の上前腸骨棘・上後腸骨棘を触診し左右の高さを比較する．後足部が外反位では脚長がわずかに短く，内反位ではわずかに長くなるので，骨盤の高さの左右差の有無にかかわらず足部のアライメントを確認しておく．次に，左右の距骨下関節中間位に保持させた立位を観察する．左右の上前腸骨棘・上後腸骨棘を触診し，左右差があれば膝関節より近位部の影響で脚長差が生じていることになる．

4）身体の近位部の姿勢や運動への影響

足部や下腿のアライメントから身体近位部のアライメントや姿勢への影響も関連させてみていく必要がある．典型例として，後足部外反→下腿内旋→膝関節外反・外旋→股関節内転・内旋→骨盤前傾，後足部内反→下腿外旋→膝関節内反・内旋→股関節外転・外旋→骨盤後傾があげられる[9]．骨盤への前後傾斜や左右傾斜が認められると脊柱・体幹の姿勢にも影響するので確認しておく．

6. 代表的な関節機能評価表

a. the foot posture index（FPI）（図30〜35）

足部形状からの機能評価表として the foot posture index（FPI）が挙げられる．

FPIは，静止立位時の足部の回内外の程度を定量化した判定指標である．評価項目は6項目あり，すべて5段階スコア（−2，−1，0，1，2：負の値が回外傾向，正の値が回内傾向，0は中間位を示している）で判定される．以下に評価項目を概説する．

1）距骨頭触診（図30）

距骨舟関節の適合性をみており，距骨頭の内側部が触知されやすい場合を回内，外側部が触知されやすい場合を回外として判定される．

2）外果上下の曲線カーブ（図31）

外果上下の窪んだ曲面の程度で回内外を判定する．

3）前額面踵骨位置（図32）

踵骨の内外反位の程度を判定する．

4）距舟関節部隆起（図33）

距舟関節内側部表面の突出度合いで回内外を判定する．

5）内側縦アーチの高さと適合度（図34）

内側縦アーチの高さと形状で判定し，形状はアーチが一つの円弧を描いた形かどうかで判定される．

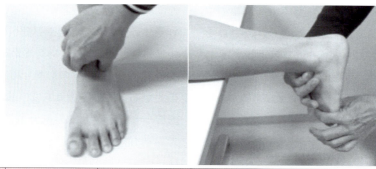

score	−2	−1	0	1	2
判定基準	距骨頭の外側部が触知できるが，内側部は触知できない	距骨頭の外側部が触知できるが，内側部はわずかしか触知できない	距骨頭の外側部も内側部も同じ程度に触知できる	距骨頭の内側部が触知できるが，外側部はわずかしか触知できない	距骨頭の内側部が触知できるが，外側部は触知できない

図30　the foot posture index（FPI）：距骨頭触診

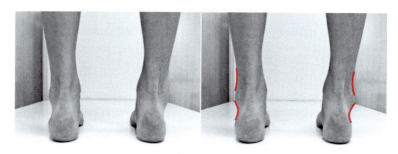

score	−2	−1	0	1	2
判定基準	外果下端の曲面が凸面か真直ぐである	外果下端の曲面が凹面で，外果上端の曲面よりも平坦か，彎曲程度が浅い	外果下端の曲面も，外果上端の曲面も同程度の彎曲	外果下端の曲面が凹面で，外果上端の曲面よりも彎曲程度が深い	外果下端の曲面が凹面で，外果上端の曲面よりも彎曲程度が顕著に深い

図31　the foot posture index（FPI）：外果上下の曲線カーブ

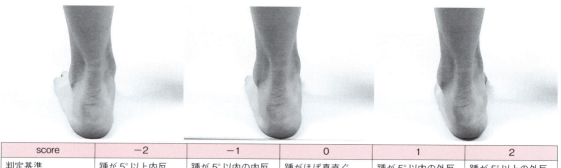

score	−2	−1	0	1	2
判定基準	踵が5°以上内反	踵が5°以内の内反	踵がほぼ真直ぐ	踵が5°以内の外反	踵が5°以上の外反

図32　the foot posture index（FPI）：踵骨位置（左足前額面）

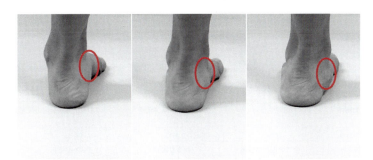

score	−2	−1	0	1	2
判定基準	距舟関節面が顕著に凹面	距舟関節面がわずかに凹面	距舟関節面は平坦	距舟関節面がわずかに隆起	距舟関節面が顕著に隆起

図33 the foot posture index（FPI）：距舟関節部隆起

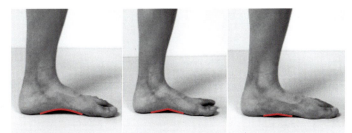

score	−2	−1	0	1	2
判定基準	アーチが高く，内側アーチの後方部が急傾斜	アーチはやや高く，内側アーチの後方部がやや急傾斜	アーチの高さもカーブも適度	アーチは中央部で平坦化傾向で低い	アーチは中央部で地面と接触し，明らかに平坦

図34 the foot posture index（FPI）：内側縦アーチの高さと適合度

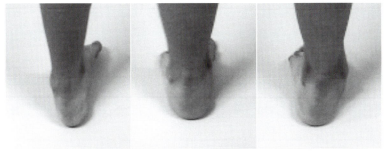

score	−2	−1	0	1	2
判定基準	母趾側の足趾は明らかに見えるが，小趾側の足趾は全く見えない	母趾側の足趾は，小趾側の足趾よりも見えやすい	母趾側の足趾も，小趾側の足趾も同等程度に見える	小趾側の足趾は，母趾側の足趾よりも見えやすい	小趾側の足趾は明らかに見えるが，母趾側の足趾は全く見えない

図35 the foot posture index（FPI）：後方から見た後足部に対する前足部の内外転

日本足の外科学会 足関節・後足部判定基準（JSSF ankle/hindfoot scale）

疼 痛（40 点）[※1]　　　／40

	自発痛・運動時痛	日常生活時	スポーツ・重労働時	（参考：疼痛対策の有無）	
なし	全くなし	なし	なし	（なし）	40
軽度	時々運動時痛あり	なし	あり	（なし）	30
中等度	常に運動時痛あり	全ての動作時にあり	かなりあり	（時々必要）	20
高度	常に自発痛あり	かろうじて歩行できる	（痛みで）できない	（常に必要）	0

機 能（50 点）　　　／50

活動の制限
　　すべての活動に支障なし　　　　　　　　　　　　　　　　　　　　　　　　　　　　　　　　　　10
　　日常生活には支障はないが，レクリエーション程度の
　　活動に支障あり　　　　　　　　　　　　　　　　　　　　　　　　　　　　　　　　　　　　　　7
　　日常生活，レクリエーションに支障あり　　　　　　　　　　　　　　　　　　　　　　　　　　　4
　　日常生活，レクリエーションに著明な支障あり　　　　　　　　　　　　　　　　　　　　　　　　0

連続最大歩行可能距離（連続して休まずに歩行できる最大限の距離）
　　600m 以上　　5
　　400m 以上 600m 未満　　　　　　　　　　　　　　　　　　　　　　　　　　　　　　　　　　　4
　　100m 以上 400m 未満　　　　　　　　　　　　　　　　　　　　　　　　　　　　　　　　　　　2
　　100m 未満　　0

路面の状況
　　どの路面でも問題なし　　　　　　　　　　　　　　　　　　　　　　　　　　　　　　　　　　　5
　　凸凹道，階段，斜面でやや困難　　　　　　　　　　　　　　　　　　　　　　　　　　　　　　　3
　　凸凹道，階段，斜面はかなり困難，またはできない　　　　　　　　　　　　　　　　　　　　　　0

歩容異常
　　なし，またはあってもわずか　　　　　　　　　　　　　　　　　　　　　　　　　　　　　　　　8
　　あきらかな異常はあるが歩行は可能　　　　　　　　　　　　　　　　　　　　　　　　　　　　　4
　　著明な異常があり歩行が困難　　　　　　　　　　　　　　　　　　　　　　　　　　　　　　　　0

矢状面可動域（他動的背屈＋底屈の総計）[※2]
　　正常，あるいは軽度の制限　（30°以上）　　　　　　　　　　　　　　　　　　　　　　　　　　　8
　　中等度の制限　（15°以上 30°未満）　　　　　　　　　　　　　　　　　　　　　　　　　　　　　4
　　著明な制限　（15°未満）　　　　　　　　　　　　　　　　　　　　　　　　　　　　　　　　　　0

後足部可動域（他動的内がえし＋外がえしの総計）[※3]
　　正常，あるいは軽度の制限　（健側の 75％以上）　　　　　　　　　　　　　　　　　　　　　　　6
　　中等度の制限　（健側の 25％以上 75％未満）　　　　　　　　　　　　　　　　　　　　　　　　 3
　　著明な制限　（健側の 25％未満）　　　　　　　　　　　　　　　　　　　　　　　　　　　　　　0

足関節と後足部の安定性（前方引き出しあるいは内外反ストレスによる不安定性の有無）[※4]
　　安定　　　8
　　不安定　　0

アライメント（10 点）　　　　　　　　　　　　　　　　　　　　　　　　　　　　　　　　　　　　　／10

良　　跛行性足[※5]，変形なし　　　　　　　　　　　　　　　　　　　　　　　　　　　　　　　　　10
可[※6]　跛行性足，軽度〜中等度の変形　　　　　　　　　　　　　　　　　　　　　　　　　　　　　 5
不可[※6]　非跛行性足，高度の変形　　　　　　　　　　　　　　　　　　　　　　　　　　　　　　　 0

　　計　　／100

脚注　※1　あてはまる項目のうち最も低い点数で選ぶ
　　　※2　基本軸を腓骨，移動軸を足底面とし，膝関節屈曲位で計測する
　　　※3　基本軸を下腿への垂直線，移動軸を足底面とし，膝関節屈曲位で計測する
　　　※4　前方引き出しあるいは内外反ストレスでのエンドポイントで，抵抗感がある場合は「安定」，ない場合を「不安定」，とする
　　　※5　「跛行性足」とは，歩行時に足底接地が可能な足のことをいう
　　　※6　徒手的に矯正が可能な場合は「可」，不可能な場合は「不可」，とする

図 36　日本足の外科学会 足部・足関節治療成績判定基準（日本足の外科学会 足関節・後足部判定基準）

6) 後足部に対する前足部の内外転（図 35）

後足部からの観察で，踵骨内側に立てた垂線より内側に前足部が見えれば回外，踵骨外側に立てた垂線より外側に前足部が見えれば回内と判定する．

b. 日本足の外科学会 足部・足関節治療成績判定基準（図 36）

日本足の外科学会が考案した「日本足の外科学会 足部・足関節治療成績判定基準（日本語版）：JSSF（Japanese society for surgery of the foot）standard rating system（Japanese version）がある．

足部・足関節を簡便に評価できる方法として開発され，信頼性・妥当性・反応性の確認された評価表である．

この評価表は，「足関節・後足部判定基準」，「中足部判定基準」，「母趾判定基準」，「2〜5 趾判定基準」の 4 つの部位別判定基準と「RA（関節リウマチ）足部・足関節判定基準」を加えた計 5 つの判定基準（スケール）がまとめられている．

「RA（関節リウマチ）足部・足関節判定基準」以外の 4 つの各評価表は，共通して「疼痛」，「機能」，「アライメント」といった 3 項目があり，合計 100 点満点で点数評価する．「RA（関節リウマチ）足部・足関節判定基準」の評価表は，「疼痛」，「変形」，「可動域」，「歩行能力」，「日常生活動作」といった 5 項目があり，合計 100 点満点で点数評価する．

7. 症例提示

症例は，右足部内側部痛を呈した高校サッカー選手である．

1) 現病歴

2015 年 2 月サッカー試合後（人工芝，天候は曇り時々雪）に，右足部内側部痛自覚．サッカー試合中（ポジションはディフェンス）に特に外傷のエピソードはなかった．芝に引っかかってターンをしたことはあったがその時の疼痛自覚はなし．

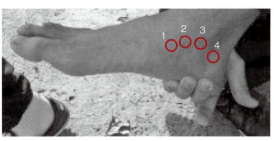

図 37　症例の圧痛所見
1：右舟状骨内側部，2：右距舟関節内側部，3：右三角靱帯脛舟部，4：右踵内後側部

2) 既往歴

2012 年に右下肢シンスプリント
2013 年に左下肢シンスプリント

3) 主観的情報

右足部内側部の疼痛は，ボールが当たると出現する．荷重時や走行時の疼痛はないが，芝生での方向転換時に自覚する．方向転換は，右足を軸にして左方への切り返し時に自覚することがある．

ボールを蹴る足の利き脚は左下肢で，プレー中に右下肢を使用することは少ない．

4) 客観的情報

右足部内側やその周辺の発赤・腫脹はない．足趾の自動運動，足関節の自動運動でも疼痛はない．

圧痛は，右舟状骨内側部，右距舟関節内側部，右三角靱帯，右踵内後側部にある（図 37）．また，足関節底屈および足趾屈曲位での足関節底屈では疼痛の自覚はない．踵骨を把持して距骨下関節を固定した状態で横足根関節に回内・外転ストレスを加えても疼痛の自覚はない．中足部を把持・固定して，踵骨に対して右距骨下関節に外反ストレスをかけると足関節内側部と脛骨内果下端部に疼痛の自覚がある．（図 38）

前額面での下腿の形状は，内彎の程度に左右差が見られ（右＜左），足部内側縦アーチの高さにも左右差が見られる（右＜左）．立位での足関節の観察では足関節背屈可動域が乏しく左右差が見られる（右＜左）（図 39）．また，股関節の内外旋可動域にも左右差が見られる（内旋：右＞左，外

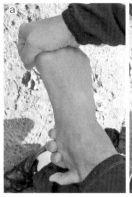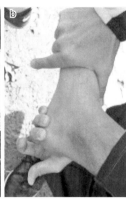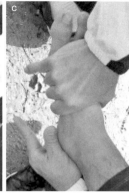

図38　ストレステストでの疼痛所見
a　右前足部底屈回内時：疼痛 −
b　右前足部外転時：疼痛 −
c　右距骨下関節外反時：足関節内後側部疼痛 ＋

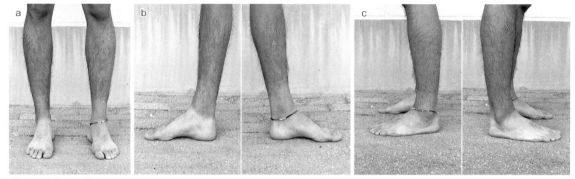

図39　症例の下肢アライメント
a　前額面での下腿の形状は，内彎の程度に左右差がみられる（右＜左）．
b　足部内側縦アーチの高さにも左右差がみられる（右＜左）．
c　立位での足関節背屈が乏しく左右差がみられる（右＜左）．

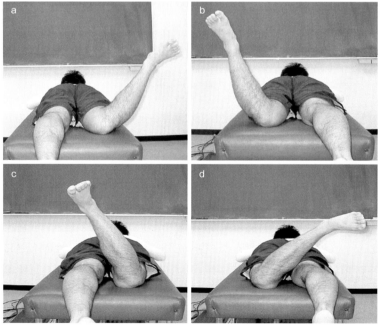

図40　症例の股関節の可動性
股関節の内外旋可動域にも左右差がみられる．
a, b　内旋：右＞左
c, d　外旋：右＜左

旋：右＜左）（**図40**）．

　自動運動による足趾の屈曲は乏しく，特に足関節底屈位にすると自動運動ではほとんど足趾の屈曲ができない．足関節底背屈中間位での足趾の屈曲時に踵内後側部で疼痛が出現する．後脛骨筋を単独で収縮させると伸長位では筋力を発揮できるが疼痛が出現する．足趾屈曲位・足関節底屈位の短縮位で内がえし運動させると筋力が十分に発揮できず内がえし位保持ができない．また，この時に踵内後側部で疼痛が出現する．

　10日後の所見では，圧痛は，右舟状骨内側部，右距舟関節内側部，右三角靱帯は消失するも，右踵内後側部にはある．また，右距骨下関節外反ストレスにて足関節内側部と脛骨内果下端部の疼痛はある．

5）解釈

　サッカープレー中に相手に蹴られたなどの明らかな外傷エピソードがなく，また，明らかな疼痛を自覚した動作はなかった．

　上記を踏まえて，疼痛は試合後の休憩時に自覚したことから，右足部内側への頻回なる負荷によって組織の微細損傷をきたし徐々に炎症が出現したと考えられる．

　本症例の特徴的なアライメントとして，足部の内側縦アーチが高く足部の剛性が強いと考えられる．また，足関節背屈角度も乏しく，股関節の内旋可動域は右下肢の方が大きいという特徴がある．

　左足でボールを扱うことが多いことから，右下肢が軸脚となる頻度が多いと考えられる．人工芝での左方向への方向転換時に地面と足部との摩擦が大きくなると足部に回内ストレスを伴うか，膝関節に外反ストレスを伴いやすい．

　また，本症例の場合，プレーはディフェンスでありバックステップをしながらのプレーが多いこと，足関節背屈可動域が乏しいことから，前足部よりも後足部への荷重をとりやすいステップになると考えられる．そのため，膝関節には自覚症状もないことも考え合わせると，足部に回内ストレスが頻回にかかり，特に後足部での距骨下関節外反ストレスが慢性的な外傷を引き起こしたのではないかと考えられる．さらに，荷重時下腿前傾が乏しいため前方への荷重時に長母趾屈筋や長趾屈筋の過剰収縮による足趾屈曲の代償を引き起こし，これらの筋の遠心性収縮による腱への伸張ストレスが過度になり，炎症症状が出現したと考えられる．

6）治療計画

　発症時には，初期治療として患部にアイシングを施し，腫脹を防止すべく圧迫を加えて局所を安静に保つ．足部の剛性を損ねないように荷重歩行については慎重にすると共に，テーピングでアーチサポートテープを施し荷重の分散を図る．炎症の増悪がなければ，さらなる疼痛の軽減と荷重歩行，ジョギングを進めるにあたって，右距骨下関節・距腿関節への外反制動テーピングを貼付し，リコンディショニングしていく．動作時の股関節内旋制動をできるように，股関節外旋可動域練習と股関節外旋筋・外転筋の筋力トレーニングを積極的に実施して，再発予防に努めていく．

文献

1) Magee DJ：運動器リハビリテーションの機能評価Ⅱ，原著第4版，陶山哲夫ほか監訳，エルゼビア・ジャパン，東京，277-353，2006
2) Neumann DA：筋骨格系のキネシオロジー，原著第2版，嶋田智明ほか監訳，医歯薬出版，東京，629-687，2013
3) Manter JT：Movement of the subtalar and transverse tarsal joints. Anat Rec 80：397-409, 1941
4) Neumann KG：観察による歩行分析，月城慶一ほか訳，医学書院，東京，51，2005
5) Mishaud TC：臨床足装具学 生体工学的アプローチ，加倉井周一訳，医歯薬出版，東京，12，2010
6) Magee DJ：運動器リハビリテーションの機能評価Ⅱ，原著第4版，陶山哲夫ほか監訳，エルゼビア・ジャパン，東京，244-346，2006
7) 藤井英夫ほか：足診療マニュアル，第2版，医歯薬出版，東京，13-18，2004
8) Kapandji AI：カパンジー機能解剖学Ⅱ 下肢，原著第6版，塩田悦二訳，医歯薬出版，東京，237，2010
9) 山嵜 勉編：整形外科理学療法の理論と技術，メジカルビュー社，東京，1997

〔伊藤浩充〕

4 肩関節

肩関節は，人体最大の関節可動域を有する反面，構造上，骨性の支持が少なく関節包，靱帯および筋にその支持性を依存している本来極めて不安定な関節である．また肩関節における運動は，肩甲上腕関節のみならず，肩甲胸郭関節あるいは胸鎖関節，肩鎖関節における複合運動からなり，これらを協調させるために非常に多くの筋肉が，あるときは力源として，またあるときは安定化機構として機能している．したがって，肩関節疾患に対する評価は，本来不安定な関節をとりまく関節包，靱帯および筋の静的な評価と，肩関節複合体運動におけるさまざまな筋肉の協調した活動，活動タイミング，安定した運動パターンを再現できるかといった動的な評価をすることが不可欠である．

1. 視診・触診

a. 視診

疼痛を引き起こす姿勢，異常運動がないかどうかを見極めることが重要である．その後のリハビリテーション（リハビリ）プログラム立案，治療の適切な進行，ひいては，患者からの信頼獲得のために重要な鍵となる．

1）リハビリ時の確認事項

　a）表情

疼痛に悩む患者は誰でもそうであるが，眉間にしわが寄っているなど，表情が暗いことが多い．まず，悩んでいる疼痛について聴取し，それから疼痛をむやみに引き起こすことなく評価，治療していくことで，信頼を得ていくことが必要である．毎回，リハビリに通ってくる際の表情が変化していくかどうかを観察しておくことも必要である．

　b）姿勢

肩をさすっている，患側の肘を下方から支えている，円背となり患側肩峰が下方に下がっているなどの姿勢を確認する．こうした肩関節保護の肢位をとっている患者は，疼痛が引き起こされることを不安に思っており，場合によっては患側を動かすことに対し恐れを抱いている．安易に患側に触れることのないように注意する必要がある．

2）静的評価

静的には，胸椎・腰椎・骨盤のアライメント，肩甲骨位置（対称性；内側縁-椎体棘突起距離，肩峰高さ），鎖骨位置の左右差について評価する．加えて，筋については，三角筋の膨隆の程度，棘下筋萎縮について確認する．

具体的には，肩甲骨については，内側縁の突出（肩甲骨内旋），下角の突出（肩甲骨前傾），肩峰の高さの低下（僧帽筋，菱形筋の延長，筋力低下），肩峰の高さの上昇（僧帽筋上部の緊張）が観察されれば，それぞれ触診，筋力評価などで確認していく．また，胸椎後彎が増強しているといったアライメント異常がみられる場合，座位にて骨盤を直立位とさせることで，胸椎のアライメントに変化が生じるかどうかなど，セラピストによる介入評価へと進む（姿勢，アライメントについては後述する）．

3）動的評価

動的には，上肢挙上時の脊柱伸展，肩甲骨外旋・上方回旋・後傾の程度，あるいは，肩甲骨の動くタイミング，翼状肩甲（winging）の有無，鎖骨挙上・後方並進の程度，そして，ADL上困難となりやすい結髪，結帯動作について評価する．

　a）肩甲骨運動の対称性

　（1）上肢挙上初期

Inman[1]によれば，上肢挙上開始初期（挙上30～60°まで）には，肩甲骨の運動がほとんどみられない例，外側あるいは内側に偏位する例あるいは肩甲骨がぐらついてしまう例など，さまざまなヴァリエーション・個人差があるとされている（setting phase）．いずれも上腕骨頭を肩甲骨関節

窩に引きつける際の動きであるが，この際の肩甲骨運動に左右差があるかどうか，特にwinging，上腕骨の動きに先んじた肩甲骨運動の有無について評価する．

側臥位にて外転運動を行うと，上肢挙上開始時に最も上肢自体の負荷が強くなるため，肩甲骨の挙動について評価しやすい．上肢挙上時には，腱板筋，肩甲骨周囲筋の収縮と主動作筋である三角筋がほぼ同時に活動を開始する[2]が，肩甲骨周囲筋筋力が低下しているとwingingが観察される．

(2) 上肢挙上中期から最終域

上肢挙上時に，肩甲骨は上方回旋，後傾する．屈曲方向への挙上時には肩甲骨は内旋し，外転方向への挙上時には肩甲骨は外旋する．挙上動作時のポイントは，上腕骨の動きに従い，肩甲骨が骨頭方向に関節窩を向けることができているかを観察することである．また，挙上するに従い過剰な肩甲骨の動きあるいは肩甲骨運動の低下がないかどうか，scapulo-humeral rhythm（肩甲上腕リズム）[1,3]に乱れがないかどうかを確認する．

なお，挙上時に過剰な肩甲骨運動がみられる場合，臥位での上肢挙上も評価する．抗重力活動ではなくなるため，上肢挙上90°以降の肩甲骨運動が抑制されることが多い．それでも肩甲骨の運動が過剰（特に上方回旋）な場合は，肩甲上腕関節の拘縮が予想される．

(3) 上肢下制時

上肢挙上時にはみられなくても，上肢下制時にwingingや早すぎる肩甲骨下方回旋が生じることがあるため，下制時の肩甲骨運動も評価する．この場合，前鋸筋の遠心性の活動が早期に終了していることがあるため，触診にて前鋸筋の収縮を評価する．

b) 鎖骨運動の対称性

鎖骨は上肢挙上とともに，挙上・後方回旋・後方並進する[4]．前方から観察し，上肢挙上時に左右の鎖骨肩峰端の高さを評価する．そのためには，胸鎖関節に十分可動性がなければならない．ただし，肩甲骨の動きが制限されている場合，結果として，鎖骨の動きも制限されるため，それぞれの可動性を評価しておく必要がある．また，屈曲時には鎖骨の後方並進は遅れて開始し，外転時には挙上早期から後方並進が開始されるため，よく観察することが必要である．

4) 結髪・結帯動作

ADL動作上障害されやすい結髪，結帯動作，殿部あるいは対側肩へのリーチなどの動作，あるいは，重量物の運搬や高い棚の利用が可能かどうかを聴取，確認する．肩関節評価スコアにはADL動作評価も含まれている．スコアを利用すると点数化できるため，治療効果を判定しやすい．

結髪動作困難の場合は挙上位での肩関節外旋不足によるものであり，代償動作として肩甲骨の挙上（上方偏位）あるいは頸部の屈曲がみられる．肩甲上腕関節の可動域評価および外旋筋筋力評価を行う．結帯動作困難の場合は肩関節の内旋不足によるため，可動域評価を行う．

> **メモ　scapular assistance test**
> 肩甲骨上方回旋の減少により肩峰下インピンジメント症状が出現している場合，scapular assistance test[5]（肩甲骨を他動的に上方回旋，後傾位に保持して，上肢を挙上させる）を行い，疼痛が減少するかどうかを確認する．

> **メモ　SICK-scapula**
> Burkhartら[6]により，提唱されている概念である．scapular malposition（肩甲骨位置の位置異常），inferior medial border prominence（肩甲骨下方内側縁の突出），coracoid pain and malposition（烏口突起の疼痛と位置異常），dyskinesis of scapular movement（肩甲骨異常運動）の4条件が示されている．

> **メモ　scapular dyskinesis**
> Kibler, Ludewig, McClure[7]により，肩甲骨運動の正常なコントロールを失った状態と定義されている．神経学的な要因のみが原因となるdyskinesiaとは異なり，胸椎後彎，骨折などの骨性要因，肩鎖関節の緩み・変形性肩関節症（OA），肩甲上腕関節障害などの関節要因，頸部神経根損傷，長胸神経麻痺，副神経麻痺などの神経要因，そして，拘縮，筋活動の変化などの軟部組織要因など，原因には多要因が関係している概念として提唱されている．

b. 触診

疼痛を発生させているものが何であるのか，そ

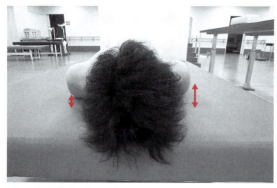

図1 肩峰後角-床面距離

の原因となる部位を特定していくことおよび視診のみでは困難な骨の運動を正確に把握することが触診評価である.

触診を確実に行うためには，骨，筋，靱帯，神経および血管の配置，走行など，解剖学的な基礎知識を有していることが必須条件となる．加えて，上肢を屈曲方向に動かした場合，外転方向に動かした場合など，それぞれの肢位において各骨，筋，靱帯などがどのように動いており，どのような配置になっているのか，三次元的にイメージし，触診できなければならない．

1）肩甲骨対称性

　a）座位

視診の項でも述べたが，左右の肩甲骨位置（肩峰後角，棘三角，下角）を触診し確認する．そして，肩峰の高さおよび脊柱-棘三角，脊柱-下角の距離を測定し，左右差の有無について詳細に評価する．

　b）仰臥位

肩峰後角-床面距離．距離の長い方は肩甲骨前傾位にあり，小胸筋のスパズムもしくは短縮が疑われるため，触診し確認する（図1）．

2）骨頭位置

骨頭の大きさは，関節窩よりも大きく触知しやすい．前後方向から骨頭に触れ，偏位があるかどうかを肩峰の前後幅と比較する．通常は骨頭前方は肩峰前角よりも大きく出ている．

また，上下方向については，肩峰と大結節の距離（肩峰下スペース）を触知し，左右差を評価する．腱板断裂がある場合，骨頭は上方化し肩峰下スペースは狭くなる．肩甲上腕関節の緩さがある場合には，若干ではあるが下方化し肩峰下スペースは開大する．

3）疼痛箇所

圧痛のある箇所は，そこに炎症が存在している，あるいは，筋であればスパズムが生じていることが考えられる．烏口突起，腱板疎部，結節間溝については必ず圧痛の有無をチェックする．烏口突起には上腕二頭筋短頭と烏口腕筋の腱が共同腱として付着し，小胸筋も付着しているため，いずれかの筋にスパズムが生じていたり，ある筋を過用していたりすると，疼痛が発生しやすい．腱板疎部には烏口上腕靱帯が走行しており，ここで炎症や癒着が生じると外旋制限が生じる．また，結節間溝には上腕二頭筋長頭が走行しており，その腱を下支えするよう肩甲下筋頭側部が小結節に付着している．上腕骨頭が前方偏位している場合，肩甲下筋のスパズムや損傷がある場合，上腕二頭筋の過用があると圧痛が生じやすい．

加えて，腱板筋（小円筋，棘上筋，棘下筋，肩甲下筋）および肩甲骨周囲筋（大胸筋，小胸筋，肩甲挙筋，僧帽筋上部など）を確認する（図2〜5）．

2. 可動性の評価

他動（passive）での関節可動域を評価する際には，エンドフィールを感じることが最も重要となる．

初診時においては，エンドフィールのほとんどが筋スパズムもしくはempty（疼痛）である．まずは，なるべくリラックスさせ，筋スパズムを落とすこと（リラクセーション）が評価上重要であり，かつ，当初の治療目的となる．患者がリラックスし，比較的筋緊張が減少しやすいのは仰臥位であり，座位での測定は避ける．また，患者の上肢を保持する場合，接触面積をなるべく増やし，患者を脱力させる・脱力を感じることが重要である．

図2 ①烏口突起，②腱板疎部，③結節間溝，④大胸筋鎖骨部，⑤小胸筋の確認

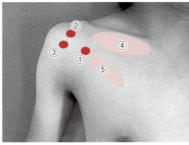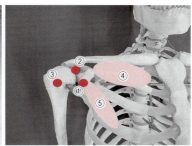

図3 肩甲下筋の確認

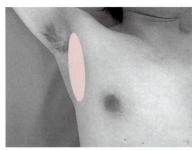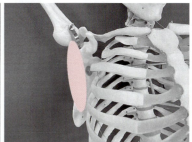

図4 ①小円筋，②前鋸筋の確認

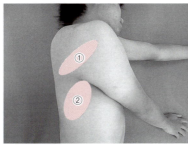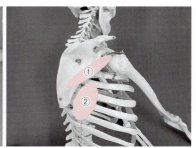

図5 ①肩甲骨上角（肩甲挙筋），②棘上筋，③棘下筋の確認

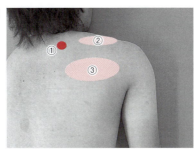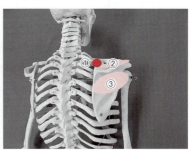

　治療に伴い，筋スパズムおよびそれに伴う防御収縮が消失し，疼痛が軽減してくると，エンドフィールはより硬めのelasticに変化する．これが可動域制限の真の姿といえる．筋の短縮によるものの場合，可動域最終域では対象となる筋の伸張が触診で確認できる．一方，可動域最終域で筋をダイレクトストレッチしても筋の伸張性に余裕を感じる場合，その際のエンドフィールがより硬めのelasticなものであれば関節包・靱帯による制限となり，肩関節のポジションによりどの部分の関節包・靱帯が短縮しているかを個別に評価していく必要がある．

　自動運動による可動性については，筋力あるいは動作解析のところで詳述する．ここでは，肩甲上腕関節および肩甲骨の他動的な可動性について述べる．

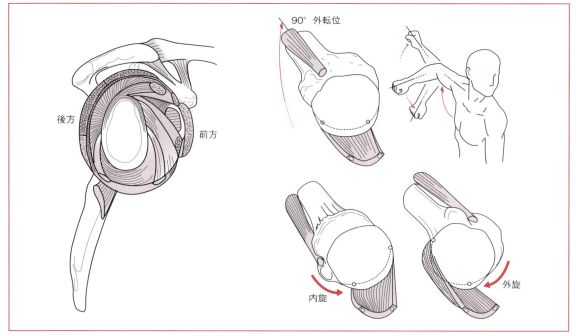

図6 肩関節包，靱帯
左図が関節包，靱帯の図である．IGHLC（下関節上腕靱帯複合体）は右図のように上腕骨頭をハンモック様に支持し，関節窩からの逸脱を防ぐ．
（文献8）より引用改変）

a. 肩甲上腕関節

1）解剖

関節窩に対し，上腕骨頭が大きいため，構造上，肩甲上腕関節は不安定である．しかしながら，その安定性を向上させるために関節包により関節内の陰圧を保ち，さらに関節唇により関節窩をより深くすることで骨頭の逸脱を防いでいる．

関節包の肥厚した部分が関節上腕靱帯（gleno-humeral ligament）とされ，上関節上腕靱帯（SGHL）・中関節上腕靱帯（MGHL）・下関節上腕靱帯（IGHL）が存在し，その他にも烏口上腕靱帯（CHL）が存在する．なお，下関節上腕靱帯は，前方線維と後方線維（それぞれ AIGHL，PIGHL）とそれらで構成する複合体として，上肢挙上位での骨頭の逸脱を制動する（図6）[8]．

> **メモ　CHLの構造（図7）[9]**
> 山口ら[10]によれば，CHL は烏口突起の基部から下面にかけて付着し，腱板疎部および腱板筋に付着することにより腱板を補強する構造であり，肩関節の屈曲・伸展によって CHL は形を変え，腱板筋上部を抑える構造として働く．また，Arai ら[11]によれば CHL と

SGHL は明確な構造をもたず，上腕二頭筋長頭腱（LHB）を取り囲むような構造をもつ．伸展時には CHL は棘上筋の上部で引っ張られ，LHB が前方に偏位しすぎないように支える．屈曲時には CHL は棘上筋のうえで強く伸ばされ棘上筋，棘下筋，LHB が上方に浮き上がらないように支える働きをもつ．

どのポジションでどの方向に肩を動かした際にどの関節包・靱帯が延長されるかについては表1にまとめた．

関節包の表層は腱板に覆われているが，棘上筋と肩甲下筋の間に間隙がある．これを腱板疎部（rotator interval：RI）と呼ぶ．Harryman ら[12]によると，CHL は肩甲上腕関節の安定性と可動域に深く関与している．この部分が破綻すると前方への骨頭偏位を生じさせやすく，逆に疎部を覆う CHL が硬くなると frozen shoulder を招く．外旋・伸展が制限されてしまうため，この部分の可動性が適切に保たれていることが重要である．

肩甲下筋，棘下筋・小円筋は骨頭を腹側および背側から挟み込むように位置している．それぞれ筋には筋内腱が存在しており，横走する肩甲下筋

図7 烏口上腕靱帯の解剖
SS：肩甲棘，C：烏口突起，GT：大結節，LT：小結節，LHB：上腕二頭筋長頭腱，SSP：棘上筋，ISP：棘下筋，SSC：肩甲下筋，HH：上腕骨頭，CHL：烏口上腕靱帯

a 棘上筋，肩甲下筋の筋組織は除去．CHL は腱板疎部だけでなく肩甲下筋頭側にも広がり，肩甲下筋表面まで覆う．
b CHL は肩甲下筋と付着部をすべて覆う．また，CHL 後部は棘上筋，棘下筋を覆う．
(写真 a 提供：新井隆三先生，b：文献9）より引用）

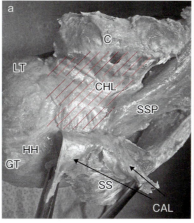
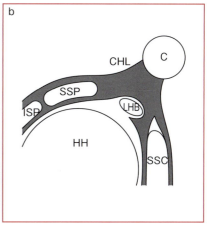

や棘下筋の筋内腱は下垂位での内外旋運動に関与し，最下方にある肩甲下筋の筋内腱や小円筋は挙上位での内外旋の運動に関与する．したがって，肩甲上腕関節の内外旋可動域には上肢の挙上位置により関連する筋の部位は変化することに留意しておく必要がある．

浅層の筋としては大胸筋が外旋運動を，大円筋・広背筋が屈曲・外旋運動を制限する因子となりうる．

2) 評価肢位

肩甲上腕関節の可動域を測定する際には，肩甲骨の動きを許してしまうと肩甲上腕関節の動きなのか正確に評価できないため，肩甲骨の動きを止めておく必要がある．

また，疼痛を有する患者の肩関節を動かすには，患者自身がリラクセーションを得た状態であることが必要である．したがって，関節可動域の評価には仰臥位で行うことを勧める．

a) 内転制限

安静座位もしくは立位にて肩峰が下がっている場合に疑う．肩甲上腕関節の内転制限があり，若干外転位にあったとしても，肩甲骨の下方回旋代償動作により，見た目は内転 0° を達成しているように見える場合がある．このような場合，仰臥位にて両肩峰の高さを合わせ，一方の手で烏口突起・肩峰を把持し，肩甲骨をベッド面に固定したまま，三角筋あるいは棘上筋に筋緊張が入らない

表1 運動方向に関連する関節包・靱帯

1st 外旋	前方の関節包，SGHL・MGHL，CHL（前部，後部）
2nd 外旋	前方から下方の関節包，MGHL・AIGHL，CHL（前部＜後部）
2nd 内旋	後方から下方の関節包，PIGHL，CHL（前部＞後部）
3rd 外旋	上方よりの関節包，CHL（前部）
3rd 内旋	下方よりの後方関節包，AIGHL
内転	上方の関節包
水平内転	後方の関節包
水平外転	前方の関節包
挙上	下方の関節包
伸展	前上方の関節包，SGHL，CHL（前部）
伸展＋内転	CHL（前部，後部）

ことを確認しつつ，徐々に肩甲上腕関節内転 0°に向けて上腕骨を体側に近づけていく．

この時，疼痛とともに内転方向への動作を止めようとするエンドフィールがあれば，筋スパズムによる内転制限（＋）とする．この場合，棘上筋に圧痛を認めることがほとんどであり，棘上筋をリラクセーションすることができれば，多少なりとも内転角度は増加する．内転動作を止めるような収縮が感じられず，elastic な状態で止まれば主に上方関節包の短縮と評価する（図8）．

b) 外旋制限

挙上位での外旋制限がある場合，結髪動作ができなくなっている患者が多い．また，外旋角度の評価にあたっては，容易に痛みを生じさせやす

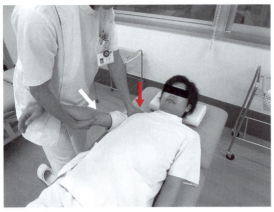

図8 内転制限の確認
烏口突起・肩峰・上腕骨頭を下方に押しつけ，肩甲骨を固定する（赤矢印）．徐々に内転方向に上肢を動かしていく（白矢印）．

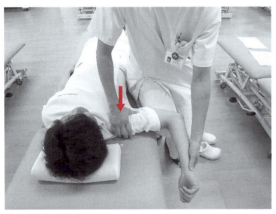

図9 2nd 外旋制限の確認
烏口突起・肩峰・上腕骨頭を下方に押しつけ，肩甲骨を固定する（赤矢印）．2nd 外旋を誘導していく際に，骨頭の動きを確認する．

い．疼痛の出現に注意を払い，慎重に測定することが必要である．

外旋角度は挙上角度を拡大していくのに重要な角度である．Ludewig ら[13]によれば，上腕骨は屈曲運動するにつれて，外旋角度を一律に増加させていく必要がある．一方，外転運動時は挙上初期より上腕骨外旋が必要となる．そこで，屈曲に対しては矢状面での外旋角度，そして，外転に対しては前額面での外旋角度をそれぞれ評価する．本項では，便宜上外旋角度を評価する際には，1st ポジション，2nd ポジション，3rd ポジションで行うが，本来は，ポジションにとらわれることなく各面，あるいは，肩関節を中心とした球面上いろいろなポジションで外旋を評価することが必要である．

（1）1st ポジション

大胸筋による制限がなければ，肩甲下筋の筋スパズムによる制限であることがほとんどである．肩甲下筋の伸張性が得られれば，前方の関節包，SGHL，MGHL，CHL の制限の有無を確認する．

（2）2nd ポジション

まず，2nd ポジションすなわち外転90°を肩甲骨の上方回旋なく達成できるかどうかを評価する．肩甲骨の動きを許せば，外転90°に対して肩甲上腕関節と肩甲骨が一体何度ずつ寄与しているかが規定できなくなるためである．外転角度を獲得していくには，先述したように，初期から外旋角度が必要となる．下垂位から徐々に外転させつつ，各角度で外旋を行い，制限因子を探っていく必要がある．

2nd ポジションでの外旋制限因子は肩甲下筋の下方の線維（下方の筋内腱）であることが多い．肩甲下筋の短縮でなくエンドフィールがより硬い elastic な状態であれば，前下方の関節包・靱帯による制限と考える（図9）．

（3）3rd ポジション

屈曲90°を肩甲骨の動きなく達成できるかどうかをみる．このポジションで90°以上の外旋角度が達成できれば，屈曲角度の増大を図ることができる．しかし，90°より屈曲角度が小さい場合，ほとんどが筋スパズム性のエンドフィールとなる．大円筋，広背筋，肩甲下筋を触知して確認する．骨盤を半体側に回旋させた際に3rd 外旋角度が減少する場合，広背筋の影響が大きいと判断する．

なお，屈曲していく際に，腕の位置が矢状面からはずれ，水平外転方向に引かれてしまう場合，棘下筋のスパズム，あるいは，スパズムがなければ後方関節包の短縮が考えられるため確認する．

c）内旋制限

内旋に関しても外旋角度評価と同様，挙上面

(矢状面，肩甲骨面，前額面)に限らず三次元的な球面上で評価していくことが必要である．加えて，ADL動作の一つとして結帯動作をみる必要がある．結帯動作が可能な場合，母指を脊柱に沿ってなるべくactiveに挙上させる．その際のC7-母指間距離もしくは母指の位置(脊柱高位で評価)を確認する(図10).

(1) 2nd 内旋

90°外転位を肩甲骨上方回旋させずにとる．90°外転肢位をとることが困難であれば，より低い外転確度で内旋制限を確認していく．2ndポジションでは棘下筋の下方線維(下方の筋内腱)および小円筋が制限因子となる．同筋のスパズムがなければ短縮，触診にて短縮でなければ後方関節包の短縮を考える．

(2) 3rd 内旋

90°屈曲位を肩甲骨上方回旋させずにとる．3rd内外旋0°では，棘下筋，小円筋が2ndポジション内外旋0°よりも伸張された肢位となる．同筋のスパズムを伴う場合，しばしば3rd内外旋0°のポジションすらとれない．一般的に，3rd内旋制限がある場合，棘下筋・小円筋のスパズム，スパズムがなければ，同筋の短縮，それがなければ後下方関節包の短縮を考える(図11).

d) 水平内転制限

水平内転角度を測定する場合，肩甲骨を固定しておくことが必要である．水平内転時に肩甲上腕関節前面の痛みを訴えることがある．この場合，棘下筋・小円筋あるいは後方関節包といった後方組織のtightnessにより，骨頭が関節窩の前方に偏位し上腕骨と烏口突起がインピンジメントを引き起こすためといわれるが，実際には証明されていない[14,15]．しかしながら，水平内転させながら骨頭を後方に滑らせることができるかどうか，その余地があるのかどうか(joint play)を評価する必要がある．

棘下筋・小円筋のスパズムがなく，後方に偏位させることができれば，その位置を保持したままさらに水平内転方向に動かしていく．棘下筋・小

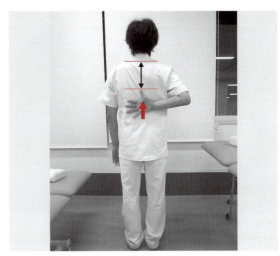

図10　内旋制限の確認
母指を脊柱に沿って最大限上方に移動させる(赤矢印)．母指先端とC7の距離を測定する(黒矢印)．

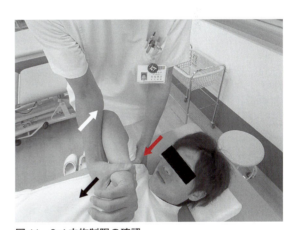

図11　3rd内旋制限の確認
烏口突起・肩峰が頭側に浮き上がらないように，肩甲骨を固定する(赤矢印)．肘をセラピストの前腕で支持する(白矢印)．3rd内旋を誘導する(黒矢印)．

円筋の短縮がなければ，後方関節包が制限因子となる(図12).

e) 屈曲制限

骨頭が関節窩と適合した状態を維持しながら屈曲方向へ動かしていく．この際，まず大胸筋のリラクセーションが得られているかどうかを確認する．次いで，大円筋，広背筋を触診し伸張されているかどうかを確認する．しかし，それらの筋が伸張される前に，肩甲下筋の筋スパズム，あるいは，短縮により屈曲制限が生じることが多い．大

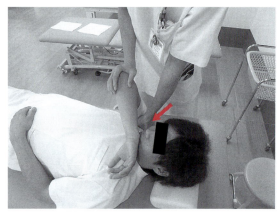

図12 水平内転制限の確認
烏口突起・肩峰を床に押しつけ，肩甲骨を固定する（赤矢印）．水平内転を誘導する．

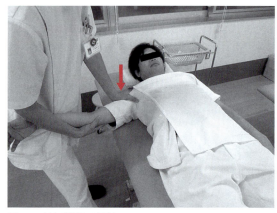

図13 外転制限の確認
烏口突起・肩峰を床に押しつけ，肩甲骨を固定する（赤矢印）．外転を誘導する．

円筋・広背筋よりも内側で，肩甲骨外側縁に触れるように肩甲下筋を触診する．硬さと圧痛があればスパズムによる制限と判断する．また，骨頭の動きも触知する．上記のような制限因子があると骨頭は前上方に偏位し，肩峰下インピンジメント症状を引き起こす．

　f）外転制限

屈曲制限を測定する際と同様，骨頭の動きを触知しながら，外転方向に動かしていく．そして，骨頭が肩峰の下を通過していくかどうかを確認する．肩峰下に入らない場合，どの外転角度で骨頭の動きが止まる（肩峰下に潜り込まない）のかを確認する．外旋角度の項にも記載したが，外転方向へは早期から上腕骨の外旋が必要となるが，先述した骨頭の動きが止まる外転角度（肩峰下に潜り込まなくなる角度）では，その肢位で外旋しようとしても制限されていることがほとんどである．したがって，外転角度は，内旋筋である大胸筋，肩甲下筋の影響を受ける．それぞれの筋の伸張感があるのか，それとも圧痛があるのか確認する．また，それらの影響があると骨頭は前上方に偏位してくる（図13）．

　g）水平外転制限

水平外転は外転制限がある限り，確認しようにもできない．90°外転が可能であれば水平外転角度を確認する．外転と同様，大胸筋および肩甲下筋の影響を受ける．筋による制限でなければ，内外旋中間位では前方の関節包あるいはCHL，外旋位では前下方の関節包による制限となる．

先述した腱板疎部の破綻をきたしたloose shoulderの場合は，水平外転にて骨頭の前方突出が生じることがあるため，不安感が生じないよう骨頭が前方に突出しないよう把持して評価する．

　h）伸展制限

結帯動作に関わる．疼痛のある患者ではできないことが多い．肩甲骨を固定し，ベッド端から上肢を徐々に伸展方向に下垂させることで測定していく．肩甲下筋上部（横走する筋内腱）のスパズムがある場合，痛みを生じやすいため，注意して行う．筋性のエンドフィールでなければ，烏口上腕靱帯の制限により，伸展制限，伸展外旋制限が生じる．

b．肩甲骨・鎖骨（肩甲帯）

1）外旋，後傾

姿勢の項で述べたが，肩疾患患者では肩甲骨のマルアライメントが生じていることが多い．特に内旋・前傾していることが多く，前面の筋，特に大胸筋，小胸筋の筋スパズム，短縮を認めることが多い．外旋方向へ誘導していく際に大胸筋，後傾方向へ誘導していく際には小胸筋のそれぞれ圧痛や伸張性について評価する．

肩甲骨外旋により内側縁が脊柱に近づくこと

目安であるが，最終域で外旋しきらない場合は前鋸筋の圧痛を確認する．そして，肩甲骨外側縁を内方に押していくことで，伸張性を確認する．

2）上方回旋

他動的に屈曲させていく際に，肩甲骨の下角が中腋窩線上あるいはそれより前方まで引き出されてくるかどうかを確認する．肩甲上腕関節の屈曲角度が制限されている場合，下角を前方に引き出せるかどうかを評価する．

肩甲骨内側縁と胸郭の間に検者の指を差し入れることができるかどうかも，屈曲時の肩甲骨上方回旋および内旋を引き出すために確認する．

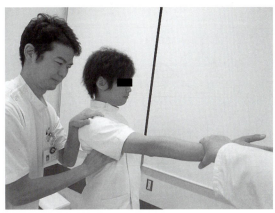

図14　scapular retraction test
肩甲骨を固定した状態で，棘上筋筋力発揮を促す．

3. 安定性の評価

a. 肩甲骨の安定性

肩甲骨は上肢挙上時に上腕骨のベースとして機能することにより，腱板および三角筋の安定した筋力発揮が可能となる．

Kibler ら[16]によれば，scapular dyskinesis（先述メモ参照）を有する患者において，肩甲骨を retract した肢位で他動的に固定すると，固定しない場合よりも棘上筋の筋力測定値が増加する（scapular retraction test）（図14）．

肩甲骨異常運動の項でも述べたが，winging が生じているかどうか，上肢挙上時だけでなく，下制時にも見ておく必要がある．肩関節に痛みを抱えている患者では，上肢下制時に前鋸筋の筋力発揮が途中で終了してしまうとの報告[17]もある．その場合，下制時にもインピンジメント様の疼痛の訴えがある．したがって，winging がみられた場合，scapular retraction test を行い，発揮筋力の増加があるかどうか（上肢挙上がしやすいかどうかを問診することでも評価は可能），インピンジメント様の疼痛がある場合にその痛みが減少，消失するかどうかを確認する．

b. 肩甲上腕関節の安定性

下垂位で脱力肢位をとった場合，上腕骨頭を関節窩に対して前後方向あるいは下方方向に動かすことで評価できる．

疼痛が強く筋緊張が高い場合は正確に評価できないため，リラックスさせることが必要であり，仰臥位で評価しても良い．

> **メモ　上腕骨頭の偏位量**
> Harryman ら[18]によれば，上腕骨頭の正常な偏位運動は，前方に2～13mm，後方に3～20mm，下方に5～15mm とされている．

不安定性のある場合，下方への不安定性として sulcus サインが生じ，外傷性あるいは非外傷性でも反復性肩脱臼の既往がある場合，特に前方への偏位が生じやすい．ただし，個人差があるため，必ず健側の肩と比較して評価しなければならない．また，外転・外旋位へと上肢を位置させていくと不安感を訴える．これが apprehension テストであり，このポイントで他動的に骨頭を関節窩中心に戻すように動かすと不安感が消失する．これが relocation テストである．

> **メモ　上肢運動時の上腕骨頭偏位量**
> 動的な安定性として，西中ら[19,20]は，3D-to-2D レジストレーション手技を用いて上腕骨頭の関節窩に対する偏位を調べている．下垂位では，骨頭は関節窩中心の1.7mm 下方から外転と共に上方偏位し，80°以降では1mm 以内に，120°以降ではほぼ中心点に位置していた．また，ゼロポジション肢位での内外旋運動においても，上腕骨頭の偏位は1.7mm 以内であることが報告されている．この状態が骨頭の関節窩におけるいわゆる「求心位」がとれている状態であるといえる．

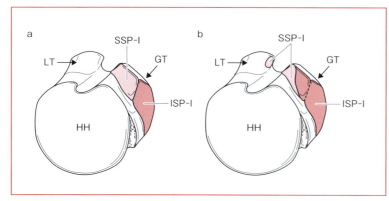

図15 棘上筋（SSP），棘下筋（ISP）付着部図
a 従来考えられていた概念による図．
b Mochizukiらによる新たな知見に基づいた図．
LT：小結節　GT：大結節　HH：上腕骨頭
（文献21）より引用）

c．筋力

筋力評価を行う際，肩甲上腕関節の問題なのか，肩甲骨（肩甲胸郭関節）の問題なのかを明確に判別しなければならない．

腱板の筋力測定時に一般的に行われているのが肩甲骨固定の有無で腱板筋力発揮に変化があるかどうかを調べる方法である．例えば，棘上筋筋力測定にあたり肩甲骨を固定せずに外転筋力発揮させた際に筋力低下があれば，次に肩甲骨を他動的に固定し，再度外転筋力発揮を行わせる．その際，筋力が増加すれば棘上筋筋力自体には大きな問題はなく，肩甲骨を固定させておく筋の筋力低下ということがわかる．増加しなければ腱板筋力低下が問題（もちろん，肩甲骨固定性の低下を併発していることもある）となる．このように，腱板および肩甲骨周囲筋筋力発揮について詳細に評価する．

1）腱板

腱板筋力評価にあたっては，本来，さまざまな上肢の肢位で，内旋・外旋，あるいは，挙上運動での筋力を発揮させて評価することが必要である．

腱板は上肢がいかなる肢位にあっても，骨頭を関節窩に引きつけておくために活動をしなければならない．以下，各筋の筋力測定において代表的な肢位を記載するが，例えば外旋筋力であれば，筋の形態を考えると上肢が挙上するにつれて棘下筋の横走線維から斜走線維，そして小円筋へと最も働きやすい筋線維が変化していくことが推察される．内旋も肩甲下筋の横走線維から斜走線維へと活動しやすい筋線維は変化する．

a）棘上筋

棘上筋の付着部の3割程度は大結節だけでなく，小結節にも付着している．つまり，従来考えられていた付着部よりも前上方よりに位置している（図15）[21]．

したがって，棘上筋は外旋位であれば外転運動，内旋位であれば屈曲運動に働きやすい可能性がある．筋力測定にあたっては，これまでempty can（母指が下方向を向く，肩内旋位，図16）が良いのか，full can（母指が上方向を向く，肩外旋位，図17）が良いのか一定した見解はない[22]．ただし，インピンジメント症状を防ぐ観点から，full can肢位での筋力測定の方が望ましいとされている[23]．解剖学的な見地からは，外旋位での外転では棘上筋の筋力発揮が，内旋位での外転では棘下筋の筋力発揮が優位かもしれない．

ただし，Reedら[2]によれば，外転運動開始時に，棘上筋だけが活動開始するのではなく，他の腱板筋，肩甲帯周囲筋あるいは主動作筋の三角筋中部が同時に運動開始するため，外転位での筋力検査は棘上筋そのものの筋力だけでなく，腱板筋，肩甲帯周囲筋および三角筋すべての筋活動による発揮トルクを測っているのが実態である．それよりも外転筋力を測定する際に，肩甲骨を固定すれば発揮筋力が変化するのかどうか，そして，empty can肢位であってもfull can肢位であって

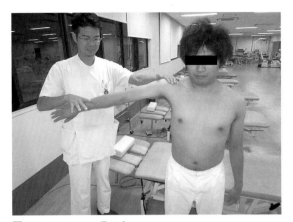

図16　empty can テスト
患者は肩甲骨面挙上90°にて内旋位をとる（母指を下に向ける）．その肢位で検者が下方へ抵抗を加える．

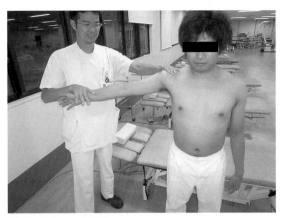

図17　full can テスト
患者は肩甲骨面挙上90°にて外旋位をとる（母指を上に向ける）．その肢位で検者が下方へ抵抗を加える．

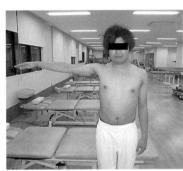

図18　drop arm テスト
患者は外転90°を開始肢位とし，そこからゆっくりと腕を体側まで下ろすよう指示をする．このとき，疼痛が出現する場合や体側まで腕をゆっくりと下ろせなかった場合に陽性（棘上筋断裂）となる．

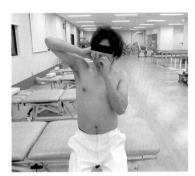

図19　Hornblower's サイン
患者に手を口に持っていくように指示する．その際，肩を外転させる動きが出現すれば陽性（小円筋機能低下）とする．

も筋力発揮があるかどうかを評価することが必要である．

棘上筋断裂のテストとしてはdrop armテスト（図18）がよく知られている．加えて，10°外転位からの外転筋力測定において，患側が健側の50%未満の筋力であれば，腱板大断裂もしくは広範囲断裂が生じていることを示唆する[24]．腱板断裂のスクリーニングテストとして有用である．

b）棘下筋

下垂位（1stポジション）での外旋筋力を測定する．三角筋後部の代償が強くないかどうか，左右差を比較する．肩甲骨を固定せずに筋力測定をする場合，肩甲骨内側縁がwingingしないかどうかを確認し，wingingする場合は，肩甲骨固定を行い再度評価する．

c）小円筋

外転90°での外旋筋力を測定する．こちらも三角筋後部による代償が生じていないかどうかを確認する．棘下筋の筋力測定の際と同様，肩甲骨下角のwingingの有無について確認する．小円筋機能低下（断裂）がある場合，Hornblower'sサインが陽性となる（図19）．

d）肩甲下筋

下垂内旋では大胸筋の筋力発揮が大きくなりやすいため，lift offテスト[25]（図20）が提唱された．現在，肩甲下筋の筋力評価により感度，特異度が

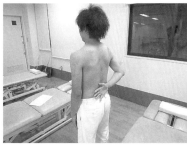
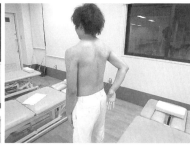

図20　lift-off テスト
患者の手背を腰部に沿うように位置させる．その肢位から手背を腰部から離すようにさせる．この動作が困難である場合，陽性（肩甲下筋損傷がある）となる．

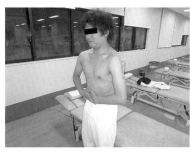
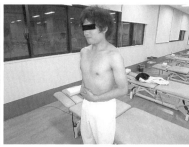

図21　belly-press テスト
手関節を掌屈させずに患者の手掌を腹部に置いた肢位を取らせる．患者にできるだけ強く腹部を押すように力を入れさせ，最大内旋位を維持させる．患者自身が腹部を押す力が弱いと感じる場合，肘の位置が後方に戻っていくあるいは肩伸展や手関節掌屈で代償しようとする場合は陽性となる．

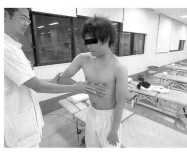
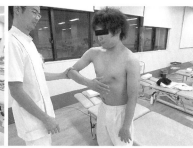

図22　belly-off サイン
肘屈曲90°で患者の手掌を腹部の上に置いておくように検者の一方の手で位置させたまま，検者が passive に屈曲方向へ動かし最大内旋位をとらせる．そして，患者にその肢位を保つよう指示し，検者が抑えていた患者の手首から手を離す．手掌が腹部から離れてしまう場合，陽性とする．

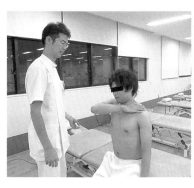
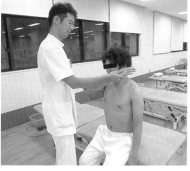

図23　bear-hag テスト
患者の手掌を，手指を伸展させた状態で，反対側の肩に置き，そして肘を前方に位置させる．検者は患者の前腕に対して垂直方向（肩外旋方向）に抵抗を加える．患者が初期位置を保てなければ陽性となる．

高いテストとされているのは，belly-press テスト（図21），belly-off サイン[26,27]（図22）あるいは bear-hag テスト[28]（図23）を組み合わせることとされている．

2) 肩甲骨周囲筋
　a) 僧帽筋上部
　上肢挙上の代償動作として僧帽筋上部が過剰に働き，肩甲骨・鎖骨の挙上が著明となっていないかどうかをみる．ただし，MMTでの筋力測定で

は健側よりも弱いことが多い．

　b）僧帽筋中部

　座位で肩甲骨外旋運動が可能かどうかを評価する．可能であれば，腹臥位，肩外転90°の肢位から，肩甲骨外旋と肩水平外転を同時に行う．抵抗を加えても，肩甲骨が上方移動あるいは下方移動せずに肩甲骨外旋運動が可能かどうかを評価する．

　c）僧帽筋下部

　屈曲動作初期から活動を始めるが，大きく活動するのは屈曲90°を超えてからである．肩関節疾患者では，その肢位での筋力検査は疼痛により困難であることが多い．まずは，痛みの生じない範囲で挙上運動（屈曲動作の方が疼痛を誘発しにくい）をさせ，僧帽筋下部の収縮と後傾運動が生じているかどうかを評価する．最終的には徒手筋力検査における肢位での僧帽筋下部線維の筋力発揮が可能となるように治療を進めていく必要がある．

　d）前鋸筋

　前鋸筋は上部・中部・下部の3線維に分かれている[29]．第1，2肋骨から生じる上部は上角に付着し，第2，3肋骨からの中部は肩甲骨内側縁に付着する．第3～10肋骨に起始する下部線維が最も大きく，肩甲骨下角に集中して付着する．上部線維の評価は難しいが，中部線維は肩甲骨の内旋に，下部線維は肩甲骨上方回旋に寄与する．

　中部線維については，上肢屈曲90°からのprotraction運動を仰臥位で行うと左右差を評価しやすい．下部線維については，僧帽筋下部線維と同様，疼痛のため，そもそも徒手筋力検査肢位をとれないことが多く，とれたとしても，正確な評価ができない．痛みの生じない範囲で屈曲運動をさせ，wingingが生じないかどうか，あるいは，上方回旋（特に下角の前方移動）ができているのかどうかを評価していく．また，矢状面において水平内転運動をさせると，正常肩では肩甲骨は前鋸筋が活動し胸郭に沿って内旋する（上腕骨頭の動きに関節窩が追従するように動く）．疼痛が強く挙上位を保持できない場合は，疼痛を生じない範囲で屈曲位をとらせ（たとえ90°未満の屈曲角度であっても），そこで水平内転を行わせた際に，肩甲骨がwingingせずに内旋できるかどうかで前鋸筋の筋力発揮を評価することができる．

4. 疼痛の評価

　夜間痛・安静時痛などが強い場合は炎症による疼痛とし，夜間痛・安静時痛が比較的減少し，むしろ運動時痛が強い場合はメカニカルストレスにより生じる疼痛に分類する．

a. 評価手順

　ここでは評価をなるべく単純化するために，疼痛を大きく2つに分類する．前者の夜間痛・安静時痛を有する疾患としては，例えば凍結肩（frozen shoulder）が考えられる．炎症症状が改善し，筋スパズムが減少してくるにつれて，エンドフィールは表2のように靱帯・関節包性の「3) elastic」となり，疼痛の種類としては，表2の運動時痛にある「① 可動域最終域での疼痛」へと移行してくる．疾患の観点からすれば，疼痛をこの2種類に分ける必要はないかもしれない．しかし，評価に引き続いて施行する治療にあたっては，疼痛の種類・程度を考慮しなければならず，特に前者の夜間痛・安静時痛が強い場合においては，リハビリの適応外となる場合も含んでいる．その一方，後者の運動時痛が生じている場合はメカニカルなストレスさえ避ければより積極的な運動療法を展開することができる．運動プログラムを立案していく過程において，疼痛は運動強度の決定に際し大きな指標となるため，本項では評価項目を以上の観点から分類することとした（表2）．

　前者には肩甲上腕関節の可動域制限と肩甲骨マルアライメントを記載しているが，どちらが原因でどちらが結果であるとは確定することは困難である．その意味で，肩甲骨マルアライメントの前に（　）書きで二次的と記載していることに留意いただきたい．

表2 評価手順

```
疼痛の種類
  夜間痛，安静時痛
    ＝炎症による疼痛
    ①肩甲上腕関節の著明な可動域制限
    ②二次的な肩甲骨のマルアライメント

確認事項
  ①肩甲上腕関節　可動域制限の原因を評価
    エンドフィール
    1) empty →急性期　リハビリ適応外の可能性
    2) 筋スパズム→圧痛点，対象筋の同定
    3) elastic →対象靭帯・関節包の同定

  ②（二次的な）肩甲骨マルアライメントの原因を評価
    1) 肩甲骨可動域制限→対象筋の同定
    2) 姿勢・動作確認
```

```
運動時痛
  ＝メカニカルストレスによる疼痛
    ①結髪・結帯など可動域最終域での疼痛
    ②肩峰下インピンジメントによる疼痛
    ③不安定性による疼痛

確認事項
  ①疼痛誘発肢位の確認
    1) 結髪→外旋可動域確認
    2) 結帯→内旋可動域確認
    3) 水平内転→後方タイトネスの確認

  ②インピンジメント徴候
    1) 腱板機能の評価
    2) 肩甲骨運動の評価

  ③不安定性
    上腕骨―肩甲骨の連動性の評価
```

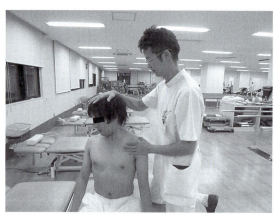

図24　Jackson 圧迫テスト

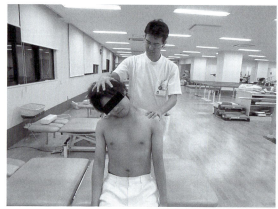

図25　Spurling テスト

なお，頸椎由来の疼痛を除外する必要がある．特に頸椎の運動に伴い生じる肩の疼痛，知覚異常（デルマトームを考慮），麻痺（腱反射亢進），JacksonテストやSpurlingテストに伴う肩の疼痛などがあれば，頸椎が原因であることが推察されるため，主治医に相談・診断を仰ぐ必要がある．

メモ　Jackson 圧迫テスト
患者は頭部を一側に回旋し，検者は患者の頭部を垂直に押す（図24）．

メモ　Spurling テスト
患者は頭部を一側に側屈し，検者は患者の頭部を垂直に押す（図25）．

b. 疼痛箇所，種類および強度

疼痛が発生する場所は，当初は肩関節全体から腕にかけての広範囲に及び，刺激により疼痛が広範囲に及びしばらく持続してしまうが，炎症の改善とともに徐々に疼痛範囲が絞られてくる．疼痛の種類としても，急性期は鋭い疼痛であるが，慢性期は鈍痛となることが多い．各種疼痛の強度をVAS（visual analogue scale）あるいはNRS（numerical rating scale）を用いて評価する．

1) 安静時痛

初期評価時は肩全体に生じていることが多いが，徐々に疼痛部位がはっきりし，運動時痛が残

表3 肩関節に関連する運動神経，感覚神経

神経	運動	感覚
腋窩神経	三角筋，小円筋	関節包 上外側上腕皮神経（上腕上部外側）
肩甲上神経	棘上筋，棘下筋	関節包上部・後部
肩甲下神経	大円筋，肩甲下筋	関節包前面
筋皮神経	上腕二頭筋，烏口腕筋，上腕筋	関節包前面 外側前腕皮神経（前腕橈側）
橈骨神経	上腕三頭筋，肘筋	後上腕皮神経（上腕上部背側） 下外側上腕皮神経（上腕下部外側） 後前腕皮神経（上腕～前腕背側） 橈骨神経浅枝・背側指神経（手部背側）
肩甲背神経	大・小菱形筋，肩甲挙筋	
長胸神経	前鋸筋	
外側・内側胸筋神経	大胸筋，小胸筋	関節包の上部へ到達することがある
胸背神経	広背筋	

存しても安静時痛は消失してくることが多い．

2）夜間痛

睡眠が中断されるほどの痛みなのか，起床時にこわばりと痛みが生じる程度の痛みなのかを確認する．十分な睡眠がとれているか否かについても確認する．

3）圧痛

結節間溝，腱板疎部，烏口突起，腱板各筋，肩甲帯周囲筋など圧痛部位を確認する（触診の項で詳述）．

4）運動時痛

当初は動かすだけで肩から上腕，場合によっては前腕にかけて全体的に疼痛が生じる．徐々に，肩峰下，関節前方，後方など疼痛部位がはっきりしてくる．疼痛再現テスト（インピンジメントテスト）により，疼痛発生メカニズムを評価し，疼痛回避テスト（scapular assistance テスト）によりストレスを回避させ発生メカニズムを確認する（テストの項参照）．

c. 神経支配

肩関節に関連する神経には，運動神経だけでなく，感覚神経も含まれており，双方を把握しておく必要がある．

肩関節周囲筋を支配する神経は**表3**，**図26**[30]のとおりである．当然のことながら，特に関節包に感覚枝を伸ばしている神経が刺激されるとその支配領域に関連痛を生じさせることがあるため，確認しておく必要がある．

関節包上部は肩甲上神経支配，関節包下部は腋窩神経，関節包前方は肩甲下神経，関節包後面は肩甲上神経支配となっている．このため，関節包に刺激が入った場合，その神経が支配する領域に関連痛を生じやすい．例えば，屈曲方向にストレッチを行う場合，関節包の下方が引き伸ばされるため，腋窩神経に刺激が入り，関連痛として上腕外側に痛みを生じさせることがある（**図27**）[31]．

d. 神経，血管の走行

神経および血管の走行を抑えておく必要がある．特に神経の出口である外側腋窩隙には注意をする．この隙間からは腋窩神経が出てきており，周囲の大円筋，小円筋あるいは上腕三頭筋長頭にスパズム，短縮が生じると腋窩神経を締めつけるように刺激することがある．このとき腋窩神経支配領域に痛みを生じる（**図28**）[32]．

e. テスト

疼痛を再現することでどこに病因が潜んでいるか，あるいは，典型的な病態を把握することに用いる．また，治療により症状が消失してきているのか，リハビリ効果判定にも用いる．

数多くの肩関節疾患があるが，代表的なインピ

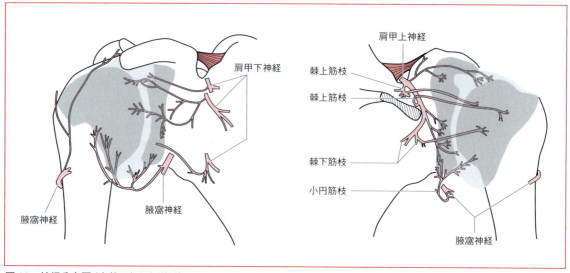

図26 神経分布図（文献30）より引用

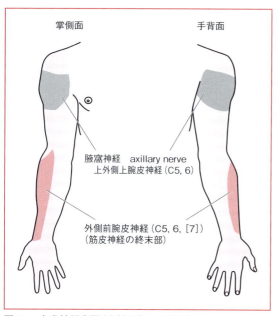

図27 皮膚神経支配（文献31）より引用

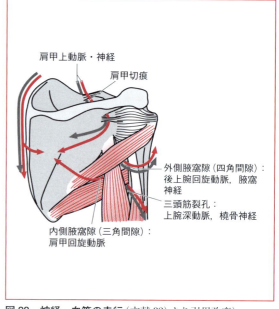

図28 神経，血管の走行（文献32）より引用改変

ンジメント症候群，不安定症のテストおよび肩関節および体幹の複合テストについて記載する．

1) インピンジメントテスト

a) Neerのインピンジメントテスト（図29）

検者により強制的に屈曲させられたときに，肩峰下に疼痛が出現するかどうかをみる．

b) Hawkins-Kennedyのインピンジメントテスト（図30）

肩を90°まで屈曲させ，その肢位で内旋させた際に肩峰下に疼痛が出現するかどうかをみる．

c) scapular assistanceテスト（図31）

上肢挙上時に肩峰下インピンジメント症状がある場合，肩甲骨を上方回旋をアシストすること

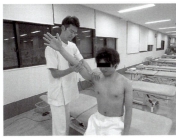
図29　Neer のインピンジメントテスト

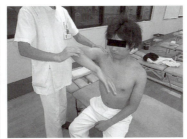
図30　Hawkins-Kennedy のインピンジメントテスト

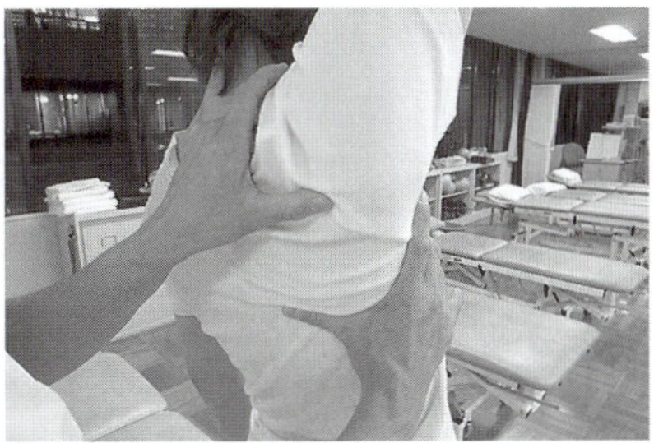

図31　scapular assistance テスト

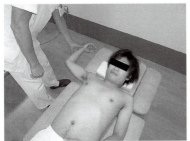
図32　apprehension テスト

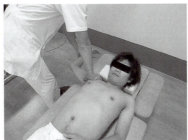
図33　relocation テスト

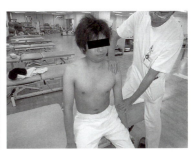
図34　sulcus サイン

で，疼痛が減少するかどうかをみる．

2) 不安定性テスト

　a) apprehension テスト（図32）

　90°の外転位からゆっくりと外旋させる．この肢位で不安感が増強する場合，あるいは，脱臼するような感覚がある場合に陽性（肩甲上腕関節の前方不安定性＋）となる．

　b) relocation テスト（図33）

　apprehension テストで不安感を訴えた場合，骨頭に対して後方偏位ストレスを加える（骨頭を整復位に戻す）．不安感が消失しさらに外旋できる場合，陽性（肩甲上腕関節の不安定性＋，亜脱臼，脱臼）となる．

　c) sulcus サイン（図34）

　患者の上肢を体側に下垂させ，リラックスした姿勢をとらせる．上腕に対して下方への牽引力を加える．肩峰下にくぼみができると陽性（下方不安定性）となる．

5. 姿勢の評価

a. 脊柱・骨盤

　胸椎部の円背があると肩甲骨は前傾・内旋位をとりやすい．脊柱（特に胸椎）の伸展制限があるのかないのか，まず，仰臥位をとらせて評価する．

　Kebaetse ら[33]によれば，上肢挙上時には，肩甲骨の上方回旋および後傾角度が減少する．その結果，肩の関節可動域および筋力発揮の低下をもたらす．また，前述のように前傾・内旋位にあると前述の通り腱板の発揮筋力が大きく低下する[16]．

　したがって，円背変形していなければ，仰臥位では脊柱伸展可能であり，脊柱の可動域の問題というよりは筋力の問題であることが推定できる．そこでまず，座位姿勢において筋力的に骨盤の直立，脊柱伸展が可能かどうかを評価する．腸腰筋の筋力，背筋筋力が必要となる．そして立位においても脊柱伸展が可能かどうか，下肢のアライメントを含めて評価する．下肢関節の ROM あるい

は筋力低下が骨盤の肢位を介して体幹姿勢に影響する可能性があるため，場合によっては評価する．骨盤前傾，脊柱伸展がactiveに可能かどうかを確認し，脊柱伸展が得られたら，肩甲骨のアライメントを評価する．

また，矢状面で頭部が肩峰よりも大きく前方に位置していることがある．この姿勢をとっている群では，正常群よりも上肢挙上および下制時に肩甲骨の内旋および前傾角度が増加し，挙上時の前鋸筋筋活動が低下すると報告されている[34]．したがって，頚椎の可動性および後頭骨と上位頚椎間における屈曲可動域についても評価する必要がある．

円背の場合（胸椎伸展困難な場合）は，肩甲骨運動の低下が生じ，結果として肩関節の挙上角度に制限が生じることとなる．円背姿勢のなかでもどの程度肩甲骨の動きがあるのか，また肩峰下インピンジメントを生じさせない最大の挙上角度はどの程度となるか，評価する必要がある．

b. 肩甲骨

肩峰高さ，脊柱との距離（棘三角，下角）について，左右差を比較することが必要である．

次いで，脊柱伸展位を保持した状態で，activeに肩甲骨外旋をさせる．両肩甲骨が脊柱に近づかせることができたら正常範囲である．

仰臥位でも，前胸部の筋（大胸筋・小胸筋）の硬さあるいは筋緊張を評価する．力を抜いているはずの仰臥位で，頭側の方から肩峰前縁の高さを比較すると，患側の方が高い位置にあることが多い（図1参照）．その場合，大胸筋鎖骨部，小胸筋を圧迫すると圧痛を訴える．

> **メモ** scapular retraction test
> 肩甲骨の過度な内旋位では腱板の発揮筋力が約20%低下するとの報告[33]や肩甲骨外旋位では棘上筋筋力が11〜24%増加するとの報告[16]がある．このように肩甲骨マルポジションは筋力発揮に影響するため，Kiblerらはscapular retraction test[16]（棘上筋MMTを行った後，検者は肩甲骨をretraction位で固定し棘上筋MMTを再度行う）を推奨している．固定した肢位で棘上筋筋力が増加すれば，肩甲骨のマルポジション・安定性低下があると評価する．

6. 代表的な関節機能評価表

日本でよく用いられる評価表は，日本整形外科学会肩関節疾患治療成績判定基準（JOA score）である．近年，患者立脚型の評価としてshoulder36も導入されている．

これらのスコアは日本肩関節学会のホームページよりダウンロード可能である．

7. 症例提示

症例1 右肩関節拘縮症例

a. 問診
- 患者：50代，女性，看護師
- 疼痛：3ヵ月前から徐々に疼痛増強，1ヵ月前に受診，その後関節注射を行い夜間痛軽減，リハビリ開始となる．
- NRS 夜間痛7 安静時痛3 運動時痛9

b. 視診（図35）
1) 姿勢確認（静止立位）
   (1) 右肩峰低い
   (2) 右肩甲骨内旋，前傾，下方回旋
   (3) 右肩甲骨内側縁と脊柱間距離が左よりも遠い
   (4) 骨盤前傾・腰椎前彎増強
   (5) 胸椎後彎増強
   (6) 右上腕内旋・前腕回内傾向

(1)〜(3) より導かれる仮説
- 小胸筋の緊張亢進 or 短縮
- 肩甲挙筋の緊張亢進 or 短縮
- 前鋸筋の緊張亢進 or 短縮 and/or 短縮位にあり収縮困難
- 菱形筋，僧帽筋の緊張低下 or 伸張位にあり収縮困難

(2)〜(5) より導かれる仮説
- 上肢挙上時，肩甲骨の後傾，上方回旋角度低下減少

(6) より導かれる仮説
- 大胸筋，大円筋，広背筋，肩甲下筋の緊張亢

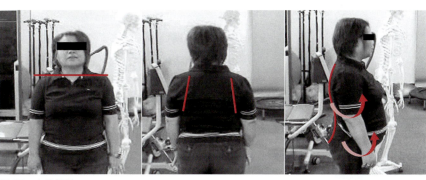

図35 立位姿勢

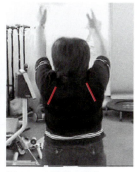

図36 上肢挙上動作

　　　進 or 短縮
2) 上肢挙上動作確認（図36）
　　(1) 肩甲上腕関節の可動域低下
　　(2) 肩甲帯の挙上過剰
　　(3) 肩甲骨上方回旋・後傾減少
　　(4) 挙上するにつれて疼痛増強
　(1) より導かれる仮説
　・肩甲上腕関節の可動域制限
　・腱板の機能低下
　(2) より導かれる仮説
　・僧帽筋上部，肩甲挙筋の過剰収縮
　(3) より導かれる仮説
　・小胸筋の伸張性低下
　・肩甲骨周囲筋によるフォースカップルの破綻
　(3), (4) より導かれる仮説
　・肩峰下インピンジメント症状＋

> **メモ　フォースカップル**
> 偶力（force couple）とは，物体に作用する平行でかつ互いに逆向きの一対の力のことをいう．肩甲骨においては，僧帽筋（上部・中部・下部）と前鋸筋の偶力作用により，肩甲骨が上方回旋するとされる．

c. 触診

　視診で得た情報および仮説を証明すべく，圧痛ポイント，可動性，筋力を確認していく．
1) 圧痛ポイント
　・棘上筋，棘下筋，肩甲下筋
　・烏口突起，小胸筋
　・大胸筋鎖骨部，前鋸筋
　・肩甲骨上角，肩甲挙筋

　・僧帽筋上部
2) 可動性
　a) 肩甲上腕関節
・1st 外旋 20°/65°，2nd 外旋は 90°外転位がとれないため，測定不可，健側は 95°．肩甲上腕関節の ROM 低下が著明である．この際，肩甲下筋の強度の筋スパズムが確認でき，リラクセーションにより圧痛は若干軽減するもののスパズムを除去することはできない．
・屈曲 130°/170°（active 110°/160°），外転 60°/155°．いずれも最終域で大円筋，広背筋をダイレクトストレッチしても筋の伸張性には余裕があり，肩甲下筋には強い圧痛がある．
・棘上筋のリラクセーションを図るが筋スパズム継続．肩甲骨上方回旋位での内転制限あり．
・棘下筋のリラクセーションを図るが筋スパズム継続．手を背部に回すことができず（殿部でとどまる），内旋制限著明．
　b) 肩甲骨・鎖骨
・小胸筋はリラクセーションを行っても伸張困難であり，肩甲骨後傾困難．
・大胸筋リラクセーションにより，鎖骨後方並進可能．しかし，前鋸筋の圧痛強く，肩甲骨最大外旋まで動かすことができない．
・肩甲挙筋リラクセーションにより，伸張可能．

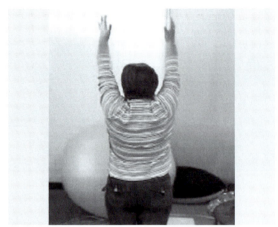

図37 リハビリ終了時上肢挙上動作

c) scapular assistance test
・肩甲骨後傾・上方回旋をアシストすると挙上位での疼痛は若干軽減.

3) 筋力
・疼痛のため, 腱板筋の筋力発揮困難.
・肩甲骨外旋（菱形筋, 僧帽筋中部）は, 肩甲骨外旋可動域制限のため, 肩甲骨内側縁を脊柱に近づけることができない.
・僧帽筋上部は健側に比べ筋力低下あり.
・三角筋・前鋸筋・僧帽筋下部の各筋力は, 疼痛および可動域制限のため, 肢位がとれず測定不可.

4) ADL 能力
・結髪・洗髪困難
・結帯動作困難
・上衣の着脱困難

d. 問題点
・肩甲上腕関節可動域低下（外旋, 内旋, 内転）
・鎖骨・肩甲骨可動域低下（鎖骨後方並進, 肩甲骨外旋・後傾）
・腱板筋力低下
・肩甲帯周囲筋筋力低下（三角筋, 前鋸筋, 僧帽筋下部）

e. 治療方針
総合的に勘案すると, 肩甲上腕関節の拘縮に伴い, SICK-scapula の状態にも陥った状態であるといえる. scapular dyskinesia もみられるが, これは肩甲上腕関節の拘縮により, 上肢挙上に伴い受動的に挙上方向に持ち上げられているだけにすぎないかもしれない点に留意する. 治療にあたっては, まず, 肩甲上腕関節および肩甲骨の可動域改善を図り, その後, 筋力トレーニングを進めていく.

肩甲上腕関節の可動性低下には肩甲下筋が最も強く関わっており, 同筋の短縮, 烏口上腕靱帯・中関節上腕靱帯の短縮も隠れていることが考えられる. 内転, 内旋制限には棘上筋, 棘下筋が関わっているが, 同筋の短縮, 後方関節包の短縮も隠れている可能性がある. 疼痛に気をつけながら, リラクセーションを図り, 徐々に伸張性を獲得し, 同時に収縮能力の改善を図る.

肩甲骨の可動域低下には, 小胸筋および大胸筋の緊張亢進および短縮が考えられ, ストレッチが必要となる. 前鋸筋のストレッチを行うと共に収縮能力の改善を図る. これらにより, 挙上時の上方回旋・後傾角度の改善を図っていく.

リハビリ開始後, 4ヵ月で終了となった（図37）.

症例2 右腱板断裂症例（広範囲断裂；棘上筋, 棘下筋, 肩甲下筋上方）

a. 問診
・患者：60代, 男性, 営業職
・疼痛：4ヵ月前転倒し受傷. 直後から激しい疼痛, 肩関節拘縮進む. 2ヵ月前に受診, 疼痛が減少傾向となったため, リハビリ開始となる. なお, 手術を勧められるが, 仕事の関係上, 受けることはできないとのことから, 保存療法を行うこととなった.
・NRS　夜間痛5　安静時痛2　運動時痛9

b. 視診
1) 姿勢確認（静止立位）（図38）
　(1) 右肩甲骨内旋, 前傾, 上方回旋
　(2) 僧帽筋上部の筋萎縮（稜線の左右差）
　(3) 棘下筋萎縮
　(1) より導かれる仮説
・小胸筋の緊張亢進 or 短縮

- 前鋸筋の緊張亢進 or 短縮 and/or 短縮位にあり収縮困難
- 菱形筋，僧帽筋の緊張低下 or 伸張位にあり収縮困難

(2) より導かれる仮説
- 僧帽筋上部筋力低下

(3) より導かれる仮説
- 外旋筋力低下

2) 上肢挙上動作確認（図 39）
　　(1) 肩甲帯の上方回旋過剰
　　(2) 肩甲上腕関節の可動性低下
　　(3) 挙上するにつれて疼痛増強

(1) より導かれる仮説
- 肩甲骨後傾・上方回旋は実現されており，肩甲帯周囲筋筋活動はむしろ良好．
- 肩甲帯周囲筋のフォースカップル機能は保たれている．
- 肩甲骨の過剰な運動は肩甲上腕関節の代償．

(2) より導かれる仮説
- 肩甲上腕関節の可動域制限．
- 腱板の機能低下．

(3) より導かれる仮説
- 肩峰下インピンジメント症状＋

C. 触診

1) 圧痛ポイント
- 棘上筋，棘下筋，肩甲下筋
- 烏口突起，小胸筋
- 大胸筋鎖骨部，前鋸筋

2) 可動性

a) 肩甲上腕関節
- 1st 外旋 50°/70°，2nd 外旋 40°/90°，3rd 外旋 70°/90° と 2nd 外旋で大きく低下，3rd 外旋も低下している．挙上位での肩甲上腕関節の ROM 低下が著明である．症例 1 と同様，肩甲下筋の強度の筋スパズムが確認できるが，リラクセーションは得られやすい．
- 屈曲 140°/175°（active 80°/160°），外転 130°/170°（active 60°/150°）と偽性麻痺（pseudoparalysis）が生じていた．

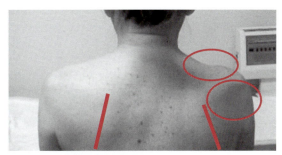

図 38　姿勢確認（静止立位）

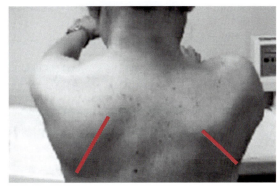

図 39　上肢挙上動作確認

- 肩峰と骨頭の位置関係を触診すると，患側は骨頭の上方化が触知できた．

b) 肩甲骨・鎖骨
- 小胸筋はリラクセーション，ストレッチにて伸張可能であり，肩甲骨後傾可動域良好．
- 大胸筋リラクセーションにより，鎖骨後方並進可能．前鋸筋も伸張することができ，肩甲骨最大外旋までの可動域は保持されている．

> **メモ　偽性麻痺（pseudoparalysis）**
> 肩関節の自動挙上角度と他動挙上角度に乖離があり，自動挙上が困難な場合，偽性麻痺と呼ばれる．神経原性ではなく，腱板大断裂あるいは広範囲断裂にしばしば合併する．

3) 筋力
- 棘下筋，棘上筋ともに大きく低下．筋力のところでも述べたが，10°外転位からの外転筋力が健側の 50％未満であると腱板大断裂・広範囲断裂を予測できるとされている．本症例の筋力は 26.4N/85.8N であった．

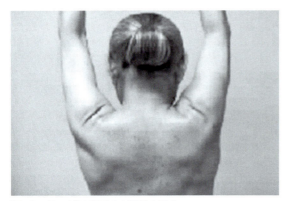

図40 リハビリ終了時上肢挙上動作

- scapular retraction test にて，棘上筋筋力発揮は28.0Nまでわずかながらも増加．
- ただし，肩甲骨外旋（菱形筋，僧帽筋中部），筋力低下が認められ，activeに肩甲骨内側縁を脊柱に近づけることができない．
- 僧帽筋上部は健側に比べ筋力低下あり．
- 前鋸筋筋力・僧帽筋下部筋力は，腱板筋力低下により，検査肢位がとれず測定不可．

4）ADL能力
- 結髪・洗髪困難
- 上衣の着脱困難

d. 問題点
- 肩甲上腕関節可動域低下（外旋）
- 腱板筋力低下
- 肩甲帯周囲筋筋力低下（三角筋，前鋸筋，僧帽筋下部）

e. 治療方針

肩甲上腕関節の拘縮は若干あるものの，腱板筋力と三角筋のフォースカップルがアンバランスになっていることから，骨頭の上方化が生じ，上肢挙上に際し骨頭が肩峰下を通過することができず肩峰下インピンジメント症状を発生させていると考えられた．肩甲骨はSICK-scapula状態であるといえるが，これは肩甲上腕関節の動きを代償していることから生じているものと考えられる．可動域には問題なく，肩甲骨外旋筋力低下が若干みられることと，初期位置からすでに上方回旋していることが問題と思われた．つまり，肩甲骨が上方回旋しているということは関節窩が若干上方を向いていることであり，そのポイントでいくら三角筋を活動させても肩峰下に骨頭が入り込んでいくことは困難である．むしろ上肢挙上初期は下方回旋させて骨頭を肩峰下に潜り込ませ，それから肩甲骨周囲筋および三角筋の活動を引き出していくことが重要であると考えた．したがって，治療にあたっては，まず，肩甲上腕関節の可動性獲得（拘縮解除と残存腱板のトレーニング）および肩甲骨初期位置の修正および肩甲帯周囲筋筋力トレーニングを積極的に行った．そして疼痛軽減とともに挙上動作トレーニングを実施した．

介入開始5ヵ月後には疼痛軽減，セルフコンディショニング（肩甲帯のポジショニング，肩甲帯周囲筋のストレッチなどによる）が可能となったことから，リハビリを終了した．

なお，終了時の10°外転位からの外転筋力は患側38.6N/健側79.2Nと，やはり健側の50％未満にとどまった（図40）．

文献

1) Inman VT et al：Observations on the function of the shoulder joint. J Bone Joint Surg 26：1-30, 1944
2) Reed D et al：Does supraspinatus initiate shoulder abduction? J Electromyogr Kinesiol 23：425-429, 2013
3) Codman EA et al：The patholoy associated with rupture of the supraspinatus tendon. Ann Surg 93：348-359, 1931
4) Sahara W et al：Three-dimensional clavicular and acromioclavicular rotations during arm abduction using vertically open MRI. J Orthopaed Res 25：1243-1249, 2007
5) Kibler WB：The role of the scapula in athletic shoulder function. Am J Sports Med 26：325-337, 1998
6) Burkhart SS et al：The disabled throwing shoulder：spectrum of pathology Part III：The SICK scapula, scapular dyskinesis, the kinetic chain, and rehabilitation. Arthroscopy 19：641-661, 2003
7) Kibler WB et al：Scapular Summit 2009：introduction. July 16, 2009, Lexington, Kentucky. J Orthop Sports Phys Ther 39：A1-A13, 2009
8) O'Brien SJ et al：The anatomy and histology of the inferior glenohumeral ligament complex of the shoulder. Am J Sports Med 18：449-456, 1990
9) Arai R et al：The anatomy of the coracohumeral ligament and its relation to the subscapularis muscle. J Shoulder Elbow Surg 23：1575-1581, 2014

10) 山口久美子ほか：烏口上腕靱帯の形態について．肩関節 34：587-589, 2010
11) Arai R et al：Functional anatomy of the superior glenohumeral and coracohumeral ligaments and the subscapularis tendon in view of stabilization of the long head of the biceps tendon. J Shoulder Elbow Surg 19：58-64, 2010
12) Harryman DT et al：The role of the rotator interval capsule in passive motion and stability of the shoulder. J Bone Joint Surg Am 74：53-66, 1992
13) Ludewig PM et al：Motion of the shoulder complex during multiplanar humeral elevation. J Bone Joint Surg Am 91：378-389, 2009
14) Martetschläger F et al：Coracoid impingement：current concepts. Knee Surg Sports Traumatol Arthrosc 20：2148-2155, 2012
15) Osti L et al：Subcoracoid impingement and subscapularis tendon：is there any truth? Muscles Ligaments Tendons J 3：101-105, 2013
16) Kibler WB et al：Evaluation of apparent and absolute supraspinatus strength in patients with shoulder injury using the scapular retraction test. Am J Sports Med 34：1643-1647, 2006
17) Phadke V et al：Study of the scapular muscle latency and deactivation time in people with and without shoulder impingement. J Electromyogr Kinesiol 23：469-475, 2013
18) Harryman DT et al：Laxity of the normal glenohumeral joint：A quantitative in vivo assessment. J Shoulder Elbow Surg 1：66-76, 1992
19) 西中直也ほか：ゼロポジション内外旋運動における上腕骨頭偏位の検討．肩関節 33：261-263, 2009
20) 西中直也ほか：Shape-matching technique を用いた外転運動時の生体内上腕骨頭偏位の検討．肩関節 31：469-471, 2007
21) Mochizuki T et al：Humeral insertion of the supraspinatus and infraspinatus. New anatomical findings regarding the footprint of the rotator cuff. J Bone Joint Surg Am 90：962-969, 2008
22) Boettcher CE et al：The 'empty can' and 'full can' tests do not selectively activate supraspinatus. J Sci Med Sport 12：435-439, 2009
23) Itoi E et al：Which is more useful, the "full can test" or the "empty can test," in detecting the torn supraspinatus tendon? Am J Sports Med 27：65-68, 1999
24) McCabe RA et al：The effect of rotator cuff tear size on shoulder strength and range of motion. J Orthop Sports Phys Ther 35：130-135, 2005
25) Gerber C et al：Isolated rupture of the tendon of the subscapularis muscle. Clinical features in 16 cases. J Bone Joint Surg Br 73：389-394, 1991
26) Bartsch M et al：Diagnostic values of clinical tests for subscapularis lesions. Knee Surg Sports Traumatol Arthrosc 18：1712-1717, 2010
27) Scheibel M et al：Subscapularis dysfunction following anterior surgical approaches to the shoulder. J Shoulder Elbow Surg 17：671-683, 2008
28) Barth JR：The bear-hug test：a new and sensitive test for diagnosing a subscapularis tear. Arthroscopy 22：1076-1084, 2006
29) Nasu H et al：An anatomic study of structure and innervation of the serratus anterior muscle. Surg Radiol Anat 34：921-928, 2012
30) 佐藤達夫ほか：リハビリテーション解剖アトラス，医歯薬出版，東京，2006
31) 相磯貞和訳：ネッター解剖学図譜 Atlas of Human Anatomy，丸善，東京，2001
32) 坂井建雄ほか：プロメテウス解剖学アトラス 解剖学総論/運動器系，医学書院，東京，2011
33) Kebaetse M et al：Thoracic position effect on shoulder range of motion, strength, and three-dimensional scapular kinematics. Arch Phys Med Rehabil 80：945-950, 1999
34) Thigpen CA et al：Head and shoulder posture affect scapular mechanics and muscle activity in overhead tasks. J Electromyogr Kinesiol 20：701-709, 2010

〈宮坂淳介〉

5 肘関節

1. 視診・触診

肘関節を評価する際には，肘関節前額面上でのアライメントや変形，肘関節およびその周囲の腫脹や浮腫，熱感や発赤，萎縮の程度などを見落とさないようにする必要がある．

肘関節は，生理的外反位を呈しており，これを carrying angle（肘外偏角，運搬角）と呼ぶ．男性では10〜14°，女性では13〜16°とされ[1]，外反角が女性で大きい傾向にある．骨折や脱臼，離断性骨軟骨炎 osteochondritis dissecans (OCD) などによって carrying angle は変化する（図1）．carrying angle が大きいものを「外反肘」，小さいものを「内反肘」と呼ぶ．

骨折や脱臼などの外傷では，肘関節周囲に腫脹を呈する．肘関節内側の腫脹は，上腕骨内側上顆の骨折や付着する前腕屈筋群の付着部炎，外側の腫脹は，上腕骨外側上顆の骨折や付着する前腕伸筋群の付着部炎，外側側副靱帯複合体の損傷，上腕骨小頭の OCD，橈骨頭骨折などが疑われる．前方の腫脹では，鈎状突起骨折や上腕二頭筋腱の損傷，後方の腫脹では，肘頭骨折や肘後方脂肪体の損傷などが疑われる．

これら視診・触診で得られた所見を基に，機能障害を想像しつつ病態把握を進めていく．しかしながら，先に確認した所見が必ずしも機能障害の原因とは限らないため，健側との比較が大切である．また，肘関節で認める症状のすべてが肘関節に起因するとは限らないため，頸部や肩関節のアライメントにも注意を払うことが必要である．

2. 可動性の評価

適正な評価には，肘関節の関節構成体の構造や機能解剖を把握する必要がある．

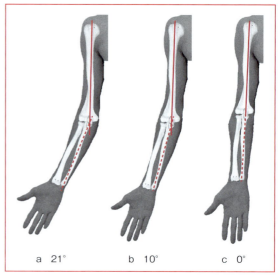

図1　肘関節生理的外反：carrying angle
a　carrying angle 21°以上：外反肘
b　正常な生理的外反（男性：10〜14°，女性：13〜16°）
c　carrying angle 0°以下：内反肘

肘関節は，異所性骨化をきたしやすい関節の1つである．その発生要因については未だ不明な点が多い中で，セラピストによる暴力的操作が挙げられている．評価および治療においては，愛護的操作を心がけ，不要な疼痛や不安定性を引き起こさないように留意する必要がある．特に，肘関節の拘縮と対峙することが多いセラピストにとっては，肘関節拘縮の要因について十分に理解しておく必要がある．

a. 肘関節の構造

肘関節の適合性に留意した適切な評価のために，肘関節の解剖学的構造を把握する必要である．

肘関節は，上腕骨滑車と尺骨滑車切痕とで形成される腕尺関節と，上腕骨小頭と橈骨頭窩とで形成される腕橈関節，これに近位橈尺関節を含めた3つの関節で形成されている．肘関節の拘縮を評価する際には，腕尺関節と腕橈関節のどちらが問題であるのか，もしくはどちらの関与がより深いかを見極める必要がある．

腕尺関節は，一軸性のらせん関節である．上腕

骨滑車の中心溝の走行には3つのタイプがあり，肘関節屈曲の際の上腕と前腕の位置関係が規定される．Type I は上腕骨の長軸に一致した中心溝で，屈曲により前腕と上腕が一致する．Type II は中心溝が外反方向に走行し，屈曲により前腕が上腕の外方へ偏位する．Type III は中心溝が内反方向に走行し，屈曲により前腕が上腕の内方へ偏位する[2]．

b. 肘関節拘縮

肘関節拘縮は，日常生活動作やスポーツ活動を著しく制限する可能性が高く，拘縮の要因を同定するための適切な評価が必要である．

関節拘縮とは，関節包や靱帯を含めた軟部組織が変化を起こし，関節可動性が減少あるいは消失した状態を指す[3]．以下に，肘関節拘縮について，屈曲制限と伸展制限に大別し解説する．

1) 肘関節屈曲制限の要因

肘関節伸展拘縮の要因となる組織は，表層から上肢背側の皮膚，筋，側副靱帯と関節包が挙げられる．

a) 皮膚

皮膚は，肘頭を中心とした範囲において拡張性，収束性，滑走性に富んでおり，骨や筋の形態変化に合わせた柔軟な動きを示す．肘後方皮切を用いる術式では，皮膚または皮下での癒着瘢痕形成による関節可動域 range of motion（ROM）の制限をきたしやすい．

b) 筋

筋では，上腕三頭筋が制限因子となる．上腕三頭筋長頭は二関節筋であり，肩関節肢位によっては肘関節屈曲 ROM を制限する．

上腕三頭筋外側頭は，長頭腱と合流して，主に表層の腱膜となって肘頭に停止する．肩関節肢位により緊張は変化しないため，筋の伸張性低下が拘縮に直結する．

上腕三頭筋内側頭は，三頭のなかで最も深部にあり，関節包の直上を走行し，表層の腱膜に合流する形で肘頭に停止する．肘関節屈曲に伴う内側頭の形態変化や滑走性が阻害されると，著明な拘縮が生じる．また，関節包と強固な癒着が生じると，制限はさらに顕著となる．

c) 側副靱帯と関節包

側副靱帯は，内側側副靱帯 medial collateral ligament（MCL）が後斜走線維 posterior oblique ligament（POL）と前斜走線維 anterior oblique ligament（AOL），横走線維 transverse ligament（TL）とで構成される．伸展から屈曲に伴う POL の伸長性（2点間距離の変化）は，2倍以上の長さの変化が求められる[4]（図2c）．後方関節包は，屈曲とともに側方から後方中央へ徐々に伸張部位が変化する．関節包の伸張性が損なわれると，著しい ROM 制限を生じる．

2) 肘関節屈曲制限の評価

肘関節屈曲制限の評価では，表層の皮膚から深層の靱帯・関節包に至る軟部組織性の制限を中心に評価するが，骨性要因を排除する目的で画像所見の確認が必要である．

皮膚性の制限の場合，その多くは術創部周囲の癒着瘢痕化による制限であり，術創部周囲に疼痛が伴うことが多い．術後早期では，術創部周囲の皮膚を寄せて肘関節屈曲を行い，その際に疼痛の軽減とともに ROM の変化を認めれば，皮膚が制限因子と評価できる．

筋性の制限の場合，二関節筋による制限か，単節筋による制限かを見極める必要がある．上腕三頭筋長頭が影響する場合には，肩関節伸展位よりも屈曲位で肘関節の屈曲が制限される（図3）．肩関節肢位の変化で屈曲制限に変化がない場合には，単節筋の関与が疑われる．多くの場合，上腕三頭筋内側頭ないし外側頭により腕尺関節の制限が生じる．

靱帯性では MCL の中の POL，関節包性では後方の関節包が制限因子として挙げられる．MCL は，外反で伸張されるため，肘関節外内反中間位と比べて外反位での肘関節屈曲制限が顕著となる（図4）．関節包性では，後方関節包の end feel を主体とした抵抗感や硬さの触診を通して確認する必要がある．

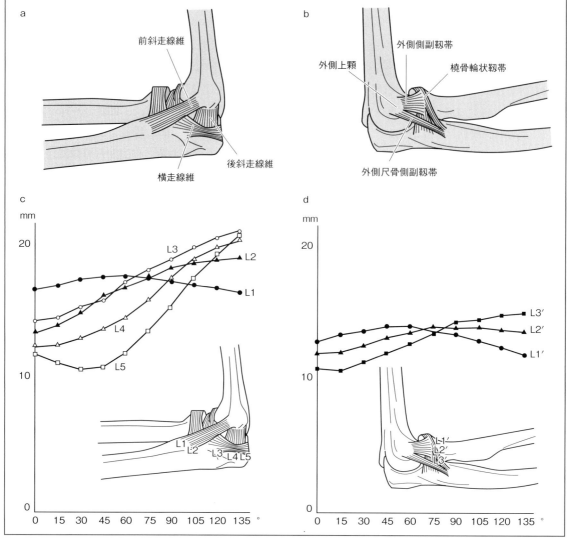

図2 内側側副靱帯・外側側副靱帯の解剖と2点間距離の変化
a 内側側副靱帯(MCL)は，前斜走線維(AOL)，後斜走線維(POL)，横走線維 transverse ligament(TL)で構成され，AOLが肘関節外反安定性に最も寄与する．
b 上腕骨外側上顆から橈骨輪状靱帯に走行する外側側副靱帯(LCL)，上腕骨外側上顆から尺骨回外筋稜に走行する外側尺骨側副靱帯(LUCL)，肘関節外側の関節包によって外側側副靱帯複合体(LCLC)が構成される．
(a, b：文献2) より引用)
c MCLのAOL(L1-2)は，屈曲による2点間距離の変化が乏しいが，POL(L3-5)は屈曲による2点間距離の変化が大きく，より後方の線維ほど変化が大きい．
d LCL(L1'-3')は，屈曲による2点間距離の変化が乏しい．
(c, d：文献4) より引用)

3) 肘関節伸展制限の要因

a) 皮膚

皮膚は，肘関節後方と比較すると可動性が乏しいものの，前方の皺を中心にある程度の拡張性，収束性，滑走性を示す．皮下での癒着瘢痕形成により滑走性が障害されると，著しい伸展制限を生じる．

b) 筋

肘関節屈筋は，上腕二頭筋，上腕筋，腕橈骨筋，長橈側手根伸筋 extensor carpi radialis longus (ECRL)，円回内筋，橈側手根屈筋，長掌筋，浅指屈筋，尺側手根屈筋などが挙げられるが，その

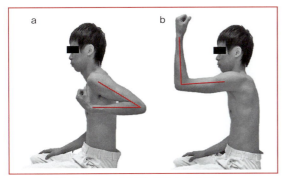

図3 肩関節肢位による肘関節屈曲角度の違い
a 肩関節伸展位での肘関節屈曲, b 肩関節屈曲位での肘関節屈曲
肩関節伸展位よりも中間位や屈曲位で肘関節屈曲制限が増大する場合, 二関節筋である上腕三頭筋のタイトネスによる制限であることを示唆する.

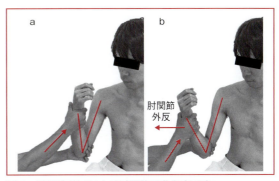

図4 肘関節外反による肘関節屈曲角度の違い
a 肘関節屈曲, b 肘関節外反位での肘関節屈曲
肘関節中間位よりも外反位で肘関節屈曲制限が増大する場合, MCL(POL)による制限であることを示唆する.

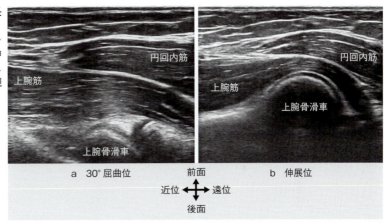

図5 超音波エコーによる上腕筋の長軸像
超音波エコーによる上腕骨滑車レベルの長軸像において, 屈曲30°以降の伸展域では, 上腕筋が上腕骨滑車に押し上げられるように撓んでいる様子が観察される.

中で上腕筋と円回内筋, ECRLが拘縮要因として挙げられる. 上腕筋の癒着形成は, 上腕筋の伸張性低下とともに関節包の動きを阻害する. 超音波エコーを用いた上腕骨滑車レベルの上腕筋長軸像では, 屈曲30°以降の伸展域において, 上腕筋が上腕骨滑車に押し上げられて撓んでいる様子が観察される(図5). 短軸像においては, 上腕筋が肘関節伸展に伴い上腕骨滑車を乗り越えるように内側へ広がる様子が観察される(図6). 上腕筋は, 肘関節伸展の際に特徴的な伸張形態を有しているため, 終末伸展域では注意が必要である.

円回内筋は, 上腕骨滑車レベルで伸展とともに上腕骨滑車に押し上げられて撓む様子が観察される(図7). これは前腕回外位において顕著であり, 回外伸展域と回内伸展域との比較を通して判断するとよい.

ECRLは, 上腕骨小頭前面の関節包の直上を走行する. 上腕骨小頭レベルの超音波長軸像において, 終末伸展域では上腕骨小頭に押し上げられて撓む様子が観察される(図8).

> **メモ　超音波エコーの視方**
> 超音波エコーは, 非侵襲でリアルタイムに体内の状況を視ることが可能な検査機器であり, 筋や靱帯, 脈管, 内臓器などの軟部組織の観察に適している. 筋などを視る場合, 筋の走行に沿ってプローベを置いて視られる像を「長軸像」, 筋の走行に対して直交してプローベを置いて視られる像を「短軸像」という.

c) 側副靱帯と関節包

外側側副靱帯 lateral collateral ligament (LCL)

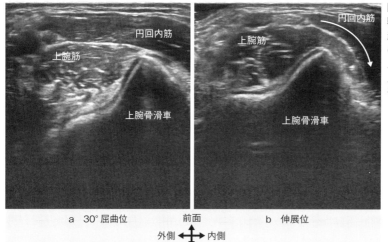

図6 超音波エコーによる上腕筋の短軸像
超音波エコーによる上腕骨滑車レベルの短軸像において，肘関節伸展に伴い上腕筋が上腕骨滑車上から上腕骨内側上顆にまで至るように内側へ広がる様子が観察される．

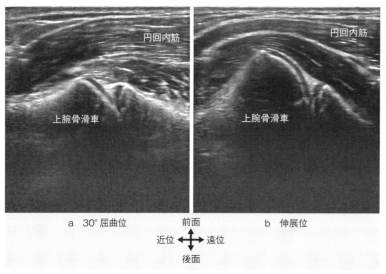

図7 超音波エコーによる円回内筋の長軸像
超音波エコーによる上腕骨滑車レベルの円回内筋長軸像において，肘関節屈曲30°以降の伸展域では上腕筋と同様に上腕骨滑車に押し上げられて撓む様子が観察される．

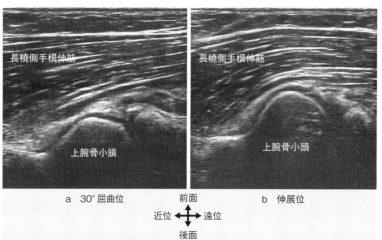

図8 超音波エコーによる長橈側手根伸筋の長軸像
超音波エコーによる上腕骨小頭レベルの長軸像において，肘関節屈曲30°以降の伸展域では上腕筋と同様に上腕骨小頭に押し上げられて撓む様子が観察される．

とMCLの前方線維は，屈曲角度にかかわらず一定の長さを維持しており（図2c, d），著明な伸展制限の要因にはなり難い．むしろ，前方関節包の緊張による二次的影響を受けると考えられ，関節包自体の上腕骨滑車や小頭の形態に合わせた変化が必要である．

4）肘関節伸展制限の評価

肘関節屈曲制限の評価と同様に，表層の皮膚から深層の靱帯・関節包に至る軟部組織性の制限を中心に評価する．

皮膚性の制限に関しては，肘関節屈曲制限の評価と同様に行うことで評価が可能である．

筋性の制限についても，二関節筋と単関節筋の関与について明確にする必要がある．上腕二頭筋の長頭と短頭はともに肩関節を跨いでいるため，肩関節屈曲位よりも伸展位で肘関節伸展が制限される（図9）．橈側手根屈筋，長掌筋，浅指屈筋，尺側手根屈筋などの前腕屈筋群の場合は，前腕回外位で手関節掌曲位よりも背屈位で肘関節伸展が制限される．ECRLの場合は，前腕回内位で手関節背屈位よりも掌屈位で肘関節伸展が制限される（図10）．肩関節ないし手関節・前腕肢位の変化による肘関節伸展制限に変化がない場合には，単関節筋の関与が疑われる．通常は，上腕筋が主たる制限因子となることが多く，理学所見と共に超音波エコーを用いた動態評価を用いると，より客観的な評価が可能となる（図5, 6）．また，円回内筋では，前腕回内位よりも前腕回外位での伸展が制限されるのが特徴である．

靱帯性の制限の場合，MCLのAOLが制限因子として挙げられるが，単独の制限因子としてではなく，前方関節包と一体とした形でみられる．その評価においては，皮膚性要因や筋性要因を排除した上で検討することになるが，多くの症例で拘縮の程度は高度である．

5）前腕回内外における橈骨頭の動き

前腕の回内外は，尺骨の橈骨切痕上で橈骨頭の回転運動が生じ，腕橈関節において上腕骨小頭に対して橈骨頭の軸回旋運動が生じている．橈骨輪

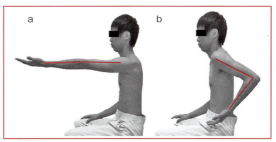

図9　肩関節肢位による肘関節伸展角度の違い
a　肩関節屈曲位での肘関節伸展，b　肩関節中間位での肘関節伸展
肩関節屈曲位よりも中間位や伸展位で肘関節屈曲制限が増大する場合，二関節筋である上腕二頭筋のタイトネスによる制限であることを示唆する．

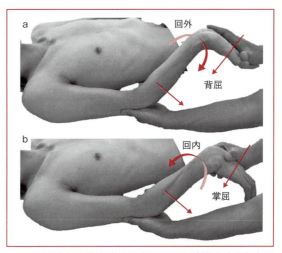

図10　前腕と手関節肢位の違いによる肘関節伸展角度の違い
a　前腕回外位手関節背屈位での肘関節伸展，b　前腕回内位手関節掌屈位での肘関節伸展
前腕回外と手関節背屈で肘関節伸展角度が減少する場合，前腕屈筋群による制限を示唆しており，指の伸展に伴う肘関節伸展角度の減少が大きい程に浅指屈筋の関与が大きいことを示唆する．前腕回内と手関節掌屈で肘関節伸展角度が減少する場合，前腕伸筋群による制限を示唆する．

状靱帯 anular ligament（AL）は，橈骨頭を取り巻くように存在し，橈骨頭から尺骨の橈骨切痕下部にかけて方形靱帯が存在している（図11）[5]．橈骨頭は，正円形ではなく軽度の楕円形を呈しており，前腕回外よりも回内において横径が増大する．また，前腕回内において橈骨は尺骨上に騎乗するように重なり，橈骨頭も前方（掌側）へ移動しようとするがALと方形靱帯によって制動され

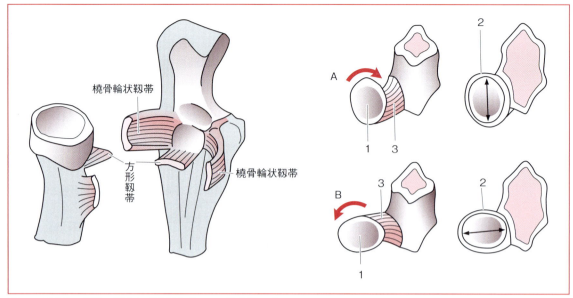

図11 近位橈尺関節の構造と前腕回内外による橈骨頭の動き
A：前腕回外，B：前腕回内，1：橈骨頭，2：橈骨輪状靱帯，3：方形靱帯
前腕回外よりも回内において，橈骨頭の横径が増大し，橈骨頭回転中心が外側へ偏移する．
(文献5)より引用)

ている(図11)．ALは，尺骨の橈骨切痕と合わせてfibro osseous ringを形成し，橈骨頭を支持する鞘もしくは受け皿となって橈骨頭の軸回旋を容易なものとしている．ALは，ゴムホースのような弾力性を有し，橈骨頭がない状態でもその形態が維持される．ALは，直接的に橈骨頭の軸回旋を制動することはできない．方形靱帯は，前腕回外の際に前方が伸張されて回外を制動し，回内の際に後方が伸張されて回内を制動している．

6) 前腕回内制限の評価

前腕の回内は，橈骨が尺骨に騎乗するように重なり合う．筋性の制限としては，回外筋，ECRL，短橈側手根伸筋 extensor carpi radialis brevis (ECRB)，総指伸筋，小指伸筋，尺側手根伸筋などの前腕伸筋群が挙げられる．手関節肢位を変えても前腕回内制限に変化がない場合，回外筋，ALおよび方形靱帯の関与が疑われる．これらの鑑別には，各組織の伸張度合いや抵抗感を参考に定めていく．

7) 前腕回外制限の評価

前腕回外の制限は，筋性として円回内筋，橈側手根屈筋，長掌筋，尺側手根屈筋，浅指屈筋，深指屈筋，長母指屈筋などの前腕屈曲群が挙げられ，靱帯性としてALと方形靱帯，前腕骨間膜が挙げられる．前腕骨間膜は，橈骨と尺骨の間に存在し，近位が腱様部で遠位が膜様部で構成されている．前腕回旋運動に影響するのは膜様部であり，この部の瘢痕に起因する回外制限では，外科的治療の対象となることがある[6]．前腕屈筋群は手関節を跨いでいるため，手関節掌屈位よりも中間位ないし背屈位で前腕回外が制限される．手関節肢位の変化による前腕回外制限に変化がない場合，円回内筋の関与が疑われる．円回内筋の場合，肘関節屈曲位に比べて伸展位で回外制限がより顕著となる．手関節ないし肘関節肢位の変化による前腕回外制限の変化がない場合，ALおよび方形靱帯，前腕骨間膜の関与が疑われる．各組織の伸張度合いや抵抗感について，触診などを参考に制限因子を定めていく．

| メモ | 前腕伸筋群と前腕屈筋群 |

上腕骨外側上顆ないし前腕骨から起始して，手関節ないし手指の伸展（背屈）作用のある筋群が「前腕伸筋群」である．前腕伸筋群とは反対に，上腕骨内側上顆ないし前腕骨から起始して，手関節ないし手指の屈曲（掌屈）作用のある筋群が「前腕屈筋群」である．前腕伸筋群は，腕橈骨筋，ECRL，ECRB，総指伸筋，小指伸筋，尺側手根伸筋，回外筋，長母指外転筋，長母指伸筋，短母指伸筋，示指伸筋が挙げられる．腕橈骨筋は，肘関節屈筋であるが前腕伸筋群に属する．前腕屈筋群は，円回内筋，橈側手根屈筋，長掌筋，尺側手根屈筋，浅指屈筋，深指屈筋，長母指屈，方形回内筋が挙げられる．

3. 安定性の評価

肘関節の安定性に関しては，肘関節周囲の筋群による動的安定性も重要であるが，脱臼不安感や関節不安定症につながる肘関節静的支持機構としての靱帯の評価が必要である．

a. 肘関節側方安定性の評価

肘関節の側方安定性は，内外側に存在する側副靱帯によって安定しており，肘関節内反・外反を制動している．

1）肘関節外反安定性の評価（図12a）

肘関節外反の安定性は，主だってMCLが担っており，特にAOLが重要である（図2a）．肘関節前方関節包が緩む軽度屈曲位（約15°屈曲位），前腕回外位にて外反ストレスをかけて評価する．健側との比較が重要で，自覚的不安感も聴取する．明らかな外反動揺性や不安感の訴えを認めれば，外反不安定性が存在することが確認できる．

2）肘関節内反安定性の評価（図12b）

肘関節内反は，腕尺関節と腕橈関節の双方に関連する靱帯によって安定性を担っている．それらは，上腕骨外側上顆からALに走行するLCL，上腕骨外側上顆から尺骨回外筋稜に走行する外側尺骨側副靱帯 lateral ulnar collateral ligament（LUCL）によって構成される（図2b）．肘関節軽度屈曲位，前腕回内位にて内反ストレスをかけて評価する．

b. 後外側回旋不安定症の評価（図13）

肘関節側方動揺性とは別に，肘関節後外側部で

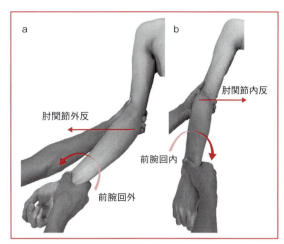

図12　肘関節側方安定性の評価
a 肘関節外反ストレステスト：肘関節前方関節包が緩む軽度屈曲位（約15°屈曲位），前腕回外位にて外反ストレスをかけて，肘関節外反安定性を評価する．MCLの広範な断裂や elongation が疑われる場合，90°屈曲位ないし深屈曲位での外反ストレスをかけて評価する．
b 肘関節内反ストレステスト：肘関節前方関節包が緩む軽度屈曲位，前腕回内位にて内反ストレスをかけて，肘関節内反安定性を評価する．

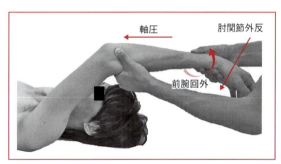

図13　後外側回旋不安定症の評価 posterolateral rotatory instability test（lateral pivot-shift test）
症例を背臥位とし，検者は症例の頭側より上肢挙上位にて肘関節軽度屈曲位とし，前腕回外位にて肘関節外反と肘関節への軸圧を加えながら，肘関節伸展位から屈曲させていくと脱臼不安感の訴えを認める場合，PLRIの誘発テストが陽性となる．

の特異的な脱臼不安定性を示すのが，PLRIである．

肘関節の後外側回旋不安定症 posterolateral rotatory instability（PLRI）は，1991年にO'Driscollが提唱した肘関節不安定性の病態である[7]．PLRIの誘発テストは，posterolateral rotatory instability test（lateral pivot-shift test）が知られている．被検者を背臥位とし，検者は症例の頭側より上肢

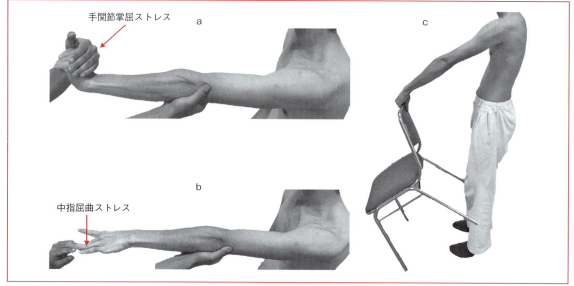

図14 上腕骨外側上顆炎の疼痛誘発テスト
a Thomsen test：wrist extension testともいい，肘関節伸展位にて手関節背屈に対して抵抗を加えると疼痛が増強する．
b middle finger extension test（MFET）（中指伸展テスト）：肘関節伸展位にて中指伸展に対して抵抗を加えると疼痛が増強する．
c chair test：前腕回内・手関節背屈にて椅子を持ち上げさせようとすると疼痛が増強する．反対に前腕回外・手関節掌屈にて行うと疼痛の軽減・消失があることも確認する．
（文献8）より引用）

挙上位にて肘関節軽度屈曲位とし，前腕回外位にて肘関節外反と肘関節への軸圧を加えながら，肘関節伸展位から屈曲させていくと脱臼不安感の訴えを認める場合，PLRIの誘発テストが陽性となる[6]．

> **メモ　筋力の評価**
>
> 筋力の評価は，肘関節での問題であるか，肘関節以外の関節・部位の影響を受けているか判断する必要がある．そのため，肩関節や肩甲帯，体幹の筋力について評価する必要ある．また，肩関節，前腕，手関節肢位を変化させて評価することで，問題のある筋を同定することが可能である．

4. 疼痛の評価

疼痛の評価は，疼痛を出す条件や背景を明確にすることが，障害像を把握するために必要である．

疾患や障害の好発年齢，職歴，スポーツ歴，急性外傷，慢性ないし変性疾患など，問診を系統的に行うことが必要である．疼痛評価にあたっては，画像所見や視診にて特異的な所見が見出せない場合もあり，疼痛の範囲や部位，疼痛の程度，疼痛の性状を把握することが必要である．また，圧痛所見やストレステストを駆使して疼痛の再現性を確認する．疼痛部位が限局されない場合，腕神経叢や末梢神経などの神経性疼痛，複合性局所疼痛症候群 complex regional pain syndrome（CRPS）の typeⅠ，心因性疼痛などが疑われる．

a. 肘関節外側部痛の評価

急性外傷においては，上腕骨外側上顆骨折や橈骨頭骨折，骨端線損傷，打撲，LCLの断裂，上腕骨外側上顆に付着する筋・腱の断裂などが挙げられる．上腕骨外側上顆炎は，肘関節外側部痛を呈する代表的な障害で，別名テニス肘と呼ばれる．スポーツに起因するもの以外に，中高年以降の主婦に認めることも特徴的である．疼痛誘発テスト（ストレステスト）による疼痛の再現（図14）[8]と，圧痛所見による組織の同定が必要である．この他にも，後骨間神経麻痺，橈骨神経管症候群，腕橈関節症，上腕骨小頭の離断性骨軟骨炎 osteochondritis dissecans（OCD）を念頭に置く必要がある．

> **メモ　後骨間神経麻痺**
>
> 後骨間神経麻痺の発症には，橈骨管（上腕骨遠位端からFrohseのアーケードを通過するまでの区間）の解剖学的特徴が大いに関係し，狭義の絞扼性神経障害，骨折などの外傷，ガングリオンなどの腫瘤，神経炎などが原因とされている．後骨間神経麻痺は，知覚障害がなく手関節背屈は可能であるが，母指の伸展・外転，示-小指のMP関節伸展が不能になる下垂指（drop finger）という特異な麻痺形態をとる[9]．

b. 肘関節内側部痛の評価

急性外傷においては，上腕骨内側上顆骨折や骨端線損傷，打撲，MCLの断裂，上腕骨内側上顆に付着する筋・腱の断裂などが挙げられる．上腕骨内側上顆炎は，別名ゴルフ肘や野球肘と呼ばれる．上腕骨内側上顆に付着する筋の収縮時痛や伸張時痛，圧痛所見などで該当する筋・腱を同定していく．この他には，肘部管症候群や変形性関節症，回内筋症候群などが挙げられる．

> **メモ　回内筋症候群**
>
> 円回内筋や浅指屈筋腱弓による正中神経の絞扼性神経障害であり，正中神経領域の知覚障害や運動麻痺（母指球筋が主体）を呈する．肘屈曲，前腕回内，手指屈曲への抵抗運動を用いた各ストレステストや伸張での症状の増悪を確認することで，圧迫の原因筋を鑑別することができる[10]．

c. 肘関節後方部痛の評価

急性外傷においては，肘頭骨折や骨端線損傷の他に，肘頭滑液包炎，変形性関節症，術後の肘後方脂肪体インピンジメントなどが挙げられる．肘関節後方部での圧痛所見や腫脹部位，疼痛の再現条件を抽出し，問題となる症状や障害を同定することが必要である．

d. 肘関節前方部痛の評価

急性外傷においては，肘周辺骨折の他に，上腕二頭筋腱断裂に留意する．上腕二頭筋長頭腱断裂は，肩関節の疼痛性障害を呈する症例で認めることがある．この他に，回内筋症候群や前骨間神経麻痺などが挙げられる．回内筋症候群や前骨間神経麻痺においては，肘関節前方での圧痛やTinel様徴候を認め，円回内筋や浅指屈筋の収縮によって疼痛の再現性が確認できる．

> **メモ　前骨間神経麻痺**
>
> 前骨間神経は正中神経の分枝であり，円回内筋上腕頭・尺骨頭間を通過する高位で，正中神経の橈側あるいは後面から分枝する[11]．前骨間神経麻痺は，長母指屈筋，示・中指深指屈筋，方形回内筋の麻痺を呈するものの，知覚障害や母指球筋の麻痺を認めないとする比較的まれな疾患である[12]．

5. 代表的な関節機能評価表

肘関節の関節機能評価は，1992年に作成された日本整形外科学会肘機能評価表[13]（肘関節JOAスコア），Mayo Elbow Performance Score（MEPS）[14]，American Shoulder and Elbow Surgeons-Elbow（ASES-E）[15]，患者立脚型肘関節機能評価日本語版 Patient Related Elbow Evaluation-Japanese（PREE-J）[16]，日本整形外科学会-日本肘関節学会 肘機能スコア（日整会-日肘会 肘機能スコア）などが用いられている．日整会-日肘会 肘機能スコアは，肘疾患の多様性を考慮し，①関節リウマチ・関節症・関節炎，②外傷，③スポーツ，④上顆炎，⑤内・外反肘，⑥麻痺肘，それぞれの疾患に最適化された評価法である．日整会-日肘会 肘機能スコアとPREE-Jは，日本肘関節学会のホームページにて公開され，使用可能となっている．

6. 症例提示

症例1　上腕骨小頭離断性骨軟骨炎による投球時痛（小学校4年生）

1）病歴

約1年前より，投球側である左肘関節の完全伸展ができないことを自覚していた．約2ヵ月前より，投球時に左肘関節外側の疼痛を自覚し，野球クラブの監督の勧めにて整形外科を受診した．整形外科の診察にて，上腕骨小頭OCD（透瞭期，外側限局型）と診断され，単純X線にて内側上顆の不整も指摘された．超音波エコーにて，上腕骨小頭の骨の不整，軟骨の変性と肥大を認めた．

2) 主観的情報

左投げ左打ちで，ポジションはピッチャーである．安静時に疼痛を認めないものの，投球時に肘関節外側の疼痛が生じ，時々打撃時にも同部に疼痛を認めた．競技歴は，小学校1年生より開始し，現在4年目である．練習および試合頻度は，土日の2日間が主体であるが，平日も自己練習や友人との遊びで野球をしていた．練習時間は，平均的に5時間程度であるが，さらに多くの時間（朝から夕方まで）行うこともあり，試合では1日複数試合行うこともあって，連戦連投することもあった．

3) 客観的情報

疼痛に関する評価としては，投球時のレイトコッキング期およびアクセレレーション期，フォロースルー期にて肘関節外側に疼痛を認めた．圧痛所見は，左上腕骨小頭，外側上顆，ECRB，総指伸筋，肘筋，AL，LCLに認められ，肘関節内側の上腕骨内側上顆，円回内筋，浅指屈筋，尺側手根屈筋，MCLにも認められた．肘関節の伸展強制および外反ストレステストにて，投球時と同様の疼痛が再現された．視診および触診では，肘関節外側の腫脹と内反肘を認めたが，明らかな熱感や発赤を認めなかった．姿勢は，頭位前方位にて円背の撫で肩，肩甲骨のアライメントが，外転・下方回旋位とともに翼状肩甲を呈していた．肘関節 ROMは，屈曲140°（健側150°），伸展－25°（健側0°），筋力が徒手筋力検査法 manual muscle testing（MMT）にて，僧帽筋上部線維4，中部および下部線維2，肩関節および肘関節の各方向は4，体幹屈曲も4であった．全身性に柔軟性低下を認め，指床間距離が－20cm，SLRが両側50°，トーマステスト・エリーテスト・オーバーテストの各テストが両側で陽性であった．投球動作では，レイトコッキング期からアクセレレーション期での肘下がりと，踏み出し脚の右股関節内転および内旋が不足し，いわゆる「手投げ」状態であった．

4) 解釈

本症例は，明らかな熱感や発赤，安静時痛が認められないことから急性炎症期ではなく，病歴や主観的情報からも徐々に症状が発生・進行したことがうかがわれた．投球フォームが不良で，練習や試合での投球数および頻度が多く，過用性症候群（オーバーユース）と誤用性症候群が混在した状態であることがうかがわれた．これら状況から，上腕骨小頭の肥大や内反肘のアライメント異常は，結果的に生じた状態であり，原因となる過用および誤用を排除ないし改善する必要がある．機能障害としては，肘関節の疼痛，ROM制限，筋力低下，全身性の柔軟性低下が生じていた．肘関節の疼痛は，投球時の外反ストレスに伴う上腕骨小頭（腕橈関節）への圧迫ストレスが主体であり，これを生じさせている局所的要因を改善する必要がある．外側型の投球障害肘を呈する症例の多くで，自覚的症状に乏しいものの，画像所見や圧痛所見，ストレステストでの肘関節内側の機能障害を確認できることが多く，本症例も同様であった．前腕筋群の多くは，前腕屈筋群をはじめ腕橈骨筋，ECRL，ECRBなど，肘関節の屈曲に関与する筋が多い．したがって，これら前腕筋群のスパズムが肘関節伸展制限とともに筋出力の低下を生じさせ，外反に対する動的制動効果が低下し，投球時の外反ストレスにつながったものと解釈できる．本症例は，上腕骨小頭の変性と肥大を認めており，この形態的変化が肘関節 ROM制限に関与し，内反肘を呈していることは明らかであった．肘関節の疼痛の増悪要因および遷延化要因として，肘関節以外の筋力低下，全身性の柔軟性低下（特に下肢），不良な投球フォームが挙げられる．肘関節以外の筋力低下に関して，特に肩関節と僧帽筋の筋力低下を認め，翼状肩甲を呈していた．この肩甲帯の不安定性に加えて，下肢の柔軟性低下が，肘関節の疼痛や不良な投球フォームに関連していることがうかがわれた．

5) 治療計画

優先順位としては，まず肘関節の疼痛要因とな

る局所的要因を改善し，増悪要因と考えられる肘関節以外の機能障害についても積極的に改善を図る必要がある．また，本症例において，投球の禁止や制限を運動時痛の軽減が図られる時期まで行う必要があり，医師ともコンセンサスが得られている．局所要因に対しては，疼痛およびROM制限の原因となる肘前腕筋群のスパスムの改善，増悪要因に対しては，肩甲骨・肩甲帯不安定性の要因である僧帽筋中部・下部線維の筋収縮練習および筋力強化を図る．下肢・体幹の柔軟性改善，バランストレーニングなどのファンクショナルアプローチも実施する．これらの改善を進め，状況に合わせた投球の再開，競技復帰を目指す．

症例2　上腕骨外側上顆炎による左肘関節外側部痛（40歳代後半女性）

1）病歴

約2ヵ月前より，テニスのバックハンドストロークにて右肘関節外側の疼痛を自覚した．約1ヵ月前より，家事動作などの日常生活で疼痛を生じるようになり整形外科を受診した．整形外科の診察にて，上腕骨外側上顆炎と診断され，単純X線にて骨の異常は認めなかった．超音波エコーにて，上腕骨外側上顆周囲筋の高エコー像を認めたものの，腫脹を表す低エコー像や骨・軟骨の不整像，筋・腱の断裂像，ドップラー反応などを認めなかった．

2）主観的情報

安静時より，前腕外側筋群の張り感と重だるさを常に自覚し，時々夜間痛を生じている．家事動作では，包丁で硬い物を切る際やヤカンの湯を注ぐ際に右肘関節外側から前腕背側にかけて疼痛を認めた．掃除機を扱い続けたり，長時間のパソコン操作でも同部位に疼痛を認めた．職業は，事務のパートと主婦業であり，手を使う動作の繰り返しが多かった．スポーツ歴は，中学校から大学までテニス部に所属していた．約6ヵ月前より週2回・1回2時間程度でテニスを再開した．約3ヵ月前より，大会出場のために練習頻度が週4回に増えていた．バックハンドストロークの際に，右肘関節外側に軽度の痛みを自覚し，徐々に疼痛が増悪して，家事動作などの日常生活でも疼痛を認めるようになった．

3）客観的情報

疼痛に関する評価としては，テニスのバックハンドストロークや家事動作などの前腕伸筋群の活動が必要な動作にて，肘関節外側から前腕背側に疼痛を認めた．圧痛所見は，左上腕骨外側上顆，ECRL，ECRB，総指伸筋，AL，LCLに認められた．疼痛誘発テストである，Thomsen test，中指伸展テスト middle finger extension test（MFET），Chair testすべてが陽性で，運動時痛が再現された．視診および触診では，明らかな腫脹や熱感は認めないものの，前腕伸筋群をはじめとして頸部から上肢全体の筋緊張が高い状態であった．肘関節ROMは，明らかな制限は認めないものの，屈曲および伸展最終域で抵抗感を認めた．筋力は，MMTにて僧帽筋中部および下部線維2，前鋸筋4，肩関節および肘関節の各方向は4であり，肩甲骨を固定すると肩関節筋力は明らかに改善したことから，肩甲帯機能の低下がうかがわれた．

4）解釈

本症例は，明らかな熱感や発赤，安静時痛が認められないことから急性炎症期ではなく，病歴や主観的情報からも徐々に症状が発生・進行したことがうかがわれた．上腕骨外側上顆炎は，スポーツと関連した症候以外に中年期以降の女性などで多いのが特徴である[17]．中年期以降の女性では，過去にスポーツ歴があっても休止期間があることが多く，前腕伸筋群に負担が生じるスポーツや介護，就労などでの反復する機械的ストレスが発症に関わる．運動学的には，テニスのバックハンドストロークや家事動作などにおいて，肘関節軽度屈曲・前腕回内位での肘関節内反・手関節掌屈モーメントの強制および反復が作用していることが多い．これら肘関節内反モーメントに対して肘関節外側支持機構が機能し，動的支持機構として外側上顆より起始する前腕伸筋群が作用し，静的支持機構としてLCLとLUCLが機能する．機能

障害としては，肘関節外側から前腕背側にかけての疼痛と，肩甲骨・肩甲帯不安定性，不良姿勢を認めた．疼痛は，ECRBと総指伸筋への繰り返しおよび持続的なストレスが主体であり，肩甲帯機能異常が増悪要因となっているものと判断できる．

5) 治療計画

　優先順位としては，肘関節の疼痛要因となる局所的要因を改善し，増悪要因となる肩甲骨・肩甲帯不安定性と不良姿勢についても積極的に改善を図る必要がある．本症例においては，肘関節内反モーメントを生じるテニスや家事動作の禁止や制限を，症状の軽減が図られる時期まで行う必要がある．また，疼痛の軽減のためには，必要に応じて装具やテーピングの活用も有効であると考える．局所要因に対しては，疼痛の原因となる前腕伸筋群のスパズムの改善を図り，伸張性・柔軟性の改善と共に筋力の回復も図る．肩甲帯機能異常の要因である僧帽筋中部・下部線維の筋収縮練習および筋力強化，姿勢指導や矯正を実施する．これらの改善を進めつつ，疼痛の経過を追いながら状況に合わせてテニスや家事動作の再開を目指す．

文献

1) Morrey BF：Anatomy of the elbow joint. The Elbow and Its Disorders, Morrey BF ed, 3rd ed, WB Saunders, Philadelphia, 13-42, 2000
2) 林　典雄：運動療法のための機能解剖学的触診技術―上肢，改訂第2版，青木隆明監，メジカルビュー社，東京，52-56, 134-144, 2011
3) 齋藤　宏ほか：臨床運動学，第3版．中村隆一編，医歯薬出版，東京，82-87, 2008
4) 飛田　進ほか：肘関節の軟部組織と機能解剖．関節外科 9(3)：39-45, 1990
5) Kapandji AI：カパンジー機能解剖学Ⅰ．上肢，原著第6版，塩田悦仁訳，医歯薬出版，東京，104-145, 2010
6) 林　典雄：運動療法のための運動器超音波機能解剖 拘縮との接点，杉本勝正監，文光堂，東京，81-86, 2015
7) O'Driscoll SW et al：Posterolateral rotatory instability of the elbow. J Bone Joint Surg 73：440-446, 1991
8) 整形外科リハビリテーション学会編：関節機能解剖学に基づく整形外科運動療法ナビゲーション―上肢，林典雄ほか編集委員，メジカルビュー社，東京，152-155, 2008
9) 堀内行雄ほか：後骨間神経症候群（特集　絞扼性末梢神経障害―その診断と治療―）．MB Orthop 16(6)：33-40, 2003
10) 整形外科リハビリテーション学会：関節機能解剖学に基づく整形外科運動療法ナビゲーション―上肢・体幹，林　典雄ほか編，メジカルビュー社，東京，246-249, 2014
11) 伊藤恵康：整形外科手術のための解剖学―上肢，長野昭編，メジカルビュー社，東京，145-151, 2008
12) 山本真一ほか：前骨間神経麻痺（症候群），回内筋症候群（特集　絞扼性末梢神経障害―その診断と治療―）．MB Orthop 16(6)：27-31, 2003
13) 石井清一ほか：日本整形外科学会肘機能評価法．日整会誌 66：591-603, 1992
14) Morrey BF et al：Functional evaluateon of the elbow. The Elbow and Its Disorders, Morrey BF ed, WB Saunders, Philadelphia, 86-89, 1993
15) King GJW et al：A standardized method for assessment of elbow function. J Shoulder Elbow Surg 8：351-354, 1999
16) Hanyu T et al：Reliability, validity, and responsiveness of the Japanese version of the patient-rated elbow evaluateon. J Orthop Sci 18：712-719, 2013
17) 新井　猛ほか：上腕骨外側上顆炎の治療（鏡視下手術）に必要な解剖．整・災外 48：1005-1008, 2005

（山本昌樹・林　典雄）

6 手関節

手関節は橈骨手根関節と手根中央関節の複合関節で，前腕と手を結ぶ要である．そして手の作業方向を微調整し，手指の屈筋群の筋収縮を効率よく行えるように調整している．

手関節は前腕とも作用し，また手とも作用する．この機能は解剖学的に一関節ではなく，橈骨手根関節と手根中央関節の2つの関節が複合体として動くからである．

手関節を解剖学的に橈骨手根関節と手根間関節（手根中央関節を含む）とに分ける者もいるが[1]，運動学的には複合体で，その成り立ちの理解が必要である．この関節は橈骨，尺骨，8つの手根骨，そして中手骨で構成されると考えるが[2〜5]，関節運動は橈骨と7つの手根骨が関与し，運動学的に第2〜3中手骨を遠位手根骨列に含める（図1）．

手関節運動は2つの関節の総合運動で，掌屈（屈曲），背屈（伸展），尺屈，橈屈，そしてそれらを合成した分廻し運動がある[3,6,7]．この関節の運動軸は点ではなく，3次元的に軌跡を描き，軸体を形成する．この軸体は有頭骨頭（近位部）に存在するが，ここでは軸として表現する[8〜12]．この運動軸の有頭骨頭は舟状骨と月状骨で形成する滑らかな円弧に組み込まれる構造を持つ[12,13]．

セラピストは透視画像をみることはできるが，メスを入れ，体内をみることはできない．そこで，みて想像し，それを確認する．手-手関節-前腕を観察し，骨格構造を想像して思い描くことが視診であり，その描いた骨格構造を，実際手で触り，確認することが触診である．この時に，さまざまな組織の状態も知ることができる．

> **メモ** 橈骨手根関節と手根中央関節
> 橈骨手根関節は橈骨と手根骨近位列が成す関節．手根中央関節は手根骨近位列と手根骨遠位列が成す関節．

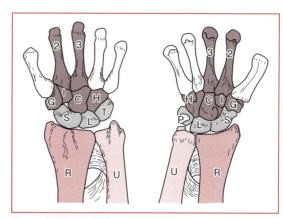

図1　手関節の骨構成
R：橈骨，U：尺骨
手根骨：近位列　S：舟状骨，L：月状骨，T：三角骨，P：豆状骨，遠位列　G：大菱形骨，I：小菱形骨，C：有頭骨，H：有鉤骨
遠位列とともに手根中央関節の関節頭を形成する　2：第2中手骨，3：第3中手骨

1. 視診・触診

関節運動の方向を決める因子の一つが骨の形状であり，骨格構造を描くことは運動の理解の第一歩である（視診）．そこで，各骨の位置関係を予測し，さらに直接触り，形状を確認し，位置関係を再度確認（触診）するが，これらは同時進行が原則でもある．

a. 視診（図2）

手関節を4つの方向から観察し，橈骨-尺骨-手根骨-中手骨の骨格構造を描き，筋腱の走行を把握し，そこから手関節の運動軸となる有頭骨頭を想定する．

1) 背側面

第2・3中手骨から有頭骨頭を予測し，両端の茎状突起，Lister結節をみる．

橈骨-尺骨の茎状突起をみる．また示指-中指の中手指節関節（metacarpophalangeal joint：MCP関節）の第2・3中手骨頭をみて，これら中手骨を近位にたどり，合流点より近位の浅い凹みをみる．ここが有頭骨頭である．

次に，尺側に盛り上がる尺骨茎状突起を確認する．この茎状突起は前腕回内では目立つが，回外

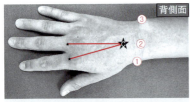
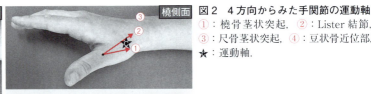
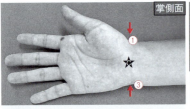
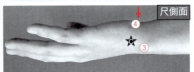

図2 4方向からみた手関節の運動軸
①：橈骨茎状突起，②：Lister 結節，③：尺骨茎状突起，④：豆状骨近位部，★：運動軸．

【背側面】第2～3中手骨（赤線）を近位に収束させると有頭骨近位部（運動軸：C）である．

【橈側面】長・短母指伸筋腱（赤線）はスナッフボックスを形成，中心は舟状骨腰部で，有頭骨近位部（運動軸：C）である．

【掌側面】手関節レベルの最も遠位の皮線（赤矢印）の中心が，有頭骨近位部（運動軸：C）である．

【尺側面】手関節レベルの最も遠位の皮線（赤矢印）の中心が，有頭骨近位部（運動軸：C）である．

とともに遠位橈尺関節での橈骨が尺骨に対して旋回することによって，視覚的に確認しにくくなる．この内側を尺側手根伸筋が走行する．また橈骨のほぼ中央部にやや盛り上がる Lister 結節をみる．この遠位内側部は月状骨である[4,14]．最後に，橈側端の橈骨茎状突起で，尺骨茎状突起よりやや遠位に突き出る．

メモ　リスター結節
橈骨遠位端中央のランドマークで，内側を長母指伸筋腱が走行し，外側を長短橈側手根伸筋腱が走行する．

2）橈側面
母指の2つの伸筋腱が形成するくぼみの意味を理解する．

橈側面は母指を伸展に保ち，手根中手関節（carpometacarpal joint：CM 関節）を橈側かつ掌側外転（掌側に対し約45°の傾き[14]）で母指を保持し，橈側からみると，長母指伸筋腱と短母指伸筋腱が浮き上がり，嗅ぎタバコ窩（スナッフボックス）を作る．スナッフボックスの中心は背側での有頭骨頭に一致する．この部分は，舟状骨腰部で骨折時の圧痛点となる[15～17]．橈骨茎状突起からみるとスナッフボックスの中心は近位やや掌側で，この部位は掌側面では舟状骨結節のレベルになる．

メモ　嗅ぎタバコ窩
2つの腱で作られた窪みで，anatomical snuff box ともいわれる．

3）掌側面
皮線と屈筋腱との関係を理解する．

掌側部を横切る遠位手首皮線は，橈側は母指球の近位端で，舟状骨結節部から尺側は小指球筋の近位端で，かつ豆状骨近位部の尺側手根屈筋腱の付着部になる．また橈側面ではスナッフボックスの中心と一致する．この皮線の中央に長掌筋腱の盛り上がりを，それより1～1.5cmほど橈側に橈側手根屈筋腱の盛り上がりがみられる．

メモ　豆状骨
この骨は種子骨で，近位列に入れない者もいる．

4）尺側面
この尺側面では掌側の尺側手根屈筋腱の付着部で豆状骨の近位端が観察できる．しかし臨床では使われず，前述の背側面，橈側面，掌側面を使う．

b．触診
触診は観察した骨-筋腱の位置関係の確認であり（図3），他組織の動き-滑動も確認する．さらに浮腫の状態や痛みの局在性などの確認を行う．

1) 背側

ここでは Lister 結節，橈骨-尺骨茎状突起，第2～3中手骨の位置を確認し，有頭骨頭を捕らえる．

Lister 結節は橈骨端中央の凸部で，この結節の遠位が舟状骨と月状骨の連結部である．この結節の尺側は長母指伸筋腱が前腕軸に対して45°の角度で方向を変え走行する[4,14,18]．橈骨遠位端骨折後の長母指伸筋腱の断裂にも深く関わる．橈側は長短橈側手根伸筋腱が走行し，Lister 結節のやや遠位部で長短橈側手根伸筋腱の反射を触知できる．これは脳血管障害後の把持機能を探る重要な腱反射の触診部である．橈側端は橈骨茎状突起で，橈屈時に大菱形骨がぶつかり運動が制限される[19]．尺側端は尺骨茎状突起で，内側を尺側手根伸筋が走行する．尺骨茎状突起と三角骨間は尺骨手根関節とも呼ばれるが，関節円板でもある三角線維軟骨複合体が存在する．これは遠位にハンモック様の形態を持つ関節軟骨であり，尺屈運動におけるクッション的な役割を果たす．前腕遠位端の橈骨と尺骨は掌側・背側橈尺靭帯でつながり，遠位橈尺関節を構成する．ここは掌背側に多少の動揺性を持つ．

メモ　三角線維軟骨複合体
triangular fibrocartilage complex (TFCC) ともいわれる三層の関節円板のクッション様組織である．

2) 橈側

スナッフボックスの中心部は舟状骨腰部である．

この部分は舟状骨骨折時の圧痛点である．時に短母指伸筋の欠損者がいるが，長母指外転筋腱を確認し，その位置関係からスナッフボックスを想像し，触診する．また橈骨茎状突起を確認する．

メモ　大菱形骨
手根骨遠位列の橈側端に位置し，第1中手骨関節を構成し，橈屈時に橈骨茎状突起に運動が阻まれる．

3) 掌側

3つの屈筋腱を触診する．

長掌筋腱は母指と小指を寄せる対立運動と同時に手関節を掌屈させると中央に浮き上がり触診でき，この筋腱より1～2cm橈側に硬く盛り上がる

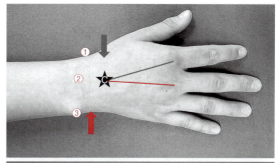
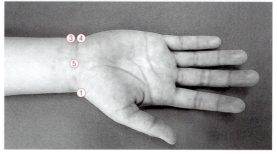

図3　手関節のランドマーク
①：橈骨茎状突起　⬆：尺骨茎状突起前憩室
②：Lister 結節　⬇：長母指伸筋腱
③：尺骨茎状突起　—：第3中手骨
④：豆状骨近位部　—：第2中手骨
⑤：長掌筋腱

のが橈側手根屈筋腱で，尺側端は最も遠位の皮線をたどり豆状骨に付着する尺側手根屈筋腱を触診する．この時，手関節を屈曲させると触診しやすい．また遠位の皮線のほぼ外側4分の1を触診すると固く盛り上がりがある舟状骨結節が触知できる．

メモ　尺側手根屈筋
この筋は小指球筋とともに働くので，小指の外転を加えると容易に触診できる．

4) 尺側

三角線維軟骨複合体(TFCC)の位置を確認する．

三角骨-豆状骨と尺骨茎状突起の間の"へこみ"の内側部がTFCCで，尺屈時にクッション的役割を果たすため運動域に多少個人差が出る．また豆状骨から斜め背側近位に尺骨茎状突起を触れる．

メモ　クッション的役割：関節円板
この役割は，関節に加わる衝撃を和らげるものであり代表的なものが，膝関節の半月板である．

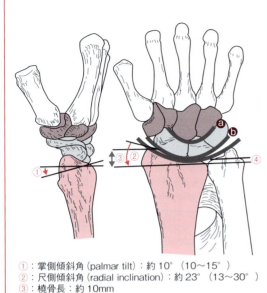

①：掌側傾斜角（palmar tilt）：約 10°（10〜15°）
②：尺側傾斜角（radial inclination）：約 23°（13〜30°）
③：橈骨長：約 10mm
④：ulnar variance（±1mm）

2mm 長いのは陽性．3〜5mm 以上の増加で尺骨突き上げ症候群となる．

Gilula line：
ⓐ：lesser arc
ⓑ：greater arc

図 4 手関節の骨の形状と手根骨の弧

2. 可動性の評価

a. 可動性の特徴

関節の可動域計測は運動特性と可動性を理解することで、運動制限とその原因を探ることができ、症例の解決策を見出すことができる．

Kapandji は Bunnell による尺屈は回内より回外位のほうが大きいということを受けて、前腕回内位では 25〜30°を超えないと述べている[20]．また手関節の運動は手根骨間の関節も重要であることを忘れてはならない．

ここでは橈骨手根関節と手根中央関節の 2 関節に重きを置くが、前腕の肢位も注意する．

一般に関節運動は骨の形状、靱帯の配置（構成）、筋腱の走行で決まる．そこで、3 つの要素を基本に複合関節の運動様式を心に留め、この関節の可動域を考える．

1) 手関節運動と骨の形状

関節頭-関節窩を形成する近位手根骨列（近位列）と遠位手根骨列（遠位列）は顆状関節であり、2 軸性関節で掌背屈、橈尺屈が可能である．また橈骨遠位関節面は掌側かつ尺側に傾き、背屈は橈屈、掌屈は尺屈傾向を持つ．

橈骨遠位端は掌側に 10〜15°傾き（掌側傾斜），尺側には約 23°傾く[5,6,12]（尺側傾斜：図 4）．これは橈骨遠位端面が橈背側から掌尺側に傾きを持ち、この掌側傾向からと考えられるが、掌屈の可動域は背屈より大きいといわれる[11,19]．またこの関節頭は近位列が構成する．このうち月状骨は両側の舟状骨と三角骨に支えられ、両側の骨は靱帯で遠位列（手根中央関節の関節頭）に繋がるが、月状骨は宙に浮いた状態にある．

手根中央関節は浮いた月状骨を含む近位列が関節窩を、関節頭は遠位列と靱帯で強靭に繋がる第 2〜3 中手骨が一つの塊として構成する．この関節頭は背屈時近位列の関節窩と組み合わさり、閉鎖肢位に入るといわれる[21]．これは背屈時遠位列の動きが先行し、順次橈骨手根関節に波及するといえる．このように近位列と遠位列は異なった役割を持ち、関節運動に携わる．平面関節の舟状骨・月状骨間は近位部が強い靱帯で繋がるが、側屈時に開くような現象をみせ、遠位列を動きやすくする．橈屈時手根中央関節の遠位列の関節頭は近位列の関節窩が開き、回旋（側屈）しやすくなるが、大菱形骨が橈骨茎状突起に阻まれ、運動域は小さい．尺屈時も同様で遠位列は回旋しやすくなり、骨性の制限因子もなく運動域は広がる．ところで遠位列、特に有頭有鉤骨間は中間に靱帯が存在し、一体化が強い．さらに第 2・3 中手骨は強固な靱帯で遠位列とつながる．そして第 2・3 中手骨は遠位列とともに手根中央関節の関節頭を形成し、その役割を果たす．

手関節は 2 つの顆状関節が長軸に並び、長軸に多少の軸回旋を持つ[22]、多自由度の運動が可能である．これは手を着いたときの衝撃の吸収に役立っている．

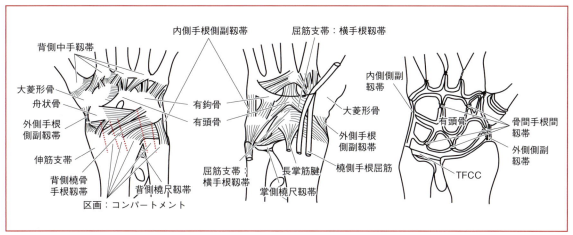

図5 手関節の靱帯
(文献6, 23)より引用)

> **メモ　掌側傾斜・尺側傾斜・近位列・遠位列**
> 掌側傾斜(palmar tilt)ともいい，橈骨端の掌側への傾斜をいう．尺側傾斜(radial inclination)ともいい，橈骨端の尺側への傾斜をいう．近位列は舟状骨・月状骨・三角骨・豆状骨，遠位列は大小菱形骨，有頭骨，有鈎骨からなる．

2) 手関節の靱帯の配列と構成

手関節の靱帯は橈骨手根関節を制御する橈骨から手根骨へ付着する外在靱帯と手根骨間を繋ぐ内在靱帯がある．

背側部靱帯（外在靱帯）は橈骨遠位端から斜めに走行し，三角骨を結ぶ．橈側は橈骨と大菱形骨を結ぶ外側側副靱帯，尺側はTFCCの一部の内側側副靱帯がある．その遠位部に舟状骨と三角骨を繋ぐ内在靱帯，ただ月状骨は十分な支えがなく，舟状骨と三角骨との間の靱帯で安定性を保つ．また遠位に大-小菱形骨と三角骨を結ぶ靱帯がある（**図5**）[6,23]．そのほか手根骨間にも靱帯が存在する．掌側は橈骨茎状突起から遠位かつ内側の手根骨遠位に向け扇のように靱帯がある．また三角骨に向けても靱帯がある．さらに有頭骨から両側に向け靱帯が存在する．そのほか豆状骨は筋腱のみでなく側副靱帯やそのほかの手根骨，第5中手骨との間にも靱帯が存在し，この骨の安定化を補助する[24]．

一般に屈筋支帯と呼ばれ，滑車的役割を担う横手根靱帯も重要で[4,6,23]，近位部と遠位部の2層になっている．近位部は近位列の手根横アーチを支え，手根管症候群を引き起こす部分でもある．遠位部は大菱形骨結節と有鈎骨の鈎の部分を結ぶ．

さらに，舟状骨・月状骨間の近位部を繋ぐ靱帯は強いが，そのほかの靱帯の緩みで，舟状骨と月状骨間は遠位に開く，また舟状月状骨靱帯の損傷は手根骨の不安定性を引き起こす．

> **メモ　外在靱帯-内在靱帯-横手根靱帯**
> 外在靱帯は前腕骨から手根骨への靱帯である．内在靱帯は手根骨間を繋ぐ靱帯である．横手根靱帯は近位列の舟状骨結節と豆状骨内側部を結び，アーチを支える近位部と遠位部がある．

3) 手関節を横切る筋腱

手関節部は指への筋腱も横切るが，ここでは6つの屈筋-伸筋腱を考える．

手関節横断面での各腱の位置とその力が加わる方向に主動作筋の走行を加えたものが**図6**である．

橈骨遠位端の形状は背屈が橈屈，掌屈が尺屈傾向を予測させ，靱帯はそれを支え（図5），一部靱帯は関節頭であり関節窩を形成する近位列を，また関節頭である第2・3中手骨を含んだ遠位列を強固に繋いでいる．しかし力源の筋腱は近位列には付着せず，運動は手根中央関節頭の遠位列から始まる．遠位列は靱帯により舟状骨と三角骨に両

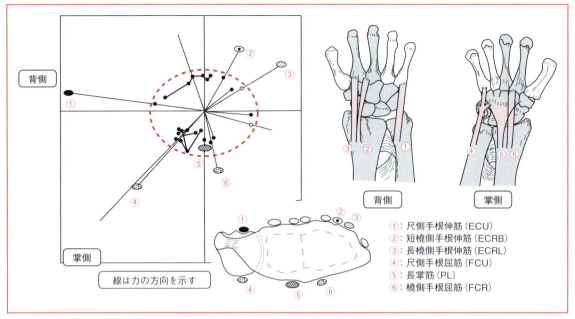

図6 手関節を横切る筋腱と筋力の割合

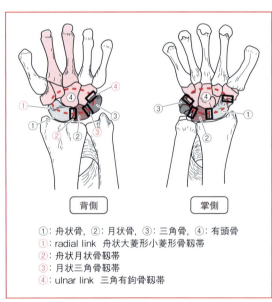

図7 Lichtman の ring concept

端で繋がり，遠位列と共に近位列を動かす．この力は月状骨に伝わり近位列全体の動きとなる[25,26]（図7）．

まず掌背側で主動作筋の走行をみる（図6）．背側は Lister 結節の外側を長-短橈側手根伸筋腱が走行し，第2〜3中手骨底背側に付着する．これら中手骨は遠位列に強固に繋がる．また尺側手根伸筋腱は尺骨茎状突起の内側を走行する．一方掌側は中央を長掌筋腱が走行し，腱は扇のように広がり手掌腱膜に合流して付着する．橈側手根屈筋は長掌筋腱の橈側で舟状骨結節部を走行し，横手根靱帯を突き抜け，第2〜3中手骨底に付着する．さらに尺側手根屈筋は尺骨遠位部の掌側を遠位に向け走行し，豆状骨，一部は有鉤骨，第5中手骨底に付着する．

これらの筋はほとんど近位列に付着せず，筋の収縮力は遠位列に伝達され，手根中央関節から運動が始まると考える．また背屈時遠位列は手根中央関節で閉鎖肢位になり，橈骨手根関節での運動は非常に重要になる．ただ実際は手関節間の靱帯は一定の張力を持ち，動きそのものは橈骨手根関節での動きが主となる．ここでの運動の背屈は橈屈傾向が，そして掌屈は尺屈傾向を持つため計測時の運動面の逸脱に注意する．橈屈・尺屈はテーブルなどの上で，回内位で行う．この時，手掌面が浮き上がらず水平に動かすように注意する．また多くの研究者はその可動域を40°以下としている[5]．

> **メモ　閉鎖肢位**
> 閉鎖肢位とはある関節を他動的に動かしてもロックした状態で回旋もできず，それ以上の動きを得られない肢位をいう．

b. 可動性の計測の実際

関節の可動性は運動定義と計測方法に従って計測する．

関節可動域の計測方法は1995年に日本整形外科学会および日本リハビリテーション医学会が改訂したものを基準とする[27~29]（**表1**）．

手関節は構成する関節の運動割合を知ることも必要である．

1970年代以降の主な研究報告と合わせ考えると，背屈は橈骨手根関節が優位で，掌屈は手根間関節の手根中央関節が主体と考える（表1）．ただ普段は背屈-掌屈ともに40°ほどの可動域があれば大きな支障はない[23]．これは運動療法上一つの目安ともなる．**図8**のように計測する．

1）基本軸と移動軸

関節可動域は各関節での基本軸と移動軸を設定し，その2つの軸（線）がなす角度を計測する．

手関節運動の基本軸は橈骨でそれを長軸とする．掌背屈の移動軸は第2中手骨とする．一方橈尺屈は遠位列の有頭骨と強固に繋がる第3中手骨が移動軸となる．

掌屈-背屈の計測はテーブルなど平坦なところに前腕を中間位で置く（図8）．計測時手部の浮き上がり，テーブルへの余計な圧，手の回内，回外現象が起こらないように動かす．基本軸は橈骨，移動軸は第2中手骨で，この2つの線のなす角を計測する．この可動域は橈骨の掌側傾斜から掌屈が10°ほど大きい[11]．

最近は独自な方法も多く，一つに手部と前腕共に掌側面を使う方法があるが，本来の基本軸と移動軸とは離れ，浮腫など経時的変化で移動軸は変わりやすく，勧められない[30]．また第5中手骨を移動軸とする方法もあるが，第5CM関節は可動性が大きく適用外である[31]．

橈屈-尺屈の計測は基本軸を前腕の中央線，移動軸はKapndjiがいう軸を中手骨か中指全体でとるかで可動域は変わるため[20]，表1の方法で行う．要点は視診・触診で記載した有頭骨頭（運動軸）と第3中手骨の橈屈・尺屈の移動軸を見失わないことである（図2）．

> **メモ　基本軸と移動軸**
> 基本軸は関節の近位部で，計測時固定される．移動軸は本来の関節運動を追い，その変化を計測する軸である．

3. 安定性の評価

衝撃を吸収するためにも関節には生理的な動揺性が存在する．それは靱帯の役割が大きく，急激な場合は筋が補助する．

安定性の評価の前には，セラピストは医学的情報を得て，痛みを伴う評価の重複は避ける．また手関節の安定性はどのように保たれているかを理解しておくことが重要となる．それには手関節が2つの関節の動きの合成であり，その中でも2関節の関節頭で，関節窩の近位列はどのように安定性が保たれるかが焦点となる．これには，Lichtmanのいう"ring concept（リングの理論）[25,26]"の理解が早道と考える（図7）．

このリングの理論は手関節の8つの手根骨のうち，豆状骨を除いた7つの手根骨が環（リング）のようにつながり，機能しているということである．手根骨間は靱帯でつながりを持つが，特に遠位列は互いに強固に靱帯で結合され，その橈側は大菱形骨が舟状大菱形骨靱帯で舟状骨に繋がっている．一方，尺側は有鉤骨が三角有鉤骨靱帯で三角骨に繋がっている．そして舟状骨と三角骨はそれぞれ舟状月状骨靱帯，三角月状骨靱帯で月状骨に繋がっている．7つの手根骨は環（リング）のように繋がっているということである．手関節では，橈側手根屈筋が第2中手骨基部に，尺側手根屈筋が豆状骨に付着し，長掌筋は手掌全体に広がり付着し，これらの筋が作用し，掌屈する．一方，長橈側手根伸筋が第2中手骨背側基部，短橈側手根伸筋が第3中手骨背側基部，尺側手根伸筋

表1 手関節の関節可動域の測定法と関節の可動割合

手 wrist	屈曲（掌屈）flexion（palmarflexion）	90	橈骨	第2中手骨	前腕は中間位とする
	伸展（背屈）extension（dorsiflexion）	70			
	橈屈 radial deviation	25	前腕の中央線	第3中手骨	前腕を回内位で行う
	尺屈 ulnar deviation	55			

（日本整形外科学会・日本リハビリテーション医学会：関節可動域表示ならびに測定法．リハ医 32：207-217，1995 より引用）

手関節運動・可動域	背屈		掌屈	
	橈骨手根関節	手根中央関節	橈骨手根関節	手根中央関節
Wright：1935	28°	16°	30°	50°
Horwitz：1940	24°	33°	18°	67°
Fisk：1970	66.6%	33.3%	50%	50%
Sarrafian ら：1977	66.5%（37°）	33.5%（18°）	40%（26°）	60%（40°）
今村：1987	52.9%	47.1%	33.5%	66.5%

報告されている可動域：背屈（約 50〜74°），掌屈（約 60〜98°），橈屈（約 16〜34°），尺屈（約 26〜50°）

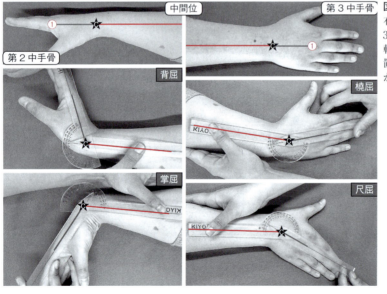

図8 手関節の関節可動域測定
有頭骨近位頭（運動軸：C）と第2か第3中手骨頭を①で確認．そこで，前腕軸（赤線）と手部軸（黒線）上に角度計を置き計測する．手部はテーブルから浮かないように注意する．

が第5中手骨基部に付着し，これらの作用によって背屈が起こる．これらの筋は遠位列を動かし，これらの筋の力は有頭骨の両側の大-小菱形骨およ有鉤骨が靱帯を介し近位列の舟状骨と三角骨を動かす．舟状骨を動かした力はさらに舟状月状骨間靱帯によって月状骨に伝わる[32]．三角骨は月

図9 手関節の安定性のチェック
一方の手で有頭骨の遠位部（赤矢印）で保持固定し，もう一方の手で橈骨遠位端を固定する．そして前腕は中間位に戻し，斜め掌・背側へ動かし，橈尺側にも動かす．また，回旋も行う．この時やや牽引を加えてもよい．

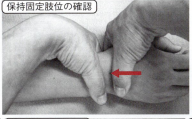
保持固定肢位の確認

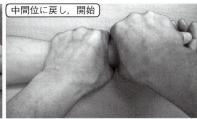
中間位に戻し，開始

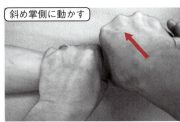
斜め掌側に動かす

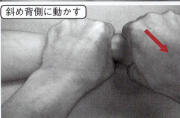
斜め背側に動かす

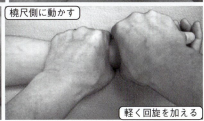
橈尺側に動かす　軽く回旋を加える

状三角骨靱帯を介して月状骨に動きを伝え，月状骨は両側から遠位列の動きを受け，近位列の動きに加わる．このように月状骨は両側からの力によって動くため，ほかの手根骨に比較すると動きは少ないのは当然といえる[26]）．

この動きの伝達機構の崩れは月状骨の不安定化を招く．その原因は動きを伝達する靱帯の損傷や力を伝達する舟状骨の骨折で，特にその後の偽関節は手関節の不安定症を引き起こす．

特に舟状骨骨折後の偽関節，月状骨の橈尺側の舟状月状骨靱帯，月状三角骨靱帯の損傷は手根骨の成す"環（リング）"の崩れを意味する．

a. 基本的な検査方法

基本的に Lichtman のリングの理論に沿って近位列の動揺性を確認する．

基本的な方法は前腕中間位で固定し，橈骨遠位端を把持固定する．もう一方の手でスナップボックスの上から母指とそのほかの手指で挟むように把持固定する（図9）．

1）掌背側への安定性

掌背側方向へ手部を橈骨遠位端の掌側傾斜に沿って斜めに軽く動かす．

患者をリラックスさせて行う．一般に5mm前後動きがある．問題がなければ，多少のゴリ音（関節音）を感じても痛みの訴えはない．患者が緊張していると動きはなくなる．そこで，多少長軸に牽引を加えながら行ってもよい．

2）橈尺側の安定性

橈尺側方向へ手部を軽く動かす．

患者をリラックスさせ，掌背屈の測定と同じように前腕と手部を持ち，軽く橈尺側（上下）方向へ手部を平行移動させるように動かす．ここでも掌背屈と同様に5mm前後の動きがある．

3）他動的回旋

Cyriax は，11〜29°の他動的な可動性を持つという[22]）．

このことから掌背屈のように前腕を固定し，手部に回内-回外を加える．

このようにして，生理的な手関節の動揺性の確認も重要であり，この時痛みを訴えるならば，次の詳細な検査を行うようにする．

> **メモ　関節音-動揺性**
> 他動的に関節を動かすとさまざまな原因により関節音をきくが，自然に存在するものと関節リウマチなどの病的なものとに分ける．動揺性は関節のゆとりともいえ，運動方向以外にも他動的に動かせる．

b. 不安定性評価の実際

手関節では靱帯損傷が手根骨の著しい不安定性を引き起こす．またそれに伴い関節痛を訴えることもある．

不安定性は主に靱帯損傷と骨折後の偽関節による．疼痛や運動制限を伴うことも多い．特に舟状

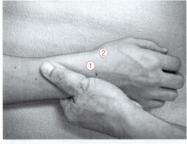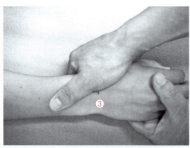

図10 徒手的に関節の安定性をみる

尺側から手関節・橈骨を固定　　橈側から手関節・橈骨を固定

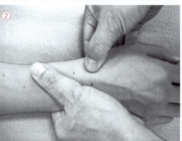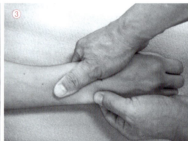

月状骨を把持固定し，上下に動かす　舟状骨を把持固定し，上下に動かす　豆状骨・三角骨を把持固定し，上下に動かす

骨-月状骨間，月状骨-三角骨間の靱帯損傷は著しい不安定性をみる．また遠位橈尺関節の掌-背側橈骨尺骨間靱帯の緩みでも安定性が崩れ，痛みを引き起こすこともあるが，TFCC損傷との区別も必要である．

これらの検査(図10)は手関節-前腕を尺側から固定し，もう一方の手でLister結節の遠位内側部の月状骨を掌背側からつまむように把持固定する．そして月状骨を掌背側方向に動かし，その不安定性をみる．さらに把持固定部を外側遠位の舟状骨に移し，掌背側に動かし舟状骨と月状骨間の不安定性をみる．また舟状骨結節を掌側から押しながら手関節を背尺屈から掌橈屈させると不安定性が確認でき，疼痛を誘発できる[32]．また橈側から同じように固定し，もう一方の手で掌側の豆状骨とその背側の三角骨をつまむように把持固定し，掌背側に動かし，三角骨の不安定性をみる．

舟状骨と脾骨間の解離による舟状骨不安定症は舟状骨結節を圧迫，保持して，手関節を尺屈から橈屈した際にクリックを触知すると陽性とするWatsonのscaphoid shift testがある．また手関節を尺屈して前腕を回内-回外させて疼痛を誘発させる ulnocarpal stress test (Nakamura) もある[32,33]．

また，TFCCの損傷などで生じる不安定症は，ballottement test(前腕中間位で尺骨頭の不安定性を徒手的にみる)[34]やpiano-key test(前腕回内位で尺骨頭の背側への浮き上がりを指で掌側に押し込んだときのこの部分の沈み込み具合をみる)などのテストがある[35]．

> **メモ　舟状月状骨解離-SLAC wrist**
> 舟状月状骨解離は2つの骨の近位部の靱帯損傷によって3mm以上離れたものをいい，進展するとこの部分で関節症(SLAC wrist)となる．

4. 疼痛の評価

疼痛の評価は安静時痛，運動痛，圧痛が考えられる(図11)．

安静時痛の代表的疾患は関節リウマチで，その多くは関節痛で，問診で疼痛部を確認する．治療は対症療法(物理療法など)である．運動痛はさまざまな疾患，損傷が考えられる．これも他動・自動運動共に疼痛の発生が何時，何処に，どのような痛みが発生するかの質問から始まり，その疼

痛を再現し，確認する．不安定性の評価の際には，局所的に動かし疼痛を誘発することや疼痛部位に圧を掛け確認することもあるが，疼痛の再現は注意深く行う．

> **メモ　対症療法**
> 対症療法は症状を引き起こす原因を治療するのではなく，症状に対しての応急処置的治療である．

a. 疼痛評価の実際

患者の訴えを運動や圧迫することで確認し，その程度や内容を患者の言葉で表現する．

舟状骨骨折は受傷時見逃されることもあり，経過と共に運動の制限，運動痛が出現し，スナッフボックスの中心に圧痛を訴える．また過度の橈屈でも痛みは誘発される．この骨折は偽関節に発展し，橈骨と舟状骨間での関節症に発展することもある．橈骨遠位端骨折ではTFCCの損傷を伴うこともある．そこで手関節を他動的に尺屈させ，その状態で前腕の回内-回外を徐々に最終域に持っていき，痛みを誘発させる．また尺屈位で掌背屈しても痛みが引き起こされることもある．ここでも，ballottement test や piano-key sign を併用するとよい．ほかに TFCC の圧痛はここの関節円板での損傷を疑う．

橈骨遠位端骨折後の尺骨頭周辺部の痛みは fovea sign（尺骨頭や手関節遠位背側の小窩部分を圧迫して痛みを誘発する），styloid sign（尺骨茎状突起掌側のくぼみ部分での圧痛を誘発する）でも確認できる[34]．

1) 手関節周辺の腱鞘炎

de Quervain 病は伸筋支帯の第一区画を走行する長母指外転筋と短母指外転筋の炎症で，Eichhoff test では母指を手掌に入れて握り，そして手関節を尺屈させ，疼痛を訴えれば陽性である．また Finkelstein test は母指を持って急激に他動的に掌側に曲げ，疼痛を誘発するテストである[32]．掌側の近位の横手根靱帯を強く叩き，痛みの誘発，手指など遠位に放散痛，しびれを訴えると陽性で，手根管症候群を疑う（Tinel 様徴候）．そのほか，Phalen テストで陽性症状であるしびれ感

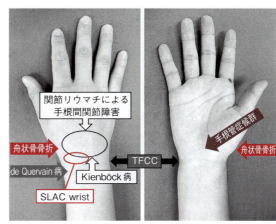

図11　痛みの発生部位

をみたり，夜間痛の有無，母指球筋の萎縮も確認する．

> **メモ　Tinel 徴候と Tinel 様徴候**
> この2つの名称を混同していることも多いが，前者は神経縫合後の再生をみる．後者は神経の絞扼部分の確認テストである．

5. 代表的な関節機能評価表

機能評価は医療従事者側からの評価と患者側からの満足度を基準にした評価がある．

セラピストは損傷や術後の評価様式として日本手外科学会が発表しているものを使うが，最近広く普及する患者側からの評価（DASH，PRWE 日本語版），すなわち患者の満足度の評価もある（日本手外科学会手関節評価表[36]と DASH[37]，PRWE 日本語版[38]はホームページで公開されている）．

6. 症例提示

ここでは上肢骨折で最も多い橈骨遠位端骨折，リハビリテーションの対象者が多い脳血管障害者の手関節障害（関節拘縮など），さらに混同されやすい症例を紹介する．常に正確な計測が要求される．

1) 橈骨遠位端骨折後の手関節可動域評価の留意点

橈骨遠位端骨折の症例は70歳代の女性，自宅

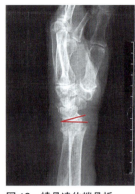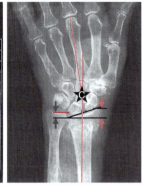

図12　橈骨遠位端骨折
画像から掌側傾斜角：−22°，尺側傾斜角：23°，ulnar variance：5 mm（尺骨突き上げ症候群），橈骨長：8 mm
安静位：尺屈15°
掌屈45°（55°），尺屈25°，背屈80°（90°），橈屈15°
カッコ内の角度は，図9の掌背側方向への安定性のチェックを利用して関節の動揺性を確保したのちの計測値である．

で座布団につまずき転倒．手首に変形や疼痛を訴え，救急外来を受診．診察後心疾患の併存症があり，保存療法が選択され，直ちに整復し，ギプス固定が施行．肘関節90°屈曲，前腕中間位，手関節は軽度屈曲-尺屈位でMCP関節まで固定．2週後ギプス固定の上腕部は除去．肘関節は自由で前腕は痛みのない範囲で運動が許された．ギプス固定期間中十分な指示も入らず，車いすへの移乗時に患側の手をつくこともあったが，特に浮腫や疼痛など問題もなく7週経過．ギプス固定は除去され，シーネ固定となり，同時に運動療法の処方が出た．

単純X線像上，整復後も変形が残り，手関節のアライメントは崩れている．この情報から関節可動域は尺屈・掌屈制限の予測や将来の機能レベルの予測ができる．ここでは橈骨遠位端の尺側-掌側傾斜角，橈骨と尺骨の長さの差に注意し（図12），以上から掌屈域の大きな改善は難しいと予測する．

2) 脳血管障害後の手関節可動域評価の留意点
①長期療養の場合

脳血管障害患者では2つの傾向に注意しながら計測し，運動療法に役立てる．一つは屈筋群の持続筋緊張の亢進で，長期間掌屈位に保たれる症例（図13）．手関節が掌屈位で，背側部に多少ではあるが膨らみをみることがある．これは屈筋群の持続的牽引で近位列の月状骨が押し上げられたと考える．この場合まず単純に背屈・掌屈を計測するが，屈曲拘縮が著しく背屈の計測が難しい．このときは関節を長軸に牽引し，近位列を正常に戻すように再度背屈域の計測を行う．これは手関節全体の骨構成（配列）を保ちながらの可動域計測が必要との考えからである．運動療法でも多少牽引し関節面を傷めずに行うとよい．

②回復期患者の場合

もう一つの評価は手関節の側方アライメントの崩れで，一般に手関節と前腕には段差はない（図2）．時に数mm以上の段差をみるが，これは屈筋群の持続的緊張亢進の症例にみられ，運動域にも影響を及ぼす．

掌屈・背屈域は橈骨遠位端の掌側傾斜から約10°差がある．ところが，手のブルンストロームの回復段階がⅤやⅥの症例の中に，時に屈筋群の筋緊張が高く，数mmの段差をみるが，表1の掌屈-背屈の運動域の比率が崩れており，注意深く計測する．特に掌屈-背屈域の比率が大きく逆転しているのをみる．このとき図9の基本的動揺性を取り戻すこと，改善することも多い．これは外傷後の筋のバランスの崩れでもみられる（図14）．ただ正常でも段差をみることがあるが，可動域比の大きな逆転はない．

3) 医学的情報から予測できない場合

診断や医学的情報から予測できるものばかりではない．症例として，大腿骨頸部骨折後の治療で転院し，近い将来の歩行器使用や杖歩行を予測し，上肢機能の評価をしたが，その時に問題が出た例を提示する．一側の関節背側を観察すると関節リウマチ様のふっくらした熱感のある部分をみた．そこで手関節の安定性検査（図9）をすると動揺性が大きく，危険で中止した．聴くと痛みの経験もあった．次の段階で手関節への負荷が加わることが予測され，セラピストは詳しく評価した．計測すると問題があることがわかった（図15）．

[6] 手関節　383

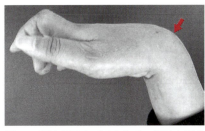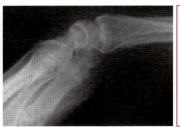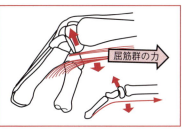

図13　脳血管障害でみられる一般的な屈曲拘縮
屈筋群による持続的な屈曲維持（拘縮）は月状骨を押し上げる力が加わるようで，手関節背側部にふっくらした盛り上がり（⬇）をみることも多い．この時は，長軸に牽引しながら伸展方向への運動を行うとよい．

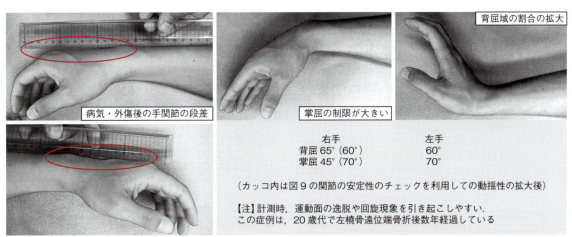

図14　手関節部の段差と運動域
掌背屈の運動域に逆転現象が出現している．

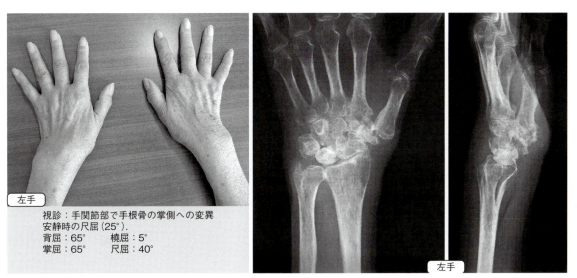

図15　関節リウマチ様変形を呈した症例
セラピストが評価し，手関節の変形・可動域の制限・痛みの訴えなどから，画像診断が行われた．しかし担当医は，画像上は関節リウマチといえるが，診断基準は満たしていないとのことであった．セラピストは，今後の杖歩行の可能性から早期に対応を考える必要がある．

このように医師より患者に身近なセラピストが先に問題に直面することもある．時に大きなリスクを背負っている症例に遭遇することもあり，注意して評価しなければならない．

文献

1) Williams PL et al：Gray's Anatomy, 36th ed, WB Saunders, Philadelphia, 467-470, 1973
2) Bogumill, GP：Anatomy of the Wrist, The Wrist and Disorders. Lichtman DM ed, WB Saunders, Philadelphia, 14-26, 1988
3) Kaplan EB：Functional and Surgical Anatomy of the Hand, 2nd ed, JB Lippincott, Philadelphia, 114-142, 1965
4) 杉岡洋一：ネッター医学図譜　筋骨格系Ⅰ，丸善，東京，60，66-71，2005
5) 山﨑　敦ほか監訳：オーチスのキネシオロジー，第2版，ラウンドフラット，春日部，262-299，2012
6) 矢﨑　潔：手の関節の動きと運動の理解，メディカルプレス，東京，101-116，2005
7) Tubiana R：Examination of the Hand & Upper Limb, WB Saunders, Philadelphia, 31, 1984
8) McMurtry RY et al：Kinematics of the wrist. JBJS 60-A：955-961, 1978
9) Von Bonin G：A note on the kinematics of the wrist-joint. J Anat 63：259-262, 1929
10) Youm Y et al：Kinematics of the wrist. JBJS 60-A：423-431, 1978
11) 嶋田智明ほか監訳：筋骨格系のキネシオロジー，原著第2版，医歯薬出版，東京，241-272，2012
12) 藤井克之総監訳：キャンベル整形外科手術書，原著第10版，エルゼビア・ジャパン，東京，2003
13) Destouet JM et al：Roentgenographic diagnosis of the wrist pain and instability. The Wrist and Disorders, Lichtman DM, ed, WB Saunders, Philadelphia, 82-95, 1988
14) Hoppenfeld, S.：Physical Examination of the Spine and Extremities, A Publishing Division of Prentice-Hall, Inc, New York, 59-104, 1976
15) 茨木邦夫ほか編集：手の外科診療　ハンドブック，南江堂，東京，141-144，2005
16) 酒井昭典ほか：舟状骨骨折の保存療法とORIF．整・災外　49：463-470　2006
17) 武田　功ほか：上肢骨折の保存療法，医歯薬出版，東京，213-226，2009
18) 青木隆明監修：運動療法のための機能解剖学的触診技術　上肢，第2版，メジカルビュー社，68-69，2012
19) Volz RG, et al：Biomechanics of the wrist. Clin Orthop Relat Res 149：112-117, 1980
20) 塩田悦仁訳：カパンディ関節の生理学Ⅰ上肢，原著第6版，医歯薬出版，東京，150，2006
21) MacConaill MA：The mechanical anatomy of the carpus and its bearings on some surgical problems. J Anat 75：160-175, 210-227, 1941
22) Cyriax ED：On the rotary movement of the wrist. J Anat 60：199-202, 1925
23) 矢﨑　潔：目白大学作業療法学科　運動学Ⅰ資料，2013
24) Fahrer M：Introduction to the anatomy. The Hand, Tubiana R ed, WB Saunders, Philadelphia, 130-135, 1981
25) Lichtman DM et al：Introduction to the carpal instabilities. The Wrist and Its Disorder, Lichtman DM ed, WB Saunders, Philadelphia, 244-250, 1988
26) 堀井恵美子：手根不安定症のバイオメカニクス．関節外科 16：1492-1498，1997
27) 日本整形外科学会・日本リハビリテーション医学会：関節可動域表示ならびに測定法．リハ医学 32：207-217，1995
28) Sarrafian SK et al：Study of wrist motion in flexion and extension. Clinl Orthop Relat Res 126：153-159, 1977
29) 今村宏太朗：Cineradiographyによる手関節運動解析．日整会誌 61：499-510，1987
30) 齋藤慶一郎編集：リハ実践テクニック　ハンドセラピィ，メジカルビュー社，東京，51，2014
31) 木村哲彦監訳：関節可動域測定法，第2版，協同医書出版社，東京，79-91，2002
32) Linscheid RL：Examination of the wrist. Wrist Disorder, Nakamura R et al ed, Springer-Verlag, Tokyo, Berlin, 13-25, 1992
33) 菊地臣一編集：肘・手の痛み　運動器の痛みプライマリケア，南江堂，東京，65-66，2011
34) Alexander CE et al：Triquetrolunate and midcarpal instability. The Wrist and its Disorders, Lichtman DM, WB Saunders, Philadelphia, 274-285, 1988
35) 鈴木俊明監修：臨床理学療法評価学，アイペック，東京，228-229，2009
36) 日本手外科学会：書式ⅩⅢ手関節障害の機能評価表Ⅰ手関節機能評価（Cooneyの評価表の改変），手の機能評価表，第4版，65-66，http://www.jssh.or.jp/doctor/jp/publication/kinouhyouka4th.html（2015年10月閲覧）
37) 日本手外科学会：DASH（JSSHバージョン），http://www.jssh.or.jp/doctor/jp/infomation/pdf/DASH_Japanese.pdf（2015年10月閲覧）
38) 日本手外科学会：PRWE日本語版（PRWE-J），http://www.jssh.or.jp/doctor/jp/infomation/pdf/prwe-j4.pdf（2015年10月閲覧）

（矢﨑　潔・田口真哉）

7 脊柱

1. 視診・触診

a. 脊柱の視診

脊椎の視診では，脱衣（体表を露出した状態）での観察が重要である．

皮膚の状態（色・つや），筋のボリューム，筋スパズムの有無，前後彎の程度，側彎の有無，骨盤の傾斜（側傾，前・後傾），階段状変形（脊椎すべり症）の有無などを確認する．

> **メモ　階段状変形とは？**
> 脊椎すべり症が認められる場合には，背部からの棘突起の観察にて階段状の変形を伴っていることが多い．第4腰椎の前方すべりでは，第3腰椎棘突起や第5腰椎棘突起と比較して第4腰椎棘突起が前方に凹んだ状態を示す．

b. 脊柱の触診

触診では，アライメント，皮膚や筋肉の状態，圧痛の有無などの確認が重要である．

アライメントは，腹臥位にて背部から棘突起位置および棘突起の間隙を触診し，各椎骨が前屈位，後屈位，側屈位，回旋位になっていないか個々の特徴を評価する．

皮膚の状態については，温度は高いか低いか（左右差，脊椎のレベルでの比較），湿っているか乾燥しているか，筋肉の状態については，硬さはどうか，筋のボリュームはどうか，筋スパズムが生じていないか，を確認する．

圧痛については，筋肉を直接圧迫した際の痛みの有無を調べる．腰部では内側から多裂筋，最長筋，腸肋筋，腰方形筋（腸肋筋の腹側）の順に位置しているので，どの筋に圧痛を認めるのか，どの脊椎レベルでの痛みかを確認する．

2. 可動性の評価

脊柱の可動性については，まず前屈，後屈，側

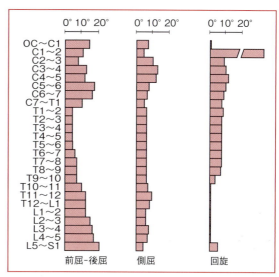

図1　脊柱の各関節での関節可動域（文献1）より引用）

屈，回旋を自動運動で評価し，主訴とする疼痛や痺れが再現されるのか，スムーズに動作が可能か，運動制限がある部位または動き過ぎている部位はないか，など質・量の両側面から分析する．その結果を踏まえ，臥位での他動運動評価を行い，その制限因子などを検討する．

脊柱の可動性については，部位別の可動域をイメージしながら評価することが重要である（**図1**）[1]．疼痛が認められる運動評価は最後に実施することもポイントである．

自動運動および他動運動の両者で評価を行う目的は，収縮性組織と非収縮性組織の鑑別である．

非収縮性組織に問題があれば，自動および他動の同じ運動で制限が生じることが多い．また，他動運動にて可動域が正常であり，痛みも生じなければ，非収縮性組織には問題がなく，筋の弛緩（スパズムなどの異常収縮が存在しない）や伸張性も十分であると解釈できる．

自動運動のみで制限を認める場合には，筋による運動制御の問題を疑うことができる．

> **メモ　収縮性組織，非収縮性組織とは？**
> 収縮性組織とは筋，非収縮性組織とは骨，関節包，靱帯，椎間板，神経，筋膜などである．

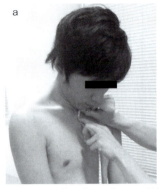 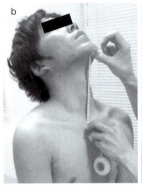 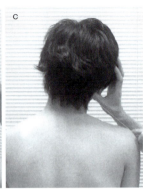 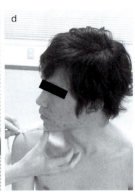

図2 テープメジャー法による頸部の定量的評価
a 前屈．顎の先端と胸骨切痕の最短距離を測定する．
b 後屈．顎の先端と胸骨切痕の最長距離を測定する．
c 側屈．乳様突起と肩峰の最短距離を測定する．
d 回旋．顎の先端と肩峰の最短距離を測定する．

a．頸部

1）自動運動評価

頸部の自動運動評価は座位で実施する．検者は，前額面および矢状面から可動域と動きの滑らかさなどを観察し，疼痛の有無，伸張感の有無，それらの部位も確認する．

前屈は，上部頸椎と中部・下部頸椎での運動が組み合わさっており，その動きの違いを観察する．前後屈では，左右への偏移の有無も確認する．

> **メモ** 上部頸椎と中部・下部頸椎における観察のポイントは？
>
> 頸部の前屈は，頸椎の複合運動である．うなずき（顎を引く）は上部頸椎の運動である．頸部の前屈に制限を認める場合には，うなずき運動を単独で観察することで，上部頸椎における制限の有無を確認できる．

側屈・回旋では，左右差の有無も注意すべきである．

頸部の自動運動可動域は，前屈40〜60°，後屈50〜70°，側屈22〜45°，回旋49〜73°である[2〜6]．定量的評価としてはゴニオメーター[7]，テープメジャー[8]，傾斜計[4]を使用した方法がある．テープメジャー法（図2）の標準値は，前屈1.0〜1.8cm，後屈20.8〜22.4cm，側屈10.7〜11.5cm，回旋11.2〜13.2cmである[8]．

2）他動運動評価

頸部の他動運動評価は背臥位で実施し，疼痛の有無，伸張感の有無，それらの部位に加え，エンドフィールを確認する．

正常なエンドフィールは，どの方向ともに軟部組織の伸張感である．定量的評価は，検者2名（他動運動を実施する者および測定者）で実施するのが望ましい（図3）．

b．腰部

1）自動運動評価

腰部の自動運動では，前屈・後屈・側屈・回旋について動作パターンと定量評価の両側面から検討する．

腰部の自動運動評価は立位姿勢で実施する（図4）．

正常な前屈動作では，支持基底面内に重心線を保つために，両側の股関節屈曲と同時に骨盤が後方へ移動する．両股関節の屈曲が開始すると，腰部では前彎が減少し，次第に後彎へ移行する．腰部の動きが終了すると，残りの運動は股関節ですべて行われる．

後屈動作では，腰部後屈，骨盤後傾，股関節伸展がスムーズに認められ，骨盤の前方移動が同時に伴う．

側屈動作では，脊柱においてスムーズなC型カーブが認められる．その際，キンキングの有無，筋肉の膨隆も確認する．もし，キンキングを認めた場合，その1椎下位の脊椎で可動性低下を

図3 頸部の他動運動評価(テープメジャー法による定量的評価)
頭部は検者の腹部と両手の3点で保持する。測定時のランドマークは図2を参照。
a 前屈, b 後屈, c 側屈, d 回旋
疼痛を認める, または上肢の神経症状を認める場合には慎重に実施すべきである。

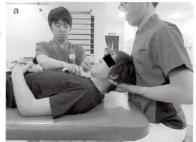
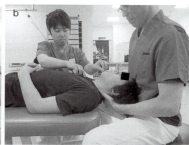
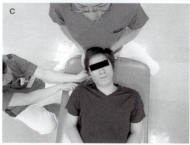
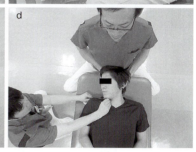

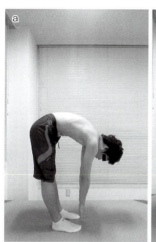
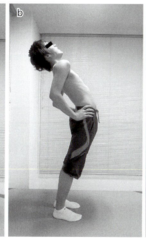
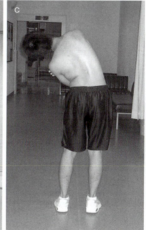
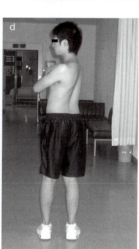

図4 正常な自動運動パターン
a 前屈, b 後屈, c 側屈, d 回旋

示している可能性が高い。

> **メモ キンキング(kinking)とは?**
> 腰部の自動運動では,あるレベルで可動域制限を認める場合,キンキング(局所の折れ曲がり)を認めることがある。例えば,L2/L3にて可動域制限を認め,L1/L2が正常な場合には,L1/L2にてキンキングが生じる。

回旋動作では,脊柱においてスムーズなS型が認められる。側屈同様に,キンキングの有無および筋肉の膨隆を確認する。

腰部の自動運動可動域は,前屈40〜60°,後屈19〜25°,側屈25〜34°,回旋14〜33°である[9〜12]。

定量的な評価としては,ゴニオメーター[7],テープメジャー[13,14],傾斜計を使用した方法がある。テープメジャー法では,modified-modified Schober test(MMST)が代表的である(図5)。前屈の標準値は,5.8〜7.7cmである[14,15]。後屈の標準値は報告されていない。図6には腰部疾患の代表的な前・後屈動作パターンを示す。

2)他動運動評価

腰部の他動運動では,粗大運動を確認し,局所の問題が疑われた場合には,分節的な評価も実施する。自動運動評価と同様に定量化することも重

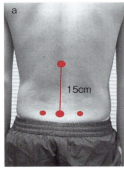
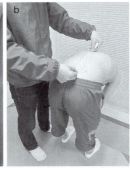
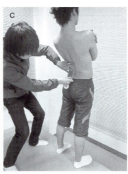

図5 modified-modified Schober test (MMST)による腰椎の可動性評価
a 自然立位にて左右の上後腸骨棘(PSIS)を結んだ中点およびそこから15cm頭側にマーキングする．
b 前屈可動性は，最大前屈時の2点間の距離を測定し，その値から15cmを引いた値とする．
c 後屈可動性は，最大後屈時の2点間の距離を測定し，15cmから測定値を引いた値とする．

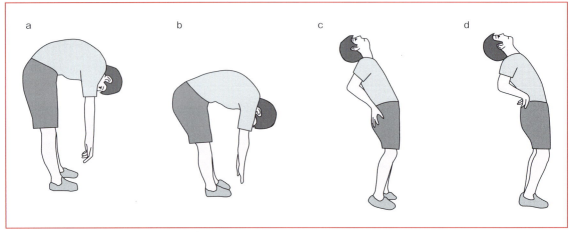

図6 腰部疾患の代表的な前・後屈動作パターン
a ハムストリングの短縮により，骨盤前傾が制限される．一方，脊柱の屈曲可動性は増大している．このような前屈動作を繰り返し行った場合には，腰椎椎間板への圧迫ストレス，椎間板の後方線維輪・椎間関節の関節包下部の伸張ストレスが増強する．
b 腰部の屈曲可動性が制限され，ハムストリングの短縮も著明である．中部胸椎での代償的な過屈曲が認められる．
c 胸・腰部の後屈制限，股関節伸展制限が認められ，骨盤の前方移動も認められない．頸部の過伸展と膝の屈曲で代償している．
d 中部から下部胸椎・上部腰椎の後屈制限が明らかであり，過度な頸部後屈・下位腰椎後屈・骨盤前傾，膝屈曲の代償が認められる．

要である．

腰部の他動運動評価は臥位で実施する．

前屈動作は背臥位にて膝屈曲位，膝伸展位の2種類で評価する(図7)．股関節・骨盤・腰部が連動してスムーズに動いているか，可動範囲はどうか，痛みや筋の伸張感の有無，エンドフィールも含めて確認する．定量的評価は，側臥位にて行い，自動運動評価との違いを分析する(図8)．他動運動評価にて腰部の過小運動性または過剰運動性が疑われた場合には，さらにどのレベルに問題があるのか分節的に確認する(図9)．

後屈動作は腹臥位にて行う．胸部・腰部が連動してスムーズに動いているか，可動範囲はどうか，痛みや軟部組織の伸張感の有無，その部位を確認する．胸腰部後屈の定量的評価としてはProne press-upテストがある[16](図10)．標準値は，28〜32cm(21〜38歳)と報告されている．また，Prone press-upテストと同時に，腰部でのメジャー測定を行うことで，腰部単独でも定量的な評価が可能である(図11)．前屈同様に，自動運動評価との違いを分析する．他動運動評価にて腰部の過小運動性または過剰運動性が疑われた場

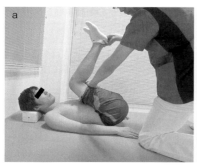 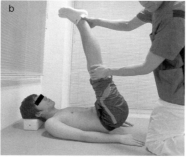 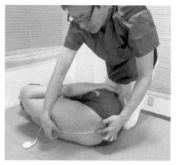

図7　腰部における前屈可動性の評価
a　膝屈曲位での評価．b　膝伸展位での評価
検者は両下肢を支え，他動的に腰部の可動性を評価する．また，膝伸展位でも同様に行い，ハムストリングスの柔軟性および神経症状出現の有無なども確認する．股関節屈曲-骨盤-腰部の連動した動きの中で，どの部位に制限があるか，どの程度で，どのような痛みが出るのかを評価する．

図8　腰部前屈の他動運動評価（テープメジャー法による定量的評価）
MMSTのマーキング（図5）を使用する．側臥位にて他動的に股関節屈曲・腰部を最大前屈させ，検者の大腿部で下肢を固定し，2点間の距離を測定する．自動運動評価の結果と比較検討する．

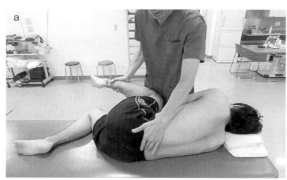 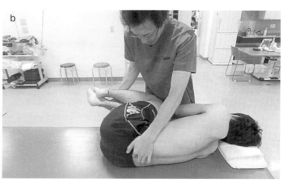

図9　腰部前屈の他動運動評価（分節的評価）
a　左手指で棘間を触知し，右手で左足首を把持している．左膝は腹部で支え安定させる．左股関節を屈伸させながら，椎体間の動きをレベルごとに確認する．左右共に実施し，椎体間の動きが大きい場合には過剰運動性，小さい場合には過小運動性と判断する．
b　両側下肢を同時に実施する方法である．その他の手順・判断はaと同様である．

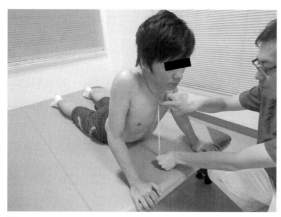 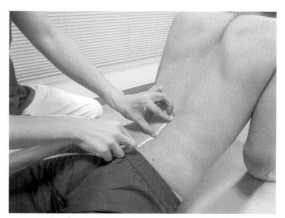

図10　Prone press-upテスト
両上肢の力で上体を後屈させるように指示する．その際，両ASISが床面から離れないこと，腰背部筋群に収縮が認められないこと，を検者は確認する．最大後屈位における胸骨切痕から床までの最短距離をメジャーで測定する．

図11　腰部後屈の他動運動評価（テープメジャー法による定量的評価）
MMSTのマーキング（図5）を使用する．Prone press-upテストと同時に行うことで，腰部単独の測定が可能である．

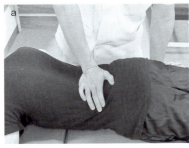
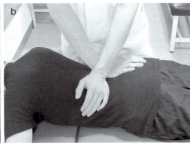

図12 腰部後屈の他動運動テスト（分節的評価）
a 棘突起を腹側に押す．棘突起上に豆状骨遠位部があたるようにする．
b 両側の肋骨突起を腹側に押す．肋骨突起上に豆状骨遠位部があたるようにする．

合には，さらにどのレベルに問題があるのか分節的に確認する（図12）．

3. 安定性の評価

頸部の安定性は，頭最長筋・頸最長筋などの頸部深層筋群の評価が重要である．腰部では，深部筋群を中心とした評価，深部筋群および表在筋群の両者を用いた評価の2種類に分けられる．

a. 頸部

頸部疾患患者では，頸部深層筋群による安定性評価が重要である．

Falla ら[17]は，頸部疾患患者では，頭最長筋・頸最長筋などの頸部深層筋群の筋出力不全，胸鎖乳突筋・斜角筋群の過活動状態を示すと報告している．また，Jull ら[18]は頭最長筋・頸最長筋の筋再教育が頸椎由来症状を有意に低下させるとも述べている．つまり，頸部深層筋群による安定性評価は重要であると考えられる．代表的な評価としてはcervico-cranial flexion test がある[18〜20]（図13）．

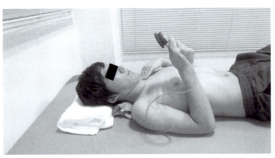

図13 cervico-cranial flexion test による頸部深層筋群の機能評価
後頭部にバスタオルを置き，頭・頸部を適切なアライメントに調整する．バッグを頸部下に置き，スタビライザーカフを20 mmHg に設定する．この状態から頭部のうなずき動作を行うように指示する．初めは圧力を22 mmHg にすることを目標とし，普通に呼吸をしながら10秒間×10回，その状態を保持させる．胸鎖乳突筋や前斜角筋の筋収縮を伴わず，呼吸を止めずに実施できた場合には，次のステップである24 mmHg に進める．その後も，26 mmHg，28 mmHg と段階的に進め，最終的には30 mmHg まで実施する．上記運動課題が可能であった最大の圧力を評価値とする．

b. 腰部

腰部では，深層筋群の評価と深層・表層筋群の両者を合わせた評価に大別される．また，最大瞬発力よりも持久性が重視されている．

腹部の深部筋群の一つである腹横筋の定量的評価としては，スタビライザーを使用した方法がある[21]（図14）．

> **メモ　スタビライザーとは？**
> Chattanooga 社製の Stabilizer Pressure Biofeedback である．慢性頸部痛や腰痛症に特有のローカルマッスルの機能不全を評価すると同時に，グローバルマッスルの過剰な活動を伴わずにローカルマッスルを正しく活動させる筋の再教育にも使用できる．

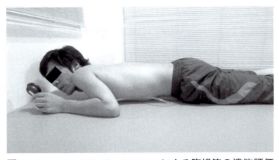

図14 abdominal hollowing test による腹横筋の機能評価
腹臥位にて腹部の下にバッグを置く．その際，バッグの遠位端が両ASIS を結ぶラインに一致するようにする．圧が70 mmHg になるようにバッグを膨らませる．腹部の引き込み運動は，呼吸を止めず，脊柱・骨盤を動かさずに実施する．腹部の引き込み運動時の圧力は60〜66 mmHg の範囲で保たれていなければならない．10秒間×10回繰り返すことを目標とする．上記運動課題が可能であった回数を評価値とする．

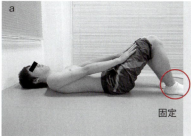
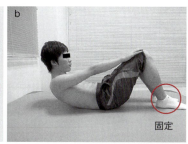

図15 反復 sit-up endurance test
a 開始肢位. 背臥位で膝を90°屈曲させ, 足首を固定.
b 手掌が膝頭上面に触れるように上体を起こし, 再び背臥位に戻る. 1反復を2～3秒で繰り返す. 最大で50回まで行う. 前述した課題が実施できなかった時点で終了とし, その回数が測定値となる.

腹部の深部・表在筋群の両者を含めた持久力評価としては, 反復 sit-up endurance test[22]がある(図15, 表1).

背部の深部・表在筋群の両者を含めた持久力評価としては, Sorensen test[22,23]が代表的である(図16, 表2).

また, 腰部の安定性は下肢を含めた荷重伝達機能を評価すべきとの報告もある. active straight leg rising (SLR) test (図17) が代表的な方法である[24,25].

表1 反復 sit-up endurance test の標準値

年齢 (歳)	男性 (n=242)		女性 (n=233)	
	平均	SD	平均	SD
35～39	42	12	26	12
40～44	38	13	20	12
45～49	33	13	22	13
50～54	33	14	14	11
全体	37	13	21	12

SD:標準偏差

4. 疼痛の評価

疼痛は, 部位, 程度, 質の3つの観点から評価する.

疼痛の部位は pain drawing[26]および医療面接にて評価する.

疼痛の程度の評価には, visual analogue scale (VAS)[27] または numerical rating scale (NRS)[28] などを用いる.

疼痛の質については, 鋭い疼痛・鈍い疼痛, 痺れが伴うか否か, 表在性・深部性かを医療面接より聴取する. 国際的に使用されている McGill の質問紙票[29]を用いるのも一つの方法である.

疼痛の評価では, 姿勢や動作により変化するか否かも重要なポイントとなる. 臥位, 座位, 立位, 歩行において, 疼痛がどのように増減するのか確認する. さらに, 本人の主訴を十分に傾聴し, 疼痛が最も悪化する, または軽減する姿勢・動作を聴取する.

疼痛はいつから存在しているのか, 疼痛の種類

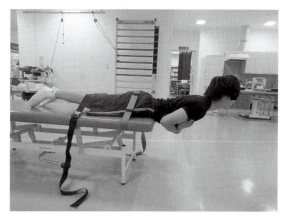

図16 Sorensen test
腹臥位で両 ASIS が台の端にくるようにする. 大腿と下腿はストラップまたは検者の手で固定する. 両手を胸の前でクロスさせ, 水平位の保持時間を計測する. 最大で240秒とする. 水平位より上半身を落とした時は, 一度は姿勢を戻すように指示し, 次に落とした場合には, そこで終了とする. 患者が腰の痛みや脚の痙攣を訴えた際には無理に継続せず, その時点で終了とする.

表2 Sorensen test の標準値

年齢 (歳)	男性 (n=242)		女性 (n=233)	
	平均	SD	平均	SD
35～39	97	43	93	55
40～44	101	57	80	55
45～49	99	58	102	64
50～54	89	55	69	60
全体	97	53	87	59

SD:標準偏差

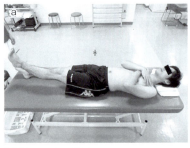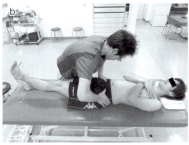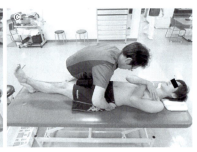

図17　active SLR test
a　背臥位にて一側下肢を膝伸展位のまま20cm程度上げてもらう．体幹回旋などの代償の有無を確認する．
b　腹横筋強調手技．左右のASISを内側に寄せるように圧迫する．aよりも挙上しやすくなった場合には腹横筋の機能不全を疑う．
c　多裂筋強調手技．左右のPSISを第3腰椎の方向に向かって圧迫する．aよりも挙上しやすくなった場合には多裂筋の機能不全を疑う．

5. 姿勢の評価

骨関節疾患では，重力の影響下にある座位・立位にて症状が認められる者が多い．つまり，姿勢の評価では，多関節運動連鎖を踏まえて，各部位に生じている力学的ストレスを分析し，そこに存在する機能障害を推論することが重要である．

姿勢の評価では，脊柱を露出し，触診しながら確認する．理想的な立位姿勢を**図18**に示す．矢状面では重心線が耳垂，肩峰，第2仙椎の前方，大転子，膝関節と足関節の前方を通る．骨盤位置は，上前腸骨棘（ASIS）が上後腸骨棘（PSIS）より2横指程度低い．脊柱の彎曲の程度はどうか，前彎および後彎が増強している，または減少している部位はないか，膝は伸展位を取っているかを確認する．

前額面では，重心線は外後頭隆起，椎骨棘突起，殿裂，両膝関節内側の中心，両内果間の中心を通る．肩峰の高さ，ウエストラインのくびれの程度，腸骨稜の高さを左右で比較し，側彎を認めた場合には肋骨隆起の有無も確認する．

腰部疾患の代表的な立位姿勢は**図19**に示す．

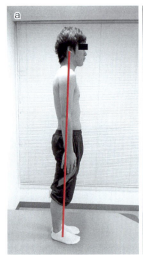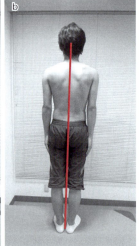

図18　立位姿勢の評価
a　矢状面，b　前額面

は鋭痛・鈍痛，持続性・間欠性，どんな時にどの程度認められるのか，安静時痛の有無，日常生活・仕事にどれだけ影響しているのか，鎮痛剤の使用状況，コルセットの使用有無などである．これらにより，急性症状・慢性症状，障害レベル・部位の仮説を立てる．

> **メモ　pain drawingとは？**
> 痛みや痺れの領域を評価する手法である．患者自身が身体図に痛みの部位を直接記入する．図示化することで，治療者と患者双方で疼痛部位を認識することができる．

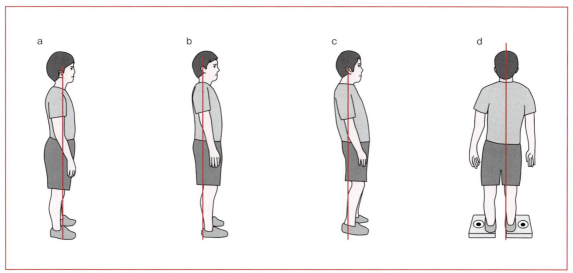

図19 腰部疾患の代表的な立位姿勢
a 腰部の前彎を減少させ，骨盤を後傾させた"平背(flat back)"である．抗重力位において腰椎椎間板への圧迫ストレスが持続的に増強している状態であり，椎間板由来の症状が出現しやすい．
b 骨盤前傾・腰部の前彎が過度に増加し，腰部では椎間関節の圧迫ストレスが過度に増加した"前彎型(lordosis)"である．
c 胸部の後彎増加，腰部の前彎減少に加え，骨盤の後傾・前方偏位，膝の屈曲位が伴った"円凹背(sway back)"である．
d サイドシフト型(side shift)である．右側の頭部・胸部を側方にシフトさせている．重心線は右に偏位している．

6. 代表的な関節機能評価表

脊柱では，国内で幅広く使用されている関節機能評価表は認められない．標準化されている評価としては，関節機能を含めた患者立脚型の疾患特異的QOL評価表である．

腰部では，Japanese Orthopedic Association Back Pain Evaluation Questionnaire (JOAB-PEQ)[30,31]，Oswestry Disability Index(ODI)[32]，Roland Morris Disability Index Questionnaire (RDQ)[33]，頸部では，Japanese Orthopedic Association Cervical Myelopathy Evaluation Questionnaire (JOACMEQ)[31]が代表的である．

7. 症例提示

患者：腰椎椎間板ヘルニア術後3ヵ月時の左殿部痛(40歳代男性)

a. 病歴

半年前，仕事でストレッチャーを持ち上げた時に左殿部から大腿後面の疼痛が出現した．2ヵ月前より誘因なくさらに疼痛が悪化し，疼痛のため腰を伸ばすことが全くできず，手術を受けることになった．手術はL5/S1のヘルニア摘出術(Love変法)，手術後の経過は良好であり，術後2週間で自宅退院となった．その後，術後2ヵ月で仕事復帰したが，徐々に左殿部痛が出現した．仕事は消防士であり，現在は事務仕事のみを5日/週の頻度で行っている．整形外科では，L5/S1の腰椎椎間板変性を認めるが，再発は認められないとの診断を受けている．

b. 主観的情報

長時間の座位，中腰姿勢の持続で左殿部痛の悪化を認める．左殿部痛の程度は，VASにて20〜45mmである．立位の後屈で腰痛を認める．座位保持は連続で1時間以上は困難である．歩行は連続で50分程度は問題なく可能である．左殿部痛が強い時には左鼠径部に違和感を認める場合もある．本人の希望は消火活動，ストレッチャーで人を運ぶなどの現場レベルの復帰である．

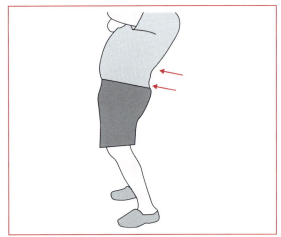

図20 後屈動作における分節的な制限
矢印は，過剰に動いている部位を示す．つまり，その下位レベルで可動域制限が認められる可能性が高い．本症例ではTh12/L1およびL4/L5で過剰に後屈しているため，その下位のL1/2およびL5/S1での可動域制限を疑う．また，中部から下位胸椎の後屈制限も著しい．

c. 客観的情報

疼痛に関する評価としては，左梨状筋，左多裂筋（4/5/S1レベル）に圧痛を認めた．立位姿勢はflat backであり，座位でも腰椎前彎の低下を示していた．疼痛が悪化する中腰姿勢を再現してもらうと，膝屈曲・骨盤後傾・腰部屈曲位であった．腰部の自動運動では前屈で左殿部痛の再現を認め，後屈動作で腰痛（下位腰椎の中央に詰まるような痛み）を認めた（図20）．MMSTでは，前屈7.1 cm，後屈0.5 cmであった．Prone press-upは12 cm，MMSTのマーキングを用いた測定では0.5 cmであり，MMSTの後屈と同値であった．また，自動運動での後屈と同様の腰痛を認めた．分節的な他動運動では，後屈のL1/L2/L3/L4およびL5/S1にて低可動性を認めた．SLRテストは陰性，下肢の感覚障害，筋力低下，深部腱反射の低下など神経学的脱落所見も認めなかった．Thomasテスト，Elyテスト，Oberテストは陰性であったが，梨状筋テストは両側共に陽性であった（股関節の項を参照）．股関節の屈曲可動域は，屈曲右110°，左105°であり，両側共に最終域で鼠径部のつまり感を訴えていた．股関節の内旋可動域は，右25°，左15°であった．腹筋・背筋筋力は徒手筋力検査（manual muscle test：MMT）にて5レベル，安定性評価であるabdominal hollowing test，自動SLRテストは問題がなく，反復sit-up endurance test，Sorensen testも標準レベルであった．BS-POPテスト[34,35]は医療者用8点，患者用10点であった．FABQ[36]の身体活動スケールでは11であった．ODI score[32]は20%であり，座位姿勢，物を持ち上げる，乗り物での移動において困難度が高かった．

> **メモ　BS-POP (brief scale for psychiatric problems in orthopaedic patients) テストとは？**
> 精神医学的問題を短時間にスクリーニングするため，福島県立医科大学にて開発されたツールである．医療者による患者評価のための質問票（医療者用）と患者による自己評価のため（患者用）の2種類があり，両者の結果から精神医学的問題の有無を判定する．医療者用10点以上かつ患者用15点以上の場合，「精神医学的問題がある」と判定する．

> **メモ　FABQ (fear avoidance beliefs questionnaire) テストとは？**
> FABQは腰痛患者に特異的な恐怖回避思考の評価尺度である．すでに7カ国以上で言語的妥当性が確認された翻訳版が作成されている．日本語版も2011年に作成されている．恐怖回避思考が強い傾向であると判断する1つの目安は15点以上である．

d. 解釈

医学的情報および機能障害の評価において，運動療法を実施する上で，危険性は少ないと考えられた．本人の主訴である"左殿部痛"を軽減させること，希望である"消防現場への復帰"が主たる目標となるが，再発予防も考慮した関わりが重要となる．

本症例の機能障害として特に大切なのは，自動・他動運動時の腰部の後屈制限および姿勢不良であると考えられた．立位・座位・中腰姿勢の観察，ならびに自動での前屈動作にて症状が再現されることから，日常生活でのflat backおよび前屈姿勢が持続的な腰椎椎間板へのストレス増加，腰背部筋群のコンパートメント症候群[37]をもたらしている可能性がある．

座位・中腰姿勢においては，術前からの逃避姿

勢による腰部前屈，骨盤後傾，股関節伸展・外旋の運動連鎖が関与し，腰部の後屈，骨盤前傾・股関節屈曲・内旋に可動域制限が生じていると推察する．股関節屈曲における鼠径部のつまり感は関節包内運動が制限されている可能性がある．股関節内旋制限は梨状筋の柔軟性低下の関与が疑われる．

後屈動作では自動・他動の両者で，同様の著しい制限を認め，これは非収縮性組織の柔軟性が問題であると考える．さらに分節的な評価からL1/L2/L3/L4およびL5/S1，下位胸椎の後屈制限が著しい．したがって，後屈時の"下位腰椎中央の詰まり感"はL4棘突起とL5棘突起による衝突が原因であると推察する．安定性の評価では，すべて標準レベルに到達しているが，ODI scoreにて物を持ち上げる動作での困難感を示している．つまり，単に腰部の後屈制限や姿勢不良の問題だけではなく，挙上動作で求められる全身的なパフォーマンスの問題も否定できない．

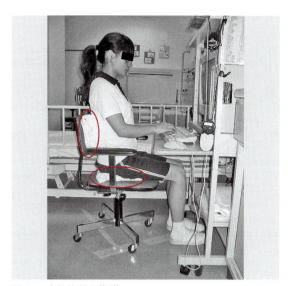

図21 座位姿勢の指導
殿部に座布団や折り畳んだバスタオルを敷き，座面を高くしている．

> **メモ　腰背部筋群のコンパートメント症候群とは？**
>
> 腰椎背筋群は胸腰筋膜で覆われ，一つのコンパートメントを形成している．この腰椎背筋群のコンパートメントに含まれている筋肉は，多裂筋・最長筋・腸肋筋である．腰椎前彎が減少した症例では，コンパートメント内圧は上昇し，筋血流量が減少している．すなわち，前屈姿勢では筋内圧はさらに上昇し，筋血流量は減少する．前屈姿勢により腰椎背筋群へのストレスが持続されれば，筋の阻血が増悪し，腰痛が出現・悪化する．

e．治療計画

胸腰部の後屈制限ならびにアライメント異常を改善するために，胸・腰部の柔軟性改善運動（Prone press-up，四つ這い位での腰部の前・後屈運動，胸腰部の回旋ストレッチなど），股関節のモビライゼーション（引き離し運動など），梨状筋のストレッチング，脊柱の硬い部位に対しては，椎間関節部に超音波治療（温熱）を実施し，さらに徒手的な関節モビライゼーションを行う．また，股関節屈曲・内旋，骨盤前傾，腰部後屈の運動連鎖を意識した動作練習（立ち上がり・スクワットなど）を並行して実施する．座位姿勢の指導では，背もたれを後方傾斜110°程度，座面をやや高くし，lumbar supportを使用することで，椎間板や腰背部筋群へのストレスを軽減させる．消火活動，ストレッチャーで人を運ぶなどの現場レベルの動作を想定した練習も段階的に進める．

腰部にはlumbar support（図21ではバスタオル）を用いる．

文献

1) White AA et al：Clinical Biomechanics of the Spine, Lippincott, Philadelphia, 1978
2) Lantz CA et al：Clinical validity and stability of active and passive cervical range of motion with regard to total and unilateral uniplanar motion. Spine 24：1082-1089, 1999
3) Tousignant M et al：Criterion validity study of the cervical range of motion (CROM) device for rotational range of motion on healthy adults. J Orthop Sports Phys Ther 36：242-248, 2006
4) Cocchiarella, L et al：Guides to the Evaluation of Permanent Impairment, American Medical Association Press, Chicago, 2001
5) Capuano-Pucci D et al：Intratester and intertester reliability of the cervical range of motion device. Arch Phys Med Rehabil 72：338-340, 1991
6) Youdas JW et al：Reliability of measurements of cervical spine range of motion-comparison of three methods. Phys Ther 71：98-104, 1991

7) 米本恭三ほか：関節可動域表示ならびに測定法．リハ医 32：207-217，1995
8) Hsieh CY et al：Active Neck Motion Measurements with a Tape Measure. J Orthop Sports Phys Ther 8：88-92, 1986
9) Association AM：Guides to the Evaluation of Permanent Impairment. American Medical Association Press, Chicago, 1990
10) Ng JK et al：Range of motion and lordosis of the lumbar spine：reliability of measurement and normative values. Spine 26：53-60, 2001
11) Van Herp G et al：Three-dimensional lumbar spinal kinematics：a study of range of movement in 100 healthy subjects aged 20 to 60＋ years. Rheumatology 39：1337-1340, 2000
12) Petersen C et al：Reliability of cervical range of motion using the OSI CA 6000 spine motion analyser on asymptomatic and symptomatic subjects. Man Ther 5：82-88, 2000
13) Williams R et al：Reliability of the modified-modified Schober and double inclinometer methods for measuring lumbar flexion and extension. Phys Ther 73：33-44, 1993
14) Van Adrichem J et al：Assessment of the flexibility of the lumbar spine：a pilot study in children and adolescents. Scand J Rheumatol 2：87-91, 1973
15) Jones M et al：Measurement error associated with spinal mobility measures in children with and without low-back pain. Acta Paediatr 91：1339-1343, 2002
16) Bandy WD et al：Strapped versus unstrapped technique of the prone press-up for measurement of lumbar extension using a tape measure：differences in magnitude and reliability of measurements. Arch Phys Med Rehabil 85：99-103, 2004
17) Falla DL et al：Patients with neck pain demonstrate reduced electromyographic activity of the deep cervical flexor muscles during performance of the craniocervical flexion test. Spine 29：2108-2114, 2004
18) Jull G et al：A randomized controlled trial of exercise and manipulative therapy for cervicogenic headache. Spine 27：1835-1843, 2002
19) Jull G et al：Further clinical clarification of the muscle dysfunction in cervical headache. Cephalalgia 19：179-185, 1999
20) Jull GA：Deep cervical flexor muscle dysfunction in whiplash. J Musculoskelatal Pain 8：143-154, 2000
21) Richardson C et al：Therapeutic Exercise for Spinal Segmental Stabilization in Low Back Pain：Scientific Basis and Clinical Approach, Churchill Livingstone, Edinburgh, 1999
22) Alaranta H et al：Non-dynamometric trunk performance tests：reliability and normative data. Scand J Rehabil Med 26：211-215, 1994
23) Biering-Sørensen F：Physical measurements as risk indicators for low-back trouble over a one-year period. Spine 9：106-119, 1984
24) Mens J et al：The active straight leg raising test and mobility of the pelvic joints. Eur Spine J 8：468-473, 1999
25) de Groot M et al：The active straight leg raising test（ASLR）in pregnant women：differences in muscle activity and force between patients and healthy subjects. Man Ther 13：68-74, 2008
26) Ransford A et al：The pain drawing as an aid to the psychologic evaluation of patients with low-back pain. Spine 1：127-134, 1976
27) Keele KD：The pain chart. Lancet 2：6-8, 1948
28) Von Korff M et al：Assessing global pain severity by self-report in clinical and health services research. Spine 25：3140-3151, 2000
29) 高橋憲一ほか：リハビリテーションにおける痛みの評価：McGill 痛み質問表の試み．北大医療技短大紀 6：101-113，1993
30) 宮本雅史ほか：『腰痛研究のエビデンス・評価と臨床的展望』日本整形外科学会腰痛疾患問診票（JOABPEQ）の科学性と有用性について．日腰痛会誌 15：23-31, 2009
31) 日本整形外科学会・日本脊椎脊髄病学会診断基準評価等委員会：JOABPEQ／JOACMEQ マニュアル，南江堂，東京，2012
32) 藤原　淳ほか：Oswestry Disability Index—日本語版について—．日腰痛会誌 15：11-16，2009
33) 鈴鴨よしみ：『腰痛研究のエビデンス・評価と臨床的展望』Roland-Morris Disability Questionnaire（RDQ）によるアウトカム評価．日腰痛会誌 15：17-22，2009
34) 佐藤勝彦ほか：慢性腰痛に対する BS-POP の有用性．脊椎脊髄 17：719-724，2004
35) 石田和宏ほか：BS-POP における検者内・検者間信頼性の検討．理療科 26：731-737，2011
36) 松平　浩ほか：創意と工夫 日本語版 Fear-Avoidance Beliefs Questionnaire（FABQ-J）の開発—言語的妥当性を担保した翻訳版の作成．整形外科 62：1301-1306，2011
37) 菊地臣一：腰椎背筋群におけるコンパートメント症候群の病態と治療．リハ医 32：531-541，1995

（石田和宏）

和文索引

あ

アキレス腱反射　129
握力　268
圧覚　138
圧痛　308, 385
圧迫骨折　177
アライメント　334
――異常　153
アルバータ乳幼児運動発達検査法（AIMS）　243
α運動神経の発火頻度　93
アルブミン　26
アンクルロッカー　194
安定限界　160
安定性　189, 196
――限界　155, 156, 157
――の評価　283
安定余裕　155, 156

い

医学モデル　10
医師からの情報　21
意識評価　254
異常な呼吸パターン　19
移動軸　377
痛み　70
1RM　98, 109, 257
位置覚　140, 144
意味記憶　206
医療ソーシャルワーカーからの情報　22
医療面接　15
陰性徴候　128
インピンジメント　335, 341, 344

う

ウインゲート無酸素性テスト　123
ウインドスエプト変形　247
ウェクスラー記憶検査　216
ウェクスラー児童用知能検査第4版（WISC-Ⅳ）　4
上田の12段階グレードテスト　132
烏口上腕靱帯　338
羽状筋　94
うつ　225
運動覚　140, 145
運動企画　242
運動失調　166
運動主体感　207
運動制御モデル　211
運動単位　92
――の活動時相　93
運動分解　173
運動連鎖　182

え

エピソード記憶　206
遠位列　375
炎症　22, 223
――性侵害受容性疼痛　307
遠城寺式・乳幼児分析的発達検査　237
エンドフィール　71, 73, 89, 336
円背　177, 181

お

凹円背　181
横走線維　359
横足根関節　331
――肢位　318
――の運動軸　318
大島の分類　247
起き上がり動作　60
温度覚　140, 144

か

下位運動ニューロン　125
回旋運動　58
外旋筋群　284, 287
外旋制限　339
咳嗽　253
外側腋窩隙　350
外側側副靱帯　361
外側皮質脊髄路　125
階段状変形　385
外的関節モーメント　177, 190
回転運動後眼振　238
外転筋群　287
外転制限　342
回転モーメント　58, 59
回内筋症候群　367
外反膝　185
開閉ステップテスト　270, 271
解剖学的断面積　94
カウプ指数　39
家屋環境　17
過回内試験　172
踵膝試験　171
嗅ぎタバコ窩　372
鉤爪趾　314
喀痰　253
下肢機能軸　185
下肢筋力　269
下肢伸展挙上テスト　301
荷重受け継ぎ　192
過剰足趾徴候　327
下垂足　191
仮性延長　40
仮性短縮　40
画像確認のポイント　28
加速歩行　190
片足立ちテスト　310
下腿三頭筋　102
活動　8
――制限　2

可動域制限　337
カナダ作業遂行測定（COPM）
　246
化膿性股関節炎　289
壁-後頭間距離テスト　185
感覚　138
── 解離　141
── 系要素　154
── 評価　142
眼球運動性眼振（衝動性眼球運動）
　239
環境因子　8
看護師からの情報　21
寛骨臼形成不全　280, 294
観察　18
間質性肺炎　252
患者立脚型アウトカム　51
関節音　379
関節可動域　70
── 制限　70
── ── 因子　70, 89
関節可動性の評価　298
関節弛緩性テスト　88
関節上腕靱帯　338
関節唇損傷　280
関節内圧亢進　307
関節内運動の障害　72
関節の遊び　300
── 運動　86, 87
関節モーメント　56
関節リウマチ　53, 180
管理栄養士からの情報　21
関連痛　289

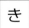

奇異呼吸　38
記憶障害　205
気管支透亮像　259
起居移動動作　44
基準値標準スコア　245
偽性麻痺　355
軌跡長　157
拮抗筋　94, 97
機能障害　2, 6
気分プロフィール検査　232
基本軸　377

基本的 ADL　44
脚長差　179, 278, 327
客観的評価　4
急性呼吸不全　251
急性痛　307
胸筋群の短縮テスト　83
協調性　164
── 障害　164
共同運動障害　94
協働収縮不能　167, 171
胸部 X 線　258
恐怖回避思考　225
棘下筋　104
棘上筋　103
局所持久力　116
── 評価　119, 123
虚血性心疾患　250
距骨下関節　317, 331
距腿関節の運動軸　317
起立性低血圧　36
近位列　375
キンキング　386
筋骨格系要素　153
筋持久力　118
筋ジストロフィー　248
筋スパズム性　74
筋短縮テスト　76
筋電図　124
筋の不均衡　164
筋パワー　266
筋量　43
筋力　239
── 低下　92, 153
── ── の評価　95
── 発揮時の痛み　96
── 評価　256, 257

空間性注意ネットワーク障害説
　209
屈曲筋群　287
屈曲制限　341
クライガーテスト　322
クリアランス　192
クローヌス　130

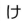

脛骨の捻転　327
頸静脈怒張　20
痙性麻痺　125
形態測定　39
形態的要因（筋萎縮）　92
頸部深層筋群　390
鶏歩　191
血液ガス　260
血液凝固線溶系　26
血小板数　27
肩甲下筋　104
肩甲骨　185
── 周囲筋　336
言語聴覚士からの情報　21
言語的コミュニケーション　15
検査データの基準範囲　22
幻肢痛　224
腱板筋　336
腱板筋力評価　344
腱反射　129
現病歴　16
肩峰下スペース　336
肩峰後角-床面距離　336

更衣動作　46
後外側回旋不安定症　365
交感神経　224
後距腓靱帯　320
後脛骨筋（腱）　102, 322
高血圧　35
後骨間神経麻痺　366
後索-内側毛帯系　139
後斜走線維　359
好中球　22
── 絶対数　24
行動性無視検査　216
後方インピンジメントテスト
　280, 282
股関節屈曲制限　76
股関節周囲筋の筋機能　304
股関節内転筋群　98
── の筋長テスト　302

呼吸筋力評価　256
呼吸困難　253
国際障害分類　6
国際生活機能分類　2, 7
固縮　155
個人因子　8
骨性　73
固定筋　94
子どものための機能的自立度評価法（WeeFIM）　246
固有筋力　92
ゴール達成スケーリング（GAS）　248
コンパートメント症候群　394

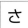

載距突起　314, 315
座位姿勢　395
最大酸素摂取量　120, 267
サイドブリッジ　106
作業療法士からの情報　21
サルコペニア　43, 265
参加　8
三角筋　104
三角巾　314, 315, 320, 322
三角線維軟骨複合体　373

視覚失認　206
弛緩性　300
　――麻痺　125
時間測定障害　173
持久性　189, 196
持久力　116
指極（長）　39
自己効力感　231
支持基底面　56, 150, 181
四肢長　39
視診　18, 278
姿勢　308
　――アライメント　159
　――――検査表　309, 310
　――反射/反応　240
　――反応テスト　159, 161
肢節長　39

膝蓋腱反射　129
膝蓋骨滑走性　299
膝蓋跳動テスト　298, 299
疾患特異的尺度　52
失行　208
失神　253
質的筋力評価　96
している ADL　44
自動 SLR テスト　293
自動性/意図性の解離　213
自閉症　248
しまりの肢位　87
社会的不利　6
社会モデル　10
尺骨側副靭帯　365
尺側傾斜　375
尺側手根屈筋　373
尺度化スコア　245
シャトルウォーキングテスト　121, 272
周径　40
舟状月状骨解離　380
重心　56, 181
　――線　177, 181, 289
　――速度ベクトル距離　151, 152
　――動揺計　156, 187
　――動揺図　157
　――動揺面積　157
12 分間走テスト　121
手回内・回外試験　173
主観的感覚　76
手根中央関節　371
主訴　15, 16
手段的 ADL　44
腫脹　72
主動作筋　94
受動的制御　286
瞬発力　108
　――の測定方法　108
上位運動ニューロン　125
小胸筋の短縮テスト　83
上後腸骨棘　185
踵骨隆起結節　316
上前腸骨棘　185
掌側傾斜　375
小脳性失調　190
踵腓靭帯　315, 320, 322

上腕骨外側上顆炎　366, 369
上腕骨内側上顆炎　367
上腕三頭筋の短縮テスト　84
上腕三頭筋反射　129
上腕二頭筋の短縮テスト　84
上腕二頭筋反射　129
食事動作　46
触診　278
触覚　138, 142
シルエットサイン　258
心因性疼痛　225
心エコー　262
侵害受容性疼痛　223, 307
神経因性疼痛　223
神経支配　349
　――比　93
神経障害性疼痛　308
神経伸張テスト　308
神経性要因　92
心室細動　262
心室性期外収縮　260
心室頻拍　262
心身機能　8
シンスプリント　331
新生児行動評価　236
身体構造　8
身体重心　150, 152
身体所有感　207
身体図式　224
身体パラフレニア　207
身長　39
伸張性筋力　98
伸張反射　129
伸展筋群　287
心電図　260
伸展制限　342
振動覚　140, 146
心肺運動負荷試験　256
新版 K 式発達検査　237
深部感覚　140
心不全　251
心房性期外収縮　260

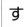

遂行機能　155
　――障害　205

―― ――症候群の行動評価法　214
水平外転制限　342
水平内転制限　341
スウェイバック姿勢　181
スカルパ三角　278
すくみ足歩行　190
スクワット　290
――動作　312
スタビライザー　390
ステッピングテスト　270
スパイロメトリー　255
滑り法　86
すり足歩行　190

生活関連動作　44
生活機能評価表（LIFE）　248
精神持久力　116, 119
――評価　124
静的安定性　150, 158
静的バランステスト　160
整容動作　46
生理学的断面積　94
脊髄視床路　139
脊柱すべり症　180
脊柱分離症　180
赤血球数　25
絶対的負荷方法　119
セルフケア　44
前鋸筋　102
前距腓靱帯　315, 316, 319, 322
前脛骨筋　102, 305, 322
前骨間神経麻痺　367
前斜走線維　359
全身持久力　116, 117, 118, 267
――評価　119, 120
漸増シャトルウォーキングテスト　196
喘息　252
選択的運動コントロール　247
前頭葉機能検査　213
線引き試験　172
前皮質脊髄路　125
前方インピンジメントテスト　280

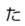

総コレステロール　26
相対的柔軟性　283
相対的負荷方法　119
総蛋白　26
僧帽筋　102
足圧中心　187
足関節背屈制限　75
足根洞　316
足趾手指試験　171
足底腱膜　316, 326
足部外在筋の筋長テスト　303
足部・足関節治療成績判定基準　331
足部内側部痛　331
側方ステップテスト　159, 160
側彎症　177
粗大運動能力尺度（GMFM）　247
粗大運動能力分類システム（GMFCS）　247

体位変換能力尺度　159
体温　34
体格指数　39
台からの立ち上がり　106
体幹運動失調　169
大胸筋の短縮テスト　83
体重　39
代償動作　97
体性感覚　138
大腿筋膜張筋　98
大腿脛骨角　309
大腿骨寛骨臼インピンジメント　280
大腿骨前捻角　281
大腿骨頭壊死　289
大腿直筋の短縮テスト　85
――変法　85
大腿四頭筋　101
大殿筋　99
大転子滑液包炎　278
大動脈解離　251
大菱形骨　373

体容量指数　39
多シナプス性抑制　127
他職種からの情報　21
立ち上がり動作　62
立ち座りテスト　271
田中ビネー知能検査Ⅴ　237
単位時間軌跡長　157
単脚支持　192
段差昇降　107
短縮性筋力　98
断端周径　43
断端長　40
タンデム肢位　158
短橈側手根伸筋　364
弾発股　278
短腓骨筋　322

チェイリー姿勢能力発達レベル　240
注意障害　205
中枢神経系要素　154
中殿筋　98
肘部管症候群　367
超音波診断装置　111
腸脛靱帯　286
長座位　60
長趾屈筋（腱）　322, 324, 333
長・短腓骨筋　102
腸恥滑液包炎　278
長腓骨筋　322
長母趾屈筋（腱）　322, 324, 333
腸腰筋　100
――の短縮テスト　85
―― ――変法　86
陳述記憶　205

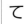

槌趾　314
痛覚　138, 144

て

低栄養　26
定量的評価　5

適合曲面　278
できる ADL　44
手続き記憶　206
テープメジャー法　386
デマンド　15, 16
転倒　178
──リスク　268, 273
デンバーⅡ　237

と

トイレ動作　46
動悸　253
投球障害肘　368
橈骨遠位端骨折　382
橈骨手根関節　371
橈骨輪状靱帯　363
動作緩慢　155, 156
動作分析　56
等尺性筋力　98
豆状骨　372
等速性筋力評価　98
洞調律　260
疼痛　190, 288
──再現テスト　349
──生活障害評価尺度　229
──誘発テスト　369
動的安定性　151, 159
動揺性　379
徒手筋力計　97
徒手筋力テスト　92
トップダウン式　3
トルク体重比　98

な

内旋筋群　287
内旋制限　340
内側縦アーチ　314, 327, 333
内側側副靱帯　359
内転筋群　284, 287
内転制限　339
内反・外反ストレステスト　304
内反膝　185
内部障害　250
軟部組織伸張性　74, 89
軟部組織接触性　73

に

二関節筋　75
二重課題　190, 200
二重支持期　189
20cm 台降段動作　308, 312
二重振子運動　195
日常生活活動　44
2点識別覚　141, 147
2点同時刺激識別覚　141, 148
二分脊椎　247
日本感覚インベントリー　239
日本語版 KIND　246
日本整形外科学会股関節機能判定基準　291
日本整形外科学会股関節疾患評価質問票　291
日本整形外科学会-日本肘関節学会肘機能スコア（日整会-日肘会 肘機能スコア）　367
日本整形外科学会肘機能評価表　367
日本版ミラー幼児発達スクリーニング検査　237
入浴動作　47
ニーリングクアドリセプス　105
ニーリングハムストリングス　105

ね

寝返り動作　58
熱型　35

の

脳性ナトリウム利尿ペプチド　259
脳性麻痺　247
──児の手指操作能力分類システム（MACS）　247
脳卒中　53
──後片麻痺患者　180
──重症度スケール　134
能動的制御　286
能力低下　6
──評価法　245

は

肺炎　251
肺機能検査　255
バイタルサイン　34, 237
破局的な思考　229
パーキンソン病　155
──患者　180, 190
爆発的筋力　110
剥離骨折　289
白血球数　22
発達障害　234
パテラセッティング　106
鼻指鼻試験　170
ハムストリングス　101
──の短縮テスト　86
バランス　150, 177
──機能　265
──反応　240
──リーチレッグ　107
半側空間無視　207
半側身体失認　207
反張膝歩行　135
反復 sit-up endurance test　391
反復拮抗運動不能　172

ひ

非言語的コミュニケーション　15
腓骨神経麻痺　191
膝打ち試験　170
膝関節屈曲制限　75
膝関節伸展制限　75
膝関節水症　298
膝周囲筋の機能障害　304
肘関節 JOA スコア　367
肘関節外側支持機構　369
肘関節外反安定性　365
肘関節内反安定性　365
皮質脊髄路　125
非収縮性組織　385
非陳述記憶　205
非同期化と同期化　93
腓腹筋　305
──とヒラメ筋の筋長テスト　302
皮膚書字覚　141

皮膚書字試験 147
皮膚分節 140
肥満 180, 191
表在感覚 138
標準意欲評価法 214
標準高次視知覚検査 216
標準高次動作性検査 220
標準注意検査法 214
表象障害説 209
病態失認 207
病的共同運動 126
ヒラメ筋 305
ヒールロッカー 194
貧血 24
敏捷能力 266

不安 231
ファンクショナルリーチ 157, 269
不安定性 293
フィードバック制御 166
フィードフォワード制御 166
フィブリノゲン 27
フォアフットロッカー 194
フォースカップル 353, 355, 356
複合性局所疼痛症候群 224, 366
浮腫 72, 254
踏み台昇降テスト 123
振り子性 174
ブリッジ 105
プレアルブミン 26
プロカルシトニン 24
フロスティッグ視知覚発達検査 239
分廻し歩行 135

へ

閉鎖肢位 377
平背 181
ヘマトクリット 26
ヘモグロビン 24
片脚立位 158
── 保持 269
変形性股関節症 54, 179, 190, 289

変形性膝関節症 54, 190
変動 189
── 係数 152, 196
片麻痺 190

包括的尺度 52
方形靱帯 363
縫工筋 101
方向性注意障害説 209
房室ブロック 260
紡錘筋 94
棒反応テスト 271
歩行速度 189, 195, 196, 268, 272
歩行能力 267
── テスト（小児） 244
歩調（ケーデンス） 196
ボディチャート 307
ボトムアップ式 3
歩容 189

末梢動脈疾患 251
マルアライメント 342
マレット趾 314
マン試験 170
慢性呼吸不全 252
慢性痛 307
慢性閉塞性肺疾患 191, 252

無気肺 252
向こう脛叩打試験 172
無酸素性作業閾値 121
無抵抗性 74

酩酊歩行 190

網羅的バランステスト 160
問診表 307

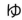

遊脚期 192
遊脚肢の前方移動 192
床反力 56
── 作用点 152
指鼻試験 170
指指試験 170
ゆるみの肢位 87

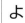

陽性徴候 128
腰痛 54, 292
抑うつ気分 180
翼状肩甲 334
横地分類 247
予測重心位置 151
予測的姿勢制御 160

ラテラルリーチ 270
ラバーハンド錯覚 211
ランチョ・ロス・アミーゴ方式 192

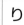

離開法 86
梨状筋症候群 278
梨状筋テスト 84, 282
離断性骨軟骨炎 358
立位荷重線 309
立位姿勢 392
── 制御 266
立脚期 192
立体覚 141
立体認知 147
リハビリテーションのための子どもの能力低下評価法（PEDI） 245
リバーミード行動記憶検査 216
リスター結節 372, 380
量的筋力評価 96
リングの理論 377

臨床推論（クリニカルリーズニング）
　4

れ

レッグランジ　290
連合反応　126

ろ

老研式活動能力指標　273
肋骨-骨盤間距離テスト　185
6分間歩行テスト　121, 196, 272
ローレル指数　39

ロンベルグ試験　169

わ

ワーキングメモリ　205
腕橈骨筋反射　129

欧文索引

A

α運動神経の発火頻度　93
absolute neutrophil count（ANC）　24
active SLR test　391
activities of daily living（ADL）　44
activities parallel to daily living（APDL）　44
air bronchogram　259
albumin　26
anterior oblique ligament（AOL）　359
anterior superior iliac spine（ASIS）　185
anular ligament（AL）　363
apprehension テスト　343, 351
arm stopping test　172
ASIA機能評価尺度　144, 146

B

Babinski 反射　130
Barthel index　45
basic ADL（BADL）　44
bear hug テスト　105, 346
Behavioural Assessment of the Dysexecutive Syndrome（BADS）　214
behavioural inattention test（BIT）　216
Beighton Scale　88
belly-off サイン　346
belly-press テスト　104, 346
Berg balance scale　158, 160
Berti の片麻痺の病態失認の評価　218
BESTest　158, 160
BNP　259
body mass index　39

brief scale psychiatric problem in orthopedic patients（BS-POP）　233
Brown-Séquard 症候群　141
Brunnstrom recovery stage（BRS）　131
BS-POP テスト　394

C

C 反応性蛋白　24
Canadian occupational performance measure（COPM）　246
carrying angle　358
Catherine Bergego Scale（CBS）　217
CE 角　283, 294
cervico-cranial flexion test　390
Chaddock 反射　130
CK-MB　259
claw toe　314
Clinical Assessment for Attention（CAT）　214
Clinical Assessment for Spontaneity（CAS）　214
close-packed position　87
Cobb 角　180
coefficient of variation（CV）　196
complex regional pain syndrome（CRPS）　224, 366
composite spasticity index（CSI）　131
COP　153
COP 平均移動速度　157
Craig テスト　281
CT 画像　258

D

D ダイマー　27
de Quervain 病　381
drop arm テスト　345

drop foot　191
Dubowitz 新生児神経学的評価　235
Duchenne 徴候　313
Dynamic Gait Index（DGI）　201
Dysexecutive Questionnaire（DEX）　214

E

ECS　31
Eichhoff test　381
Ely テスト　280, 281
endfeel　73
EuroQol 5 dimension（EQ-5D）　233
extensor carpi radialis brevis（ECRB）　364

F

FABQ　394
face scale　227
Feinberg の片麻痺の病態失認の評価　218
Feiss 線　325
femoroacetabular impingiment（FAI）　280
femorotibial angle（FTA）　185
fibrinogen　27
fibro osseous ring　364
Finger Wiggle　173
Foot Pat　173
foot posture index（FPI）　317, 327, 328, 329
Frontal Assessment Battery（FAB）　213
Fugl-Meyer 評価法　133, 143, 146
Functional Gait Assessment（FGA）　201
functional independence measure（FIM）　45

functional reach test 158

Gait Assessment and Intervention Tool（GAIT） 196
general movements assessment 235
Glasgow coma scale（GCS） 31
Gold Smith 非対称指数計測法 247
Gonda 反射 130
Gordon 反射 130

hammer toe 314
hand held dynamometer 97
Harris hip score 291
Hawkins-Kennedy のインピンジメントテスト 350
hip motion image test 288
hip-spine syndrome 183, 289
Hoffmann 反射 130
Hornblower's サイン 345

ICF 7
ICIDH 6
Index minus 型 314
Index plus 型 314
Index plus-minus 型 314
instrumental ADL（IADL） 44
International Classification of Functioning, Disability and Health：ICF 2
IOM モデル 6
item map 246

Jackson 圧迫テスト 348
Japan coma scale（JCS） 31
Japanese orthopaedic association hip-disease evaluation questionnaire（JHEQ） 291
Japan stroke scale（JSS） 134

JKOM（Japanese Knee Osteoarthritis Measure） 309
J-KOOS（Japanese-Knee injury and Osteoarthritis Outcome Score） 309
JOA hip score 291

KIDS 乳幼児発達スケール 237

Lachman テスト 304
lateral collateral ligament（LCL） 361
lateral ulnar collateral ligament（LUCL） 365
leg-heel alignment 326
life-space assessment（LSA） 273
lift off テスト 345
Lister 結節 372, 380
loose-packed position 87
Lown 分類 260
lumbar support 395

mallet toe 314
manual muscle test（MMT） 92
master knot of Henry 324
McGill pain questionnaire（MPQ） 227
mechanical axis 185
medial collateral ligament（MCL） 359
Mikulicz line 185, 311, 369
modified Ashworth scale（MAS） 130
modified Harris hip score 291
modified-modified Schober test 387
modified Ober test 86
modified Rankin scale 47
modified Tardue scale（MTS） 130

modified the National Institutes of Health stroke scale（modified NIHSS） 134
motor planning 242
MRC-summary score 258

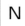

Nagi モデル 6
NCMRR モデル 7
Neer のインピンジメントテスト 350
NIHSS 134
NRS 348
NT-proBNP 260
numerical rating scale（NRS） 226, 391

Ober テスト 86, 282, 301, 311, 312
OBLA 117
ODI score 394
on elbow 61
one leg standing（OLS） 310
one repetition maximum 109
on hand 61
Oppenheim 反射 130
osteochondritis dissecans（OCD） 358

pain catastrophizing scale（PCS） 230
pain disability assessment scale（PDAS） 229
pain drawing 391
pain self-efficacy questionnaire（PSEQ） 231
pain source 312, 313
Parkinson's disease（PD） 155
Patrick テスト 289
Perthes 病 248
physical work capacity（PWC）テスト 122
Physiological Cost Index（PCI）

196

posterior oblique ligament（POL）　359

posterior superior iliac spine（PSIS）　185

posterolateral rotatory instability test（PLRI）　365

posture and postural ability scale　158, 159

present pain intensity（PPI）　227

profile of mood state（POMS）　232

Prone press-up テスト　388

pseudoparalysis　355

push and release test　158, 159, 161

PWC$_{75\% HRmax}$　122

QOL（小児）　247

rapid turnover protein（RTP）　26

relocation テスト　343, 351

ring concept　377

Rivermead Behavioral Memory Test（RBMT）　216

Scale for the Assessment and Rating Ataxia（SARA）　174

scapular assistance test　335, 350, 354

scapular dyskinesia　335, 343, 354

scapular retraction test　343, 352

Schaeffer 反射　130

Semmes-Weinstein Monofilament テスト　143

setting phase　334

Sharp 角　294

Short Form-36（SF-36）　233

short physical performance battery（SPPB）　273

SICK-scapula　335, 354, 356

side step test　159

single leg stance test　158

skeletal muscle index（SMI）　265

SLAC wrist　380

SOAP　3

Sorensen テスト　391

Spurling テスト　348

Standard Processing Test of Action（SPTA）　220

static balance test　158, 160

steadiness　110

steppage gait　191

step test　158

Stewart-Holmes 反跳現象　174

stiff knee gait　191

stroke impairment assessment set（SIAS）　134

sulcus サイン　351

Tandem stance test　158

Thomas テスト　281, 301, 311, 312

Timed Up and Go test（TUG）　193, 272

Tinel 徴候　381

Tinel 様徴候　381

transverse ligament（TL）　359

Trömner 反射　130

Trendelenburg 徴候　190, 313

Trop T（TnT）　259

truss 機能　325, 326

ULP　259

verbal asomatognosia and somatoparaphrenia assessment　218

verbal rating scale（VRS）　226

visual analogue scale（VAS）　226, 348, 391

Visual Perception Test for Agnosia（VPTA）　216

$\dot{V}O_2$ max　120

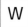

Wallenberg 症候群　141

Wartenberg 反射　130

Wechsler Memory Scale-Reviced（WMS-R）　216

windlass 機能　325, 326

winging　334

WOMAC（The Western Ontario and McMaster Universities Arthritis Index）　309

検印省略

理学療法評価学
障害別・関節別評価のポイントと実際

定価(本体7,000円+税)

2016年5月20日　第1版　第1刷発行
2023年2月23日　　同　　第4刷発行

編　者　市橋　則明
　　　　いちはし　のりあき
発行者　浅井　麻紀
発行所　株式会社 文光堂
　　　　〒113-0033　東京都文京区本郷7-2-7
　　　　TEL（03）3813-5478（営業）
　　　　　　（03）3813-5411（編集）

©市橋則明, 2016　　　　　　　　印刷・製本：真興社

ISBN978-4-8306-4537-2　　　　　　Printed in Japan

・本書の複製権，翻訳権・翻案権，上映権，譲渡権，公衆送信権（送信可能化権を含む），二次的著作物の利用に関する原著作者の権利は，株式会社文光堂が保有します．
・本書を無断で複製する行為（コピー，スキャン，デジタルデータ化など）は，私的使用のための複製など著作権法上の限られた例外を除き禁じられています．大学，病院，企業などにおいて，業務上使用する目的で上記の行為を行うことは，使用範囲が内部に限られるものであっても私的使用には該当せず，違法です．また私的使用に該当する場合であっても，代行業者等の第三者に依頼して上記の行為を行うことは違法となります．
・JCOPY〈出版者著作権管理機構 委託出版物〉
本書を複製される場合は，そのつど事前に出版者著作権管理機構（電話 03-5244-5088，FAX 03-5244-5089，e-mail：info@jcopy.or.jp）の許諾を得てください．